Sepsis und MODS

Karl Werdan
Ursula Müller-Werdan
Hans-Peter Schuster
Frank M. Brunkhorst
(Hrsg.)

Sepsis und MODS

5., vollständig überarbeitete und aktualisierte Auflage

Mit 51 Abbildungen und 69 Tabellen

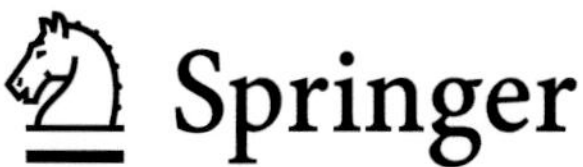

Herausgeber
Karl Werdan
Klinik und Poliklinik für Innere Medizin III
Universitätsklinikum Halle (Saale)
Halle(Saale)

Ursula Müller-Werdan
Charité-Universitätsmedizin und
Evangelisches Geriatriezentrum Berlin
gGmbH
Berlin

Hans-Peter Schuster
Hildesheim

Frank M. Brunkhorst
Universitätsklinikum Jena
Jena

ISBN 978-3-662-45147-2
DOI 10.1007/978-3-662-45148-9
ISBN 978-3-662-45148-9 (eBook)

Die Deutsche Nationalbibliothek verzeichnet diese Publikation in der Deutschen Nationalbibliografie; detaillierte bibliografische Daten sind im Internet über ▶ http://dnb.d-nb.de abrufbar.

Springer Medizin

Planung: Dr. Anna Krätz, Heidelberg
Projektmanagement: Dipl.-Biol. Ute Meyer, Heidelberg
Lektorat: Michaela Mallwitz, Tairnbach
Umschlaggestaltung: deblik Berlin
Fotonachweis: © Mathias Enert, Medizinische Universitätsklinik Heidelberg
Satz: Crest Premedia Solutions (P) Ltd., Pune, India

Gedruckt auf säurefreiem und chlorfrei gebleichtem Papier

Springer-Verlag ist Teil der Fachverlagsgruppe Springer Science+Business Media
www.springer.com

Vorwort

Liebe Leserinnen und Leser,

1991 erschien die Erstauflage unseres Buches, damals noch unter dem Titel »Intensivtherapie bei Sepsis und Multiorganversagen«. Heute, 24 Jahre danach, liegt nun die 5. Auflage dieses Buches vor Ihnen und dokumentiert damit, dass schwere Sepsis, septischer Schock und daraus resultierendes MODS nichts von ihrem Schrecken verloren haben: Sie gehören nach wie vor zu den größten Herausforderungen an die moderne Intensivmedizin.

Vieles – Erfreuliches, aber auch Enttäuschendes – ist seit der Erstauflage unseres Buches auf diesem Gebiet geschehen: Zell- und molekularbiologische Forschung haben unser Verständnis der Krankheitsmechanismen sehr erweitert und bieten damit neue zielgerichtete Therapieansätze. Wenigen neuen wirksamen Behandlungsansätzen stehen allerdings viele Therapiestudien mit negativem Ergebnis gegenüber. Und dennoch: Trotz aller Enttäuschungen ist die Behandlung unserer Sepsispatienten evidenzbasierter sowie leitlinienorientierter und damit besser geworden!

Wichtig ist auch, dass das Bewusstsein um die Gefährlichkeit dieser Erkrankung gewachsen ist, nicht nur bei den Ärzten, sondern auch – aber natürlich noch nicht ausreichend – bei den Patienten, der Politik und der Öffentlichkeit. In Deutschland hat an dieser positiven Entwicklung die Deutsche Sepsis-Gesellschaft mit Sitz in Jena maßgeblichen Anteil, und auch die von Jena ausgegangenen Ideen, eine »Global Sepsis Alliance« und einen jährlichen Weltsepsistag (13. September) zu initiieren, schaffen Bewusstsein! So ist es nicht verwunderlich, dass wir in der 5. Auflage unseres Buches nicht mehr nur die akute Sepsis und deren Therapie vor Augen haben, sondern auch die Maßnahmen zur Sepsisprophylaxe und die Postintensivbetreuung unserer Patienten mit all den noch Jahre nachwirkenden Sepsisfolgen. Dass demzufolge aus den 13 Kapiteln der Erstauflage 29 Kapitel in der jetzigen Auflage geworden sind – wen kann es wundern?

Aber eines, liebe Leserinnen und Leser, können wir Ihnen versichern: Unsere renommierten Autorinnen und Autoren haben sich alle Mühe bei der Bearbeitung der Themen gegeben, und dafür möchten ihnen die Herausgeber ganz herzlich danken! Danken möchten wir auch den involvierten Mitarbeiterinnen und Mitarbeitern des Springer-Verlages, besonders Frau Dr. Anna Krätz und Frau Ute Meyer für ihr großes Engagement, und ebenso Frau Michaela Mallwitz, die als Lektorin in unermüdlicher Weise all die vielen Herausgeber- und Autorenwünsche umzusetzen hatte.

Lieber Leserinnen und Leser, die 5. Auflage von »Sepsis und MODS (Multiorgan-Dysfunktionssyndrom)« hat dieselbe Intention wie schon die erste: Sie möchte dazu beitragen, Erkenntnisse der Grundlagenforschung und klinischer Studien[1] Ihnen nutzbar zu machen

1 Kurze Kommentare zu besonders wichtigen Literaturstellen sind (gekennzeichnet durch *Kursivdruck* und einen Pfeil ←) in die Literaturliste jeden Kapitels eingefügt.

und Ihnen bei der Umsetzung einer evidenzbasierten erfolgreichen Betreuung Ihrer Sepsispatienten helfen! Autoren, Verlag und Herausgeber hoffen, dass uns dies gelungen ist.

Karl Werdan, Frank M. Brunkhorst, Ursula-Müller-Werdan und Hans-Peter Schuster
Halle, Jena, Berlin und Hildesheim, im Sommer 2015

Inhaltsverzeichnis

I Grundlagen

III Supportive Therapie

Serviceteil

Die Herausgeber

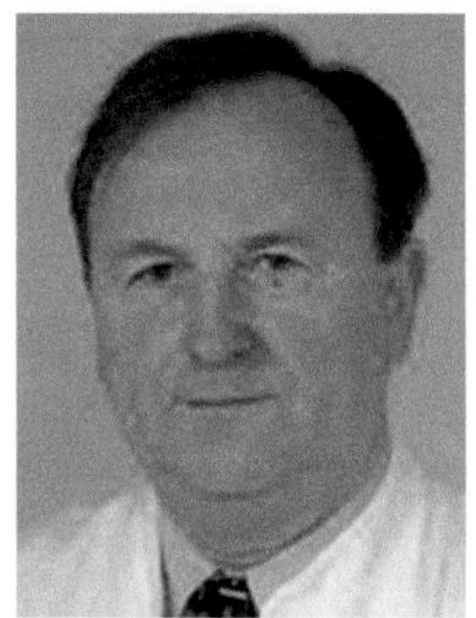

▪ Prof. Dr. med. Karl Werdan

Nach dem Studium der Humanmedizin an der Ludwig-Maximilians-Universität München (LMU München) waren seine beruflichen Stationen das Klinikum Großhadern, LMU München und das Universitätsklinikum Halle (Saale) der Martin-Luther-Universität Halle-Wittenberg, wo er die Professur für Kardiologische Intensivmedizin sowie für Innere Medizin und Kardiologie innehatte. Bis zu seiner Pensionierung am 1.10.2014 war Prof. Dr. Karl Werdan als Direktor der Medizinischen Klinik III tätig. Nach wie vor ist er dort als Wissenschaftler tätig und übt darüber hinaus das Amt des wissenschaftlichen Sekretärs der Deutschen Gesellschaft für Kardiologie – Herz- und Kreislaufforschung aus.

Prof. Werdans Forschungsaktivitäten sind breit gefächert:

- Kardiologie – akute Herzinsuffizienz, kardiogener Schock, Herzerkrankungen des Älteren,
- Intensivmedizin – Sepsis und MODS, autonome Dysfunktion des kritisch Kranken, septische Kardiomyopathie, Mikrozirkulationsstörungen,
- Notfallmedizin – akutes Koronarsyndrom, Sepsis.

Er ist u. a. Mitglied der Deutschen Akademie der Naturforscher Leopoldina und des Wissenschaftlichen Beirats der Bundesärztekammer und hat zahlreiche Anerkennungen und Auszeichnungen erhalten.

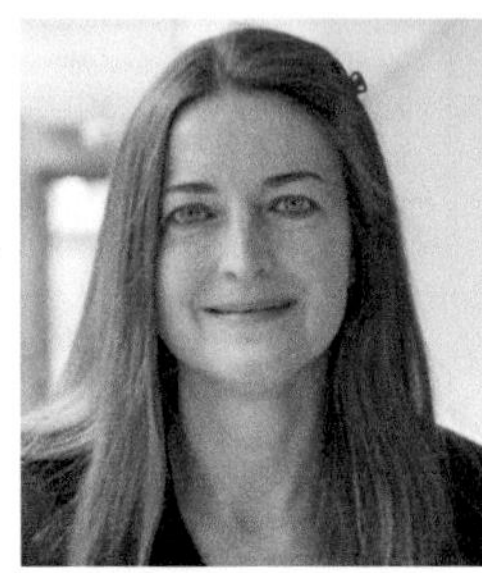

▪ Prof. Dr. med. Ursula Müller-Werdan

(Foto © Universitätsklinikum Halle)

Prof. Dr. Ursula Müller-Werdan absolvierte ihr Studium der Humanmedizin sowie die Weiterbildung für Innere Medizin, Kardiologie und Internistische Intensivmedizin an der Ludwig-Maximilians-Universität (LMU) München. Bis 2014 war sie wissenschaftliche Assistentin und Oberärztin an der Klinik und Poliklinik für Innere Medizin III, Universität Halle-Wittenberg, wo im Jahr 2006 die Ernennung zur außerplanmäßigen Professorin erfolgte, seit 2008 mit der Zusatzbezeichnung »Geriatrie«. Prof. Müller-Werdan hatte eine W3-Professorin für Geriatrie an der RWTH Aachen inne und ist jetzt W3-Professorin für Geriatrie an der Charité – Universitätsmedizin Berlin und Chefärztin am Evangelischen Geriatriezentrum Berlin.

Ihre Forschungsaktivitäten umfassen

- Mechanismen der Organalterung,
- Herzdysfunktion bei systemischer Inflammation sowie
- Prävention von Altersherzerkrankungen.

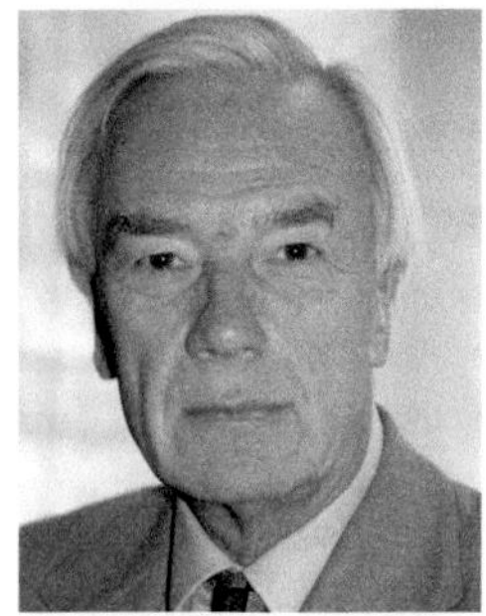

■ Prof. Dr. med. Hans-Peter Schuster

Prof. Dr. Hans-Peter Schuster ist Internist mit den Schwerpunkten Kardiologie, Nephrologie und Intensivmedizin. Nach dem Studium in Tübingen, Wien und Marburg promovierte er an der Universität Mainz. Seine grundlegende wissenschaftliche Ausbildung erhielt er an der Wayne-State-University in Detroit, Michigan, USA. Seine klinisch-wissenschaftlichen Schwerpunkte sind/waren Schock, akutes Nierenversagen, Multiorganversagen sowie Prognosebildung in der Intensivmedizin.

Nach der Habilitation und der Ernennung zum außerplanmäßigen Professor in Mainz leitete er kommissarisch die dortige Medizinische Klinik II bis zur Übernahme der Chefarztposition der 1. Medizinischen Klinik am Städtischen Krankhaus Hildesheim, Lehrkrankenhaus der Medizinischen Hochschule Hannover.

Prof. Schuster leitete in seinen Schwerpunktbereichen mehrere klinische Studien und publizierte zu Themen der Intensivmedizin. Er ist Mitglied zahlreicher Fachgesellschaften, u. a. Active Member der New York Academy of Sciences und Fellow of the Royal Sociaty of Medicine, und erhielt diverse nationale und internationale Auszeichnungen.

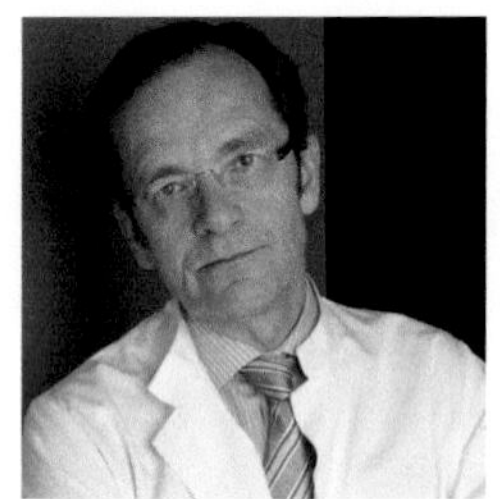

■ Univ.-Prof. Dr. med. Frank Martin Brunkhorst

Nach dem Studium der Humanmedizin in Berlin war Prof. Dr. Frank M. Brunkhorst beschäftigt im Krankenhaus Neukölln und später im Emil-von-Behring Krankenhaus (beide Berlin). Seit 2001 ist er Oberarzt in der Klinik für Anästhesiologie und Intensivmedizin am Universitätsklinikum Jena; 2009 erfolgte der Ruf an die FSU Jena; 2009 Preis der Paul-Martini-Stiftung. Seit 2013 leitet er das Zentrum für Klinische Studien am Universitätsklinikum Jena.

Prof. Brunkhorsts Forschungsschwerpunkte umfassen die Diagnostik und Therapie von Infektionen/Sepsis und die Lebensqualität nach Multiorganversagen. Besonders Gewicht liegt auf der evidenzbasierten Medizin und der Leitlinienentwicklung. Er nimmt an zahlreichen Forschungsprojekten teil und hat diverse Ämter inne: u. a. Generalsekretär der Deutschen Sepsis-Gesellschaft e. V., Koordinator des Kompetenznetzwerkes Sepsis (SepNet), stellvertr. Vorsitzender der Deutschen Sepsis-Hilfe e. V. (DSH), Vorstandsmitglied des CSCC. Im Jahr 2005 erhielt Prof. Brunkhorst das Bundesverdienstkreuz am Bande.

Verzeichnis der Autoren

Angstwurm, Matthias, Priv.-Doz. Dr. med.
Klinikum der Universität München
Medizinische Klinik
Campus Innenstadt
Ziemssenstraße 1
80336 München
E-Mail: matthias.angstwurm@med.uni-muenchen.de

Axer, Hubertus, Prof. Dr. med.
Universitätsklinikum Jena
Hans Berger Klinik für Neurologie
Integriertes Forschungs- und Behandlungszentrum »Sepsis & Sepsisfolgen«
Erlanger Allee 101
07747 Jena
E-Mail: hubertus.axer@med.uni-jena.de

Bauer, Michael, Prof. Dr. med.
Universitätsklinikum Jena
Klinik für Anästhesiologie und Intensivmedizin;
Integriertes Forschungs- und Behandlungszentrum »Sepsis und Sepsisfolgen«2
Erlanger Allee 101
07747 Jena
E-Mail: michael.bauer@med.uni-jena.de

Brunkhorst, Frank Martin, Prof. Dr. med.
Universitätsklinikum Jena
Zentrum für Klinische Studien
Klinik für Anästhesiologie und Intensivmedizin
Erlanger Allee 101
07747 Jena
E-Mail: Frank.Brunkhorst@med.uni-jena.de

Buerke, Michael, Prof. Dr. med.
St.-Marienkrankenhaus Siegen gem. GmbH
Klinik für Kardiologie, Angiologie und internistische Intensivmedizin
Kampenstraße 51
57072 Siegen
E-Mail: m.buerke@marienkrankenhaus.com

Dempfle, Carl-Eric, Prof. Dr. med.
Gerinnungspraxis Mannheim
Belchenstraße 1–5
68163 Mannheim-Lindenhof
E-Mail: dempfle@ihd-gerinnungspraxis.de

Ebelt, Henning, Prof. Dr. med.
Katholisches Krankenhaus »St. Johann Nepomuk«
Klinik für Innere Medizin II
Haarbergstraße 72
99097 Erfurt
E-Mail: hebelt@kkh-erfurt.de

Forstner, Christina, Ass.-Prof. Dr. med.
Allgemeines Krankenhaus (AKH) der Stadt Wien
Universitätsklinik für Innere Medizin I
Klinische Abt. für Infektionen und Tropenmedizin
Währinger Gürtel 18-20
1090 Wien
Österreich
E-Mail: christina.a.forstner@meduniwien.ac.at

Gastmeier, Petra, Prof. Dr. med.
Charité Universitätsmedizin Berlin
Campus Benjamin Franklin
Institut für Hygiene u. Umweltmedizin
Hindenburgdamm 27
12203 Berlin
E-Mail: petra.gastmeier@charite.de

Gerlach, Herwig, Prof. Dr. med.
Klinikum Neukölln
Klinik für Anästhesie, Operative Intensivmedizin und Schmerztherapie
Vivantes – Netzwerk für Gesundheit GmbH
Rudower Straße 48
12313 Berlin
E-Mail: herwig.gerlach@vivantes.de

Hagel, Stefan, Dr. med.
Universitätsklinikum Jena
Zentrum für Infektionsmedizin und Krankenhaushygiene
Erlanger Allee 101
7747 Jena
E-Mail: stefan.hagel@med.uni-jena.de

Hecker, Matthias, Priv.-Doz. Dr. med.
Universitätsklinik Gießen und Marburg
Medizinische Klinik und Poliklinik II (Pneumologie und Internistische Intensivmedizin, Infektiologie, Gastroenterologie, Nephrologie) am Standort Gießen
Klinikstraße 33
35392 Gießen
E-Mail: Matthias.Hecker@innere.med.uni-giessen.de

Hoffmann, Johannes, Prof. Dr. med.
Universitätsklinikum Essen
Sektion Gefäßchirurgie
Hufelandstraße 55
45147 Essen
E-Mail: johannes.hoffmann@uk-essen.de

Janssens, Uwe, Prof. Dr. med.
St.-Antonius-Hospital
Klinik für Innere Medizin
Dechant-Deckers-Straße 8
52249 Eschweiler
E-Mail: uwe.janssens@sah-eschweiler.de

Jelschen, Florian Dr. med.
Medizinischer Campus Universität Oldenburg
Universitätsklinik für Anästhesiologie, Intensivmedizin, Notfallmedizin, Schmerztherapie
Rahel-Straus-Straße 10
26133 Oldenburg
E-Mail: jelschen.florian@klinikum-oldenburg.de

John, Stefan, Prof. Dr. med.
Universität Erlangen-Nürnberg
Medizinische Klinik 4
Breslauer Straße 201
90471 Nürnberg
E-Mail: stefan.john@uk-erlangen.de

Keh, Didier, Priv.-Doz. Dr. med.
Charité Universitätsmedizin Berlin
Campus Virchow-Klinikum
Klinik für Anästhesiologie mit Schwerpunkt Operative Intensivmedizin
Augustenburger Platz 1
13353 Berlin
E-Mail: didier.keh@charite.de

Kochanek, Matthias, Dr. med.
Klinikum der Universität zu Köln AöR
Medizinische Klinik I
Kerpener Straße 62
50924 Köln
E-Mail: matthias.kochanek@uk-koeln.de

Lichtenstern, Christoph, Priv.-Doz. Dr. med.
Universitätsklinikum Heidelberg
Klinik für Anästhesiologie
Im Neuenheimer Feld 110
69120 Heidelberg
christoph.lichtenstern@med.uni-heidelberg.de

Mayer, Konstantin, Prof. Dr. med.
Universtitätsklinikum Gießen und Marburg
Medizinische Klinik und Poliklinik II (Pneumologie und Internistische Intensivmedizin, Infektiologie, Gastroenterologie, Nephrologie) am Standort Gießen
Klinikstraße 33
35392 Gießen
E-Mail: Konstantin.Mayer@uglc.de

Meier-Hellmann, Andreas, Prof. Dr. med.
Helios-Klinikum Erfurt
Anästhesie, Intensivmedizin und Schmerztherapie
Nordhäuser Straße 74
99089 Erfurt
E-Mail: andreas.meier-hellmann@helios-kliniken.de

Meyer, Christina, Dr. phil. Dipl.-Psych.
Praxis für Trauma- und Angsttherapie
Johannisstraße 20
07743 Jena
E-Mail: info@trauma-und-angst.de

Müller-Werdan, Ursula, Univ.-Prof. Dr. med.
Lehrstuhl für Geriatrie; Charité-Universitätsmedizin Berlin und Evangelisches Geriatriezentrum Berlin gGmbH
Reinickendorfer Straße 61
13347 Berlin
E-Mail: ursula.mueller-werdan@charite.de

Nuding, Sebastian, Dr. med.
Universitätsklinikum Halle (Saale) der Martin-Luther-Universität Halle-Wittenberg
Department für Innere Medizin
Klinik und Poliklinik für Innere Medizin III
Ernst-Grube-Straße 40
06120 Halle
E-Mail: sebastian.nuding@medizin.uni-halle.de

Oehmichen, Frank, Prof. Dr. med.
Bavaria Klinik Kreischa
An der Wolfsschlucht 1-2
01731 Kreischa
E-Mail: frank.oehmichen@klinik-bavaria.de

Pletz, Mathias, Priv.-Doz. Dr. med.
Universitätsklinikum Jena
Klinik für Innere Medizin II
Erlanger Allee 101
7747 Jena
E-Mail: mathias.pletz@med.uni-jena.de

Pohl, Marcus, Prof. Dr. med.
Bavaria Klinik Kreischa
An der Wolfsschlucht 1-2
01731 Kreischa
E-Mail: marcus.pohl@klinik-bavaria.de

Putensen, Christian, Univ.-Prof. Dr. med.
Rheinische Friedrich-Wilhelms-Universität Bonn
Klinik und Poliklinik für Anästhesie und Operative Intensivmedizin
Sigmund-Freud-Straße 35
53105 Bonn
E-Mail: Christian.Putensen@ukb.uni-bonn.de

Rosendahl, Jenny, Priv.-Doz. Dr. phil. med. habil.
Universitätsklinikum Jena
Institit für Psychosoziale Medizin u. Psychotherapie
IFB Sepsis und Sepsisfolgen
Stoystraße 3
07740 Jena
E-Mail: jenny.rosendahl@med.uni-jena.de

Rosengarten, Bernhard, Prof. Dr. med.
Universitätsklinikum Gießen und Marburg
Neurologische Klinik am Standort Gießen
Am Steg 14
35392 Gießen
E-Mail: bernhard.rosengarten@neuro.med.uni-giessen.de

Schmitz, Roland Dr. rer. nat.
Universitätsklinikum Jena
Paul-Martini-Forschergruppe für Klinische Sepsisforschung
Erlanger Allee 101
07747 Jena
E-Mail: roland.schmitz@med.uni-jena.de

Schuster, Hans-Peter, Prof. Dr. med.
Trockener Kamp 86
31139 Hildesheim
E-Mail: dres.schuster@t-online.de

Stoll, Matthias, Prof. Dr. med.
Medizinische Hochschule Hannover
Klinik für Immunologie und Rheumatologie
Carl-Neuberg-Straße 1
30625 Hannover
E-Mail: stoll.matthias@mh-hannover.de

Uhle, Florian, Dr. hom. biol.
Universitätsklinikum Heidelberg
Klinik für Anästhesiologie
Im Neuenheimer Feld 110
69120 Heidelberg
E-Mail: florian.uhle@uni-heidelberg.de

Weigand, Markus A., Prof. Dr. med.
Universitätsklinikum Heidelberg
Klinik für Anästhesiologie
Im Neuenheimer Feld 110
69120 Heidelberg
E-Mail: Markus.Weigand@med.uni-heidelberg.de

Welte, Tobias, Prof. Dr. med.
Medizinische Hochschule Hannover (MHH)
Klinik für Pneumologie
Carl-Neuberg-Straße 1
30625 Hannover
E-Mail: welte.tobias@mh-hannover.de

Werdan, Karl, Prof. Dr. med.
Universitätsklinikum Halle (Saale) der Martin-Luther-Universität Halle-Wittenberg
Department für Innere Medizin
Klinik und Poliklinik für Innere Medizin III
Ernst-Grube-Straße 40
06120 Halle
E-Mail: karl.werdan@medizin.uni-halle.de

Weyland, Andreas, Prof. Dr. med., D.E.A.A.
Medizinischer Campus Universität Oldenburg
Universitätsklinik für Anästhesiologie, Intensivmedizin, Notfallmedizin, Schmerztherapie
Rahel-Straus-Straße 10
26133 Oldenburg
E-Mail: weyland.andreas@klinikum-oldenburg.de

Wilhelm, Joachim, Dr. med.
Universitätsklinikum Halle (Saale) der Martin-Luther-Universität Halle-Wittenberg
Department für Innere Medizin
Klinik und Poliklinik für Innere Medizin III
Ernst-Grube-Straße 40
06120 Halle
E-Mail: joachim.wilhelm@medizin.uni-halle.de

Wimmer, Roland, Dr. med.
St.-Marienkrankenhaus Siegen gem. GmbH
Klinik für Kardiologie, Angiologie und internistische Intensivmedizin
Kampener Straße 51
57072 Siegen
E-Mail: r.wimmer@marienkrankenhaus.com

Zoller, Thomas, Dr. med. MSc
Charité Universitätsmedizin Berlin
Medizinische Klinik mit Schwerpunkt Infektiologie und Pneumologie
Charitéplatz 1
10117 Berlin
E-Mail: thomas.zoller@charite.de

Abkürzungen

γ-GT	Gamma-Glutamyltransferase
95 %CI	95 %-Konfidenzintervall
ABR	akute Belastungsreaktion
ACCP	American College of Chest Physicians
ACP	»afterload-related cardiac performance« (nachlastbezogenes Herzzeitvolumen in % der Norm)
ACT	»activated clotting time«
ACTH	adrenokortikotropes Hormon
ADAMTS-13	»a disintegrin and metalloprotease with thrombospondin type 1 motif, member 13«
ADRESS	Administration of Drotrecogin alfa (activated) in Early Stage Severe Sepsis (Studie)
AGE	»advanced glycation endproduct«
AGI	»acute gastrointestinal injury«
Aids	»acquired immunodeficiency syndrome« (erworbenes Immundefizienzsyndrom)
AK	Antikörper
AKI	»acute kidney injury« (akutes Nierenversagen)
ALI	»acute lung injury« (akutes Lungenversagen)
ALT	Alanin-Aminotransferase
ANV	akutes Nierenversagen (auch ARF)
AP	alkalische Phosphatase
APACHE	Acute Physiology and Chronic Health Evaluation (Score)
APC	aktiviertes Protein C *bzw.* antigenpräsentierende *Zellen (je nach Zusammenhang)*
aPTT	»activated partial thromboplastin time« (aktivierte partielle Thromboplastinzeit)
ARC	»augmented renal (drug) clearance«
ARDS	»acute respiratory distress syndrome« (akutes Atemnotsyndrom)
ARF	»acute renal failure« (akutes Nierenversagen; auch ANV)
ARI	»acute respiratory insufficiency« (akute respiratorische Insuffizienz)
ARMIN	Antibiotika-Resistenz-Monitoring in Niedersachsen
ASC	»apoptosis-associated speck-like protein containing a CARD«
AST	Aspartat-Aminotransferase (weitere Abkürzung: ASAT)
AT	Antithrombin (früher »Antithrombin III«)
ATF3	»activating transcription factor 3«
ATS	American Thoracic Society
AUC	»area under the curve«
BAL	bronchoalveoläre Lavage
BGA	Blutgasanalyse
BK	Blutkultur
BLI	Betalaktamaseinhibitor
BMBF	Bundesministerium für Bildung und Forschung
BMI	Body Mass Index
B-NHL	B-Zell-Non-Hodkin-Lymphom
BNP	B-Typ-natriuretisches Peptid
BZ	Blutzucker
C1q	Komplementfaktor 1q
C4BP	C4-bindendes Protein
CAM-ICU	Confusion Assessment Method for ICUs
CARS	»compensatory anti-inflammatory response syndrome«
cART	antiretrovirale Kombinationstherapie
CBG	Cortisol-bindendes Globulin
CBP	cortisolbindendes Protein
CCOT	»critical care outreach team«
cCT	kraniale Computertomographie
CD	»Cluster of differentiation«
CDC	Centers for Disease Control and Prevention
cGMP	»cyclic guanosine monophosphate« (deutsch: zyklisches Guanosinmonophosphat)
CHE	Cholinesterase
CHX	Chlorhexidin

CI	»cardiac index« (auch Herzindex, HI) ($l \times min^{-1} \times m^{-2}$)
CIM	Critical-illness-Myopathie
CIP	Critical-illness-Polyneuropathie
CIPM	Critical-illness-Polyneuromyopathie
CIRCI	»critical illness related corticosteroid insufficiency«
CK	Kreatinkinase
CK-MB	Kreatinkinase vom Muscle-brain-Typ
CLR	C-Type-Lectin-Rezeptor
CMV	Zytomegalievirus
CO	»cardiac output« (Herzzeitvolumen; auch HZV; $l \times min^{-1}$)
COPD	»chronic obstructive pulmonary disease« (chronisch obstruktive Lungenerkrankung)
CPAP	»continuous positive airway pressure«
CpG	Cytosin-phosphatidyl-Guanosin
CPI	»cardiac power index« ($W \times m^{-2}$) = CI × MAP × 0,0022
CPK	Kreatinphospokinase
CPO	»cardiac power output« (W)=CO × MAP × 0,0022
CR1	»complement receptor 1«
CRH	»corticotropin-releasing hormone«
CRP	C-reaktives Protein
CS	»cluster of differentiation«
CSCC	Zentrum für Sepsis und Sepsisfolgen
CTLA-4	»cytotoxic T-lymphocyte antigen-4«
CVVH	kontinuerliche venovenöse Hämofiltration
DAMP	»damage-associated molecular pattern«
DC-Zellen	dendritische Zellen
Destatis	Statistisches Bundesamt der Bundesrepublik Deutschland
DHEA	Dehydroepiandrosteron
DIC	»disseminated intravascular coagulation« (disseminierte intravasale Gerinnung)
DIMDI	Deutsches Institut für Medizinische Dokumentation und Information
DIVI	Deutsche Interdisziplinäre Vereinigung für Intensiv- und Notfallmedizin
DMS	direkte Muskelstimulation
DNA	»desoxyribonucleic acid« (»Desoxyribonukleinsäure)
$\dot{D}O_2$	»oxygen delivery« (Sauerstoffangebot)
DSG	Deutsche Sepsis-Gesellschaft
DTG	Deutsche Gesellschaft für Tropenmedizin und Internationale Gesundheit
E/A ratio	Mitral-Einflussgeschwindigkeits-Relation der E- und A-Welle; E/A-Verhältnis
e′ wave (septal)	diastolische Maximalgeschwindigkeit der e′-Welle am septalen Mitralklappenanulus
EARS-Net	European Antimicrobial Resistance Surveillance Network
EBV	Ebstein-Barr-Virus
ECMO	»extracorporal membrane oxygenation« (extrakorporale Membranoxygenierung)
EDTA	Ethylendiamintetraessigsäure
EELV	endexspiratorisches Lungenvolumen
E_L	Elastizität (»Elastance«) der Lunge
ELISA	»enzyme-linked immuno-sorbent assay«
EMDR	»eye movement desensitization and reprocessing«
EMG	Elektromyographie
ENG	Elektroneurographie
ENIVD	European Network for Diagnostics of »Imported« Viral Diseases
eNOS	endotheliale NO-Synthase
EPA	Eicosapentaensäure
EPCR	»endothelial protein C receptor« (endothelialer Protein-C-Rezeptor)
EQ-5D	Euro Quality of life-5D (Score)
ERCP	endoskopisch retrograde Cholangiopankreatikographie
ESBL	»extended-spectrum β-lactamase«
ESCMID	European Society of Clinical Microbiology and Infectious Diseases

ESICM	European Society of Intensive Care Medicine
E_{TW}	Elastizität (»elastance«) der Thoraxwand
EVLW	extravaskuläres Lungenwasser
FasL	FAS-Ligand
FDA	US Food and Drug Administration
FDP	Fibrinspaltprodukt
FFP	»fresh frozen plasma«
F_iO_2	inspiratorische Sauerstoff-Fraktion
FRM	»fibrin-related marker«
fT4	freies Thyroxin
GBB-24	Gießener Beschwerdebogen
G-CSF	»granulocyte-colony stimulating factor«
G-DRG	German Diagnosis Related Groups
GEDV	globales enddiastolisches Volumen
GENARS	German Network for Antimicrobial Resistance System
GFAP	»glial fibrillary acidic protein«
GFR	glomeruläre Filtrationsrate
GH-RH	Growth-hormone-releasing-Hormon
GI	gastrointestinal
GIF	»gastrointestinal failure«
GLA	γ-Linolensäure
GM-CSF	»granulocyte macrophage colony-stimulating factor«
GPx	Glutathionperoxidase
GRADE	»grading of recommendations assessment, development and evaluation«
GRV	gastrales Residualvolumen
GR-α	Glukokortikoidrezeptor α
GvHD	»graft versus host disease«
HA	Humanalbumin
HADS	Hospital Anxiety and Depression Scale
HAES	Hydroxyäthylstärke (auch HES)
HAT	Histonacetyltransferase
Hb	Hämoglobin
HBF	hepatischer Blutfluss
HD	Hämodialyse
HDAC	Histondeacetylase
HE	hepatische Enzephalopathie
HES	Hydroxyethylstärke (auch HAES)
HF	Herzfrequenz
HFO	»high-frequency oscillation« (Hochfrequenzoszillation)
HHA	hypothalam-hypophysär-adrenale Achse
HI	Herzindex (auch »cardiac index«, CI) ($l \times min^{-1} \times m^{-2}$)
HIT-2	heparininduzierte Thrombozytopenie Typ 2
HIV	humanes Immundefizienzvirus
HLA	»human leukocyte antigen«
HMGB1	»high mobility group box 1«
HPLC	»high-performance liquid chromatography«
HPV	humanes Papillomavirus
HRV	»heart rate variability« (Herzfrequenzvariabilität)
hsTnT	hochsensitives Troponin T
HSV	Herpes-simplex-Virus
HVHF	High-volume-Hämofiltration
HWZ	Halbwertszeit
HZV/CO	Herzzeitvolumen (l/min)
ICD-10-GM	International Classification of Diseases, German Modification
ICDSC	Intensive Care Delirium Screening Checklist
ICG	Indocyaningrün
ICG-PDR	Indocyanin-Plasmaverschwinderate
ICT	immunchromatographischer Membrantest
ICU	»intensive care unit« (Intensivstation; auch ITS)
IFNAR	»Inteferon-α/β receptor«
Ig A,G,M	Immunglobulin A,G,M
IGRA	γ-Interferon-Test
IHD	intermittierende Hämodialyse
IL	Interleukin
IL1RA	»IL-1 receptor antagonist«
ILC	»innate lymphoid cell«
IMC	»intermediate care«
iNOS	induzierbare NO-Synthase
INR	»international normalized ratio«

INSTI	»integrase strand transfer inhibitor« (Integraseinhibitor)
IQCODE	Informant Questionnaire on Cognitive Decline in the Elderly
IQR	»interquartile range« (Interquartilenbereich)
IRA B-Zellen	Inflammatory-response-activator-B-Zellen
IRF3	»Interferon regulatory factor 3«
IRIS	immunrekonstitutionelles inflammatorisches Syndrom
ISTH	International Society on Thrombosis and Haemostasis
ITBV	intrathorakales Blutvolumen
ITS	Intensivstation (auch ICU)
ITT	»intention to treat«
JAAM	Japanese Association for Acute Medicine
JAK	Januskinase
JC-Virus	humanes Polyomavirus 2
JMHW	Japanese Ministry of Health and Welfare
KBE	koloniebildende Einheit
KG	Körpergewicht
KISS	Krankenhaus-Infektions-Surveillance-System
KNS	koagulasenegative Staphylokokken
KPC-Bakteriämie	Klebsiella-pneumoniae-Carbapenemase-Bakteriämie
Kt/V	K=Clearance, t=effektive Dialysezeit [min], V = 60 % der Körpermasse (Gewicht), in der das Blut zirkulieren kann (Körperwassergehalt)
LBP	Lipopolysaccharid-bindendes Protein
LDH	Laktatdehydrogenase
LOC	»level of care«
LODS	Logistic Organ Dysfunction System (Score)
LPS	Lipopolysaccharid
LVAF	linksventrikuläre Auswurffraktion (auch LVEF)
LVEF	»left ventricular ejection fraction« (linksventrikuläre Auswurffraktion (auch LVAF)
MAC	»membrane attack complex«
MAD	mittlerer arterieller Druck
MALT	»mucosal associated lymphoid tissue«
MALT1	»mucosa-associated lymphoid tissue lymphoma translocation protein 1«
MAP	»mean arterial pressure« (mittlerer arterieller Blutdruck) (mm Hg)
MASCC	Multinational Association for Supportive Care in Cancer (Score)
MD-2	»myeloid differentiation factor 2«
MEDS	Mortality in Emergency Department Sepsis (Score)
MEGX	Monoethylglycinxylidid
MET	»medical emergency team
MHC	»major histocompatibility complex«
MHK	minimale Hemmkonzentration (auch MIC)
MIC	»minimal inhibition concentration« (minimale Hemmkonzentration; MHK)
MIF	»macrophage migration inhibitory factor«
miRNA	Micro-RNA
MMDS	»microcirculatory and mitochondrial distress syndrome«
MMP	Matrixmetalloproteinase
MMST	Mini-Mental-Status-Test
MoCA	Montreal Cognitive Assessment
MODS	»multi-organ dysfunction syndrome« (Multiorgandysfunktions-Syndrom)
MOF	Multiorganversagen
MRC-Skala	Medical-Research-Council-Skala der Muskelkraft
MRGN	multiresistenter gramnegativer (Keim)
MR-KNS	Methicillin-resistente koagulasenegative Staphylokokken
mRNA	»messenger RNA«
MRSA	Methicillin-resistenter Staphylococcus aureus
MSSA	Methicillin-sensitiver Staphylococcus aureus
MW	Mittelwert

MyD88	»myeloid differentiation primary response 88«
NAT	Nukleinsäureamplifikation
NET	»neutrophil extracellular trap«
NF-κB	»nuclear factor kappa B«
NHL	Non-Hodgkin-Lymphom
NHP	Nottingham Health Profile (Score)
NICE	National Institute for Clinical Excellence
NIRS	Nahinfrarotspektroskopie
NIV	»non-invasive ventilation« (nichtinvasive Beatmung)
NK-Zellen	natürliche Killerzellen
NLRP3	»NACHT, LRR and PYD domains-containing protein 3«
NLR	»NOD-like receptor«
NNR	Nebennierenrinde
NNRTI	nonnukleosidaler Reverse-Tanskriptase-Inhibitor
NNT	»number needed to treat«
NOD	»Nucleotide-binding oligomerization domain«
NO(S)	Stickoxid(-Synthase)
NRZ	Nationales Referenzzentrum für Surveillance von nosokomialen Infektionen
NSAID	»nonsteroidal anti-inflammatory drugs« (nichtsteroidale Antiphlogistika)
NSE	neuronenspezifische Enolase
NSTEMI	»non-ST-elevation myocardial infarction« (Non-ST-Strecken-Hebungs-Myokardinfarkt)
NT-proBNP	N-terminales pro-B-Typ natriuretisches Peptid
ODM	ösophageales Doppler-Monitoring
OPSI	»overwhelming postsplenectomy infection«
OR	Quotenverhältnis (»Odds Ratio«)
p_aCO_2	arterieller Kohlendioxidpartialdruck
p_iCO_2	intramukosaler Kohlendioxid-Partialdruck
P_{ins}	inspiratorisccher Druck
PAF-AH	»platelet-activating factor acetylhydrolase«
PAI-1	Plasminogen-Aktivator-Inhibitor 1
PAK	pulmonalarterieller Katheter
PAMP	»pathogen-associated molecular pattern«
p_aO_2	arterieller O_2-Partialdruck
PAR	proteaseaktivierter Rezeptor
p_{AW}	»airway pressure« (Atemwegsdruck)
PBV	pulmonales Blutvolumen
PCR	»polymerase chain reaction« (Polymerasekettenreaktion)
PCT	Procalcitonin
PCV	»pressure-controlled ventilation«
PCWP	»pulmonary capillary wedge pressure« (pulmonalkapillärer Verschlussdruck)
PD-1	»receptor programmed death-1«W
PDE	Phosphodiesterase
PDR_{ICG}	»plasma disappearance rate for indocyanine green« (Plasmaverschwinderate für Indozyaningrün)
PEEP	»positive end-expiratory pressure« (positiv endexspiratorischer Druck)
PEG	Paul-Ehrlich-Gesellschaft für Chemotherapie
p_{EI}	»end-inspiratory pressure« (endinspiratorischer Druck)
PELOD	Pediatric Logistic Organ Dysfunction
PEMOD	Pediatric Multiple Organ Dysfunction
pH_i	intramuosaler pH
pH_i	intramukosaler pH-Wert
PI	Proteaseinhibitor
PI3K	Phosphoinositid-3-Kinase
PiCCO	»pulse contour cardiac output«
PICS	»post intensive care syndrome«
PICS-F	»post intensive care syndrome« bei Angehörigen/Familie
PIRO	Predisposition, Infection, Response, and Organ Dysfunction (Prädisposition, Infektion, inflammatorische Reaktion und Organdysfunktion; Score)

PK/PD	»pharmacokinetic/pharmacodynamic«
PKG	Proteinkinase G
PML	progressive multifokale Leukenzephalopathie
P_{PL}	»pleural pressure« (Pleuradruck)
PPSP	Prothrombinkomplexkonzentrat
PPV	Pulsdruckvariation
PROWESS	Prospective Recombinant Human Activated Protein C Worldwide Evaluation in Severe Sepsis (Studie)
PRR	»pattern recognition receptor«
PSB	»protected specimen brush«
PSC	primäre sklerosierende Cholangitis
PSI	»persistent septic inflammation«
PSV	»pressure support ventilation«
PT	Prothrombinzeit
PTBS	posttraumatische Belastungsstörung
P_{TP}	»trans pulmonal pressure« (transpulmonaler Druck)
PTSD	posttraumatische Stressstörung
PTT	»partial thromboplastin time« (aktivierte Prothrombinzeit)
PVK	peripherer Venenkatheter
PVP	Polyvinylpyrrolidon
PVPI	pulmonalvaskulärer Permeabilitätsindex
QALY	»quality adjusted life years«
QTc-Zeit	frequenzkorrigierte QT-Zeit
RAGE	»receptor for advanced glycation endproducts«
RASS	Richmond Agitation Sedation Score
RCT	»randomized controlled trial« (randomisierte kontrollierte Studie)
REE	»resting energy expenditure«
RES	retikuloendotheliales System
RIG-I	»Retinoic acid inducible gene I«
RIPK	»Receptor-interacting protein kinase«
RKI	Robert Koch-Institut
RLR	RIG-1-like-Rezeptor
RM	Rekrutierungsmanöver
RNA	»ribonucleic acid« (Ribonukleinsäure)
ROC	»receiver operating characteristic«
ROS	»reactive oxygen species« (reaktive Sauerstoffspezies)
RR	arterieller Blutdruck (mm Hg)
RR_{syst}	systolischer Blutdruck (mm Hg)
rT3	reverses Trijodthyronin
S100B	S100 calcium binding protein B
S_aO_2	arterielle Sauerstoffsättigung
SAP-Score	Simplified Acute Physiology Score
SARS	»severe acute respiratory syndrome« (schweres akutes respiratorisches Syndrom)
sCAP	»severe community acquired pneumoia« (schwere ambulant erworbene Pneumonie)
SCCM	Society of Critical Care Medicine
$S_{cv}O_2$	zentralvenöse Sauerstoffsättigung
SD	Standardabweichung
SDF-Bildgebung	Seitenstrom-Dunkelfeld-Bildgebung
SepNet	Kompetenznetzwerk Sepsis
SePP	Selenoprotein P
SF	»soluble fibrin« (lösliches Fibrin)
SF-36	Fragebogen zum Gesundheitszustand »short form«
SGW	systemischer Gefäßwiderstand (auch SVR) (dynes × s × cm^{-5})
SIC	Selenium in Intensive Care (Studie)
SIIS	»Sepsis-induced immunosuppression«
SIP	Sickness Impact/Functional Limitation Profile/Perceived Quality of Life Scale (Score)
SIRS	»systemic inflammatory response syndrome« (systemisches inflammatorisches Response-Syndrom)
SIS	Surgical Infection Society

SISPCT-Studie	Placebo Controlled Trial of Sodium Selenite and Procalcitonin Guided Antimicrobial Therapy in Severe Sepsis
SLEDD	»slow low efficient daily dialysis«
SO_2	Sauerstoffsättigung
SOCS	»suppressor of cytokine signaling«
SOD	Superoxiddismutase
SOFA	Sequential Organ Failure Assessment (Score)
SOP	»standard operating procedure«
SPV	systolische Druckvariation
SSC	sekundär sklerosierende Cholangitis
SSC	Surviving Sepsis Campaign
StAkoB	Ständige Arbeitsgemeinschaft der Kompetenz- und Behandlungszentren für hochkontagiöse Erkrankungen
STAT	»Signal Transducers and Activators of Transcription«
STEMI	»ST-elevation myocardial infarction« (ST-Strecken-Hebungs-Myokardinfarkt)
sTNFR	solubler TNF-Rezeptor
sTNFR p55 p75	löslicher Tumornekrosefaktor-Rezeptor p55 bzw. p75
StO_2	Gewebe-O_2-Sättigung (S = »saturation«, t = »tissue«)
SV	Schlagvolumen
SV-Index	»stroke volume index« (Schlagvolumenindex) (ml × m^{-2})
S_vO_2	gemischtvenöse Sauerstoffsättigung
SVR	»systemic vascular resistance« (systemischer Gefäßwiderstand; auch SGW) (dyn × s × cm^{-5})
SVV	Schlagvolumenvariation
T3	Trijodthyronin
T4	Thyroxin
TAFI	»thrombin-activatable fibrinolysis inhibitor« (Thrombin-aktivierbarer Fibrinolyse-Inhibitor)
TAL	»thick ascending limb« (dicker Teil der aufsteigenden Henle-Schleife)
TAT	Thrombin-Antithrombin-Komplex
TBAS	tracheobronchiales Aspirat
Tbc	Tuberkulose
TBG	Thyroxin-bindendes Globulin
TD	Thermodilution
TDM	»therapeutic drug monitoring«
TF	»tissue factor«
TFPI	»tissue factor pathway inhibitor«
TGF-β	»transforming growth factor β
TIR	»Toll/Interleukin-1 receptor«
TIRAP	»TIR domain-containing adapter protein«
TISS	Therapeutic Intervention Scoring System (Score)
TLR	Toll-like-Rezeptor
TM	Thrombomodullin
TNF-α/-β	Tumornekrosefaktor α/β
TNM	Tumor; Lymphknoten (engl. »node«); Metastase (Tumorklassifikationssystem)
tPA	»tissue plasminogen activator« (Gewebsplasminogenaktivator)
TRAIL	tumor necrosis factor related apoptosis inducing ligand
TRAM	»TRIF-related adaptor molecule«
TREM-1 und -2	»triggering receptor expressed on myeloid cells 1« und »2«
TRH	»thyreotropin releasing hormone«
TRIF	»TIR-domain-containing adapter-inducing interferon-β«
TRISS	Transfusion Requirements in Septic Shock (Studie)
TrxR	Thioredoxinreduktase
TSH	thyreoideastimulierendes Hormon
TSST	»toxic shock syndrome toxin«
UDP-GT	Uridine 5'-diphospho-glucuronosyltransferase
UF	Ultrafiltration
UH	»unfractionated heparin« (unfraktioniertes Heparin)
$\dot{V}/\dot{Q}$	Ventilations-Perfusions-Verhältnis

VALI	»ventilator-associated lung injury« (beatmungsassoziierte Lungenschädigung)
VASST	Vasopressin in Septic Shock (Studie)
VHF	viral-hämorrhagisches Fieber
$\dot{V}O_2$	»oxygen consumption« (Sauerstoffverbrauch)
VRE	Vancomycin-resistente Enterokokken
V_T	Tidalvolumen (Atemzugvolumen)
VZV	Varizella-zoster-Virus
WHO	World Health Organization
ZNA	zentrale Notaufnahme
ZVD	zentraler Venendruck
ZVK	zentralvenöser Katheter

Grundlagen

Definition, Epidemiologie und ökonomische Aspekte der Sepsis

Frank M. Brunkhorst, R.P.H. Schmitz

K. Werdan et al. (Hrsg.), *Sepsis und MODS*,
DOI 10.1007/978-3-662-45148-9_1,

1.1 Einleitung

Sepsis ist eine seit Jahrhunderten gefürchtete Komplikation von Infektionserkrankungen. Die unverändert hohe Akut- und Langzeitsterblichkeit durch vorwiegend bakteriell ausgelöste Sepsis gefährdet die Behandlungsergebnisse fortgeschrittener Therapieverfahren zahlreicher Fachgebiete der modernen Hochleistungsmedizin (z. B. Abdominalchirurgie, Transplantationsmedizin und Hämatologie/Onkologie) zunehmend. Ungeachtet dessen ist das Expertenwissen immer noch über viele Fachdisziplinen hinweg verstreut, und eine feste Zuordnung zu einer medizinischen Disziplin, wie etwa der klinischen Infektiologie fehlt.

Kliniker, Epidemiologen und Mikrobiologen verwenden gewöhnlich unterschiedliche Definitionen und Terminologien für die Sepsis. Für die Erarbeitung von validen epidemiologischen Daten ist jedoch die Vereinheitlichung der gebrauchten Begriffe und ihre Anpassung an die international üblichen Standards Voraussetzung. Weiterhin kommt der Definition der Sepsis auch aus ökonomischen Gründen eine hohe Bedeutung zu, da eine adäquate Abbildung im ICD-10-System Voraussetzung für eine adäquate Kostenerstattung ist.

Das Begriffsverständnis der Sepsis hat sich in den letzten 2 Jahrzehnten gewandelt. Während lange die Bakteriämie als Conditio sine qua non der Sepsisdiagnose galt, ist heute das Ausmaß der inflammatorischen Reaktion des Wirtsorganismus auf den mikrobiologischen Stimulus in den Vordergrund getreten. Eine Bakteriämie findet sich in Abhängigkeit von einer antimikrobiellen Vorbehandlung nur bei 30–40% der Patienten mit schwerer Sepsis oder septischem Schock (▶ Abschn. 2.2). Insgesamt kann in bis zu 30% der Fälle trotz Anwesenheit eines klinisch offensichtlichen Fokus und einer nach klinischen Kriterien wahrscheinlichen Sepsis kein mikrobiologisch gesicherter Infektionsnachweis geführt werden.

Praxistipp

Es gibt derzeit keinen Parameter, der allein zur Diagnose der Sepsis führen kann. Der Goldstandard zum Nachweis von Blutstrominfektionen – die Blutkultur – ist lediglich in 30–40% der Fälle positiv. In etwa 30% der Fälle kann kein mikrobiologisch gesicherter Infektionsnachweis geführt werden.

1.1.1 Kriterien der Deutschen Sepsis-Gesellschaft

Grundlage der aktuellen Sepsisdefinitionen sind die bereits 1992 publizierten sog. Konsensuskonferenz-Kriterien des American College of Chest Physicians (ACCP) und der Society of Critical Care Medicine (SCCM) (American College of Chest Physicians/Society of Critical Care Medicine Consensus Conference 1992). Diese Kriterien wurden im Jahr 2001 in einer erneuten Konsensuskonferenz unter Beteiligung der European Society of Intensive Care Medicine (ESICM) modifiziert und 2003 publiziert (Levy et al. 2003). Dabei erfolgt die Diagnose »Sepsis« bei Patienten mit klinisch gesicherter oder vermuteter Infektion, die mindestens 2 von 4 Kriterien des sog. systemischen inflammatorischen Responsesyndroms (»systemic inflammatory response syndrome«, SIRS) aufweisen. Bei Vorliegen mindestens einer infektionsbezogenen neu aufgetretenen Organdysfunktion wird eine schwere Sepsis angenommen. Der Begriff des septischen Schocks ist auf Patienten beschränkt, die trotz entsprechender Maßnahmen weiterhin ein Kreislaufversagen aufweisen.

Im Unterschied zu den historischen ACCP/SCCM-Konsensuskonferenz-Kriterien wurde das Ausmaß der Organdysfunktionen in den SCCM/ESICM/ACCP/ATS/SIS-Konsensus-Definitionen erstmals näher definiert (◘ Tab. 1.1). Diese Kriterien weichen erheblich von ausschließlich mikrobiologisch orientierten Sepsiskriterien der US-amerikanischen Centers for Disease Control and Prevention (CDC) (Horan et al. 2008) ab, da klinische Kriterien zur Bewertung des Schweregrades im Vordergrund stehen.

Die Deutsche Sepsis-Gesellschaft (DSG) und die Deutsche Interdisziplinäre Vereinigung für Intensiv- und Notfallmedizin (DIVI) haben, aufbauend auf diesen Definitionen und unter Nutzung der in klinischen Studien des Kompetenznetzwerkes Sepsis (SepNet) bereits seit 2003 verwendeten und

■ **Tab. 1.1** Diagnostische Kriterien einer Sepsis entsprechend den Empfehlungen der »2001 SCCM/ESICM/ACCP/ATS/SIS International Sepsis Definitions Conference« (Levy et al. 2003)

Allgemeine Variablen	Fieber oder Hypothermie (Kerntemperatur >38,3°C oder <36°C
	Tachykardie >90/min oder >2-fach SD über dem altersentsprechenden Normwert
	Tachypnoe
	Veränderter mentaler Status
	Signifikante Ödeme oder positive Flüssigkeitsbilanz (>20 ml/kg KG in 24 h)
	Hyperglykämie (Plasmaglukose >120 mg/dl oder 7,7 mmol/l), wenn kein Diabetes mellitus vorliegt
Entzündungszeichen	Leukozytose oder Leukopenie oder unreife Formen (Leukozytenzahlen >12.000/µl oder <4.000/µl oder >10% unreife Formen
	C-reaktives Protein im Plasma >2-fach SD über dem Normalbereich
	Procalcitonin im Plasma >2-fach über dem Normalbereich
Hämodynamische Variablen	Arterielle Hypotonie (systolischer Blutdruck <90 mm Hg, mittlerer arterieller Druck <70 mm Hg, oder Abfall des systolischen Blutdrucks um mehr als 40 mm Hg bei Erwachsenen oder <2-fach SD unter den altersentsprechenden Bereich
	S_vO_2>70% (gemischte venöse Sauerstoffsättigung; nicht bei Neugeborenen oder Kindern)
	Herzindex >3,5 l/min/m² (nicht bei Neugeborenen oder Kindern)
Variablen der Organdysfunktion	Arterielle Hypoxämie (p_aO_2/F_iO_2<40kPa/<300 mm Hg)
	Akute Oligurie (Urinausscheidung <0,5 ml/kg KG/h oder Na^+ < 45 mmol/l über mindestens 2 h
	Anstieg von Kreatinin >0,5 mg/dl
	Gerinnungsstörungen (INR >1,5 oder aPTT >60 s)
	Ileus (Abwesenheit von Darmgeräuschen)
	Thrombozytopenie (Thrombozyten <100.000/µl)
	Hyperbilirubinämie (Gesamtplasmabilirubin >4 mg/l oder 70 µmol/l)
Variablen der Gewebeperfusion	Hyperlaktatämie (>1 mmol/l)
	Verminderte kapilläre Wiederfüllung oder Marmorierung

klinisch bewährten Sepsisdefinitionen, eigene Kriterien entwickelt, die seit 2005 auch Bestandteil der deutschen S2k-Sepsisleitlinien sind (■ Tab. 1.2).

Gemäß den Kriterien der Deutschen Sepsis-Gesellschaft erfolgt die Diagnose »Sepsis« bei Patienten mit mikrobiologisch dokumentierter oder anderweitig klinisch gesicherter Infektion, die mindestens 2 von 4 SIRS-Kriterien aufweisen. Für die Diagnose der schweren Sepsis muss ein weiteres Kriterium zur akuten Organdysfunktion erfüllt sein.

1.1.2 PIRO-Konzept

In Analogie zu der »Tumor-Nodes-Metastasis« (TMN) Klassifikation maligner Tumoren wurde 2003 ein Staging-Klassifikationssystem für die Sepsis (PIRO) vorgeschlagen, welches Patienten auf der Grundlage von Prädisposition, Infektion, inflammatorischer Reaktion und Organdysfunktion nach ihrem Risiko stratifiziert (Levy et al. 2003; Rubulotta et al. 2009) (■ Tab. 1.3). Während die innerhalb dieses Konzeptes vorgeschlagenen

Tab. 1.2 Diagnosekriterien der Deutschen Sepsis-Gesellschaft und der Deutschen Interdisziplinären Vereinigung für Intensiv-und Notfallmedizin (DIVI) für Sepsis, schwere Sepsis und septischen Schock

I	Nachweis der Infektion	Diagnose einer Infektion über den mikrobiologischen Nachweis oder durch klinische Kriterien
II	»Severe inflammatory host response« (SIRS) (mindestens 2 Kriterien)	**Fieber** (≥38°C) oder **Hypothermie** (≤36°C) bestätigt durch eine rektale oder intravasale oder vesikale Messung **Tachykardie:** Herzfrequenz ≥90/min Tachypnoe (Frequenz ≥20/min) oder Hyperventilation (p_aCO_2 ≤4,3 kPa/≤33 mm Hg) **Leukozytose** (≥12.000/mm^3) oder Leukopenie (≤4.000/mm^3) oder ≥10% unreife Neutrophile im Differenzialblutbild
III	Akute Organdysfunktion (mindestens 1 Kriterium)	**Akute Enzephalopathie:** Eingeschränkte Vigilanz, Desorientiertheit, Unruhe, Delirium. **Relative oder absolute Thrombozytopenie:** Abfall der Thrombozyten um mehr als 30% innerhalb von 24 h oder Thrombozytenzahl ≤100.000/mm^3. Eine Thrombozytopenie durch akute Blutung oder immunologische Ursachen muss ausgeschlossen sein. **Arterielle Hypoxämie:** p_aO_2 ≤10 kPa (≤75 mm Hg) unter Raumluft oder ein p_aO_2/F_iO_2-Verhältnis von ≤33 kPa (≤250 mm Hg) unter Sauerstoffapplikation. Eine manifeste Herz- oder Lungenerkrankung muss als Ursache der Hypoxämie ausgeschlossen sein. **Renale Dysfunktion:** Eine Diurese von ≤0,5 ml/kg KG/h für wenigstens 2 h trotz ausreichender Volumensubstitution und/oder ein Anstieg des Serumkreatinins >2-fach oberhalb des lokal üblichen Referenzbereiches. **Metabolische Azidose:** »base excess« ≤–5 mmol/l oder Laktatkonzentration >1,5-fach oberhalb des lokal üblichen Referenzbereiches.
Diagnose		**Sepsis:** Kriterien I und II. **Schwere Sepsis:** Kriterien I, II und III. **Septischer Schock:** Kriterien I und II sowie für wenigstens 1 h ein systolischer arterieller Blutdruck ≤90 mm Hg bzw. ein mittlerer arterieller Blutdruck ≤65 mm Hg oder notwendiger Vasopressoreinsatz*, um den systolischen arteriellen Blutdruck ≥90 mm Hg oder den arteriellen Mitteldruck ≥65 mm Hg zu halten. Die Hypotonie besteht trotz adäquater Volumengabe und ist nicht durch andere Ursachen zu erklären.

* Vasopressoren: Dopamin mindestens 5 µg/kg KG/min bzw. Noradrenalin, Adrenalin, Phenylepinephrin oder Vasopressin unabhängig von der verabreichten Dosierung.
Abkürzungen:
F_iO_2 = Fraktion des inhalierten Sauerstoffs
p_aCO_2 = arterieller Kohlendioxidpartialdruck
p_aO_2 = arterieller Sauerstoffpartialdruck
SCCM = Society of Critical Care Medicine
SIRS = »systemic inflammatory host response«

mikrobiellen, genomischen und molekularbiologischen Parameter zur Risikostratifizierung noch Gegenstand der Forschung sind, sind einige der vorgeschlagenen Marker zur Einschätzung des Ausmaßes der mikrobiellen Invasion bzw. der inflammatorischen Reaktion, wie Procalcitonin und Interleukin-6, bereits in klinischen Studien untersucht bzw. in die klinische Routine implementiert (▶ Abschn. 2.3).

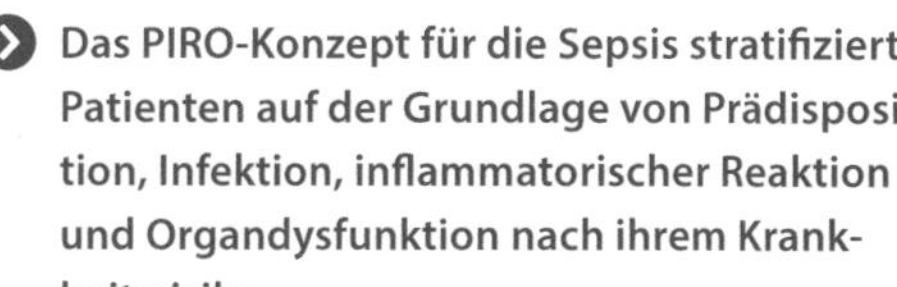

Das PIRO-Konzept für die Sepsis stratifiziert Patienten auf der Grundlage von Prädisposition, Infektion, inflammatorischer Reaktion und Organdysfunktion nach ihrem Krankheitsrisiko.

Tab. 1.3 Dimensionen des PIRO-Systems in Gegenwart und Zukunft, einschließlich möglicher Hintergründe (Levy et al. 2003)

Dimension	Gegenwart	Zukunft	Hintergrund
Prädisposition	Vorbestehende Krankheit mit Risiko für verkürzte Kurzzeitüberlebensrate. Kulturelle oder religiöse Einflüsse, Alter, Geschlecht.	Genetische Polymorphismen von Komponenten der Entzündungsreaktion (z. B. TIR, TNF, IL-1, CD14). Verbessertes Verständnis der Interaktionen von pathogenen Agenzien und Erkrankungen des Patienten.	Es ist bekannt, dass vorbestehende Morbiditätsfaktoren einen Einfuss auf die Morbidität und Mortalität des entsprechend aktiven Insults haben. Schwerwiegende Konsequenzen des Insults hängen von der genetischen Prädisposition ab.
Insult-Infektion	Nachweis und Empfindlichkeit der für die Infektion verantwortlichen pathogenen Agenzien. Nachweis von Erkrankungen, die einer Fokuskontrolle zugänglich sind.	Nachweis mikrobieller Produkte (Endotoxin, Mannan, bakterielle DNA). Bestimmung des Profils der genetischen Transkription.	Spezifische Therapieverfahren, die gegen den entsprechenden Insult gerichtet sind, benötigen den Nachweis und die Charakterisierung des Insults.
Response/ Reaktion des Organismus	SIRS, oder andere Zeichen einer Sepsis. Schock. C-reaktives Protein.	Unspezifische Marker der aktivierten Entzündungsreaktion (z. B. Procalcitonin, Interleukin-6) oder der beeinträchtigten Reaktion des Organismus (z. B. HLA-DR) Nachweis von spezifischen, für die Therapie relevanten Faktoren (z. B. Protein C, Tumor-Nekrose-Faktor-Rezeptor, Platelet-activating Factor)	Sowohl das Risiko der Mortalität, als auch die Fähigkeit auf eine Therapie zu reagieren, sind zu bestimmen – mittels unspezifischer Messgrößen des Schweregrads der Erkrankung (z. B. Schock) Eine spezifische auf Mediatoren abzielende Therapie ist abhängig von der Gegenwart oder Aktivität des entsprechenden Mediators
Organdysfunktion	Organdysfunktion als Anzahl der betroffenen Organsysteme oder ein entsprechend zusammengesetzter Score (z. B. MODS, SOFA, LODS, PEMOD, PELOD).	Dynamische Messung der zellulären Reaktion auf den Insult – Apoptose, zytopathische Hypoxie, zellulärer Stress.	Reaktion auf eine prophylaktische Therapie (die z. B. die Mikroorganismen oder frühe Mediatoren zum Ziel hat); dies ist nicht möglich, wenn der Schaden bereits vorliegt. Therapieverfahren, die die Behandlung der bereits vorhandenen zellulären Schädigung zum Ziel haben.

Abkürzungen:
HLA-DR = »human leukocyte antigen« (Isotyp DR)
LODS = Logistic Organ Dysfunction System
MODS = Multiple Organ Dysfunction Score
PELOD = Pediatric Logistic Organ Dysfunction
PEMOD = Pediatric Multiple Organ Dysfunction
TIR-Domain = Toll/IL-1R-Domäne
SOFA = Sequential Organ Failure Assessment

1.1.3 Sepsiskriterien im ICD-10-GM

Seit 2004 sind die G-DRGs (German Diagnosis Related Groups) Abrechnungsgrundlage aller Krankenhäuser in Deutschland. Der ICD-10-GM (International Classification of Diseases, German Modification) erhielt hierdurch als Grundlage der G-DRGs eine neue Bedeutung.

Die dringende Notwendigkeit einer Ergänzung bzw. gezielten Änderung des ICD-10-GM ergab sich aus dem Umstand, dass der Begriff der »Sepsis« im ICD-10-GM durch die Anlehnung an eine rein mikrobiologisch orientierte Sepsisdefinition sehr weit und damit unscharf gefasst war. »Sepsis« wurde daher in Deutschland sehr häufig kodiert, subsumierte jedoch unterschiedliche Erkrankungsschweregrade und einen unterschiedlich hohen Ressourcenaufwand. So wurde der Begriff »Sepsis« im ICD-10-GM in Kombination mit zahlreichen unterschiedlichen mikrobiellen Pathogenen, unterschiedlichen Organen, Organsystemen oder operativen Prozeduren verwendet. Im ICD-Code A41.9 werden beispielsweise insgesamt 23 unterschiedliche nicht eindeutig definierte Sepsisbegriffe aufgeführt. In einer retospektiven Studie an 58.598 Patienten betrug die Sensitivität des ICD-9-Codes »Septikämie« im Vergleich zu klinischen Kriterien lediglich 29,6% bei einer Spezifität von nur 30% (Ollendorf et al. 2002).

Für die Bereitstellung valider epidemiologischer Daten und die Abbildung der ökonomischen Bedeutung der Sepsis im ICD-10-GM war daher eine Vereinheitlichung der gebrauchten Begrifflichkeiten und eine Anpassung an die Definitionen der Deutschen Sepsis-Gesellschaft und der DIVI (◘ Tab. 1.2) eine dringliche Voraussetzung.

Das Deutsche Institut für Medizinische Dokumentation und Information (DIMDI, Köln) hat 2004 auf einen entsprechenden Antrag der Deutschen Sepsis-Gesellschaft (DSG) und der Deutschen Interdisziplinären Vereinigung für Intensiv- und Notfallmedizin (DIVI) im Jahr 2005 erstmals Zusatzkodierungen amtlich zur verpflichtenden Nutzung erklärt, die den Symptomkomplex des systemischen Inflammationssyndroms (»systemic inflammatory response syndrome«; SIRS) kodierbar machen (► Übersicht und ◘ Tab. 1.4).

Definitionen für Sepsis, hinterlegt im ICD-10 GM als »R65.0!« seit 01.01.2007

Für das Vorliegen eines **SIRS** infektiöser Genese **ohne** Organkomplikation(en) müssen folgende Faktoren erfüllt sein:

- **Abnahme von mindestens 2 Blutkulturen** (jeweils aerobes und anaerobes Pärchen).

Die beiden folgenden Konstellationen werden unterschieden:

- **1. Negative Blutkultur, jedoch Erfüllung aller 4 folgenden Kriterien:**
  - Fieber (≥38,0°C) oder Hypothermie (≤36,0°C) bestätigt durch eine rektale, intravasale oder intravesikale Messung
  - Tachykardie mit Herzfrequenz ≥90/min
  - Tachypnoe (≥20/min) oder Hyperventilation (bestätigt durch arterielle BGA mit p_aCO_2 </= 4,3 kPa/ </= 33 mm Hg
  - Leukozytose (≥12.000/mm^3) oder Leukopenie (≤4.000/mm^3) oder 10% oder mehr unreife Neutrophile im Differentialblutbild
- **2. Positive Blutkultur und Erfüllung von mindestens zwei der unter 1. aufgeführten Kriterien.**

Dabei ist zunächst ein Code für die Sepsis oder für eine SIRS nichtinfektiöser Genese auslösende Grundkrankheit anzugeben, gefolgt von einem Code aus R65.–! (Systemisches Inflammatorisches Response-Syndrom [SIRS]). Zur Angabe von Organkomplikationen, mikrobiellen Pathogenen und deren Resistenzlage sind zusätzliche Schlüsselnummern zu verwenden. Bei dem SIRS infektiöser Genese steht als Primärkode im ICD-10-GM der Sepsis- oder Erregerbezug, beim SIRS nicht infektiöser Genese hingegen die Ätiologie. Beim SIRS infektiöser Genese ist der Infektionsfokus als (weitere) Nebendiagnose anzugeben.

Bei einer ersten Analyse zur Anwendung der Codes in deutschen Krankenhäusern zeigte sich jedoch, dass es bei der Kodierung R65.0! [»SIRS ohne Organkomplikation« (»Sepsis«)] zu unerwünschten Effekten bei der Kodierung gekommen war, die einer Lösung zugeführt werden mussten. Die Praxis der Anwendung der Kodierungen war sowohl aus

■ **Tab. 1.4** Kodierung der schweren Sepsis und des septischen Schocks sowie der Diagnose Sepsis. Kodiert werden die zugrunde liegende Infektion, der auslösende Erreger und etwaige Organkomplikationen. Die R-Codes sind nicht erlöswirksam, sollten aber zur korrekten epidemiologischen Abbildung des Krankheitsbildes unbedingt kodiert werden!

R65.-!	**Systemisches inflammatorisches Response-Syndrom (SIRS)**
	Kodierung zunächst der Infektion oder der ein SIRS nicht infektiöser Genese auslösenden Grundkrankheit. Zur Verwendung dieser Schlüsselnummern sind in der stationären Versorgung die Deutschen Kodierrichtlinien zu beachten.
	Soll das Vorliegen von Organkomplikationen angegeben werden, sind zusätzliche Schlüsselnummern zu benutzen.
R65.0!	**SIRS infektiöser Genese *ohne* Organkomplikationen**
	Sepsis ohne Organkomplikationen Sepsis ohne nähere Angabe SIRS infektiöser Genese ohne nähere Angabe
R65.1!	**SIRS infektiöser Genese *mit* Organkomplikationen**
	Sepsis mit Organkomplikationen
R65.2!	**SIRS *nicht* infektiöser Genese *ohne* Organkomplikationen**
	SIRS nichtinfektiöser Genese ohne nähere Angabe
R65.3!	**SIRS *nicht* infektiöser Genese *mit* Organkomplikationen**
R65.9!	**SIRS, nicht näher bezeichnet**

klassifikatorischer Sicht als auch aus Sicht des DRG-Systems, also unter finanziellen Gesichtspunkten, nicht zielführend. So wurde seitens der Anwender beispielsweise mit Verweis auf die Kriterien des »SIRS ohne Organkomplikation« (»Sepsis«) eine »akute Bronchitis« mit Fieber über 38,0°C und einer Herzfrequenz von >90 Schlägen/min in der Klinik nun nicht mehr als »akute Bronchitis« (z. B. J20.1), sondern als »Sepsis« (z. B. A41.3) verschlüsselt. Damit kam es aus klassifikatorischer Sicht zu einer unerwünschten »Verschiebung« von Fällen, mit entsprechenden negativen Effekten in Bezug auf die nationale und internationale Anwendung der Klassifikation (Kompatibilität zur WHO, Morbiditätsstatistiken und Zeitreihenanalysen etc.), aus gesundheitsökonomischer Sicht zu erheblichen Mehrkosten für die Solidargemeinschaft, da R65.0! damit nicht mehr als Kostentrenner für die »schwere« Sepsis (R65.1!) angesehen werden konnte.

Seitens der DSG/DIVI wurde daher eine Schärfung der Definition »SIRS ohne Organkomplikation« unter Nutzung weltweit akzeptierter evidenzbasierter Anforderungen, nämlich der Blutkulturdiagnostik für die Diagnose einer Sepsis vorgeschlagen. Diesbezüglich wurde seitens der DSG/DIVI eine Änderung der Definition des »SIRS ohne Organkomplikation" erarbeitet und gemeinsam mit dem DIMDI finalisiert, welche ab Anfang 2007 verbindlich ist (s. oben: ► Übersicht). Die Vorgaben für die Kodierung eines »SIRS infektiöser Genese mit Organkomplikation(en)« (beispielhafte Kodierung in ■ Tab. 1.5) sowie eines »SIRS nicht infektiöser Genese ohne oder mit Organkomplikation(en)« wurden unverändert beibehalten.

Die Kriterien sind allerdings gegenwärtig nur auf Patienten ab dem vollendeten 16. Lebensjahr (≥16 Jahre) anwendbar. Da in der ICD-10-GM keine Kriterien für die Definition des SIRS bei Patienten unter 16 Jahren festgelegt sind und seitens der diesbezüglich verantwortlichen Fachgesellschaften zurzeit keine operationalisierbaren Kriterien für Patienten dieser Altersgruppe zur Verfügung gestellt werden können, obliegt es gegenwärtig dem jeweilig behandelnden Arzt, ein SIRS zu diagnostizieren und entsprechend zu verschlüsseln.

Praxistipp

Seit 2007 stehen für Patienten ≥16 Jahre Kodierungen im ICD-10-GM zur Verfügung: R65.0! kennzeichnet die Sepsis, R65.1! die schwere Sepsis und R57.2! den septischen Schock.

■ Tab. 1.5 Beispiel für die Kodierung einer schweren Sepsis mit Organkomplikationen

Kodierung	Beispielcode
Ursache – bei einer Infektion der Code für den Fokus	N10 (akute Pyelonephritis)
Erreger – wenn im Code für die Ursache nicht bereits enthalten	B95.6! (Staphylococcus aureus)
Schwere Sepsis	R65.1! (SIRS infektiöser Genese mit Organkomplikationen)
Organkomplikation(en)	N17.8 (akutes Nierenversagen) D69.58 (sekundäre Thrombozytopenie) R57.8 (sonstige Formen des Schocks) J96.0 (akute respiratorische Insuffizienz, anderenorts nicht klassifiziert) G94.8 (sonstige näher bezeichnete Krankheiten des Gehirns bei anderenorts klassifizierten Krankheiten) E87.2 (metabolische Azidose)

1.2 Epidemiologie der Sepsis in Deutschland

1.2.1 SepNet-Prävalenzstudie Deutschland 2003

Unter Verwendung der Sepsisdefinitionen der DSG wurde im Jahr 2003 im Rahmen einer prospektiven, querschnittlichen, multizentrischen, epidemiologischen Beobachtungsstudie des vom Bundesministerium für Bildung und Forschung (BMBF) geförderten Kompetenznetzwerks Sepsis (SepNet) auf 454 Intensivstationen deutscher Krankenhauseinrichtungen (n = 310) und insgesamt 3.877 Intensivpatienten zum Stichtag eine Prävalenz septischer Erkrankungen von 12,4% (95%CI 10,9–13,8%) für die Sepsis und 11,0% (95%CI 9,7–12,2%) für die schwere Sepsis und den septischen Schock ermittelt, welche mit der Krankenhausgröße signifikant anstieg (■ Tab. 1.6 und ■ Tab. 1.7; Engel et al. 2007).

Häufigste Lokalisationen der Infektion waren pulmonale (62,9%) und abdominelle Infektionen (25,3%). Häufigste infektionsassoziierte Organdysfunktionen betrafen das Herz-Kreislauf-System (53,0%), die Lunge (52,0%) und die Niere (42,2%). Die mittlere Liegedauer betrug 12,3 Tage, das mediane Alter 67 [»interquartile range« (IQR)] 56–76) Jahre, die Krankenhausletalität 55,2% für die schwere Sepsis/den septischen Schock.

Die jährliche Neuerkrankungsrate für die Sepsis wurde auf 85–116 und für die schwere Sepsis/septischen Schock auf 76–110 Fällen pro 100.000 Einwohner geschätzt. Auf Deutschland hochgerechnet bedeutete dies, dass pro Jahr 75.000 Einwohner (110 von 100.000) an einer schweren Sepsis bzw. einem septischen Schock erkranken. Die in Studien aus anderen Industrieländern angegebene Inzidenz liegt zwischen 51/100.000 und 95/100.000 Einwohnern (Sundararajan et al. 2005; Brun-Buisson et al. 2004; Finfer et al. 2004; Padkin et al. 2003).

In einer ebenfalls prospektiven, aber nicht repräsentativen Studie auf 28 Intensivstationen in 8 europäischen Ländern wurden neu aufgenommene ITS-Patienten (n = 5.657) hinsichtlich ihrer septischen Fallschwere untersucht und die ITS- und Krankenhaussterblichkeit ermittelt (Alberti et al. 2003). Es ergaben sich deutlich höhere Prävalenzen als in der Studie von Engel et al. (2007), nämlich 18,7% für Sepsis, 14,6% für schwere Sepsis und von 20% für den septischen Schock. Die Krankenhaussterblichkeit betrug 25,5%, 40,9% und 60,5%.

> **Die Prävalenz septischer Erkrankungen liegt bei 12,4% für die Sepsis und bei 11,0% für die schwere Sepsis und den septischen Schock. Die Prävalenz steigt mit der Krankenhausgröße an. 2010 erkrankten in Deutschland ca. 180.000 Patienten an septischen Erkrankungen.**

1.2.2 CSCC-Inzidenzstudie Deutschland 2011

Das vom Bundesministerium für Bildung und Forschung (BMBF) geförderte Zentrum für Sepsis

Tab. 1.6 Alternative Studiendesigns zur Prävalenz und Inzidenz septischer Erkrankungen in Deutschland

	Design	Setting	Population	Outcome
Prävalenzstudie Datenerhebung: saisonal über 12 Monate (01/2003–01/2004) Publikation: Engel et al. (2007)	Prospektive querschnittliche 1-Tags-Erhebung, repräsentative Stichprobe deutscher Intensivstationen	Deutschland, 454 Intensivstationen in 310 Krankenhäusern, repräsentativ für 1.380 Krankenhäuser mit 2.075 Intensivstationen	Patienten mit Sepsis, schwerer Sepsis oder septischem Schock (am Stichtag) entlang der DSG-Definitionen; Patienten >16 Jahre	ITS- und Krankenhaussterblichkeit
Inzidenzstudie Datenerhebung: 1/2011–12/2011 Publikation: Heublein et al. (2013a, b)	Retrospektive längsschnittliche Erhebung aus administrativen Daten (ICD-10 GM)	Deutschland, *alle* deutschen Krankenhauseinrichtungen	Alle Patienten mit den ICD-10-GM-Kodierungen als Haupt- und Nebendiagnose: – Sepsis (R65.0), – schwere Sepsis (R65.1) – septischer Schock (R57.2)	Krankenhaussterblichkeit

Tab. 1.7 Ergebnisse der Prävalenzstudie von Engel et al. (2007)

Jahr 2003/2004	Sepsis	Schwere Sepsis + septischer Schock	Summe
Beobachtete nationale Prävalenz (Fälle/in die Studie eingeschlossene Intensivpatienten)	473/3.877 (12,4%; 95%CI,10,9–13,8%)	415/3.877 (11,0%, 95%CI, 9,7–12,2%)	Σ = 888/3877 (22,9%)
Geschätzte nationale Inzidenz	~79.000/68 Mio. (116/100.000)	~75.000/68 Mio. (110/100.000)	Σ = 154.000 (226/100.000)
Geschätzte Erkrankungen pro Tag	~216/Tag	~205/Tag	Σ = 421/Tag
Beobachtete Krankenhaussterblichkeit (»case fatality rate«)	118*/473 (25,5%)*	229/415 (55,2%; 95%CI, 50,2–60,2%)	Σ = 347/888 (39%)
Geschätzte nationale Letalität (»mortality rate«)	~20.145/68 Mio. (64/100.000)	~41.400/68 Mio. (60/100.000)	Σ = 61.545 (124/100.000)
Geschätzte Zahl Verstorbener pro Tag	~55/Tag	~113/Tag	Σ = 168/Tag

* Annahme aus: Alberti et al. (2003).

und Sepsisfolgen (CSCC) am Universitätsklinikum Jena hat kürzlich auf der Grundlage der seit 2007 eingeführten ICD-10-GM-Codes für Sepsis (R65.0!), schwere Sepsis (R65.1!) und septischen Schock (R57.2!) und unter Verwendung von Daten des Statistischen Bundesamtes (Destatis, Wiesbaden) eine repräsentative Studie zur Epidemiologie der Sepsis in deutschen Krankenhäusern durchgeführt. Die Datenanalyse beruhte auf Fallzahlen (Bestimmung der Neuerkrankten, Inzidenz), nicht Patientenzahlen. Patienten, die innerhalb von 2 Wochen nach ihrer Entlassung wieder stationär

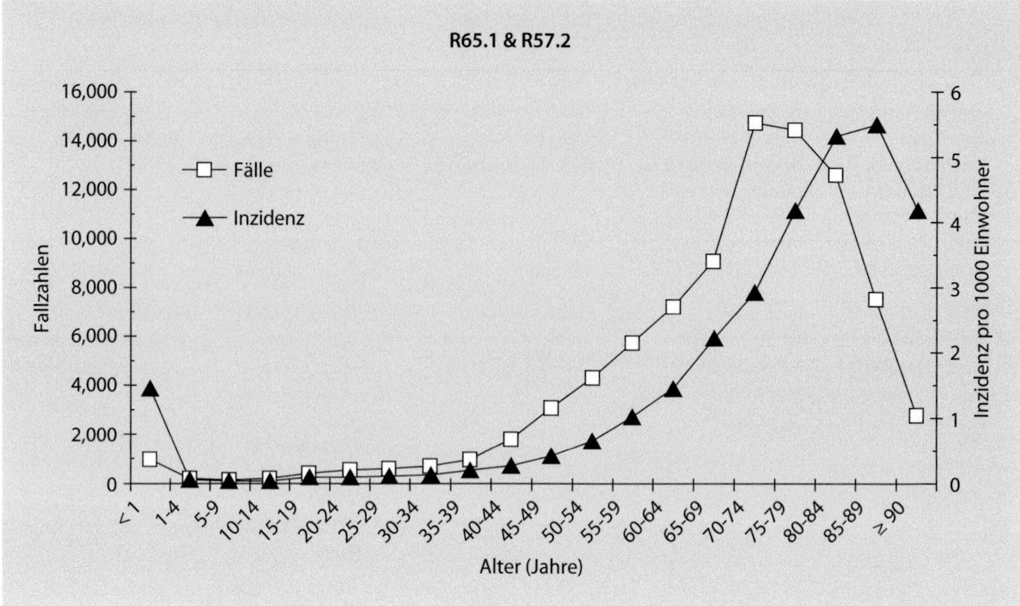

Abb. 1.1 Schwere Sepsis (R65.1) und septischer Schock (R57.2) in deutschen Krankenhauseinrichtungen 2011; Fallzahlen und Inzidenz pro 100.000 Einwohner in Abhängigkeit vom Lebensalter (Heublein et al. 2013a, b)

aufgenommen wurden, wurden als neuer Fall behandelt.

Danach wurden im Jahr 2011 in deutschen Krankenhäusern insgesamt 175.051 Patienten mit septischen Erkrankungen behandelt, davon 87.150 Patienten mit Sepsis, 69.016 mit schwerer Sepsis und 18.885 mit septischem Schock. Das mittlere Alter betrug 67,5 (SD 19,7) Jahre und nahm mit dem Schweregrad zu (Tab. 1.8).

Dies entspricht einer Inzidenz von 106/100.000 Einwohnern für die Sepsis, 84/100.000 für die schwere Sepsis und 23/100.000 für den septischen Schock. Bei Ausschluss von Fällen mit einem Lebensalter unter 20 Jahren steigt die Inzidenz auf 121/100.000 für die Sepsis, 101/100.000 für die schwere Sepsis und 28/100.000 für den septischen Schock (Abb. 1.1).

Die Krankenhaussterblichkeitsraten betrugen 10,5% für Sepsis, 42,8% für die schwere Sepsis und 60,5% für den septischen Schock. Insgesamt nur 37,8% der Fälle wurden auf Intensivstationen behandelt, davon 19,6% mit Sepsis, 50,7% mit schwerer Sepsis und 74,3% mit septischem Schock (Heublein et al. 2013a, b; Tab. 1.6 und Tab. 1.9).

Die häufigste Infektionsquelle waren

- Atemwegsinfektionen (Sepsis: 7,8%; schwere Sepsis: 48,2%; septischer Schock: 60,2%), gefolgt von
- Weichteil-/Knocheninfektionen (17,4, 20,4 und 25,7%) sowie
- intraabdominalen Infektionen (11,4, 18,1 und 25,9%) (Tab. 1.8).

Die häufigsten Sepsiserreger waren

- Staphylococcus aureus (26.8%),
- Escherichia coli (44.7%) und
- Streptokokken (18.7%).

Pseudomonas spp. waren lediglich in 4,6% Auslöser der Sepsis.

Die Inzidenz der Sepsis in Deutschland beträgt 106/100.000 Einwohner, 84/100.000 Einwohner für die schwere Sepsis und 23/100.000 Einwohner für den septischen Schock. Die Krankenhaussterblichkeitsraten betrugen im Jahr 2011 10,5% für Sepsis, 42,8% für die schwere Sepsis und 60,5% für den septischen Schock.

Tab. 1.8 Fallzahlen mit Sepsis (R65.0!), schwerer Sepsis (R65.1!) und septischem Schock (R57.2!) in deutschen Krankenhauseinrichtungen, 2011 (Heublein et al. 2013a). Krankenhausentlassungsdaten für das Jahr 2011 wurden vom Statistischen Bundesamt (Destatis) zur Verfügung gestellt

	Gesamt		R65.0!		R65.1!		R57.2!		p
	n = 175,051		n = 87,150		n = 69,016		n = 18,885		
Fälle									
Frauen, n (%)	76.495	(43,7)	39.434	(45,2)	29.490	(42,7)*	7.571	(40,1)*	<0,001
Alter, Mittel (SD)	67,5	(19,7)	65,8	(22.1)	69,4	(17,1)*	68,4	(15,1)*	<0,001
ITS-Aufnahme, n (%)	66.102	(37,8)	17.073	(19,6)	35.003	(50,7)	14,026	(74,3)*	<0,001
Vorerkrankungen, n (%)									
Diabetes mellitus	56.184	(32,1)	26.338	(30,2)	23.572	(34,2)*	6.274	(33,2)*	<0,001
Kardiovaskulär	70.229	(40,1)	27.681	(31,8)	33.328	(48,3)*	9.220	(48,8)*	<0,001
Zerebrovaskulär	24.210	(13,8)	10.893	(12,5)	10.650	(15,4)*	2.667	(14,1)*	<0,001
Renal	49.186	(28,1)	21.771	(25)	22.198	(32,2)*	5.217	(27,6)*	<0,001
COPD	20.442	(11,7)	8.464	(9,7)	9.114	(13,2)*	2.864	(15,2)*	<0,001
Leberzirrhose	15.296	(8,7)	3.571	(4,1)	8.013	(11,6)*	3.712	(19,7)*	<0,001
Hämatologisch	23.031	(13,2)	6.715	(7,7)	11.004	(15,9)*	5.312	(28,1)*	<0,001
Infektionsfokus, ***									
Respiratorisch	68.814	(39,3)	24.192	(27,8)	33.258	(48,2)*	11.364	(60,2)*	<0,001
Urogenital	24.808	(14,2)	12.966	(14,9)	10.031	(14.5)	1.811	(9,6)*	<0,001
Weichteile/Knochen	34.094	(19,5)	15.201	(17,4)	14.048	(20,4)*	4.845	(25.7)*	<0,001
ZNS	2.876	(1,6)	1.260	(1,4)	1.296	(1,9)*	320	(1,7)**	<0,001
Abdominal	27.274	(15,6)	9.912	(11,4)	12.469	(18,1)*	4.893	(25,9)*	<0,001
Andere	3.409	(1,9)	982	(1,1)	1.856	(2,7)*	571	(3)*	<0,001

* p < 0,001 zum paarweisen Vergleich mit R65.0! (Bonferroni-Korrektur).
** p < 0,05. ***13.776 (7,8%) der Patienten hatten keinen nachweisbaren Fokus.

Die Ergebnisse sind relativ konsistent mit Daten der oben genannten deutschen SepNet-Prävalenzstudie aus dem Jahr 2004, in welcher die Inzidenz der schweren Sepsis und des septischen Schocks in Deutschland auf 110/100.000 Einwohner (insgesamt 75.000 Patienten/Jahr) lediglich geschätzt (Engel et al. 2007) und Patienten unter 16 Jahren nicht berücksichtigt wurden (Tab. 1.9).

Die Inzidenz der schweren Sepsis und des septischen Schocks beträgt nach der Erhebung von Heublein et al. 107/100.000 Einwohner (insgesamt 88.000 Fälle/Jahr) (Heublein et al. 2013a, b). Ein wichtiges Ergebnis ist, dass die Erhebung nicht auf

Tab. 1.9 Ergebnisse der Inzidenzstudie von Heublein et al. (2013a, b)

Jahr 2011	Sepsis	Schwere Sepsis	Septischer Schock
Nationale Inzidenz	87.152/80,5 Mio. (106/100.000)*	69.021/80,5 Mio. (84/100.000)**	18.886/80,5 Mio. (23/100.000)***
Nationale Krankenhaussterblichkeit (»case fatality rate«)	9.160/87.152 (10,5%)	28.508/69.021 (41,3%)	11.430/18.886 (60,5%)
Geschätzte nationale Letalität (»mortality rate«)	11,1/100.000	34,6/100.000	13,9/100.000

* Ohne Kinder und Jugendliche <20 Jahren: 121/100.000.
** Ohne Kinder und Jugendliche <20 Jahren: 101/100.000.
*** Ohne Kinder und Jugendliche <20 Jahren: 28/100.000.

Intensivstationen beschränkt ist. Die Inzidenz im Krankenhaus wird möglicherweise unterschätzt, die Inzidenz auf Intensivstationen eher überschätzt. Dies ist im Einklang mit Erhebungen aus Spanien, wo nur 32% der Patienten mit schwerer Sepsis intensivmedizinisch behandelt wurden (Esteban et al. 2007).

Die Krankenhaussterblichkeit von Patienten mit Sepsis, schwerer Sepsis und septischem Schock in Deutschland bleibt somit unverändert alarmierend hoch.

Dies steht im Widerspruch zu US-amerikanischen Daten des Centers for Disease Control and Prevention, die unter Verwendung der ICD-9-CM-Codes 038 (»Septikämie«), 995.91 (»Sepsis«) und 995.92 (»schwere Sepsis«) über eine Krankenhaussterblichkeit von lediglich 17% für das Jahr 2008 berichteten. Dabei zeigte sich in den USA bereits zwischen 1979 und 2000 eine jährliche Zunahme der Sepsisinzidenz von 8,7% (Martin et al. 2003).

Mittlerweile hat sich die Zahl der sepsisbedingten Hospitalisierungen in den USA zwischen den Jahren 2000 und 2008 bei sinkender Krankenhausliegedauer mehr als verdoppelt (Hall et al. 2011). 2008 war der Anteil stationär aufgenommener Patienten mit Sepsis, die in ein anderes Krankenhaus oder eine Pflegeeinrichtungen entlassen wurden, höher (36%) als bei Patienten mit anderen Erkrankungen (14%). Da nur die Kurzzeitsterblichkeit im Krankenhaus erfasst wurde, stellt sich die Frage nach der Verlässlichkeit dieser Daten. Retrospektive Kohortenstudien zeigen für die USA eine eingeschränkte Nutzbarkeit von ICD-9-Kodierungen für die Identifizierung einer schwerer Sepsis auf (Whittaker et al. 2013; Ibrahim et al. 2012).

Unterschiede in der Qualität von Dokumentations- und Kodierungsmaßnahmen sowie finanzielle Anreize seitens der Kostenträger im Gesundheitswesen führen zu Abweichungen der jährlich berichteten Sepsisprävalenzraten um den Faktor 3,5 (Gaieski et al. 2013) und werden als Grund für eine angeblich abnehmende Krankenhausmortalität in US-amerikanischen und kürzlich auch australischen Intensivstationen diskutiert (Kaukonen et al. 2014; Lagu et al. 2012). Eine Objektivierung der Sepsisdiagnose auf der Basis administrativer Regelungen, wie von Iwashyna und Mitarbeitern vorgeschlagen (Iwashyna et al. 2012), ist derzeit nicht in Sicht.

1.3 Ökonomische Bedeutung

Die direkten anteiligen Kosten (Medikation, Routinelabor, Mikrobiologie, Einmalartikel, Unterkunft, Personal), die allein für die intensivmedizinische Behandlung von Patienten mit schwerer Sepsis in Deutschland anfallen, liegen bei etwa 1,77 Mrd. Euro. Damit werden etwa 30% des Budgets für Intensivmedizin in die Behandlung der schweren Sepsis investiert. Die indirekten Kosten, welche durch Produktivitätsverlust der Solidargemeinschaft entstehen, werden auf weitere etwa 4,5 Mrd. Euro geschätzt, sodass von Gesamtkosten für die

Solidargemeinschaft von etwa 6,3 Mrd. Euro auszugehen ist, die durch die schwere Sepsis in Deutschland verursacht werden (Brunkhorst 2006; Moerer u. Burchardi 2006).

Auf der Basis der Daten eines großen deutschen Versicherungsunternehmens (13 Mio. Versicherte) wurden die krankenhausbezogenen Kosten für Patienten mit schwerer Sepsis (R65.1!) ermittelt. Die mittleren Kosten pro Fall betragen danach 59.118 Euro für einen überlebenden und 52.101 Euro für einen nicht überlebenden Patienten. Legt man die aktuellen epidemiologischen Fallzahlen zugrunde, belaufen sich die direkten Kosten bei Erwachsenen über 20 Jahre auf jährlich rund 3,8 Mrd. Euro in Deutschland. Dem Humankapitalansatz folgend, belaufen sich die indirekten Kosten allein aufgrund vorzeitigen Todes auf zusätzliche 2,43 Mrd. Euro (Heublein et al. 2013a, b).

Die Gesamtkosten für die Solidargemeinschaft belaufen sich in Deutschland auf ca. 6,3 Mrd. Euro jährlich.

Literatur

Alberti C, Brun-Buisson C, Goodman SV, Guidici D, Granton J, Moreno R, Smithies M, Thomas O, Artigas A, Le Gall JR; European Sepsis Group et al. (2003) Influence of systemic inflammatory response syndrome and sepsis on outcome of critically ill infected patients. Am J Respir Crit Care Med 168 (1): 77–84

American College of Chest Physicians/Society of Critical Care Medicine Consensus Conference (1992) Definitions for sepsis and organ failure and guidelines for the use of innovative therapies in sepsis. Crit Care Med 20: 864–874

Brun-Buisson C, Meshaka P, Pinton P, Vallet B (2004) EPISEPSIS: a reappraisal of the epidemiology and outcome of severe sepsis in French intensive care units. Intensive Care Med 30: 580–588

Brunkhorst FM (2006) Epidemiology, economy and practice – results of the German study on prevalence by the competence network sepsis (SepNet). Anasthesiol Intensivmed Notfallmed 41: 43–44

Engel C, Brunkhorst FM, Bone HG, Brunkhorst R, Gerlach H, Grond S, Gruendling M, Huhle G, Jaschinski U, John S, Mayer K, Oppert M, Olthoff D, Quintel M, Ragaller M, Rossaint R, Stuber F, Weiler N, Welte T, Bogatsch H, Hartog C, Loeffler M, Reinhart K (2007) Epidemiology of sepsis in Germany: results from a national prospective multicenter study. Intensive Care Med 33 (4): 606–618

Esteban A, Frutos-Vivar F, Ferguson ND, Peñuelas O, Lorente JA, Gordo F, Honrubia T, Algora A, Bustos A, García G, Diaz-Regañón IR, de Luna RR (2007) Sepsis incidence and outcome: contrasting the intensive care unit with the hospital ward. Crit Care Med 35 (5): 1284–1289 *[Längsschnittliche prospektive Inzidenzstudie über 4 Wochen, 15.852 Neuaufnahmen an 3 spanischen Krankenhäusern, welche aufzeigt, dass nur 32% der Patienten mit schwerer Sepsis intensivmedizinisch behandelt wurden.]* ←

Finfer S, Bellomo R, Lipman J, French C, Dobb G, Myburgh J (2004) Adult-population incidence of severe sepsis in Australian and New Zealand intensive care units. Intensive Care Med 30: 589–596

Gaieski DF, Edwards JM, Kallan MJ, Carr BG (2013) Benchmarking the incidence and mortality of severe sepsis in the United States. Crit Care Med 41 (5): 1167–74

Hall MJ, Williams SN, DeFrances CJ, Golosinskiy A (2011) Inpatient care for septicemia or sepsis: a challenge for patients and hospitals. NCHS Data Brief 62: 1–8

Heublein S, Hartmann M, Hagel S, Hutagalung R, Brunkhorst FM (2013a) Epidemiology of sepsis in German hospitals derived from administrative databases. Infection 41 (Suppl 1): S71 Poster 15

Heublein S, Hartmann M, Hagel S, Hutagalung R, Brunkhorst FM (2013b) Epidemiologie der Sepsis in deutschen Krankenhäusern – eine Analyse administrativer Daten. Intensiv-News, Jahrgang 17, 4/13: 1–5

Horan TC, Andrus M, Dudeck MA (2008) CDC/NHSN surveillance definition of health care-associated infection and criteria for specific types of infections in the acute care setting. Am J Infect Control 36: 309–332

Ibrahim I, Jacobs IG, Webb SA, Finn J (2012) Accuracy of International classification of diseases, 10th revision codes for identifying severe sepsis in patients admitted from the emergency department. Crit Care Resusc 14 (2): 112–8

Iwashyna TJ, Odden A, Rohde J, Bonham C, Kuhn L, Malani P, Chen L, Flanders S (2014) Identifying patients with severe sepsis using administrative claims: patient-level validation of the angus implementation of the international consensus conference definition of severe sepsis. Med Care 52 (6): e39–43

Kaukonen KM, Bailey M, Suzuki S, Pilcher D, Bellomo R (2014). Mortality related to severe sepsis and septic shock among critically ill patients in Australia and New Zealand, 2000–2012. JAMA 311 (13): 1308–16 *[Retrospektive Analyse administrativer Daten von 101.064 Patienten mit schwerer Sepsis in 171 Intensivstationen in Australien und Neuseeland.]* ←

Lagu T, Rothberg MB, Shieh MS, Pekow PS, Steingrub JS, Lindenauer PK (2012) Hospitalizations, costs, and outcomes of severe sepsis in the United States 2003 to 2007. Crit Care Med 40 (3): 754–61

Levy MM, Fink MP, Marshall JC, Abraham E, Angus D, Cook D, Cohen J, Opal SM, Vincent J-L, Ramsay G, for the International Sepsis Definitions Conference (2003) 2001 SCCM/ESICM/ACCP/ATS/SIS International Sepsis Definitions Conference. Crit Care Med 31 (4): 1250–1256

1

Martin GS, Mannino DM, Eaton S, Moss M (2003) The epidemiology of sepsis in the United States from 1979 through 2000. N Engl J Med 348: 1546–1554

Moerer O, Burchardi H (2006) Kosten der Sepsis. Anaesthesist 55: 36–42

Ollendorf DA, Fendrick AM. Massey K, Williams R, Oster G (2002) Is sepsis accurately coded on hospital bills? Value in Health 5 (2): 79–81

Padkin A, Goldfrad C, Brady AR, Young D, Black N, Rowan K (2003) Epidemiology of severe sepsis occurring in the first 24 h in intensive care units in England, Wales, and Northern Ireland. Crit Care Med 31: 2332–2338

Rubulotta F, Marshall JC, Ramsay G, Nelson D, Levy M, Williams M (2009) Predisposition, insult/infection, response, and organ dysfunction: A new model for staging severe sepsis. Crit Care Med 37 (4): 1329–35

Sundararajan V, Macisaac CM, Presneill JJ, Cade JF, Visvanathan K (2005) Epidemiology of sepsis in Victoria, Australia. Crit Care Med 33: 71–80

Whittaker SA, Mikkelsen ME, Gaieski DF, Koshy S, Kean C, Fuchs BD (2013) Severe sepsis cohorts derived from claims-based strategies appear to be biased toward a more severely ill patient population. Crit Care Med 41 (4): 945–53 *[Vergleich eines prospektiven Registers von Patienten mit schwerer Sepsis und administrativen Routinedaten (ICD-9). Die Sensitivität beträgt lediglich zwischen 20–47%, bei septischem Schock zwischen 42–55%.]* ←

Diagnose der Infektion und Stellenwert von Biomarkern

Frank M. Brunkhorst, R.P.H. Schmitz

K. Werdan et al. (Hrsg.), *Sepsis und MODS*,
DOI 10.1007/978-3-662-45148-9_2, © Springer-Verlag Berlin Heidelberg 2016

2.1 Einleitung

Das bisherige Scheitern neuer Ansätze zur Behandlung der Sepsis ist eng mit den Defiziten einer differenzierten Diagnosemöglichkeit verbunden. Der Zeitpunkt der Diagnose und damit die frühzeitige Initiierung therapeutischer Maßnahmen ist jedoch die entscheidende Determinante der hohen Letalität (Levy et al. 2003).

Sowohl im prä- als auch im intrahospitalen Verlauf der Erkrankung vergehen häufig mehrere Stunden bis Tage bis zur Diagnose und schließlich adäquaten Behandlung (◘ Abb. 2.1), da es gegenwärtig keine angemessenen Mittel gibt, den Übergang einer lokal begrenzten Infektion zu einer schweren Sepsis sicher vorherzusagen. Ursache ist die geringe Spezifität klinischer Symptome und klassischer Inflammationszeichen für die Diagnose einer Sepsis (wie z. B. Temperaturerhöhung oder -erniedrigung, Leukozytose, Thrombozytenabfall und die Herzfrequenz). Eine frühzeitigere Diagnose mittels sensitiver und spezifischer Biomarker könnte dazu beitragen, die hohe Letalität und Morbidität zu reduzieren.

> **Die Diagnose der schweren Sepsis erfolgt häufig zu spät, weil der Übergang einer lokal begrenzten Infektion zu einer schweren Sepsis nicht sicher vorherzusagen ist. Klinische Symptome und klassische Inflammationszeichen sind für die Diagnose einer Sepsis nicht ausreichend spezifisch.**

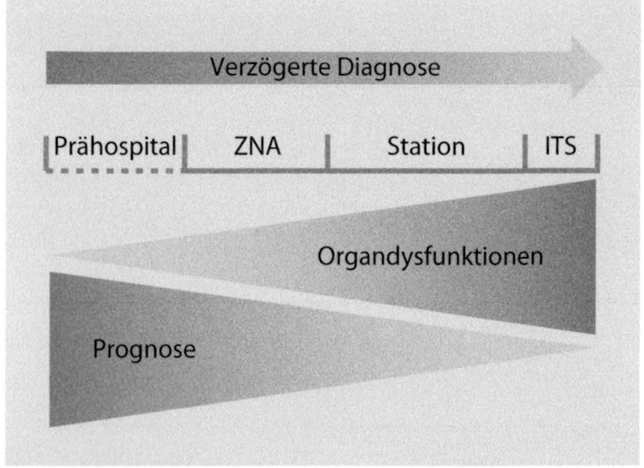

◘ **Abb. 2.1** Sowohl im prähospitalen als auch im intrahospitalen Verlauf der Sepsis können mehrere Stunden bis zur Erstdiagnose und damit Einleitung einer adäquaten Therapie vergehen (ZNA = Zentrale Notaufnahme, ITS = Intensivstation)

2.2 Mikrobiologische Sepsisdiagnostik

2.2.1 Blutkulturdiagnostik

Der Nachweis von Mikroorganismen durch die Blutkultur ist für eine adäquate antimikrobielle Therapie der Sepsis unabdingbare Voraussetzung. Die Kenntnis des Erregers und seiner Antibiotikaempfindlichkeit mittels der Blutkulturdiagnostik erlaubt nach Einleitung einer empirischen Therapie eine gezielte antimikrobielle Therapie und stellt die Weichen für weitere diagnostische Maßnahmen. Dies verbessert die Prognose (Ibrahim et al. 2000; MacArthur et al. 2004), verkürzt die Liegedauer und hilft, eine antimikrobielle Übertherapie zu vermeiden. Die Blutkulturdiagnostik ist damit eines der wichtigsten mikrobiologischen Untersuchungsverfahren in der Therapie der Sepsis.

Je nach Infektionsursprung variiert die Positivität von Blutkulturen. Bei Endokarditis ist diese >90%, bei bestimmten Diagnosen allerdings vergleichsweise gering, z. B. <10% im Mittel bei der ambulant erworbenen Pneumonie oder dem Erysipel. Bei anderen Infektionen wie Pyelonephritis, Cholangitis, Leberabszess, septischer Arthritis, Spondylodiszitis sowie bei Fieber in Neutropenie liegt die Positivitätsrate dagegen sehr viel höher zwischen 30 und 70% (Seifert et al. 2007) (◘ Tab. 2.1).

Der Nachweis einer Bakteriämie oder Fungämie bei schwerer Sepsis oder septischem Schock gelingt unter kontrollierten Studienbedingungen – wo eine Blutkulturdiagnostik für den Studieneinschluss gefordert wird – in ca. 30–40% der Fälle. So wiesen in der multizentrischen deutschen MAXSEP-Studie (Brunkhorst et al. 2012) 33% der Patienten mit schwerer Sepsis bzw. septischem Schock klinisch relevante Bakteriämien auf. Dabei war Escherichia coli der häufigste gramnegative Sepsiserreger (19%), während Pseudomonas spp. nur in ca. 4% nachgewiesen wurden (◘ Abb. 2.2). Unter den grampositiven Erregern waren Staphylococcus aureus (7%) und Methicillin-empfindliche koagulasenegative Staphylokokken (22%) die häufigsten

Tab. 2.1 Anteil mikrobiologisch dokumentierter Infektionen und Häufigkeit positiver Blutkulturen in randomisierten multizentrischen Studien zu adjunktiven und supportiven Therapieverfahren bei Patienten mit schwerer Sepsis und septischem Schock

Quelle	Patienten, (n)	Dokumentierte Infektion (%)	Atemwege (%)	Urogenital (%)	Abdominal (%)	Bakteriämie (%)
Bone et al. (1995)	530	100	42	33	22	40
Abraham et al. (1995)	994	73	28	18	15	39
Cohen u. Carlet (1996)	420	77	24	9	23	38
Bernard et al. (1997)	455	76	47	10	15	35
Abraham et al. (1997)	444	61	–	–	–	–
Opal et al. (1997)	696	85	37	11	31	37
Abraham et al. (1998)	1879	74	30	12	12	41
Dhainaut et al. (1998)	608	73	26	11	30	35
Angus et al. (2000)	1090	84	19	22	31	–
Panacek et al. (2000)	2634	72	26	–	25	39
Warren et al. (2001)	2314	62	34	7	28	34
Bernard et al. (2001)	1690	67	54	10	20	33
Abraham et al. (2003)	1754	74	51	12	28	30
Brunkhorst et al. (2008)	537	64	41	9	38,5	23
Brunkhorst et al. (2012)	551	80	45	14	36	33

Erreger, während Methicillin-resistente Staphylokokken (MRSA) nur in 4% der Fälle nachgewiesen wurden. Candida albicans und C. glabrata wurden in insgesamt 6% der Fälle nachgewiesen.

Im klinischen Alltag deutscher Intensivstationen sind jedoch nur ca. 10% der Blutkulturen bei Patienten mit schwerer Sepsis positiv.

So konnte trotz klinischer Zeichen einer schweren Sepsis in der SepNet-Prävalenzstudie (▶ Abschn. 1.3) lediglich in 55% der Fälle die zugrundeliegende Infektion mikrobiologisch nachgewiesen und nur in 9,6% der Fälle durch eine positive Blutkultur dokumentiert werden (Engel et al. 2007). Der Anteil mikrobiologisch dokumentierter Infektionen nahm mit einer geringeren Größe des Krankenhauses und der damit verbundenen reduzierten

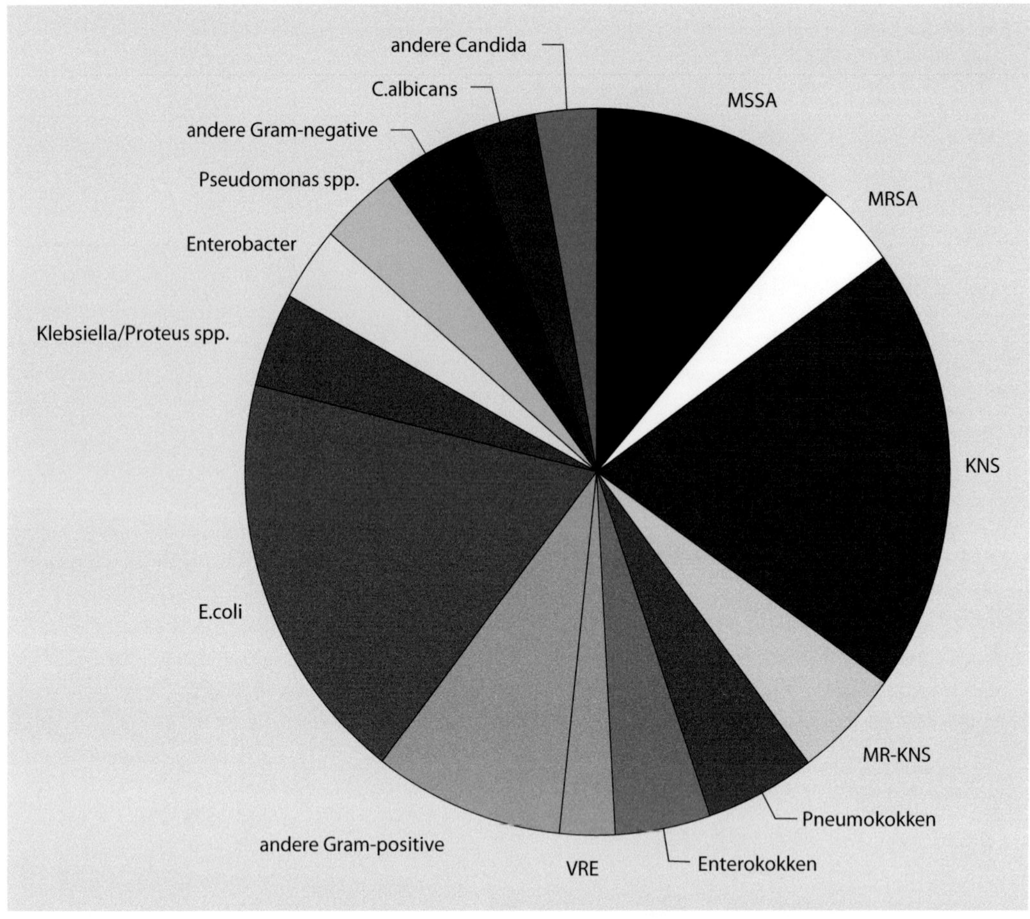

Abb. 2.2 Prozentuale Verteilung von 231 Blutkulturisolaten bei 551 Patienten mit schwerer Sepsis bzw. septischem Schock, Ergebnisse der MAXSEP-Studie (Brunkhorst et al. 2012) [MSSA = Methicillin-sensitiver Staphylococus aureus (7%), MRSA = Methicillin-resistenter S. aureus (4%), KNS = koagulasenegative Staphylokokken (22%), MR-KNS = Methicillin-resistente koagulasenegative Staphylokokken (5%), VRE = Vancomycin-resistente Enterokokken (3%)]

Verfügbarkeit eines mikrobiologischen Labors am Standort der Klinik ab (Abb. 2.3).

Die Rate an abgenommenen Blutkultur-Sets sollte je nach Ausrichtung des Krankenhauses (Regel-, Schwerpunkt-, Maximalversorgung) zwischen 100 und 200 auf 1.000 Patiententage, die Positivitätsrate (Anteil von positiven Blutkulturen unter allen abgenommen Blutkulturen) nicht unter 5% und nicht über 15% betragen (Seifert et al. 2007; Baron et al. 2005). Die Referenzwerte stammen allerdings hauptsächlich aus US-amerikanischen »sentinel-reports«, und Befragungsstudien und wurden für Deutschland übernommen.

Aktuelle Daten weisen auf ein erhebliches und weithin unterschätztes Defizit in der Veranlassung einer adäquaten mikrobiologischen Diagnostik der Sepsis hin und legen einen nicht leitliniengerechten Umgang mit der Blutkulturdiagnostik insbesondere auf deutschen Intensivstationen nahe. Nach einer Erhebung des Nationalen Referenzzentrums für Surveillance von Nosokomialen Infektionen (NRZ) an 223 beteiligten Intensivstationen des Krankenhaus Infektions-Surveillance System (KISS) wurden im Jahr 2006 im Median 60 Blutkulturpaare (BK) pro 1.000 Patiententage mit einer großen Variationsbreite von 3,2–680/1.000 abgenommen (Gastmeier

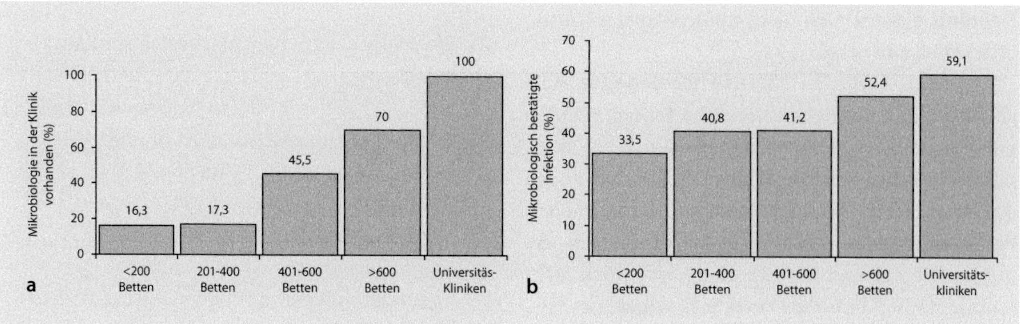

Abb. 2.3a, b Verfügbarkeit eines mikrobiologischen Vor-Ort-Labors (**a**) und mikrobiologisch dokumentierte Infektionsraten bei Sepsis, schwerer Sepsis und septischem Schock auf deutschen Intensivstationen (**b**) in Abhängigkeit von den Bettenzahlen der Krankenhäuser mit Intensivstationen, welche über eine mindestens 24-stündige Beatmungsmöglichkeit verfügen. (Daten aus der SepNet-Prävalenzstudie 2003; Engel et al. 2007)

et al. 2011). Eine Erhöhung der BK-Untersuchungshäufigkeit von 1 BK-Set/10 Patiententage führte zu einer 1,37-fach höheren Inzidenzdichte bei allen Sepsisfällen (95%CI 1,12–1,6) bzw. zu einer 1,27-fach höheren Inzidenzdichte bei der ZVK-assoziierten Sepsis (95%CI 1,04–1,55). Die Autoren folgern, dass, sofern ein externes Benchmarking der Intensivstationen beabsichtigt ist, eine Adjustierung der ZVK-assoziierten Sepsisraten entsprechend der BK-Abnahmehäufigkeit zwingend erforderlich ist.

Praxistipp

Eine ausreichende Blutkultivierungsfrequenz sollte sich daher als Qualitätsstandard in der Sepsisdiagnostik etablieren.

Stellenwert der Blutkulturdiagnostik für die Surveillance von Antibiotikaresistenzen

Die WHO hat 2011 Antibiotikaresistenz, Krankenhausinfektionen und Infektionskontrollmaßnahmen zum wichtigsten klinischen Forschungsfeld erklärt. Der Überwachung der Resistenzentwicklung hat sich eine Reihe von Arbeitsgruppen national und international seit Längerem gewidmet. So werden unter dem Dach des European Antimicrobial Resistance Surveillance System (EARS-Net; ► http://www.ecdc.europa.eu), des German Network for Antimicrobial Resistance System (GENARS), der Paul-Ehrlich-Gesellschaft für Chemotherapie (PEG), aber auch seitens bundeslandbezogener deutscher Netzwerke, wie des Antibiotika-Resistenz-Monitoring in Niedersachsen (ARMIN) seit Jahren kontinuierlich Resistenzstudien und laufende Beobachtungen durchgeführt. Die Grundlage für diese Auswertungen bilden überwiegend Daten aus dem stationären Bereich. Eine Erkenntnis dieser Studien ist die national unterschiedliche Entwicklung der Antibiotikaresistenz.

Zwischen verschiedenen Ländern, die im Rahmen von EARS-Net über Blutkultur- und Liquorbefunde an der Beobachtung der Resistenzentwicklung teilnehmen, sind deutliche Unterschiede festzustellen. Ein gemeinsames Problem dieser Surveillance-Daten stellt die Qualität der berichteten krankenhaus- bzw. patientenbezogenen sowie der laborbezogenen Bezugsgrößen (»denominator data«) zur Antibiotikaresistenz dar; so erfolgt die Angabe der Resistenz meistens lediglich als Resistenzrate in % (Anzahl resistente Erreger/Anzahl getestete Erreger) ×100, pro Jahr).

Da der Anteil der resistenten Bakterien abhängig ist von Unterschieden in der klinischen Praxis der Blutkulturdiagnostik (Bouza et al. 1999), von Unterschieden in den Charakteristika der Institutionen (u. a. Krankenhaustyp, Anteil an Intensivstationen) und dem Case-Mix auf den jeweiligen Stationen und im Krankenhaus sowie von Unterschieden in der Verfügbarkeit mikrobiologischer Laboratorien, kann eine populationsbezogene Einschätzung ohne

Kenntnis dieser Daten nicht valide erfolgen (Cardo et al. 2004; Voss et al. 1994).

Für den EARS-Net-Bericht werden seit 2008 jährlich per Fragebogen von den teilnehmenden Labors die Gesamtzahlen der prozessierten Blutkultur-Sets und von den klinischen Einrichtungen Angaben über Krankenhaustyp, Bettenzahlen, Patientenliegetage und Patientenaufnahmen erhoben. Die Zahl der Einrichtungen ist jedoch nicht repräsentativ. Klinische Daten, z. B. zum Case-Mix, oder patientenbezogene Daten, z. B. zur jeweiligen Fallschwere und zum Outcome werden nicht erhoben. Erschwerend kommt hinzu, dass sich die Strukturen der Gesundheitssysteme und die Affiliation zwischen Labors und Krankenhäusern in den einzelnen Ländern z. T. erheblich unterscheiden.

Im EARS-Net Report 2012 (▶ http://www.ecdc.europa.eu) lieferten nur 53 deutsche Krankenhäuser Informationen zur Bettenanzahl bzw. Liegedauer und lediglich 11 mikrobiologische Labors Informationen zur Gesamtanzahl der untersuchten Blutkultur-Sets. Im EARS-Net Report 2009 sind populationsbezogene Angaben zur Antibiotikaresistenz aufgrund der geringen Anzahl von Ländern mit Denominator-Angaben nicht mehr aufgeführt. Im Vergleich zu anderen an EARS-Net teilnehmenden europäischen Ländern ist das Verhältnis zwischen gemeldeten Antibiotikaresistenzdaten und Denominator-Daten in Deutschland am ungünstigsten ausgeprägt.

Weiterhin liegt Deutschland 2012 mit lediglich 16,6 (16,5 im EARS-Net Report 2011) Blutkultur-Sets auf 1.000 Patiententage neben Litauen (7,2), Bulgarien (7,5), Lettland (8,1), Ungarn (8,9), Tschechien (14,5), Österreich (16), der Slowakei (16,1) und Estland (2011: 16,6) im unteren Drittel der europäischen Länder (◘ Abb. 2.4). In Deutschland werden, verglichen mit anderen europäischen Ländern, bis zu 4-mal weniger Blutkulturen abgenommen (Brunkhorst et al. 2010).

Praxistipp

Nach den bisherigen Empfehlungen sollte die Rate an abgenommenen Blutkultur-Sets je nach Ausrichtung des Krankenhauses (Regel-, Schwerpunkt-, Maximalversorgung) zwischen 100 und 200 auf 1.000 Patiententage, die Positivitätsrate (Anteil von positiven Blutkulturen unter allen abgenommen Blutkulturen) nicht unter 5% und nicht über 15% betragen (Seifert et al. 2007; Baron et al. 2005) (Referenzwerte hauptsächlich aus US-amerikanischen »sentinel-reports«; Befragungsstudien und wurden für Deutschland übernommen).

Möglichkeiten und Grenzen der Blutkulturdiagnostik

Die heute kommerziell angebotenen Blutkulturmedien ermöglichen das Wachstum fast aller bakteriellen und fungalen Mikroorganismen, die verursachend für eine Sepsis sind. Zudem werden Geräte mit automatisierten Detektionssystemen verwendet, die hoch sensitiv sind und über eine kurze Detektionszeit im Bereich von 24–48 h verfügen.

> **Nach Detektion einer positiven Blutkulturflasche sollten umgehend ein Grampräparat angefertigt, Subkulturen angelegt und eine orientierende Empfindlichkeitsprüfung durchgeführt werden.**

Die definitive Resistenztestung mit der Bestimmung der minimalen Hemmkonzentration (MHK) erfordert die Herstellung eines standardisierten Inokulums und erfolgt nach Erhalt ausreichenden Koloniewachstums. Subkulturen von Blutkulturflaschen werden aerob und anaerob mindestens 72 h bebrütet. Bei fehlendem Bakterienwachstum trotz mikroskopischem Bakteriennachweis im Grampräparat wird die Bebrütungszeit für die Agarmedien auf 5–7 Tage verlängert, um den Nachweis langsam wachsender Mikroorganismen zu ermöglichen.

Bei inzwischen weitgehend standardisiertem Vorgehen bei der Bearbeitung von Blutkulturflaschen im mikrobiologischen Labor hat insbesondere die leitliniengerechte Präanalytik (Indikationsstellung, Probenentnahmetechnik, Transportzeit) der einsendenden Kliniken einen hohen

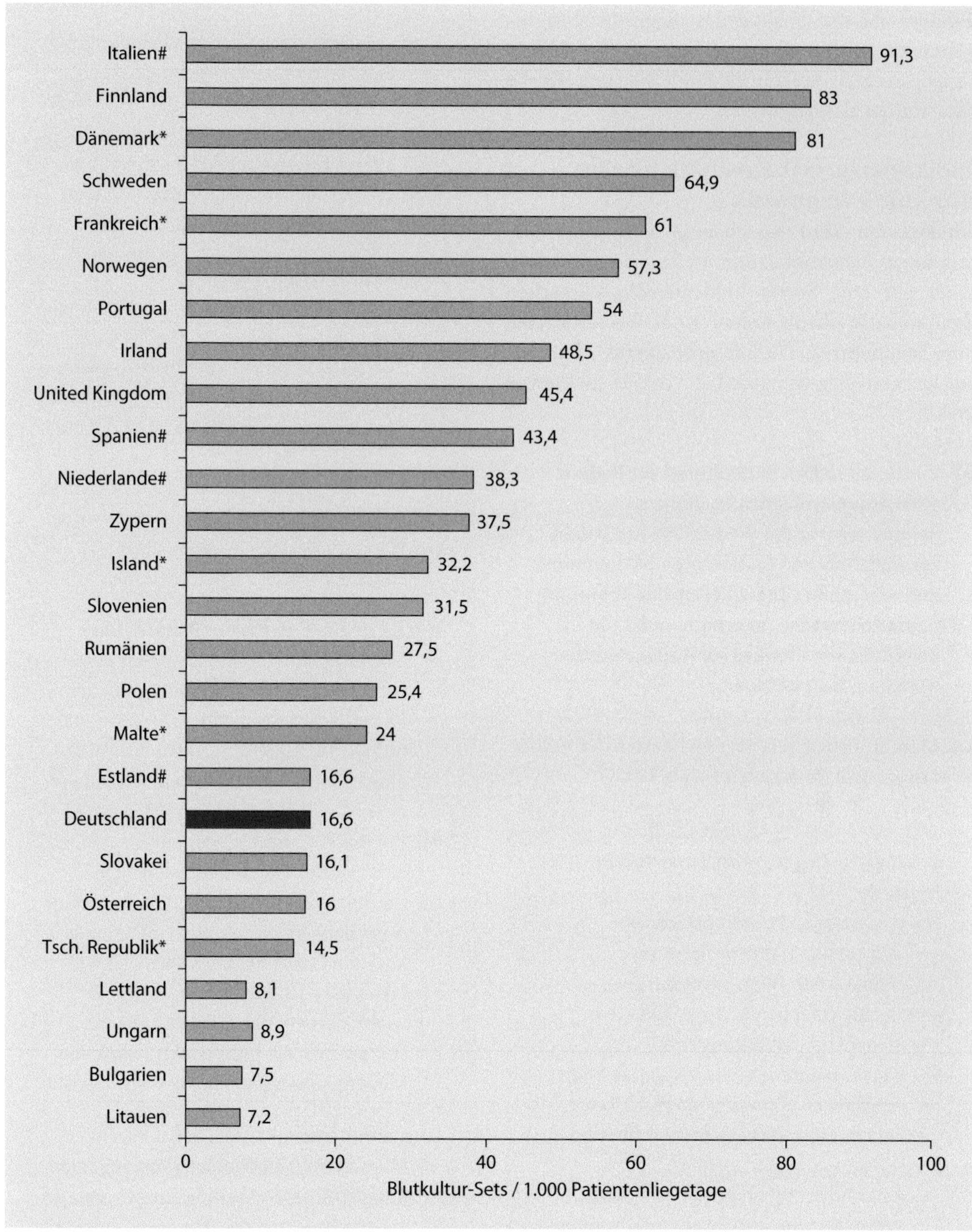

Abb. 2.4 Anzahl Blutkulturen pro 1.000 Patiententage (EARS-Report 2012 (*Daten von 2011, #Daten von 2010), Antimicrobial Resistance Surveillance in Europe, ► http://www.ecdc.europa.eu).

Einfluss auf die Qualität des diagnostischen Ergebnisses. Die Kontaminationsrate beträgt bei leitliniengerechter Abnahmetechnik weniger als 3% (Spitalnic et al. 1995).

Indikation und Präanalytik für die Blutkulturdiagnostik

Blutkulturen sind unabhängig von einer bestimmten Fieberhöhe unmittelbar bei Auftreten einer auf eine Sepsis hindeutenden klinischen Symptomatik abzunehmen, z. B. bei Auftreten von Schüttelfrost. Die oft propagierte Abnahme im Fieberanstieg bringt keine Vorteile (Schrenzel 2007).

> **Prinzipiell sollten Blutkulturen vor Beginn einer antimikrobiellen Therapie abgenommen werden. Besteht die Indikation zur Abnahme von Blutkulturen bei laufender antimikrobieller Therapie, ist eine Therapiepause zu erwägen, alternativ sollte die Entnahme unmittelbar vor Applikation der nächsten Dosis erfolgen.**

Die Durchführung der Präanalytik ist in der ▶ Übersicht dargestellt (siehe auch ▶ Tab. 5.2).

Präanalytik bei der Abnahme von Blutkulturen

Strikt aseptische Punktionstechnik

- Hygienische Händedesinfektion.
- Einmalhandschuhe (nicht steril).
- Hautdesinfektion (z. B. mit 70%igem Alkohol für mindestens 1 min).
- Punktion ohne erneute Venenpalpation.
- Punktion einer peripheren Vene. Keine Entnahme aus intravenösen Kathetern (→ Kontaminationsgefahr).
- Ausnahme: Entnahme von je einer Blutkultur (aerob/anaerob) aus infektionsverdächtigem Katheter und aus einer peripheren Vene.

Kontaminationsfreie Inokulation der Blutkulturflaschen

- Kappen der Flaschen entfernen.
- Desinfektion des Durchstichseptums mit einem alkoholischen Präparat (Cave: Es darf kein Desinfektionsmittel in die Blutkulturflaschen gelangen).
- Lagerung der unbeimpften Blutkulturflaschen bei Raumtemperatur. Die Blutkulturflaschen nie gekühlt beimpfen.

Erforderliches Blutvolumen

- 8–10 ml pro Flasche (damit höchste Nachweisrate).
- Zuerst die anaerobe Flasche beimpfen (verhindert Eintritt von Luftblasen aus der Spritze in die anaerobe Flasche), dann die aerobe Flasche.
- Spezielle Medien für die Pädiatrie können mit Volumina von 1–3 ml beimpft werden.
- Blutkulturflaschen nicht belüften, Flaschenbarcode nicht überkleben.

Anzahl der erforderlichen Blutkulturen

- Eine Blutkultur (= 1 Flaschen-Set) besteht aus 2 Blutkulturflaschen mit einem aeroben und einem anaeroben Kulturmedium, ggf. wird zusätzlich noch ein Spezialmedium (z. B. zum Nachweis von Pilzen) verwendet.
- 2–4 Blutkulturen abnehmen (Entnahme einer einzigen Blutkultur ist nicht ausreichend, da ein negatives Ergebnis keinen Ausschluss der vermuteten Infektion erlaubt und der einmalige Nachweis von fakultativ pathogenen Erregern (z. B. koagulasenegative Staphylokokken) keine sichere Unterscheidung zwischen Kontamination und Infektion ermöglicht).

Entnahmezeitpunkt

- Mindestens 2 Blutkulturen vor Beginn der antimikrobiellen Therapie entnehmen, ansonsten am Ende des Dosierungsintervalls entnehmen.
- Die Blutkulturen können parallel aus 2 unterschiedlichen Entnahmestellen oder im Abstand von wenigen Minuten abgenommen werden.

- Zeitpunkt und Entnahmestelle auf dem Begleitschein vermerken.
- Nicht bei einer Venenpunktion die doppelte Blutmenge entnehmen und auf 2 Blutkulturen (4 Blutkulturflaschen) verteilen, sondern immer neu punktieren.

Probentransport

- Blutkulturflaschen so schnell wie möglich in das Labor bringen.
- Ist ein umgehender Transport ins Labor nicht möglich (z. B. bei nächtlicher Blutkulturabnahme), sollen die Blutkulturflaschen je nach Herstellerangabe bei Raumtemperatur oder bei 36°C gelagert werden.
- Lange Lagerungs- und Transportzeiten unbedingt vermeiden.

(nach Brunkhorst et al. 2010; Seifert et al. 2007)

Bei älteren oder immunsuppressiv behandelten Patienten, Intensivpatienten (z. B. nach Polytrauma oder Verbrennung), bei Patienten mit intravaskulären Implantaten (z. B. Herzklappen- oder Gefäßprothesen) sowie bei Neugeborenen sind trotz bakteriämischer Infektion die Kriterien einer Sepsis nicht immer vollständig erfüllt; die Indikation zur Abnahme von Blutkulturen ist in solchen Fällen entsprechend breiter zu fassen. Bei älteren Patienten ist außerdem zu berücksichtigen, dass eine Sepsis oft afebril verlaufen kann; auch hier besteht jedoch bei klinischem Verdacht die Indikation zur Blutkulturdiagnostik. Bei Patienten mit Neutropenie ist jedes Auftreten von Fieber (Temperatur >38°C) als mögliches Zeichen einer Sepsis zu werten, die Abnahme von Blutkulturen ist hier zwingend erforderlich (Buchheidt et al. 2003; Hughes et al. 2002; Link et al. 2003).

Üblicherweise erfolgt die Blutentnahme durch Punktion einer peripheren Vene, meist der V. cubitalis. Die Abnahme einer arteriellen Blutkultur ist nicht zu empfehlen. Auch ein intravaskulärer Katheter oder ein Portsystem kommt als alleiniger Entnahmeort nur ausnahmsweise in Frage, da eine erheblich höhere Kontaminationsrate besteht. Da mikrobielle Kontaminationen die Beurteilung der Befunde erschweren und zu fehlerhafter Therapie und zusätzlichen Behandlungskosten führen können, ist ein aseptisches Vorgehen bei der Abnahme erforderlich (s. oben; ► Übersicht).

Praxistipp

Bei klinischem Verdacht auf eine Sepsis bzw. eines oder mehrerer der folgenden Kriterien: Fieber, Schüttelfrost, Hypothermie, Leukozytose, Linksverschiebung im Differentialblutbild, Erhöhung von Procalcitonin oder C-reaktivem Protein bzw. einer Neutropenie sollten vor Einleitung einer antimikrobiellen Therapie Blutkulturen abgenommen werden.

2.2.2 Erregernachweis mittels kulturunabhängiger Verfahren

Der Nachweis von bakteriellen und fungalen Pathogenen über Nukleinsäure-Amplifikationstechniken (NAT; basierend auf der Polymerasekettenreaktion, PCR) ohne kulturelle Voranreicherung der Erreger (z. B. in Blutkulturen) wird gegenwärtig als vielversprechender Ansatz zur Unterstützung antiinfektiver Maßnahmen in einem frühen Stadium der Sepsis diskutiert.

Unterschieden wird die Multiplex-PCR zum Nachweis einer begrenzten Zahl von Pathogenen mittels Oligonukleotid-Primern von einer Breitspektrum- (»broad-range«) PCR zum weit gefassten Nachweis mikrobieller genomischer DNA mit einem oder wenigen taxonspezifischen Primer-Paaren (◘ Abb. 2.5).

Präanalytik und Analytik NAT-basierter Nachweisverfahren für Sepsiserreger in Vollblut In ◘ Abb. 2.5 sind prinzipielle Arbeitsschritte dargestellt, die in kommerziellen Tests Anwendung finden. Der Aufschluss der mikrobiellen Zellen und eine nachfolgende Proteolyse sind Voraussetzung für die DNA-Isolation, Letztere dient zudem der Degradation von DNasen. Human-DNA-Abreicherung und Pathogen-DNA-Anreicherung sind alternative Strategien. Die Abreicherung erfolgt z. B. durch eine sequenzielle Lyse (SepsiTest,

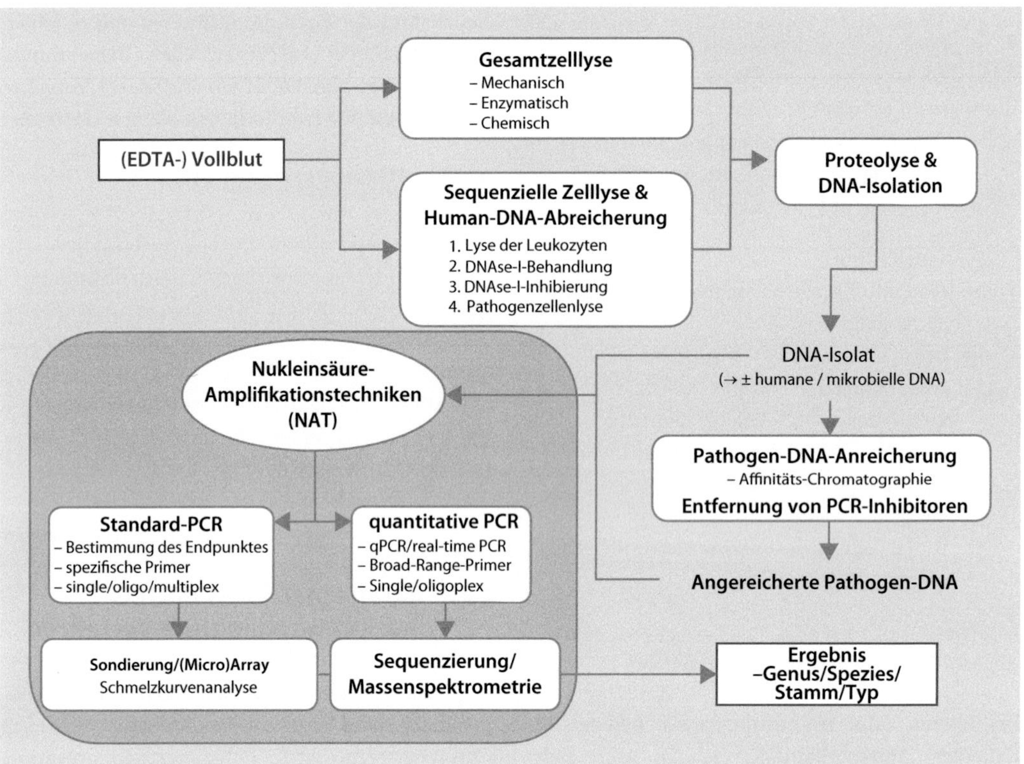

Abb. 2.5 Präanalytik und Analytik NAT-basierter Nachweisverfahren für Sepsiserreger in Vollblut (Details s. Text)

Molzym, Bremen): Im 1. Schritt werden die Leukozyten aufgeschlossen und die austretende DNA durch einen DNase-I-Enzymverdau abgebaut. Nach Inhibierung des DNA-spaltenden Enzyms werden in einem 2. Lyseschritt die mikrobiellen Zellen aufgeschlossen. Im Fall der Pathogen-DNA-Anreicherung (LOOXSTER, Analytik Jena) werden v. a. in bakterieller DNA häufig vorkommende, nicht methylierte CpG-Dinukleotide affinitätschromatographisch gebunden. Die nur zu geringen Teilen gebundene humane DNA wird zu 90% abgetrennt. Die in den Amplifikationsreaktionen generierten Target-spezifischen DNA-Anreicherungsprodukte (Amplikons) werden im Fall einer Breitspektrum-PCR sequenziert und die ermittelte Nukleotidsequenz in einer Datenbankrecherche einem bakteriellen oder fungalen Taxon zugeordnet. Alternativ kann die Sequenz massenspektrometrisch ermittelt werden (Plex ID, Abbott Laboratories, Abbott Park, Illinois, USA). Nach einer Standard-PCR ist eine Hybridisierung der Amplikons mit Taxon-spezifischen markierten ssDNA-Sonden Methode der Wahl. Diese ist auch nach einer qPCR möglich und kann mit einer Schmelzkurvenanalyse kombiniert werden (SeptiFast, Roche, Mannheim).

Zu den CE-zertifizierten und gegenwärtig kommerziell verfügbaren Verfahren zum Nachweis mikrobieller DNA im Vollblut zählen zwei quantitative (qPCR) Multiplex-PCR-Verfahren:

- **SeptiFast** (Roche Diagnostics Deutschland, Mannheim) weist mit einem übersichtlichen Panel spezies- und genusspezifischer Primer die wichtigsten Sepsiserreger und wenige Antibiotikaresistenzen (u. a. mecA und vanA/B) nach. Die generierten Amplikons werden mit fluoreszenzfarbstoffmarkierten Sonden über eine Schmelzkurvenanalyse nachgewiesen.

- **SepsiTest** (Molzym, Bremen) basiert auf einer Breitspektrum-PCR zum Nachweis genomischer DNA mittels 16S- und 18S-rRNA-Gen-spezifischer universeller Primer. Synthetisierte Amplikons werden sequenziert und die Sequenzen über eine Datenbankanalyse (z. B. GenBank, ► http://www.ncbi.nlm.nih.gov/genbank/) spezifiziert.

Abbott (Wiesbaden) bietet ebenfalls einen Breitspektrum-PCR-basierten Test an, dessen Amplikons über ein massenspektrometrisches Verfahren nachgewiesen und spezifiziert werden (**Plex-ID**).

Grenzen molekulardiagnostischer Erregernachweise

Nachweisgrenzen

Limitierend für den Erregernachweis in Patienten mit Blutstrominfektionen ist die geringe Zahl mikrobieller Erreger im Blut. Im Fall einer schweren Sepsis oder eines septischen Schocks sind bis zu 10 koloniebildende Einheiten (KBE)/ml Vollblut zu erwarten. Bei Neugeborenen finden sich mit 100–300 KBE/ml deutlich höhere Zahlen (Klouche u. Schröder 2008). Bei Patienten mit schwerer Sepsis und septischem Schock sollte der Erregernachweis frühzeitig und bei geringeren Erregerdichten (ideal: <1 KBE/ml Vollblut) erfolgen. Gegenwärtig entsprechen jedoch 3 KBE/ml der niedrigsten Nachweisgrenze empfindlicher (qPCR-basierter) NAT-Verfahren (3–100 KBE/ml Nachweisgrenze (Lehmann et al. 2008; ► Übersicht), ein Wert, der leider im Bereich häufiger Kontaminationen liegt.

Einschränkungen NAT-basierter Nachweisverfahren für Sepsiserreger in der Routinediagnostik

Methodische Defizite
- Weitgehend fehlende Informationen bezüglich Antiinfektivaresistenzen (lediglich *mecA*, *vanA/B*, einige β-Laktamasen).
- Keine Informationen über den Expressionsstatus bei Nachweis von Resistenzgenen.
- Keine Informationen über minimale Hemmkonzentrationen (MIC-Daten) von Antiinfektiva.
- Maximale Sensitivität von Einzelbestimmungen (in Multiplex-PCR-Verfahren): ≥3 KBE/ml Vollblut (sinnvoll: <1 KBE/ml).

Klinische Relevanz
- Testergebnisse sind bei Einleitung therapeutischer Maßnahmen nicht verfügbar.
- Klinische Relevanz des Nachweises mikrobieller DNA vs. intakter/vermehrungsfähiger Pathogene ungeklärt. Sensitivität für freie/phagozytierte DNA nicht definiert.
- Ursprung und klinische Signifikanz nachgewiesener (richtig-positiver) Keime oft zweifelhaft; die Verifizierung erfordert klinischen Goldstandard (Summe klinisch-mikrobiologischer Belege).
- Nutzen von Breitspektrum- vs. spezifischen PCR-Primern ungeklärt. Breitspektrum-Primer sind anfällig für den Nachweis klinisch nicht relevanter Pathogene.
- »Time-to-result« durch lange Transportzeiten zum Labor beeinflusst (kein Bedside-Test).

Ökonomischer Aufwand
- Hoher (manueller) Arbeitsaufwand (in Abhängigkeit vom Testsystem).
- Häufig ist erfahrenes Laborpersonal gefordert (in Abhängigkeit vom Testsystem).
- Hohes anfängliches Investment für Geräte/Laboreinrichtung, hohe laufende Kosten.

(KBE = koloniebildende Einheiten, PCR = Polymerasekettenreaktion).

Sensitivität und Spezifität

Die Sensitivität der Verfahren beruht maßgeblich auf dem Verhältnis der Zielsequenz(en) zur Hintergrund-DNA, d. h. vor allem der humanen Leukozyten-DNA. Diese Hintergrund-DNA, die zusammen mit den mikrobiellen Nukleinsäuren im Rahmen der Präanalytik isoliert wird, ist entscheidend für das geringe Verhältnis zwischen mikrobieller und humaner DNA in Vollblut (Faktor $\sim 2 \times 10^{-9}$; die grobe Verhältnisschätzung beruht auf der Annahme, dass bis zu 10 Kopien eines durchschnittlichen bakteriellen Genoms mit einer Masse von ca. 5 fg in einer Gesamtmasse von 100 µg Gesamt-DNA aus 1 ml Vollblut eines Patienten mit schwerer Sepsis/septischem Schock isoliert werden können). Bei neutropenischen Patienten kann allerdings die Masse der humanen DNA deutlich geringer sein.

Die geringe Target-Dichte bei Nachweisen ohne vorherige Zellanreicherung (z. B. in der Blutkultur) ist der Hauptgrund für die geringen Testempfindlichkeiten (Handschur et al. 2009).

Praxistipp

Diesem Nachteil der geringen Target-Dichte kann man innerhalb gewisser Grenzen durch eine Erhöhung das Probenvolumens bzw. durch eine Reduktion der Hintergrund-DNA begegnen (Wiesinger-Mayr et al. 2011; Horz et al. 2008, 2010), indem man das Verhältnis der Zielsequenzen zur Gesamt-DNA-Menge in der Amplifikationsreaktion erhöht.

Testsysteme mit universellen (»broad-range«) Primern werden andererseits durchaus durch ihre hohen Empfindlichkeiten – innerhalb der oben geschilderten Grenzen – negativ beeinflusst, da ihre Zielsequenzen in multiplen genomischen Kopien vorliegen, z. B. im Falle panbakterieller 16S-, 5S-, 23S-rDNA/RNA- oder panfungaler 8S-, 18S-, 5,8S-, 28S-rDNA/RNA-Nachweise, die Resultate aber nicht näher eingeschränkt werden: Entsprechende universelle Primer eignen sich für Spurennachweise von Nukleinsäuren in diagnostischen Verbrauchsmitteln (Ehricht et al. 2007; Koncan et al. 2007), kontaminierten Desinfektionsmitteln, Antiseptika und Blutkulturmedien, die zu falsch-positiven Testergebnissen führen können. Von besonderer Bedeutung sind hier klinisch irrelevante Befunde nicht krankheitsassoziierter transienter Bakteriämien bzw. die Unmöglichkeit, relevante Befunde nicht von DNA aus nicht vermehrungsfähigen, inaktiven und toten Erregerzellen bzw. von frei zirkulierender oder durch immunkompetente Wirtszellen phagozytierter DNA (in Fällen mikrobieller DNAämien) unterscheiden zu können.

Transiente Bakteriämien wurden nach Zahnpflege (Tomás et al. 2007) und im Blut asymptomatischer Blut- und Blutzellenspender ebenso nachgewiesen wie Fungämien ohne klinische Signifikanz (Davenport u. Land 2007; Seifert et al. 2007).

Es gibt keine belastbaren Daten über einen »natürlichen« mikrobiellen DNA-Gehalt im Vollblut gesunder Individuen. Dies zeigt das Risiko auf, falsch-positive Resultate nachzuweisen.

Zudem bleibt der Ursprung und die klinische Signifikanz »falsch-positiver« Resultate oft zweifelhaft und verweist auf bislang unverstandene Wirts-Pathogen-Interaktionen (Schrenzel 2007).

Zusammenfassend sind PCR-Protokolle extrem anfällig für klinisch nicht relevante Ergebnisse, jedoch vielversprechend, wenn es um den Nachweis seltener oder schwer kultivierbarer Pathogene geht (Klouche u. Schröder 2008). Die Speziesabdeckung von Multiplex-PCR-Verfahren wird grundsätzlich durch Primer-Interaktionen, Heteromerbildungen und technische Beschränkungen (z. B. der Verfügbarkeit von Fluoreszenzfarbstoffen) eingeschränkt, was den gleichzeitigen Erregernachweis in einem PCR-Ansatz limitiert. Die parallele Prozessierung sich ergänzender PCR-Reaktionen erhöht wiederum Kosten und Arbeitsaufwand. Konsequent ist daher die Forderung von Pletz et al. (2011), den klinischen Nachweis auf spezielle Difficult-to-treat-Pathogene oder Resistenzen zu konzentrieren.

■ Nachweis von Antibiotikaresistenzen

Der zukünftige klinische Stellenwert molekulardiagnostischer Verfahren wird maßgeblich daran gemessen werden, wie diese mit den konventionellen (d. h. kulturellen) Standardverfahren im Bereich der Erfassung von Antibiotikaresistenzen konkurrieren können. Dies ist v. a. im Hinblick auf die zunehmende Breitspektrumresistenzentwicklung gramnegativer Stäbchenbakterien, insbesondere bei Carbapenemase-exprimierenden Pathogenen (z. B. Klebsiella spp. und mehrfachresistenten Acinetobacter-baumannii-Stämmen) von hohem Interesse (Tsioutis et al. 2010; Daikos et al. 2009).

Der schnelle PCR-Nachweis von MRSA oder VRE ist durch die begrenzte Zahl bekannter Genotypen für die Kodierung der Methicillin- und Vancomycin-Resistenzen unproblematisch. Andere Resistenzen beruhen jedoch auf einer Vielzahl distinkter Punktmutationen, wie z. B. in Penicillin-resistenten Pneumokokken; bislang wurden allein mehr als 300 β-Laktamasen in gramnegativen ESBL- (»extended-spectrum β-lactamase«) Stämmen beschrieben, die durch eine große und zunehmende Zahl variierender Genotypen kodiert sind.

Generell entziehen sich phänotypische Resistenzen und eine Vielzahl regulatorischer Gene, deren Funktion im Rahmen der Resistenzausprägung bestenfalls vage ist, einem tragfähigen PCR-gestützten Routinenachweis. Daher bleibt der Einsatz molekularer Diagnostika zum Resistenznachweis vorerst auf wenige Resistenztypen beschränkt, und die Erstellung eines umfassenden Antibiogramms wird weiterhin über die Blutkultur erfolgen müssen (s. oben: ▶ Übersicht »Einschränkungen NAT-basierter Nachweisverfahren für Sepsiserreger in der Routinediagnostik«).

Angaben zur minimalen Hemmkonzentration

Angaben zur minimalen Hemmkonzentration (»minimal inhibition concentration«, MIC) werden im Rahmen der Resistenzbestimmung zunehmend gefordert. So könnte ein therapeutisches Wirkstoffmonitoring (»therapeutic drug monitoring«, TDM) zur Verbesserung der Prognose von Patienten mit septischen Erkrankungen beitragen. Bei diesen Patienten treten Veränderungen der Pharmakokinetik von β-Laktamantibiotika durch dynamische, nicht vorhersagbare pathophysiologische Veränderungen bzw. eine erhöhte renale Elimination auf [»augmented renal (drug) clearance« (ARC); Drusano u. Lodise 2013; Sime et al. 2012; Tröger et al. 2012], was zu subtherapeutischen Plasmakonzentrationen von β-Laktamantibiotika führen kann. Eine individuelle Antibiotikakonzentration scheint erforderlich zu sein, um eine Konzentration oberhalb der MIC des verabreichten Antibiotikums zu gewährleisten. Diese Daten sind aber ausschließlich über kulturelle Verfahren zu gewinnen (s. oben: ▶ Übersicht »Einschränkungen NAT-basierter Nachweisverfahren für Sepsiserreger in der Routinediagnostik«).

> **Ein umfängliches Antibiogramm ist derzeit über NAT-Verfahren nicht gewährleistet. Auch Angaben zur minimalen Hemmkonzentration (»minimal inhibition concentration«, MIC) sind ausschließlich über kulturelle Verfahren zu erhalten.**

Time-to-Result

Ein häufiges Argument für die Einführung molekulardiagnostischer Verfahren in der klinischen Routine ist, therapierelevante Informationen deutlich schneller als kulturelle Systeme liefern zu können. Patienten mit fortgeschrittener ambulant erworbener Sepsis (ca. 30% aller Sepsisfälle) werden aber bereits mit Breitspektrumantibiotika behandelt, wenn sie in die Notaufnahme kommen (Siddiqui u. Razzak 2010). Selbst ein Befundungszeitraum von (nur) 2 h, der selbst mit NAT-basierten Point-of-Care-Tests bestenfalls für Einzelspeziesnachweise (z. B. MRSA) realisierbar ist, würde das Ergebnis für die Initiierung einer adäquaten Therapie mit First-line-Antiinfektiva zu spät liefern.

Weithin unberücksichtigt ist, dass die »time-to-result« häufig durch die Gegebenheiten des Probentransports zwischen Krankenbett und Labor beeinträchtigt ist (Schmitz et al. 2013). So ist der Zeitraum bis zum Beginn der Inkubation der Blutkulturen abhängig von der Art des Blutkulturtransports, von den Öffnungszeiten der mikrobiologischen Labors und dem Management der BK-Sets außerhalb dieser Zeitfenster, und reicht von 2 h in »on-site« Labors in Großbritannien bis zu 20 h in externen Labors in Deutschland (s. oben: ▶ Übersicht »Einschränkungen NAT-basierter Nachweisverfahren für Sepsiserreger in der Routinediagnostik«). Gleiche Limitationen gelten auch für molekulardiagnostische Verfahren des Erregernachweises bei Sepsis.

> **In Deutschland beträgt der Zeitraum bis zum Beginn einer leitliniengemäßen Inkubation von Blutkulturen zwischen 2 h in On-site-Labors bis zu 20 h in externen Einrichtungen. Für den Transport von Blutproben für eine molekulardiagnostische Untersuchung muss ein vergleichbarer Zeitraum angenommen werden.**

So konnte in einer retrospektiven Studie (Dierkes et al. 2009) mit einer 2× täglichen Prozessierung lediglich ein medianer Zeitraum von 18 h (minimal 6,75 h, maximal 74 h bei Probenahmen zu Beginn des Wochenendes) von der Probenabnahme bis zur Ergebnisübermittlung mittels eines NAT-Verfahrens erzielt werden. Wurden die Proben lediglich 1× täglich verarbeitet, ergab sich ein medianer Zeitraum von 26,25 h (minimal 6,75 h und maximal 79 h) für Transport und Verarbeitung, obgleich sich das mikrobiologische Labor vor Ort befand.

Bloos et al. (2012) berichteten über einen Zeitraum von der Probenentnahme bis zur Ergebnisübermittlung von im Median 24,2 h für ein NAT-Verfahren und von im Median 68 h für die Blutkulturdiagnostik. In Abhängigkeit von der Verfügbarkeit technischen Personals stieg dieser Zeitraum an Wochenenden für NAT-Verfahren auf 53,5 h an.

> **Die »time-to-result« für den NAT-Nachweis mikrobieller DNA in Vollblut beträgt inklusive Probentransport mindestens 18 h.**

2.3 Sepsisbiomarker

Risikofaktoren für das Entstehen von infektionsortfernen Organdysfunktionen bei septischen Patienten sind eine inadäquate Gewebeperfusion und -oxygenierung sowie die systemische Inflammation (SIRS) (Kumar et al. 2006; Hotchkiss 2003). Letztere bewirkt zahlreiche Veränderungen im zellulären Stoffwechsel immunkompetenter und parenchymatöser Zellen, wie die Induktion von pro- und antiinflammatorischen Mediatoren (IL-1β, IL-2, IL-6, IL-8, TNF-α; IL-10, G-CSF) und Metaboliten, Bildung von oxidativen Radikalen (ROS), Änderung der immunologischen Reaktivität (HLA-DR), sowie der Synthese von Akut-Phase-Proteinen (u. a. Procalcitonin, C-reaktives Protein, lipopolysaccharidbindendes Protein.

Die Bestimmung des Verlaufs und der Ausprägung der systemischen Inflammation ist für die Beurteilung des Risikoprofils eines Patienten, der Beurteilung des Therapieerfolgs entsprechender Maßnahmen sowie für die prognostische Beurteilung der Erkrankung von Bedeutung. Ohne zusätzliche Parameter kann die Stärke der Inflammation oft nur unzuverlässig eingeschätzt werden, z. B. anhand klinischer Symptome oder der Entwicklung von Organdysfunktionen. Parameter, die mit der Stärke der Inflammationsreaktion korrelieren und heute in der klinischen Diagnostik eingesetzt werden, sind im Wesentlichen

- Interleukin-6 (IL-6),
- Procalcitonin (PCT) und
- C-reaktives Protein (CRP) (Tab. 2.2).

Zwar hat in den letzten Jahren die Anzahl von klinischen Studien zur Eignung dieser Marker in der klinischen Routine deutlich zugenommen, die Qualität dieser Studien ist jedoch nicht nur aufgrund kleiner Fallzahlen häufig eingeschränkt. Charakteristisch ist, dass unterschiedliche Sepsisdefinitionen als diagnostischer Goldstandard herangezogen werden, die Definition der Kontrollgruppe nicht ausreichend präzisiert ist und die Kinetik und der Verlauf des Biomarkers nicht untersucht werden.

Der Einsatz einer Vielzahl anderer Parameter zu diagnostischen Zwecken hat sich bisher aufgrund unterschiedlicher Einschränkungen – biologische Halbwertszeit im Minutenbereich, unzureichende Standardisierung der Tests, Kumulation bei Niereninsuffizienz – in der Praxis nicht bewährt. Hierzu gehören u. a.:

- Parameter des Endothels und der endothelialen Dysfunktion (Adhäsionsmoleküle und deren Liganden),
- Zytokine (wie TNF-α, und IL-1β),
- verschiedene Akut-Phase-Proteine (Transferrin, LBP),
- PMN-Elastase,
- Neopterin,
- Gerinnungsfaktoren (AT III, Protein C, PTT) sowie
- andere Parameter wie die Phospholipase A2, PAF-AH und Komplement C3a.

Tab. 2.2 In der klinischen Routine eingesetzte Marker zur Präzisierung der Sepsisdiagnose

	Spezifität für Infektion	Sensitivität für nicht infektionsbedingte Inflammation	Klinische Anwendung als Sepsismarker	
			Vorteile	Nachteile
Procalcitonin	++++	+	Hohe Sensitivität und Spezifität für Sepsis Gute Korrelation mit dem Schweregrad Schnelle Induktion (<2 h) Hohe Biostabilität HWZ 24 h Weite biologische Spannweite	Bakterielle Translokation bei: – Polytrauma – hämorrhagischem Schock – kardiogenem Schock – kardiopulmonalem Bypass – Geburtsstress – schweren Verbrennungen – Immunsuppressiva (OKT3, TNF-α, ATG) – C-Zellkarzinom Kostenintensiv Langsame Induktionszeit bei neonataler Sepsis
C-reaktives Protein	+	++	Relativ kostengünstig	Geringe Spezifität Langsame Induktion (Peak: >48 h) Geringe biologische Spannweite Keine Korrelation mit dem Schweregrad
Interleukin-6	+	++++	Hohe Sensitivität Schnelle Induktion (Minuten) Weite biologische Spannweite	Geringe Spezifität Kurze HWZ (min) Geringe Biostabilität Kostenintensiv
Lipopolysaccharidbindendes Protein	+	++	Hohe Sensitivität Lange HWZ (>48 h)	Geringe Spezifität Langsame Induktion Kostenintensiv
Leukozytenzahl	+	+	Einfach Kostengünstig	Geringe Spezifität
Temperatur	+	+	Einfach Kostengünstig	Geringe Spezifität

Praxistipp

Im klinischen Alltag sollte die Indikatorfunktion klinischer Symptome und diesbezüglich unspezifischer Parameter im Einzelfall nicht unterschätzt werden. Insbesondere Parameter, die Teil eines routinemäßigen laborchemischen Monitorings sind, können hilfreich sein. Hierzu gehören u. a Parameter des Gerinnungssystems (Quick-Wert, PTT, Thrombozytenzahl), sowie Stoffwechselwerte und klassische Entzündungszeichen (Laktatkonzentration, Leukozytenzahl, Temperatur).

Die systemische Inflammation (SIRS) bewirkt Veränderungen im zellulären Stoffwechsel immunkompetenter und parenchymatöser Zellen. Biomarker können hilfreich sein, um Verlauf und Prognose klinisch besser einzuschätzen.

2.3.1 Procalcitonin (PCT)

Procalcitonin ist das Prohormon von Calcitonin und wird unter physiologischen Bedingungen von den C-Zellen der Schilddrüse gebildet.

Lediglich das reife Hormon wird unter physiologischen Bedingungen in die Blutbahn sezerniert. Der Referenzbereich im Serum oder Plasma bei gesunden Normalpersonen beträgt weniger als 0,005 ng/ml, sofern hochsensitive PCT-Assays verwendet werden. Unter den Bedingungen einer schweren Sepsis können die PCT-Konzentrationen bis auf das 5.000- bis 10.000-Fache ansteigen, während die Calcitoninkonzentrationen im Plasma im Normbereich bleiben (Clec'h et al. 2006). Im Gegensatz zu Calcitonin (HWZ ca. 10 min) beträgt die HWZ von PCT ca. 24 h.

Bildungsort und biologische Funktion von PCT sind bis heute nicht hinreichend aufgeklärt. Sicher scheint, dass PCT unter den Bedingungen einer Sepsis von fast allen extrathyreoidalen Geweben gebildet werden kann. Endotoxine gramnegativer Bakterien sind der stärkste Stimulus für eine PCT-Freisetzung, jedoch tritt auch bei grampositiven Infektionen ein signifikanter Anstieg auf. Auch sind eine Reihe nichtinfektiöser Stimuli bekannt, die zu einem Anstieg der PCT-Konzentrationen führen, wie umfangreiche chirurgische Eingriffe und schweres Polytrauma. Hier kann ein tägliches Monitoring hilfreich sein, um septische Komplikationen frühzeitig zu erkennen.

In klinischen Situationen, in denen aufgrund hämodynamischen Versagens mit einer intestinalen Translokation von Endotoxinen gerechnet werden muss, z. B. beim kardiogenen Schock, können die PCT-Plasmakonzentrationen ebenfalls erhöht sein.

Praxistipp

Bei PCT-Plasmakonzentrationen <0,5 ng/ml ist eine schwere Sepsis unwahrscheinlich, ab einem Schwellenwert von 2,0 ng/ml hochwahrscheinlich.

PCT ist bereits ca. 2 h nach dem mikrobiologischen Stimulus nachweisbar (Brunkhorst u. Reinhart 2009) und hat eine hohe Biostabilität ex vivo: In Plasmaproben ist noch nach 12 h Lagerung bei Raumtemperatur eine >90%ige Aktivität nachweisbar.

In einer kürzlich publizierten Metaanalyse zum differenzialdiagnostischen Stellenwert von Procalcitonin wurden 30 Studien mit insgesamt 3.244 Intensivpatienten eingeschlossen (Wacker et al. 2013), davon 1.863 Patienten mit Sepsis, schwerer Sepsis oder septischem Schock und 1.381 mit SIRS (Kontrollgruppe). Es wurden nur Studien berücksichtigt, in denen ein anerkannter diagnostischer Goldstandard für die Definition der Target-Population (Sepsis und SIRS) benutzt wurde (Reinhart et al. 2010). Die bivariate Analyse ergab eine mittlere Sensitivität von 0,77 (95%CI 0,72–0,81) und eine Spezifität von 0,79 (95%CI 0,74–0·,4). Die Receiver-operating-Kurvenanalyse (ROC-Analyse) ergab eine »area under curve« (AUC) von 0,85 (95%CI 0,81–0,88), also eine passable diagnostische Güte. Allerdings variierten die in den einzelnen Studien verwendeten Cut-offs erheblich (0,1–15,75 ng/ml). Der mediane Cut-off-Wert zur Unterscheidung von Sepsis und SIRS lag mit 1,1 ng/ml im Bereich der in Leitlinien empfohlenen Schwellenwerte (Reinhart et al. 2010).

Steuerung der antimikrobiellen Therapie über PCT-Monitoring

Eine frühzeitige am individuellen Risikoprofil des Patienten ausgerichtete kalkulierte intravenöse antimikrobielle Therapie reduziert die Sterblichkeit bei Patienten mit gramnegativer bzw. grampositiver Bakteriämie und septischem Schock (Kumar et al. 2006).

Die Antibiotikatherapie sollte frühestmöglich – innerhalb von 1 h nach Beginn der schweren Sepsis oder des septischen Schocks – begonnen werden (Reinhart et al. 2006).

Empfehlungen der Deutschen Sepsis-Gesellschaft (DSG), das gewählte Antibiotikaregime alle 48–72 h anhand klinischer und mikrobiologischer Kriterien neu zu evaluieren, um das antimikrobielle Spektrum zu verengen und damit das Risiko von Resistenzen, die Toxizität und die Kosten zu verringern sowie die Dauer der Antibiotikatherapie nach der klinischen Reaktion auszurichten (Reinhart et al. 2006), sind in der Praxis häufig schwer umsetzbar, da das bisher verfügbare »klinische und mikrobiologische« Armentarium als unzureichend angesehen werden muss.

Schwierigkeiten in der Infektionsdiagnose und -persistenz einerseits und das erhöhte Letalitätsrisiko bei inadäquater Antibiotikatherapie andererseits führen häufig zu einer unnötigen bzw. zu langen Behandlung mit Antibiotika. Mit neueren, sensitiveren Tests zum PCT-Nachweis und einer unteren funktionellen analytischen Sensitivität von 0,005 ng/ml lassen sich auch nicht septische, leichtere Infektionen im Grenzbereich <0,5 ng/ml leichter diagnostizieren und monitorisieren.

In einer randomisierten Studie bei Patienten mit ambulant erworbener Pneumonie konnte gezeigt werden, dass die Dauer der Antibiotikatherapie unter Verwendung eines PCT-gesteuerten Algorithmus von 13 auf 6 Tage gesenkt werden konnte, ohne das Behandlungsergebnis zu gefährden (Christ-Crain et al. 2006). Die gleichen Autoren wiesen in einer randomisierten Studie bei 243 Patienten mit beatmungsassoziierten Atemwegsinfektionen nach, dass unter Verwendung einer einmaligen Bestimmung von PCT sowohl der Einsatz als auch die Dauer einer Antibiotikatherapie signifikant reduziert werden konnte (83% vs. 44%, bzw. 12,8 vs. 10,9 Tage). Die Ergebnisse dieser Studie sind auf Patienten mit schwerer Sepsis zwar nicht übertragbar, legen aber nahe, dass ein solcher Entscheidungsalgorithmus sicher ist, da kein Unterschied bezüglich der Notwendigkeit einer Verlegung auf die Intensivstation und der Krankenhaussterblichkeit bestand (Christ-Crain et al. 2004).

Die ProHOSP-Studie konnte 2009 diese Ergebnisse bestätigen: Patienten mit Infektionen der unteren Atemwege wiesen bei gleichem Heilungsergebnis eine signifikante Reduktion des Antibiotikaverbrauchs sowie der antibiotikaassoziierten Nebenwirkungen in der PCT-geleiteten Therapiegruppe auf (Schuetz et al. 2009). In einer weiteren randomisierten Studie aus dem Universitätsspital Genf konnte erstmalig gezeigt werden, dass die Dauer der Antibiotikatherapie auch bei Patienten mit schwerer Sepsis durch eine PCT-geleitete Therapie im Vergleich zum »standard of care« um 3,5 Tage (Median) gefahrlos reduziert werden kann. Darüber hinaus konnte der Aufenthalt auf der Intensivstation um 2 Tage (Median) in der PCT-Gruppe reduziert werden (Nobre et al. 2008).

Kürzlich kam eine Metaanalyse von sieben Studien an 1.075 Patienten mit schwerer Sepsis und septischem Schock zu dem Schluss, dass eine PCT-geleitete Therapie geeignet ist, die antimikrobielle Therapiedauer bei diesen Patienten zu verkürzen (HR: 1.27, 95%CI: 1,01; 1,53) ohne die Krankenhaus- und 28-Tage-Sterblichkeit (RR: 0,91, 95%CI: 0,61; 1,36 bzw. RR: 1,02, 95%CI: 0,85; 1,23) zu erhöhen (Prkno et al. 2013).

Eine zu lange antimikrobielle Therapie steigert die Resistenzraten, die Toxizität und die Kosten. Eine PCT-geleitete Therapie ist geeignet, die Dauer einer antimikrobiellen Therapie zu verkürzen und damit den Antibiotikaverbrauch zu senken.

2.3.2 C-reaktives Protein (CRP)

CRP ist ein Akut-Phase-Protein, das IL-6- oder IL-1-vermittelt, in der Leber synthetisiert und von Hepatozyten freigesetzt wird. Es fungiert sowohl als Mediator als auch als Inhibitor der Inflammation und aktiviert die Komplementreaktion nach Bindung an bakterielle Polysaccharide bzw. zerstörte, autologe Zellmembranen, die bei Infektion und Trauma freigesetzt werden. CRP verhindert die Adhäsion von polymorphkernigen Granulozyten an die Endothelzellen, die Produktion von Hyperoxidanionen und stimuliert die Produktion von Interleukin-1-Rezeptor-Antagonisten.

CRP ist der wohl am häufigsten verwendete Entzündungsmarker, um Anwesenheit und Amplitude der inflammatorischen Reaktion zu messen. Die CRP-Konzentrationen erreichen im Unterschied zu Zytokinen und PCT erst nach über 24 h ein Maximum (Nobre et al. 2008). Auch bei leichten Infektionen und einer Vielzahl von anderen Erkrankungen sind erhöhte CRP-Konzentrationen nachweisbar, sodass die Spezifität dieses Biomarkers äußerst gering ist. CRP ist über einen Zeitraum von mehreren Tagen erhöht, auch wenn der Fokus der Infektion schon eradiziert ist.

Bei lokalen Infektionen kann das Monitoring der CRP-Plasmaaktivität eine wertvolle Bereicherung in der Erfolgskontrolle der antibiotischen Behandlung darstellen, auf Intensivstationen ist CRP als Sepsismarker eher ungeeignet.

> **CRP ist der am häufigsten verwandte Biomarker zum Nachweis einer inflammatorischen Reaktion. Bei lokalen Infektionen kann das Monitoring der CRP-Konzentrationen eine Bereicherung in der Erfolgskontrolle der antibiotischen Behandlung darstellen, als Sepsismarker ist CRP nicht geeignet.**

2.3.3 Lipopolysaccharidbindendes Protein (LBP)

LBP ist ein 58-kDa-Klasse-1-Akut-Phase-Protein, das die endotoxininduzierte Aktivierung mononukleärer Zellen über den CD-14-Rezeptor vermittelt. LBP wird hauptsächlich von Hepatozyten sowie intestinalen und pulmonalen Epithelzellen freigesetzt. Die Induktionszeit ist mit ca. 36 h länger als die von PCT und CRP.

Zum Stellenwert von LBP als Sepsismarker existieren nur wenige Studien. In der bisher größten Verlaufsuntersuchung an 327 Intensivpatienten waren die LBP-Plasmakonzentrationen bei Patienten mit Sepsis, schwerer Sepsis gramnegativen oder grampositiven Ursprungs sowie schweren Inflammationszuständen nichtinfektiöser Genese in gleicher Weise erhöht nachweisbar (Sakr et al. 2008). Weiterhin wiesen die LBP-Spiegel im täglichen Verlauf keine prognostische Relevanz auf, sodass die Eignung von LBP zur Diagnose und Verlaufsbeurteilung der Sepsis gering sein dürfte.

2.3.4 Interleukin-6 (IL-6)

IL-6-Plasmakonzentrationen korrelieren mit dem Schweregrad und der Prognose von Patienten mit Sepsis. IL-6-Konzentrationen sind bei Patienten mit Sepsis bis zu 1.000-fach erhöht nachweisbar. Erhöhte IL-6-Werte >1.000 pg/ml wurden als Einschlusskriterium für eine immunadjunktive Therapie mit monoklonalen Antikörpern vorgeschlagen. Zwar ließen sich bei Patienten mit schwerer Sepsis die Ausgangswerte für IL-6 bei plazebobehandelten Patienten eng mit der Schwere der Organdysfunktion und der Prognose korrelieren, Ergebnisse weiterer Studien konnten jedoch keine prognostische Bedeutung aufzeigen.

Im Gegensatz zu TNF-α wird der IL-6-Nachweis nicht durch die Anwesenheit löslicher Rezeptoren beeinflusst. Die interindividuellen Schwankungen der IL-6-Freisetzung im Plasma septischer Patienten sind aufgrund der phasenabhängigen Aktivierung antiinflammatorischer Zytokine jedoch erheblich, sodass die IL-6-Messung eher Bedeutung in der intraindividuellen Verlaufsbeurteilung haben dürfte. Zudem ist die Spezifität von IL-6 bei Vorliegen schwerer Infektionen gering. Bei neonatologischer Sepsis hat IL-6 jedoch aufgrund der schnelleren Induktionszeit Vorteile.

> **IL-6-Plasmakonzentrationen korrelieren mit dem Schweregrad und der Prognose von Patienten mit Sepsis. IL-6-Monitoring hat v. a. Bedeutung in der intraindividuellen Verlaufsbeurteilung und bei neonatologischer Sepsis.**

2.4 Fazit

Die mikrobiologische Diagnose der verursachenden Organismen ist immer noch zu zeitintensiv und häufig unmöglich. Auffällige Merkmale der meisten klinischen Studien sind die Unklarheit und Inkonsistenz der klinischen und mikrobiologischen Definitionen. Die Diagnose der schweren Sepsis erfolgt immer noch zu spät, weil es gegenwärtig keine angemessenen Mittel gibt, den Übergang einer lokal begrenzten Infektion zu einer schweren Sepsis vorherzusagen. Bisher kann die Diagnose der schweren Sepsis erst erfolgen, wenn das infektionsortferne Organversagen bereits manifest ist, jedoch nicht im Vorfeld.

Inflammatorische Marker spielen für die Diagnostik der Sepsis und deren Verlaufskontrolle eine zunehmende Rolle. Ursächlich hierfür ist die geringe Spezifität klinischer Symptome und klassischer Inflammationszeichen für die Diagnose einer Sepsis, aber auch die geringe Korrelation mit dem Schweregrad der Entzündungsreaktion. Die systemische Inflammation ist ein Risikofaktor für das Auftreten von Organdysfunktionen bei Sepsis.

Die Anzahl und das Ausmaß der assoziierten Organdysfunktion(en) haben wesentlichen Einfluss auf den Verlauf und die Mortalität der Erkrankung. Zur Diagnostik können klinische Zeichen, Score-Systeme der Organdysfunktion (z. B. SOFA-Score) und inflammatorische Marker eingesetzt werden.

Die aktuellen Marker der Inflammation korrelieren besser mit dem Schweregrad der Inflammation als bisher verfügbare Messgrößen und können darüber hinaus Hinweise auf eine mögliche bakterielle Ursache der systemischen Inflammation geben. Sie erleichtern daher, neben klinischen Zeichen, die Verlaufsbeurteilung und Diagnose der Sepsis.

Sepsismarker erhöhen die diagnostische Präzision, ersetzen aber infektiologisches und intensivmedizinisches Wissen nicht und müssen wie alle Labormarker im klinischen Kontext interpretiert werden. Procalcitonin ist trotz vieler Einschränkungen der derzeit am besten geeignete Sepsismarker.

Literatur

Abraham E, Wunderink R, Silverman H, Perl TM, Nasraway S, Levy H, Bone R, Wenzel RP, Balk R, Allred R et al. (1995) Efficacy and safety of monoclonal antibody to human tumor necrosis factor alpha in patients with sepsis syndrome. A randomized, controlled, double-blind, multicenter clinical trial. TNF-alpha MAb Sepsis Study Group. JAMA 273 (12): 934–941

Abraham E, Glauser MP, Butler T, Garbino J, Gelmont D, Laterre PF, Kudsk K, Bruining HA, Otto C, Tobin E, Zwingelstein C, Lesslauer W, Leighton A (1997) p55 Tumor necrosis factor receptor fusion protein in the treatment of patients with severe sepsis and septic shock. A randomized controlled multicenter trial. Ro 45-2081 Study Group. JAMA 277 (19): 1531–1538

Abraham E, Anzueto A, Gutierrez G, Tessler S, San Pedro G, Wunderink R, Dal Nogare A, Nasraway S, Berman S, Cooney R, Levy H, Baughman R, Rumbak M, Light RB, Poole L, Allred R, Constant J, Pennington J, Porter S (1998) Double-blind randomised controlled trial of monoclonal antibody to human tumour necrosis factor in treatment of septic shock. NORASEPT II Study Group. Lancet 351 (9107): 929–933

Abraham E, Reinhart K, Opal S, Demeyer I, Doig C, Rodriguez AL, Beale R, Svoboda P, Laterre PF, Simon S, Light B, Spapen H, Stone J, Seibert A, Peckelsen C, De Deyne C, Postier R, Pettilä V, Artigas A, Percell SR, Shu V, Zwingelstein C, Tobias J, Poole L, Stolzenbach JC, Creasey AA; OPTIMIST Trial Study Group (2003) Efficacy and safety of tifacogin (recombinant tissue factor pathway inhibitor) in severe sepsis: a randomized controlled trial. JAMA 290 (2): 238–247

Angus DC, Birmingham MC, Balk RA, Scannon PJ, Collins D, Kruse JA, Graham DR, Dedhia HV, Homann S, MacIntyre N (2000) E5 murine monoclonal antiendotoxin antibody in gram-negative sepsis: a randomized controlled trial. E5 Study Investigators. JAMA 283 (13): 1723–1730

Baron EJ, Weinstein MP, Dunne WM, Yagupsky P, Welch DF, Wilson DM (2005) Cumitech 1C, Blood Cultures IV. Coordinating ed., Baron EJ. ASM Press, Washington, D.C.

Bernard GR, Wheeler AP, Russell JA, Schein R, Summer WR, Steinberg KP, Fulkerson WJ, Wright PE, Christman BW, Dupont WD, Higgins SB, Swindell BB (1997) The effects of ibuprofen on the physiology and survival of patients with sepsis. The Ibuprofen in Sepsis Study Group. N Engl J Med 336 (13): 912–918

Bernard GR, Vincent JL, Laterre PF, LaRosa SP, Dhainaut JF, Lopez-Rodriguez A, Steingrub JS, Garber GE, Helterbrand JD, Ely EW, Fisher CJ Jr; Recombinant human protein C Worldwide Evaluation in Severe Sepsis (PROWESS) study group (2001) Efficacy and safety of recombinant human activated protein C for severe sepsis. N Engl J Med 344 (10): 699–709

Bloos F, Sachse S, Kortgen A, Pletz MW, Lehmann M, Straube E, Riedemann NC, Reinhart K, Bauer M (2012) Evaluation of a polymerase chain reaction assay for pathogen detection in septic patients under routine condition: an observational study. PLoS ONE 7 (9): e46003

Bone RC, Balk RA, Fein AM, Perl TM, Wenzel RP, Reines HD, Quenzer RW, Iberti TJ, Macintyre N, Schein RM (1995) A second large controlled clinical study of E5, a monoclonal antibody to endotoxin: results of a prospective, multicenter, randomized, controlled trial. The E5 Sepsis Study Group. Crit Care Med 23 (6): 994–1006

Bouza E, Pérez-Molina J, Muñoz P, Cooperative Group of the European Study Group on Nosocomial Infections (ESGNI) (1999) Report of ESGNI-001 and ESGNI-002 studies. Bloodstream infections in Europe. Clin Microbiol Infect 5:2S1–2S12

Brunkhorst FM, Engel C, Bloos F, Meier-Hellmann A, Ragaller M, Weiler N, Moerer O, Gruendling M, Oppert M, Grond S, Olthoff D, Jaschinski U, John S, Rossaint R, Welte T, Schaefer M, Kern P, Kuhnt E, Kiehntopf M, Hartog C, Natanson C, Loeffler M, Reinhart K; German Competence Network Sepsis (SepNet) (2008) Intensive insulin therapy and pentastarch resuscitation in severe sepsis. N Engl J Med 358 (2): 125–139

Brunkhorst FM, Reinhart K (2009) Diagnose und kausale Therapie der Sepsis. Internist 50: 810–6

Brunkhorst FM, Seifert H, Kaasch A, Welte T (2010) Leitliniengerechte Blutkulturdiagnostik bei Sepsis und schweren Organinfektionen in der Intensivmedizin - ein unterschätztes Defizit. DIVI 1:50-

Brunkhorst FM, Oppert M, Marx G, Bloos F, Ludewig K, Putensen C, Nierhaus A, Jaschinski U, Meier-Hellmann

A, Weyland A, Gründling M, Moerer O, Riessen R, Seibel A, Ragaller M, Büchler MW, John S, Bach F, Spies C, Reill L, Fritz H, Kiehntopf M, Kuhnt E, Bogatsch H, Engel C, Loeffler M, Kollef MH, Reinhart K, Welte T; German Study Group Competence Network Sepsis (SepNet) (2012) Effect of empirical treatment with moxifloxacin and meropenem vs meropenem on sepsis-related organ dysfunction in patients with severe sepsis: a randomized trial. JAMA 307 (22): 2390–2399

Buchheidt D, Böhme A, Cornely OA, Fätkenheuer G, Fuhr HG, Heussel G, Junghanss C, Karthaus M, Kellner O, Kern WV, Schiel X, Sezer O, Südhoff T, Szelényi H; Infectious Diseases Working Party (AGIHO) of the German Society of Hematology and Oncology (DGHO) (2003) Diagnosis and treatment of documented infections in neutropenic patients – recommendations of the Infectious Diseases Working Party (AGIHO) of the German Society of Hematology and Oncology (DGHO). Ann Hematol 82 (Suppl 2): 127–132

Cardo D, Horan T, Andrus M, Dembinski M, Edwards J, Peavy G, Tolson J, Wagner D, Syst N (2004) National Nosocomial Infections Surveillance (NNIS) System Report, data summary from January 1992 through June 2004, issued October 2004. Am J Infect Control 32 (8): 470–485

Christ-Crain M, Jaccard-Stolz D, Bingisser R, Gencay MM, Huber PR, Tamm M, Müller B (2004) Effect of procalcitonin-guided treatment on antibiotic use and outcome in lower respiratory tract infections. Lancet 363: 600–607

Christ-Crain M, Stolz D, Bingisser R, Müller C, Miedinger D, Huber PR, Zimmerli W, Harbarth S, Tamm M, Müller B (2006) Procalcitonin-guidance of antibiotic therapy in community-acquired pneumonia. Am J Respir Crit Care Med 174: 84–93

Clec'h C, Fosse JP, Karoubi P, Vincent F, Chouahi I, Hamza L, Cupa M, Cohen Y (2006) Differential diagnostic value of procalcitonin in surgical and medical patients with septic shock. Crit Care Med 34: 102–110

Cohen J, Carlet J (1996) INTERSEPT: an international, multicenter, placebo-controlled trial of monoclonal antibody to human tumor necrosis factor-alpha in patients with sepsis. International Sepsis Trial Study Group. Crit Care Med 24 (9): 1431–1440

Daikos GL, Petrikkos P, Psichogiou M, Kosmidis C, Vryonis E, Skoutelis A, Georgousi K, Tzouvelekis LS, Tassios PT, Bamia C, Petrikkos G (2009) Prospective observational study of the impact of VIM-1 metallo-beta-lactamase on the outcome of patients with Klebsiella pneumoniae bloodstream infections. Antimicrob Agents Chemother 53(5): 1868–1873

Davenport P, Land KJ (2007) Isolation of Leclercia adecarboxylata from the blood culture of an asymptomatic platelet donor. Transfusion 47: 1816–1819

Dhainaut JF, Tenaillon A, Hemmer M, Damas P, Le Tulzo Y, Radermacher P, Schaller MD, Sollet JP, Wolff M, Holzapfel L, Zeni F, Vedrinne JM, de Vathaire F, Gourlay ML, Guinot P, Mira JP (1998) Confirmatory platelet-activating factor receptor antagonist trial in patients with severe gram-negative bacterial sepsis: a phase III, randomized, double-blind, placebo-controlled, multicenter trial. BN 52021 Sepsis Investigator Group. Crit Care Med 26 (12): 1963–1971

Dierkes C, Ehrenstein B, Siebig S, Linde HJ, Reischl U, Salzberger B (2009) Clinical impact of a commercially available multiplex PCR system for rapid detection of pathogens in patients with presumed sepsis. BMC Infect Dis 9: 126

Drusano GL, Lodise TP (2013) Saving lives with optimal antimicrobial chemotherapy. Clin Infect Dis 56 (2): 245–7

Ehricht R, Hotzel H, Sachse K, Slickers P (2007) Risidual DNA in thermostable DNA polymerases – a cause of irritation in diagnostic PCR and microarray assays. Biologicals 35: 145–147

Engel C, Brunkhorst F M, Bone H G, Brunkhorst R, Gerlach H, Grond S, Gruendling M, Huhle G, Jaschinski U, John S, Mayer K, Oppert M, Olthoff D, Quintel M, Ragaller M, Rossaint R, Stuber F, Weiler N, Welte T, Bogatsch H, Hartog C, Loeffler M, Reinhart K (2007) Epidemiology of sepsis in Germany: results from a national prospective multicenter study. Intensive Care Med 33: 606–618

Gastmeier P, Schwab F, Behnke M, Geffers C (2011) Less blood culture samples: less infections? Anaesthesist 60 (10): 902–907

Handschur M, Karlic H, Hertel C, Pfeilstöcker M, Haslberger AG (2009) Preanalytic removal of human DNA eliminates false signals in general 16S rDNA PCR monitoring of bacterial pathogens in blood. Comp Immunol Microbiol Infect Dis 32(3): 207–219

Horz HP, Scheer S, Huenger F, Vianna ME, Conrads G (2008) Selective isolation of bacterial DNA from human clinical specimens. J Microbiol Methods 72: 98–102

Horz HP, Scheer S, Vianna ME, Conrads G (2010) New methods for selective isolation of bacterial DNA from human clinical specimens. Anaerobe 16(1): 47–53

Hotchkiss RS (2003) The Pathophysiology and Treatment of Sepsis. New Engl J Med 348: 138–50

Hughes WT, Armstrong D, Bodey GP, Bow EJ, Brown AE, Calandra T, Feld R, Pizzo PA, Rolston KV, Shenep JL, Young LS (2002) 2002 guidelines for the use of antimicrobial agents in neutropenic patients with cancer. Clin Infect Dis 34(6): 730–751

Ibrahim EH, Sherman G, Ward S, Fraser VJ, Kollef MH (2000) The influence of inadequate antimicrobial treatment of bloodstream infections on patient outcomes in the ICU setting. Chest 118 (1): 146–155

Klouche M, Schröder U (2008) Rapid methods for diagnosis of bloodstream infections. Clin Chem Lab Med 46: 888–908

Koncan R, Valverde A, Morosini MI, García-Castillo M, Cantón R, Cornaglia G, Baquero F, del Campo R (2007) Learning from mistakes: Taq polymerase contaminated with beta-lactamase sequences results in false emergence of

Streptococcus pneumoniae containing TEM. J Antimicrob Chemother 60(3): 702–703

Kumar A, Roberts D, Wood KE (2006) Duration of hypotension before initiation of effective antimicrobial therapy is the critical determinant of survival in human septic shock. Crit Care Med 34 (6): 1589–1596

Lehmann LE, Hunfeld KP, Emrich T, Haberhausen G, Wissing H, Hoeft A, Stüber F (2008) A multiplex real-time PCR assay for rapid detection and differentiation of 25 bacterial and fungal pathogens from whole blood samples. Med Microbiol Immunol 197 (3): 313–324

Levy MM, Fink MP, Marshall JC, Abraham E, Angus D, Cook D, Cohen J, Opal SM, Vincent JL, Ramsay G; SCCM/ESICM/ACCP/ATS/SIS for the International Sepsis Definitions Conference (2003) 2001 SCCM/ESICM/ACCP/ATS/SIS International Sepsis Definitions Conference. Intensive Care Med 29: 530–538

Link H, Böhme A, Cornely OA, Höffken K, Kellner O, Kern WV, Mahlberg R, Maschmeyer G, Nowrousian MR, Ostermann H, Ruhnke M, Sezer O, Schiel X, Wilhelm M, Auner HW; Diseases Working Party (AGIHO) of the German Society of Hematology and Oncology (DGHO); Group Interventional Therapy of Unexplained Fever, Arbeitsgemeinschaft Supportivmassnahmen in der Onkologie (ASO) of the Deutsche Krebsgesellschaft (DKG-German Cancer Society) (2003) Antimicrobial therapy of unexplained fever in neutropenic patients–guidelines of the Infectious Diseases Working Party (AGIHO) of the German Society of Hematology and Oncology (DGHO), Study Group Interventional Therapy of Unexplained Fever, Arbeitsgemeinschaft Supportivmassnahmen in der Onkologie (ASO) of the Deutsche Krebsgesellschaft (DKG-German Cancer Society). Ann Hematol 82(Suppl 2): S105–117

MacArthur RD, Miller M, Albertson T, Panacek E, Johnson D, Teoh L, Barchuk W (2004) Adequacy of early empiric antibiotic treatment and survival in severe sepsis: experience from the MONARCS trial. Clin Infect Dis 38(2): 284–288

Nobre V, Harbarth S, Graf JD, Rohner P, Pugin J (2008) Use of procalcitonin to shorten antibiotic treatment duration in septic patients. Am J Respir Crit Care Med 177: 498–505 *[Monozentrisches RCT hoher Qualität bei Patienten mit schwerer Sepsis, in der die Antibiotikadauer um 4 Tage reduziert werden kann.]* ←

Opal SM, Fisher CJ Jr, Dhainaut JF, Vincent JL, Brase R, Lowry SF, Sadoff JC, Slotman GJ, Levy H, Balk RA, Shelly MP, Pribble JP, LaBrecque JF, Lookabaugh J, Donovan H, Dubin H, Baughman R, Norman J, DeMaria E, Matzel K, Abraham E, Seneff M (1997) Confirmatory interleukin-1 receptor antagonist trial in severe sepsis: a phase III, randomized, double-blind, placebo-controlled multicenter trial. The Interleukin- 1 Receptor Antagonist Sepsis Investigator Group. Crit Care Med 25 (7): 1115–1124

Panacek EA, Marshall JC, Albertson TE, Johnson DH, Johnson S, MacArthur RD, Miller M, Barchuk WT, Fischkoff S, Kaul M, Teoh L, Van Meter L, Daum L, Lemeshow S, Hicklin G, Doig C; Monoclonal Anti-TNF: a Randomized Controlled Sepsis Study Investigators (2004) Efficacy and safety of the monoclonal anti-tumor necrosis factor antibody F(ab')2 fragment afelimomab in patients with severe sepsis and elevated interleukin-6 levels. Crit Care Med 32 (11): 2173–2182

Pletz MW, Wellinghausen N, Welte T (2011) Will polymerase chain reaction (PCR)-based diagnostics improve outcome in septic patients? A clinical view. Intensive Care Med 37(7): 1069–1076

Prkno A, Wacker C, Brunkhorst FM, Schlattmann P (2013) Procalcitonin-guided therapy in intensive care unit patients with severe sepsis and septic shock - a systematic review and meta-analysis. Crit Care 17(6): R291

Reinhart K, Brunkhorst F, Bone H, Gerlach H, Gründling M, Kreymann G, Kujath P, Marggraf G, Mayer K, Meier-Hellmann A, Peckelsen C, Putensen C, Quintel M, Ragaller M, Rossaint R, Stüber F, Weiler N, Welte T, Werdan K (2006) Diagnose und Therapie der Sepsis - S2-Leitlinien der Deutschen Sepsis-Gesellschaft e.V. (DSG) und der Deutschen Interdisziplinären Vereinigung für Intensiv- und Notfallmedizin (DIVI). Internist 47: 356–373

Reinhart K, Brunkhorst FM, Bone H-H et al. (2010) Prävention, Diagnose, Therapie und Nachsorge der Sepsis. In: Reinhart K, Brunkhorst FM (Hrsg) Georg Thieme, Stuttgart, New York

Sakr Y, Burgett U, Nacul FE, Reinhart K, Brunkhorst FM (2008) Lipopolysaccharide binding protein in a surgical ICU; a marker of sepsis? Crit Care Med 36(7): 2014–2022

Schmitz RPH, Keller PM, Baier M, Hagel S, Pletz MW, Brunkhorst FM (2013) Quality of blood culture testing – a survey in intensive care units and microbiological laboratories across four European countries. Critical Care 17: R248

Schrenzel J (2007) Clinical relevance of new diagnostic methods for bloodstream infections. Int J Antimicrob Agents 30: S2–6

Schuetz P, Christ-Crain M, Thomann R, Falconnier C, Wolbers M, Widmer I, Neidert S, Fricker T, Blum C, Schild U, Regez K, Schoenenberger R, Henzen C, Bregenzer T, Hoess C, Krause M, Bucher HC, Zimmerli W, Mueller B; ProHOSP Study Group (2009) Effect of procalcitonin-based guidelines vs standard guidelines on antibiotic use in lower respiratory tract infections: the ProHOSP randomized controlled trial. JAMA 302 (10): 1059–1066

Seifert H, Abele-Horn M, Fätkenheuer G, Glück T, Jansen B, Kern W V, Mack D, Plum G, Reinert R, Roos R, Salzberger B, Shah P M, Ullmann U, Weiß M, Welte T, Wisplinghoff H (2007) Mikrobiologisch-infektiologische Qualitätsstandards (MiQ) 3a und 3b. Blutkulturdiagnostik Sepsis, Endokarditis, Katheterinfektionen. In: Mauch H, Podbielski A, Herrmann M, Kniehl E (Hrsg) Teil 1. Expertengremium Mikrobiologisch-infektiologische Qualitätsstandards (MiQ), Qualitätssicherungskommission der Deutschen Gesellschaft für Hygiene und Mikrobiologie (DGHM). Elsevier. Urban & Fischer. München, Jena, S 1–126

2

Siddiqui S, Razzak J (2010) Early versus late pre-intensive care unit admission broad spectrum antibiotics for severe sepsis in adults. Cochrane Database Syst Rev 6 (10): CD007081

Sime FB, Roberts MS, Peake SL, Lipman J, Roberts JA (2012) Does beta-lactam pharmacokinetic variability in critically ill patients justify therapeutic drug monitoring? A systematic review. Ann Intensive Care 2 (1): 35

Spitalnic SJ, Woolard RH, Mermel LA (1995) The significance of changing needles when inoculating blood cultures: a meta-analysis. Clin Infect Dis 21 (5): 1103–1106

Tomás I, Alvarez M, Limeres J, Potel C, Medina J, Diz P (2007) Prevalence, duration and aetiology of bacteraemia following dental extractions. Oral Dis 13: 56–62

Tröger U, Drust A, Martens-Lobenhoffer J, Tanev I, Braun-Dullaeus RC, Bode-Böger SM (2012) Decreased meropenem levels in intensive care unit patients with augmented renal clearance: benefit of therapeutic drug monitoring. Int J Antimicrob Agents 40(4): 370–372

Tsioutis C, Kritsotakis EI, Maraki S, Gikas A (2010) Infections by pandrug-resistant gram-negative bacteria: clinical profile, therapeutic management, and outcome in a series of 21 patients. Eur J Clin Microbiol Infect Dis 29(3): 301–305

Voss A, Milatovic D, Wallrauchschwarz C, Rosdahl VT, Braveny I (1994) Methicillin-Resistant Staphylococcus aureus in Europe. Eur J Clin Microbiol 13(1): 50–55

Wacker C, Prkno A, Brunkhorst FM, Schlattmann P (2013) Procalcitonin as a diagnostic marker for sepsis: a systematic review and meta-analysis. Lancet Infect Dis 13(5): 426–435 *[Metaanalyse, welche ausschließlich hochwertige diagnostische Studien berücksichtigt, in denen der Goldstandard der klinischen Sepsisdiagnose ausreichend dargestellt ist.]* ←

Warren BL, Eid A, Singer P, Pillay SS, Carl P, Novak I, Chalupa P, Atherstone A, Pénzes I, Kübler A, Knaub S, Keinecke HO, Heinrichs H, Schindel F, Juers M, Bone RC, Opal SM; KyberSept Trial Study Group (2001) Caring for the critically ill patient. High-dose antithrombin III in severe sepsis: a randomized controlled trial. JAMA 286 (15): 1869–1878

Wiesinger-Mayr H, Jordana-Lluch E, Martró E, Schoenthaler S, Noehammer C (2011) Establishment of a semi-automated pathogen DNA isolation from whole blood and comparison with commercially available kits. J Microbiol Methods 85 (3): 206–213

Pathophysiologie

F. Uhle, C. Lichtenstern, M.A. Weigand

K. Werdan et al. (Hrsg.), *Sepsis und MODS*,
DOI 10.1007/978-3-662-45148-9_3, © Springer-Verlag Berlin Heidelberg 2016

3.1 Sepsis als Immunpathologie

Sepsis ist ein seit mehr als 2000 Jahren genutzter Begriff für ein drastisches Krankheitsbild, für welches sich erst zu Beginn des 20. Jahrhunderts ein Verständnis der zugrunde liegenden pathophysiologischen Prozesse entwickelt hat. Mit Hugo Schottmüllers (1867–1936) Beschreibung der Sepsis als ein »... Herd [...], von dem konstant oder periodisch pathogene Bakterien in den Blutkreislauf gelangen und zwar derart, daß durch diese Invasion subjektive und objektive Krankheitserscheinungen ausgelöst werden« und seiner frühen Wahrnehmung, dass nicht die Bakterien selbst, sondern »frei-werdende Bakterien-Toxine« Ziel der Therapie sein müssen, läutete er einen entscheidenden Sinneswandel ein.

Viele Jahre später postulierte Thomas Lewis »... it is the response [...] that makes the disease« und unterstrich damit den fundamentalen Beitrag des Organismus selbst zu dieser Erkrankung, wenngleich die Sepsis per definitionem stets auf Basis einer Infektion entsteht. Mit der Erkenntnis schließlich, dass es sich bei der Sepsis nicht um einen ausschließlich proinflammarischen Zustand handelt, sondern es vielmehr im Verlauf zu einer komplexen Abfolge verschiedener Immunlagen kommt, war die moderne Sepsisforschung geboren.

Trotz der langen Geschichte der Sepsis und der enormen Bestrebungen, dieses Phänomen in seiner Gesamtheit zu verstehen, ist die Pathophysiologie bis heute nur in ihren Grundzügen verstanden. Als Motor der Erkrankung zählt nach heutigem Verständnis das Immunsystem, dessen enge Interaktion mit dem Gerinnungs- und Kreislaufsystem eine komplexe Maschinerie gestörter Systeme darstellt (◘ Abb. 3.1). Dieses Kapitel stellt das aktuelle Wissen über die Pathophysiologie in kompakter Form dar und vereint hierzu Evidenz aus präklinischen und klinischen Studien.

3.2 Das Immunsystem in der Sepsis

Das Krankheitsbild Sepsis entsteht per definitionem stets auf Basis einer Infektion mit bakteriellen, viralen oder eukaryotischen Mikroorganismen. Voraussetzung für eine Infektion ist meist das Überwinden der passiven Barrieren des menschlichen Organismus und das Eindringen in ansonsten sterile Bereiche.

Nach Eindringen werden die Mikroorganismen mit der ersten Verteidigungslinie des Organismus konfrontiert, dem angeborenen Immunsystem. Dieses besteht aus verschiedenen Immunzellen, die in der Lage sind, die Erreger zu erkennen und nach Aktivierung zu bekämpfen. Dazu zählen sowohl myeloide Zellen wie neutrophile Granulozyten, Monozyten und ihre gewebeständigen Pendants, die Makrophagen, aber auch Zellen lymphoider Genese wie die natürlichen Killerzellen (NK-Zellen) sowie dendritische Zellen (DC). Letztere können sich sowohl aus Monozyten als auch aus plasmatoiden Vorläuferzellen entwickeln.

Mit Ausnahme der NK-Zellen handelt es sich bei allen Zellen des angeborenen Immunsystems um Phagozyten. Sie nehmen erkannte Mikroorganismen intrazellulär auf (Phagozytose) und verdauen diese in spezialisierten Zellorganellen, den Phagolysosomen.

Antigenpräsentierende Zellen (APC; Monozyten/Makrophagen und DC) stellen eine Untergruppe der Phagozyten dar. Sie transportieren antigene Bestandteile des verdauten Mikroorganismus auf die Zelloberfläche und präsentieren diese dort mit Hilfe des MHC-Klasse-II-Komplex (»major histocompatibility complex class II«), der von $CD4^+$-T-Helferzellen erkannt wird. Die APCs stellen somit eine integrale Schnittstelle zwischen Zellen des angeborenen und Zellen des adaptiven Immunsystems dar.

3.2.1 »Pattern recognition«

Die Zellen des angeborenen Immunsystems erkennen eingedrungene Mikroorganismen anhand von konservierten »Mustern« – sog. »pathogen-associated molecular patterns« (PAMPs). Bei den PAMPs handelt es sich um eine heterogene Gruppe von Zellbestandteilen, die für bestimmte Klassen von Mikroorganismen (z. B. gramnegative oder -positive Bakterien, Viren) charakteristisch sind. Neben Zellwandbestandteilen (Lipopolysaccharide, Peptidoglykane, Zymosan) zählen zu den PAMPs auch spezielle Formen von Nukleinsäuren wie doppelsträngige RNA oder CpG-reiche

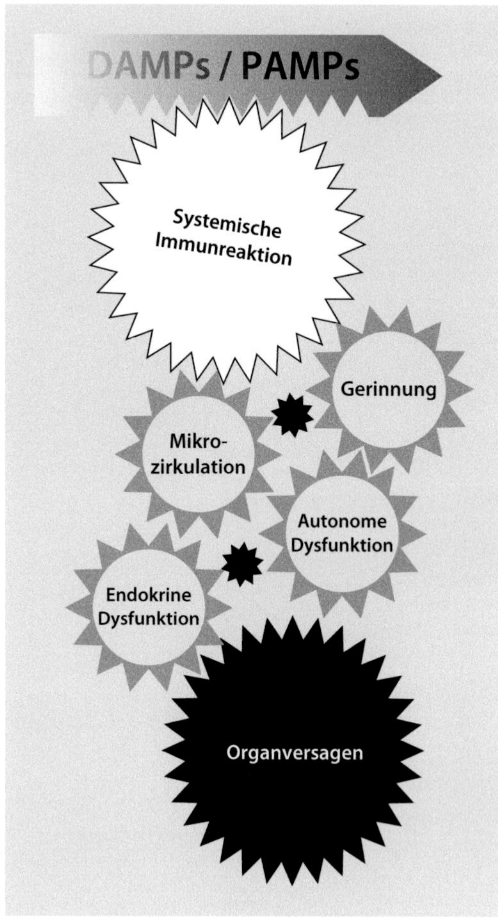

◻ **Abb. 3.1** Die komplexe Maschinerie der Sepsis

(Cytosin-phosphatidyl-Guanosin) doppelsträngige DNA, die im menschlichen Organismus gar nicht oder nur in geringem Umfang vorkommen.

Die PAMPs selbst werden von Mustererkennungsrezeptoren (»pattern recognition receptors«, PRR) der Immunzellen gebunden, die nachfolgend diverse Signalkaskaden aktivieren können (Takeuchi u. Akira 2010) (◻ Tab. 3.1). Um eine Erkennung der PAMPs zu gewährleisten, sind die PRRs je nach spezifischem Liganden auf der äußeren Zellmembran, im Zytoplasma oder in Zellorganellen wie dem Endosom oder dem endoplasmatischen Retikulum lokalisiert.

Mittlerweile wurden zahlreiche Immunrezeptoren charakterisiert und auf Basis ihrer Funktion der Gruppe der PRRs zugeordnet. Zu der bekanntesten Familie zählen die Toll-like-Rezeptoren (TLR), von denen bislang 10 funktionelle Varianten im menschlichen Organismus entdeckt worden sind (im Gegansatz zu 12 Varianten in der Maus) (Kawai u. Akira 2010). Zu den weiteren Familien zählen die C-Type-Lectin-Rezeptoren (CLR), die RIG-1-like-Rezeptoren (RLR) und die NOD-like-Rezeptoren sowie »Waisenrezeptoren« ohne Familienzugehörigkeit wie der »triggering receptor expressed on myeloid cells 1« und »2« (TREM-1 und -2) oder der »receptor for advanced glycation endproducts« (RAGE).

Lange Zeit wurde die Erkennung der PAMPs durch die von Immunzellen exprimierten PRRs als »unspezifisch« charakterisiert, ein Attribut, das sich durch die mittlerweile bekannte große Anzahl an Rezeptoren und der Liganden als nicht zutreffend herausgestellt hat.

3.2.2 Die Erkennung von Lipopolysaccharid (LPS)

Zu den am besten untersuchten Prozessen des angeborenen Immunsystems mit einer hohen Relevanz in der Sepsis zählt die Erkennung von bakteriellem Lipopolysaccharid (LPS). Aus diesem Grund soll dieser hier beispielhaft dargestellt werden (◻ Abb. 3.2).

LPS ist als integraler Bestandteil der Zellwand gramnegativer Bakterien ein prototypisches PAMP und im Blut von Patienten mit gramnegativer Sepsis in hohen Konzentrationen nachweisbar. Die Komplexität des Erkennungsprozesses ist zudem sinnbildlich für viele andere Vorgänge des Immunsystems.

Der »klassische« Weg der LPS-Erkennung funktioniert über den auf der äußeren Zellmembran lokalisierten TLR4, der nach Ligandenbindung homodimerisiert. Zur effizienten Bindung von LPS und der folgenden Signaltransduktion sind zudem die Kofaktoren CD14 (»cluster of differentiation« 14) und MD-2 (»myeloid differentiation factor 2«) notwendig, die jeweils an ein TLR4-Molekül binden. Außerdem wird die Bindung von LPS an den Rezeptorkomplex durch lösliche Faktoren wie das Akut-Phase-Protein »lipopolysaccharide binding protein« (LBP) oder das multifunktionale Protein »high mobility group box 1« (HMGB1)

Tab. 3.1 Übersicht der bekannten Familien der Pattern Recognition Receptors und ihrer Liganden. Für die TLRs sind alle 10 im menschlichen Organismus bekannten Varianten aufgeführt, im Falle der anderen Rezeptorfamilien nur jeweils ein bzw. zwei repräsentative Vertreter (*)

PRR	Zelluläre Lokalisation	Liganden	
		DAMP	PAMP
TLR1	Zellmembran		Triacetyliertes Lipoprotein (#) Peptidglykan (□)
TLR2	Zellmembran	HMGB1 Heat-shock-Proteine Histone	Di- (+) und triacetylierte Lipoproteine (#) Lipoteichonsäure (•) Peptidglykan (□) Zymosan (§)
TLR3	Endosom	dsRNA	dsRNA
TLR4	Zellmembran und Endosom	HMGB1 Heat-shock-Proteine Histone Hyaluronsäure Heparansulfat Fibrinogen	LPS
TLR5	Zellmembran		Flagellin
TLR6	Zellmembran		Diacetyliertes Lipoprotein (+) Lipoteichonsäure (•) Zymosan (§)
TLR7	Endosom		Guanosin-reiche Oligonukleotide
TLR8	Endosom		ssRNA
TLR9	Endosom	mtDNA	CpG-DNA
TLR10	Endosom	?	?
RLR*			
RIG-I	Zytoplasma		Kurze dsRNA 5'-Triphosphat-dsRNA
NLR*			
NLRP3	Zytoplasma	?	?
CLR			
Dectin-1	Zytoplasma		Zymosan (§)
Waisenrezeptoren			

■ Tab. 3.1 Fortsetzung

RAGE	Zellmembran	AGE HMGB1 DNA S100B, A8, A9, A12 β-Amyloid Phosphatidylserin Macrophage-1 (Mac-1)-Antigen	DNA HMGB1-LPS-Komplexe
TREM 1	Zellmembran		

#, +, □, ✚, •, § = Ligand wird durch die Interaktion verschiedener Rezeptoren erkannt.
? = Keine bekannten Liganden.
Abkürzungen:
CpG »Cytosin-phosphatidyl-Guanosin«, CLR = C-Type Lectin Receptors, DAMP »Damage-associated molecular pattern«, dsRNA = doppelsträngige RNA, HMGB1 = High-mobility-group-box-1-Protein, mtDNA = mitochondriale DNA, NLR = »NOD-like receptors«, PAMP »Pathogen-associated molecular pattern«, PRR »Pattern recognition receptor«, RIG-I »Retinoic acid inducible gene I«, RLR = »RIG-I-like receptors«, ssRNA = einzelsträngige RNA, TLR = »toll-like receptor«.

gefördert. Beide Faktoren sind in der Sepsis ebenfalls drastisch erhöht (Gaïni et al. 2007).

Die Bindung von LPS und die Konstituierung des oben beschriebenen Komplexes führt zur Initiierung einer proinflammatorischen Signalkaskade über die Adapterproteine »TIR domain-containing adapter protein« (TIRAP) und »myeloid differentiation primary response 88« (MyD88), die in der Aktivierung des zytoplasmatischen Transkriptionsfaktors »nuclear factor« (NF)-κB mündet. NF-κB transloziert in der Folge in den Zellkern und bindet dort an distinkte Bindestellen im Promotorbereich zahlreicher Gene, die es nachfolgend aktiviert.

> **Der Transkriptionsfaktor NF-κB zählt zu den Schlüsselfaktoren der angeborenen Immunantwort.**

Die proinflammatorische Wirkung des TLR4 ist maßgeblich von der Lokalisierung auf der Zellmembran abhängig. Nach Aktivierung auf der Zellmembran transloziert der TLR4-Komplex durch die Wirkung der Phosphoinositid-3-Kinase (PI3K) in Endosomen. Hier kommt es durch die Nutzung der alternativen Adapterproteine »TIR-domain-containing adapter-inducing interferon-β« (TRIF) und »TRIF-related adaptor molecule« (TRAM) neben NF-κB auch zur Aktivierung des Transkriptionsfaktors »Interferon regulatory factor 3« (IRF3).

Als Konsequenz kommt es zur Expression antiinflammatorischer Zytokine wie IFN-β und Interleukin-10. Wird die Wirkung der PI3 K geblockt, kommt es im septischen Tiermodell zu einer persitierenden Inflammation die mit einer erhöhten Sterblichkeit einhergeht (Aksoy et al. 2012). Die Balancierung zwischen »frühem« MyD88- und »spätem« TRIF-vermittelten Signal ist somit von integraler Bedeutung für den Organismus.

IFN-β wirkt auto- und parakrin über Membranrezeptoren wie »Inteferon-α/β receptor« (IFNAR) und induziert eine Aktivierung des JAK-STAT-Signalweges, der wiederum zur Aktivierung von distinkten Genen führt, u. a. dem Gen, welches für die (Pro-) Caspase-11 kodiert.

> **Caspasen sind Cysteinproteasen, die im Rahmen zellulärer Signalkaskaden aktiviert werden und eine zentrale Rolle bei Inflammation und Zelltod spielen.**

Eine Kontamination des Zytoplasmas mit LPS bewirkt durch die direkte Bindung an Caspase-11 deren Aktivierung (Shi et al. 2014) sowie sekundär der Caspase-1, die eine Hauptkomponente einer besonderen immunologischen Struktur darstellt – dem Inflammasom (► Abschn. 3.2.3; Broz u. Monack 2013).

Dabei handelt es sich um zytoplasmatische Multiproteinkomplexe, die sich ausgelöst durch

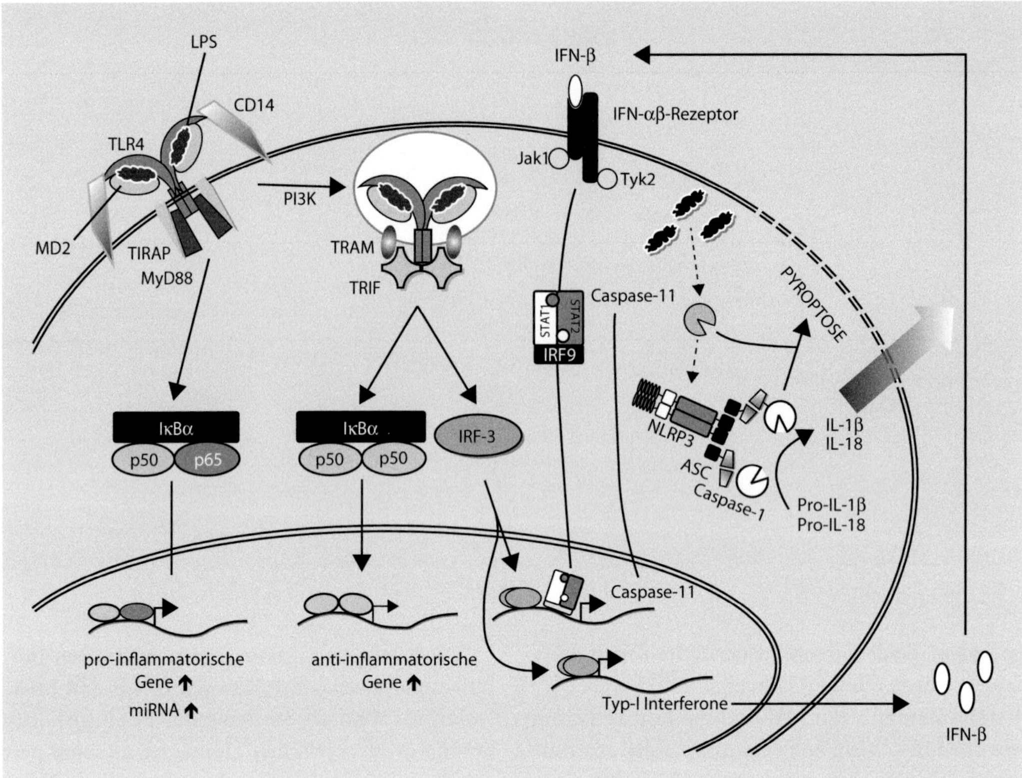

Abb. 3.2 Zelluläre Erkennung von LPS. Das Schema zeigt sowohl den »klassischen« Weg der LPS-Erkennung über TLR4 als auch den Aktivierungsweg über Caspase-11. Je nach Lokalisierung des TLR4 werden unterschiedliche Signalkaskaden und in Folge Genexpressionsmuster aktiviert. Eine Kontamination des Zytoplasmas mit LPS bewirkt eine Aktivierung der Caspase-11, die in der Folge das NLRP3-Inflammasom aktiviert. Daraus resultiert eine Bildung von reifem IL-1β und -18 sowie der Zelltod durch Pyroptose (LPS = Lipopolysaccharid, TLR4 = Toll-like-Rezeptor 4, PI3K = Phosphoinositid-3-Kinase, TIRAP = »toll-interleukin-1 receptor domain-containing adapter protein«, MyD88 = »myeloid differentiation primary response gene 88«, TRAM = »TRIF-related adaptor protein«, TRIF = »TIR-domain-containing adapter-inducing interferon-β«, IκBα = »nuclear factor of kappa light polypeptide gene enhancer in B-cells inhibitor alpha«, IRF = »interferon regulatory factor«, Jak1 = Janus-kinase 1, Tyk2 = Tyrosine-kinase 2, STAT = »signal transducers and activators of transcription«, NLRP3 = »NACHT, LRR and PYD domains-containing protein 3«, ASC = »apoptosis-associated speck-like protein containing a CARD«, IL = Interleukin, IFN-β = Interferon β)

ein mehrstufiges Signal konstituieren und deren Aktivität die Caspase-1-vermittelte proteolytische Spaltung von Vorläufermolekülen in reife Zytokine (IL-1β, IL-18) sowie die Induktion der Pyroptose (Abb. 3.3), eines immunogenen Zelltodmechanismus, zur Folge hat (Schroder u. Tschopp 2010). Der oben beschriebene JAK/STAT-Weg vermittelt auch Hyperacetylierung des im Zellkern lokalisierten DAMPs HMGB1, das in der Folge in das Cytoplasma transloziert und von hier während der Pyroptose neben anderen DAMPs ebenfalls freigesetzt wird (Lu et al. 2014).

3.2.3 Inflammasome

Kanonische Inflammasome bestehen neben dem beschriebenen Effektormolekül Caspase-1 zudem aus einem PRR aus der Familie der NLR (z. B. NLRP3, aber auch verschiedene RLR) und dem Adaptorprotein »apoptosis-associated speck-like protein containing a CARD« (ASC).

Als **nichtkanonische Inflammasome** bezeichnet man Strukturen ähnlicher Funktion, aber anderer Zusammensetzung. Dazu zählt auch eine

Form des Inflammasoms, welches sich aus dem PRR für fungales Zymosan, Dectin-1, den Adaptorproteinen ASC und »mucosa-associated lymphoid tissue lymphoma translocation protein 1« (MALT1) und der Caspase-8 zusammensetzt und eine wichtige Funktion bei der antifungalen Immunreaktion durch eine spezifische T-Zellpopulation, die TH17-Zellen, spielt (Gringhuis et al. 2012).

Die Aktivierung kanonischer Inflammasomkomplexe wie des NLRP3-Inflammasoms erfordert im ersten Schritt ein Priming der Zellen durch die Bindung von PAMPs an z. B. TLRs, was in einer Erhöhung der Expression von Komponenten des Inflammasoms, aber auch der Zytokinvorläufer mündet. Im zweiten Aktivierungschritt kommt es zur Formierung des Komplexes und zur Aktivierung der Caspase. Auslöser hierfür können mikrobielle Bestandteile aus Lysosomen, intrazelluläre ROS oder der Ausstrom von K^+-Ionen sein. Caspase-11 wirkt wie oben beschrieben als unabhängiger Aktivator, aus dem kanonischen wird in Folge der Bindung von Caspase-11 ein nichtkanonisches Inflammasom.

Unter Berücksichtigung der hohen Konzentrationen an IL-1β und IL-18 im Plasma septischer Patienten scheint die Aktivierung des Inflammasoms zumindest in der Anfangsphase eine wichtige Facette der Erkrankung darzustellen. Zudem konnte nachgewiesen werden, dass nach antibiotikainduzierter Zerstörung der intestinalen Mikrobiota und der damit verbundenen Selektion und Expansion resistenter Pathobionten diese nach zusätzlicher Schädigung des Darms eine systemische Inflammation auslösen, die durch die Aktivität eines heterooligomeren Inflammasoms unter Beteiligung der NLRs Naip5 und Nlrc4 getragen wird (Trinidad et al. 2012).

Eine besondere Funktion zeigt die Caspase-12. Unabhängig von ihrer enzymatischen Aktivität wirkt diese als Inhibitor der Caspase-1. Im septischen Tiermodell zeigen Caspase-12-defiziente Tiere eine verbesserte Immunreaktion, die mit einer verbesserten Eliminierung der Bakterien und einem besseren Überleben einhergeht (Saleh et al. 2006).

3.2.4 Komplementsystem

Neben den zellulären Bestandteilen des angeborenen Immunsystems existiert ein mächtiger humoraler Bestandteil – das Komplementsystem. Sofern aufgrund einer früheren Infektion spezifische Antikörper im Organismus vorhanden sind, markieren diese den eingedrungenen Mikroorganismus und bewirken u. a. eine Rekrutierung des Komplementfaktors 1q (C1q) (klassischer Aktivierungsweg). Im weiteren Verlauf der Kaskade binden weitere Faktoren, bis am Ende schließlich die Formierung des »membrane attack complex« (MAC) folgt, eines aus zahlreichen C9-Molekülen gebildeten Tunnels, der die Zielmembran penetriert. Schlüsselstellen der Aktivierungskaskade sind die Spaltung von C3 und C5 (jeweils in ein Fragment a und b). Während C3a und C5a potente Anaphylatoxine darstellen, handelt es sich bei C3b und C5b um integrale Bestandteile der Kaskade.

Die alleinige Markierung (Opsonierung) mit C3b verbessert die Aufnahme der Mikroorganismen durch Phagozyten um ein Vielfaches. Dies wird durch entsprechende Rezeptoren auf der Zelloberfläche der Phagozyten vermittelt, die entweder den Fc-Anteil der Antikörper (FcγRI, II und III) oder C3b (»complement receptor 1«, CR1) erkennen.

Der alternative Aktivierungsweg des Komplementsystems beginnt mit einer spontanen Hydrolyse von C3 in die beiden Fragmente. In Abwesenheit eines Mikroorganismus werden diese schnell inaktiviert. Kommt es zur Bindung von C3b an die Membran, kann daraus jedoch die Aktivierung der gesamten Kaskade resultieren.

Im Plasma von Patienten mit Sepsis sind verschiedene Komplementfaktoren stark erhöht, darunter auch die oben genannten immunologisch wirksamen Fragmente C3a und C5a (Ward 2010). Die hohen Plasmaspiegel deuten darauf hin, dass es eine exzessive Aktivierung des Komplementsystems in der Sepsis gibt und die entsprechenden Rezeptoren (im Fall von C5a die Rezeptoren C5aR und C5L2), die überwiegend von Makrophagen, neutrophilen Granulozyten und Endothelzellen exprimiert werden, abgesättigt sind.

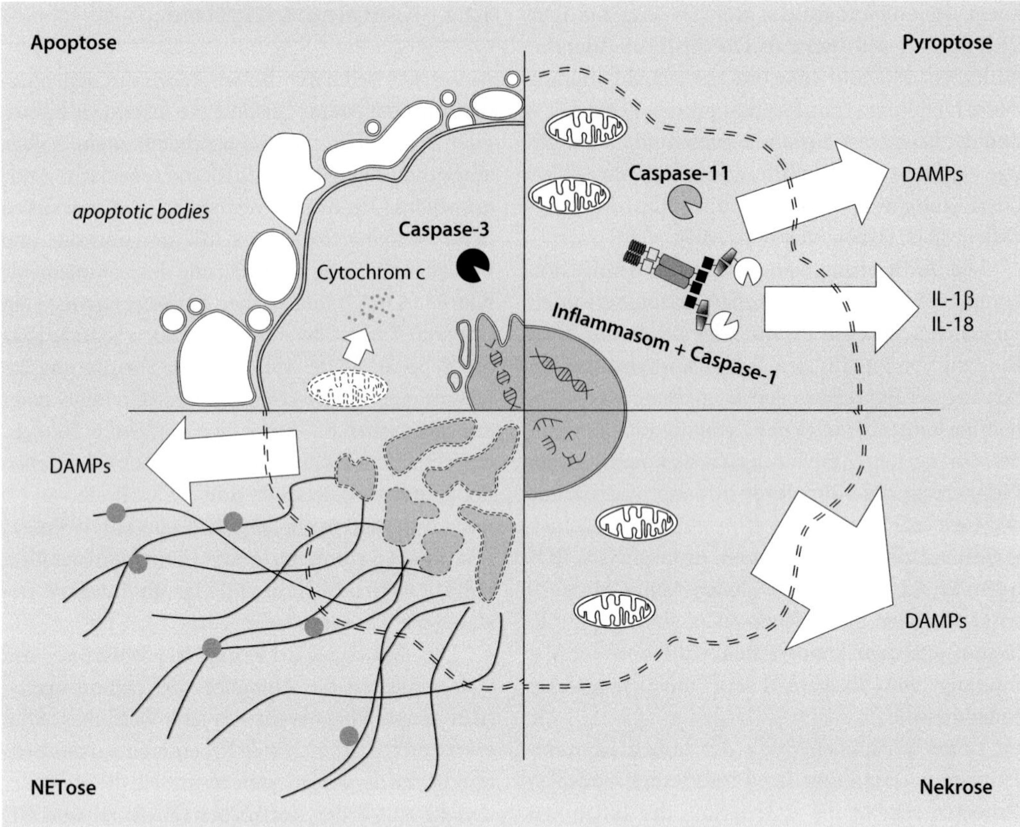

Abb. 3.3 Die 4 Formen des Zelltodes. Als Alleinstellungsmerkmal behalten apoptostische Zellen ihre Membranintegrität, die Zellen verkleinern sich durch die Abschnürung von Vesikeln gefüllt mit Zellinhalt (»apoptotic bodies«). Da kein Zellinhalt freigesetzt wird, verläuft der Zelltod immunologisch »still«, während durch Pyroptose, Nekrose und NETose sterbende Zellen aufgrund der Freisetzung von DAMPs (und Zytokinen im Fall der Pyroptose) selbst Auslöser starker Immunreaktionen sind

Niedrige, lokal begrenzte Konzentrationen an C5a entfalten eine positive Wirkung auf Immun- und Endothelzellen: Makrophagen und neutrophile Granulozyten werden aktiviert und zeigen eine verbesserte Phagozytose und Chemotaxis, Endothelzellen erhöhen die Expression von Adhäsionsmolekülen und Chemokinen, die für die Rekrutierung von Immunzellen an den Ort der Infektion sorgen. Im Gegensatz dazu induzieren hohe systemische Konzentrationen von C5a, wie sie in der Sepsis regelhaft zu finden sind, eine Dysfunktion der neutrophilen Granulozyten bei gleichzeitiger Überreaktion der Makrophagen und Endothelzellen. Bei diesem Aspekt des Immunsystems wird erkennbar, dass es einen schmalen Grat zwischen adäquater Reaktion und »too much of a good thing« gibt.

3.2.5 »Damage-associated molecular patterns« (DAMPs)

Die Sepsis ist eine Komplikation, die oftmals sekundär nach großen chirurgischen Eingriffen oder Traumata entsteht. Durch die damit verbundene physikalische Gewebeschädigung kommt es zum nekrotischen Zelluntergang und der Freisetzung von endogenen Zellbestandteilen, die als Alarmine oder auch »damage-associated molecular patterns« (DAMPs) bezeichnet werden (Abb. 3.3).

Auch ohne vorherige Operation können ischämische Zustände im Verlauf der Sepsis zu einer ausgeprägten Nekrose führen. Die Freisetzung von DAMPs ist ein Charakteristikum der Nekrose, apoptotische Zellen verlieren ihre zelluläre Integrität im Verlauf des Prozesses nicht. Wie die Namensverwandschaft zu den PAMPs vermuten lässt, besitzen auch DAMPs eine starke immunologische Wirkung, die ebenfalls über die PRRs der Immunzellen vermittelt wird. In der Tat sind einige Immunrezeptoren in der Lage, neben PAMPs auch DAMPs zu erkennen und eine Aktivierung der Zellen zu vermitteln. Neben dem TLR4 ist insbesondere RAGE bei der Erkennung von DAMPs involviert.

Der Multiligandenrezeptor bindet u. a. HMGB1 und Proteine aus der Familie der Calgranuline (S100A8 und S100A12) und besitzt eine proinflammatorische Wirkung (Bopp et al. 2008). In der Sepsis partizipiert der Rezeptor in der anfänglichen Immunreaktion, ist aber für die adaptive Immunreaktion entbehrlich (Liliensiek et al. 2004).

Ein DAMP zeichnet sich durch verschiedene Eigenschaften aus:

- hohe Abundanz in einer Vielzahl von Körperzellen,
- führt nach einer Freisetzung während der Nekrose zu hohen extrazellulären Konzentrationen,
- kann Immunzellen aktivieren und somit sekundär eine Regeneration geschädigter Strukturen einleiten.

HMGB1 erfüllt diese Kriterien und war eines der ersten beschriebenen DAMPs. Originär handelt es sich bei HMGB1 um ein nukleäres, DNA-assoziiertes Protein mit Funktion in der Organisation des Chromatins. Im Rahmen steriler oder septischer Entzündungsreaktionen kann es passiv, aber auch aktiv aus Zellen freigesetzt werden. Im Vergleich zu anderen Botenstoffen besitzt es eine verzögerte Kinetik, die es als potenziellen späten Mediator der systemischen Immunreaktion ins Gespräch brachte (Wang et al. 1999).

In der Tat zeigen Patienten mit Sepsis eine hohe Plasmakonzentration von HMGB1. Mittlerweile ist bekannt, dass die immunologische Wirkung von HMGB1 maßgeblich durch das extrazelluläre Redoxmilieu bestimmt wird, welches sich auf die Konformation des Proteins auswirkt. Die Funktion variiert dadurch zwischen Chemokin (reduzierte Cysteine), Zytokin (teiloxidierte Cysteine) bis hin zu keiner Wirkung bei vollständiger Oxidation des Moleküls. In Anbetracht des hohen oxidativen Stresses in der Sepsis ist daher fraglich, welche Wirkung durch die Präsenz von HMGB1 vermittelt wird (Yang et al. 2013). Darüber hinaus bildet HMGB1 Komplexe mit zahlreichen Zytokinen und PAMPs, was zu einer synergistischen Verstärkung der Immunreaktion unter Beteiligung verschiedenster PRR beiträgt. In diesem Kontext agiert HMGB1 als Trägermolekül, das den Transport der tatsächlichen Liganden zu ihren Rezeptoren vermittelt (Bianchi 2009).

Zusammengefasst ist die Funktion von HMGB1 somit abhängig von verschiedenen äußeren Faktoren, und eine bloße Präsenz bedingt nicht zwangsläufig eine Funktion.

Mitochondrien sind im Laufe der Evolution durch Aufnahme prokaryotischer Organismen in die Zelle entstanden. Auf Basis ihrer Herkunft besitzen sie ein Subgenom mit hohem GC-Gehalt und formylierte Proteine. Bei einer Zellschädigung und Freisetzung wirken diese »endogenen PAMPs« im Tiermodell stark immunogen und können eine systemische Entzündungsreaktion induzieren (Zhang et al. 2010).

Zusammengefasst zeigt sich, dass sich in komplexen Krankheitsbildern wie der Sepsis die Signale der endogenen DAMPs mit denen der PAMPs auf Ebene der Immunzellen überlagern, was die daraus resultierende Immunreaktion schwer vorhersehbar macht.

3.2.6 Konsequenzen aus der Aktivierung des Immunsystems

Das frühe Merkmal einer Sepsis ist die Manifestation eines »systemic inflammatory response syndrome« (SIRS). Die oben beschriebenen Mechanismen der Erkennung und Aktivierung unterscheiden sich nicht zwischen einer lokal begrenzten und systemischen Immunreaktion, die Unterscheidung wird durch die quantitative und qualitative Reaktion der Zellen getroffen.

3

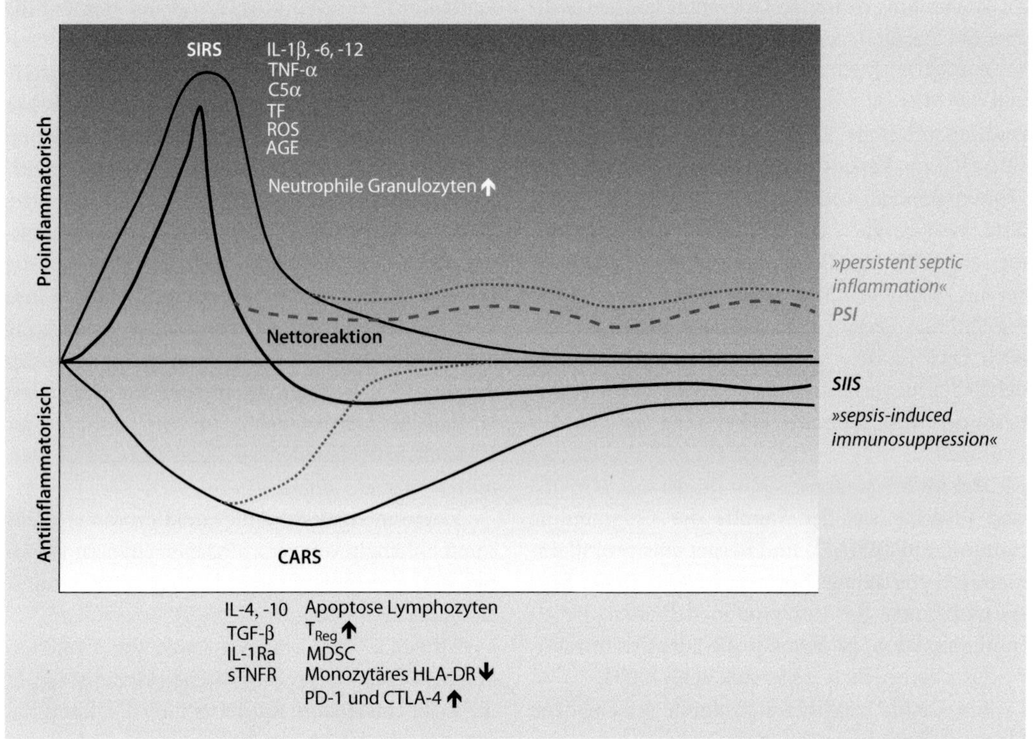

Abb. 3.4 Schematische Darstellung möglicher Verlaufsformen der Sepsis. Früh in der Sepsis kommt es zu einem fulminanten »systemic inflammatory response syndrome« (SIRS), das mit der Freisetzung zahlreicher Immunmediatoren verbunden ist (Zytokinsturm). Zeitgleich initiiert das Immunsystem ein »compensatory anti-inflammatory response syndrome« (CARS), das durch seine Mechanismen einen gegenläufigen Prozess darstellt. Die Nettoreaktion des Immunsystems (dicke Linien) ergibt sich aus der Gesamtheit der Prozesse. Überwiegt das CARS, resultiert daraus einen »sepsis-induced immunosuppression«, im umgekehrten Fall eine »persistent septic inflammation« (IL = Interleukin, TNF-α = Tumornekrosefaktor α, TF = »tissue factor«, ROS = »reactive oxygen species«, AGE = »advanced glycation endproducts«, TGF-β = »transforming growth factor β«, IL-1Ra = »Interleukin-1 receptor antagonist«, sTNFR = »soluble TNF receptor«, TReg = regulatorische T-Zellen«, MDSC = »myeloid-derived suppressor cells«, HLA-DR = »human leucocyte ANTIGEN DR«, PD-1 = »Programmed death-1«, CTLA-4 = »cytotoxic T-lymphocyte antigen 4, PSI = »persistent septic inflammation«, SIIS = sepsis-induced immunosuppression«)

Eine Grundvoraussetzung für die systemische Reaktion ist zudem das Versagen des Organismus, eine lokale Entzündung zu begrenzen. Dies beinhaltet die Eindämmung der eingedrungenen Krankheitserreger selbst und ihrer immunogenen Bestandteile sowie der Zytokine, die über entsprechende Rezeptoren ebenfalls zu einer Aktivierung von Immunzellen führen.

Ein bezeichnendes Merkmal von Immunreaktionen ist der exponentielle Charakter. Eine einzelne Immunzelle aktiviert über Botenstoffe oder direkte Interaktion weitere Immunzellen, diese wiederum zahlreiche andere Zellen und so weiter. So entsteht nicht zuletzt der für das SIRS charakteristische Zytokinsturm in der Anfangsphase der Sepsis (Abb. 3.4). In dieser frühen Phase dominieren proinflammatorische Zytokine wie Tumornekrosefaktor-α (TNF-α), IL-1β, IL-6, IL-12 oder »macrophage migration inhibitory factor« (MIF), die an erster Stelle von den durch den direkten Kontakt mit Mikroorganismen aktivierten Zellen des angeborenen Immunsystems sezerniert werden.

Früh werden durch diese Zytokine, aber insbesondere auch durch direkte Zell-Zell-Interaktion Zellen des adaptiven Immunsystems aktiviert. Dazu bilden naive T-Helferzellen zu APCs wie

Makrophagen oder dentritischen Zellen eine »immunologische Synapse« aus, in deren Zentrum der T-Zellrezeptor-Komplex die durch MHC-Klasse II auf der Oberfläche von APCs präsentierten Antigenfragmente erkennt und in Anwesenheit entsprechender kostimulierender Faktoren zu einer Polarisierung der naiven T-Helferzellen in proinflammatorische TH1-Zellen führt. Neben TH1 wurden bislang auch TH2, 9,17 und 22 sowie regulatorische T-Zellen (Treg) charakterisiert, die benannt sind nach dem jeweiligen sezernierten Leitzytokin.

Die T-Helferzellen sind fundamentale Konzertmeister der Immunreaktion und orchestrieren in Abhängigkeit der eigenen Identität sowohl pro- als auch antiinflammatorische Reaktionen.

Eine besondere Klasse der Antigene stellen die Superantigene dar, zu denen das von dem grampositiven Bakterium Staphylococcus aureus gebildete »toxic shock syndrome toxin« (TSST) zählt. Dieses bindet an die MHC-II-Moleküle und fixiert die Interaktion zwischen APC und T-Zellen, was in einer Hyperaktivierung der T-Zellen und einem massiven Ausstoß proinflammatorischer Zytokine resultiert und so zu einer rapiden Manifestation eines septischen Schocks beiträgt. Zytokine sind keine exklusiven Signalmoleküle des Immunsystems, sie wirken über entsprechende Rezeptoren auf zahlreiche Zelltypen des Organismus ein und bewirken auch hier funktionelle Änderungen. Beispielhaft seien hier die Kardiomyozyten, Endothelzellen und Hepatozyten angeführt, die später in diesem Kapitel noch aufgegriffen werden.

Der T-Zell-Aktivierung ist die Phagozytose von Mikroorganismen durch APCs vorausgegangen. Neutrophile Granulozyten hingegen zählen zu den Phagozyten ohne antigenpräsentierende Funktion, sie tragen aber die Hauptlast bei der direkten Eliminierung von Mikroorganismen. In der Sepsis kommt es zu einer starken Neubildung neutrophiler Granulozyten, was sich durch eine Erhöhung unreifer Vorläuferzellen im peripheren Blut der Patienten abzeichnet. Ausgelöst wird die myeoloide Expansion durch Zytokine wie dem »granulocyte macrophage colony-stimulating factor« (GM-CSF), der von diversen Immun- und Endothelzellen gebildet wird. Zu den kürzlich charakterisierten Produzenten zählen die milzständigen Inflammatory-response-activator-B-Zellen (IRA B-Zellen), die in der murinen Sepsis eine Schlüsselposition in der Immunreaktion einnehmen (Rauch et al. 2012). Aufgrund ihrer »nicht klassischen« Funktion zählen die IRA-B-Zellen neben anderen Vertretern zu der Familie der »innate lymphoid cells« (ILC) (Walker et al. 2013). Die Vertreter dieser Familie vereinen Eigenschaften innater und adaptiver Zellen und verwässern die dogmatische Trennung der beiden Teile des Immunsystems.

Neutrophile Granulozyten sind in der Lage, Krankheitserreger direkt durch verschiedene Mechanismen zu zerstören, und sie sind die Haupteffektorzellen des angeborenen Immunsystems. Als Phagozyten können die Zellen Mikroorganismen aufnehmen und intrazellulär verdauen. Dabei kommt es zum »oxidativen Burst«, einer intrazellulären Freisetzung von reaktiven Sauerstoffspezies (»reactive oxygen species«, ROS), die eine Zerstörung der aufgenommenen Pathogene ermöglicht.

Eine Alternative ist der Prozess der Degranulierung, bei dem der antimikrobielle Inhalt der Granula in den Extrazellularraum ausgeschüttet wird und dort unmittelbar auf die Mikroorganismen wirkt. Dieser unspezifische Mechanismus trägt maßgeblich zur lokalen Gewebeschädigung bei und bedarf einer engen Kontrolle. Insbesondere die freiwerdenden ROS stehen im Verdacht, fundamental zum hohen oxidativen Stress des Organismus während einer Sepsis beizutragen.

Ein letzter Mechanismus der neutrophilen Granulozyten ist die Bildung von »neutrophil extracellular traps« (NET). Dabei stoßen die Zellen nach Aktivierung aktiv das nukleäre Chromatin aus und bilden extrazelluläre DNA-Netze, an denen verschiedene antimikrobiell wirksame Proteine (u. a. Histone und Myeloperoxidasen) gebunden sind. Die Bildung der NETs kann durch den immunogenen Zelltodmechanismus der NETose mit dem Untergang der Zellen verbunden sein (◘ Abb. 3.3), aber auch davon unabhängig durch andere Mechanismen vonstatten gehen (Phillipson u. Kubes 2011). Präklinische Studien legen nahe, dass die intravasale Bildung der NETs durch die Bindung von LPS-aktivierten Thrombozyten an neutrophile Granulozyten ausgelöst wird (Clark et al. 2007).

Die NETs führen einerseits zur direkten Tötung von Mikroorganismen, sie verhindern als physikalische Barriere und durch ihren prokoagulatorischen Einfluss auf das Gerinnungssytem in den Blutgefäßen des Infektionsherdes aber auch eine systemische Disseminierung der Infektion (◘ Abb. 3.6). Im Tiermodell führt eine Beseitigung der NETs durch therapeutische Gabe von DNasen zu einer Ausbreitung der Infektion und einer erhöhten Sterblichkeit (Meng et al. 2012).

3.2.7 Das Immunsystem in der Spätphase der Sepsis

Immunreaktionen bedürfen einer engen Kontrolle, um den Organismus nicht selbst in Mitleidenschaft zu ziehen. Zudem können erst nach Beendigung der »heißen Phase« die Reparaturmechanismen des Organismus eingeleitet werden, um die Homöostase wieder herzustellen. Auch in der Pathophysiologie der Sepsis kommt es regelhaft und sehr früh zu einer entsprechenden Gegenregulation des Immunsystems, des »compensatory anti-inflammatory response syndrome« (CARS).

Der Aspekt der Gegenregulation ist dabei ein universelles Phänomen von Regelkreisen, um übersteigerte Amplituden der Reaktion zu verhindern.

Praxistipp

Grundsätzlich ist es nur schwer möglich, den jeweiligen funktionellen Zustand des Immunsystems aus der Messung einzelner Faktoren zu interpolieren, da sowohl pro- als auch antiinflammatorische Faktoren zeitgleich auf die Zellen wirken (◘ Abb. 3.4).

Dennoch wird die Relevanz dieses Geschehens in der Sepsis unterstrichen durch die Erkenntnis, dass ein Großteil der Patienten mit Sepsis erst in einer späten Phase sterben und diese assoziiert ist mit einem vermehrten Auftreten von nosokomialen und opportunistischen Infektionen bakterieller, fungaler und viraler Genese, was auf eine Beeinträchtigung des Immunsystems schließen lässt – einer »sepsis-induced immunosuppression« (SIIS). Alternativ existiert die Hpothese, dass die späte Sepsis von einer chronisch persistierenden Proinflammation begleitet wird, die in einem »Burnout« der Immunzellen mündet (»persistent septic inflammation«, PSI).

In Analogie zum fulminanten SIRS beginnt auch das CARS früh mit der Sezernierung antiinflammatorischer Zytokine durch die Immunzellen, darunter IL-10, »transforming growth factor β (TGF-β), »IL-1 receptor antagonist« (IL1RA) und löslicher TNF-Rezeptoren (sTNFR). Die letzten beiden Faktoren entfalten ihre Wirkung durch das Abfangen von IL-1β bzw. TNF-α, was eine Bindung der Faktoren an membranständige Rezeptoren verhindert. Während IL1RA als Genprodukt gebildet wird, handelt es sich bei sTNFR um den proteolytisch von der Zellmembran gespaltenen Rezeptor. Verantwortlich hierfür sind Matrixmetalloproteinasen (MMP), deren Aktivität durch immunologische Stimuli reguliert wird und die somit einen negativen Feedback-Mechanismus zur Regulation von Immunreaktionen darstellen (Khokha et al. 2013). Neben den TNF-Rezeptoren zählen der IL-6-Rezeptor, aber auch Vertreter der PRRs wie RAGE zu den Zielstrukturen der MMPs. Entsprechend der Aktivität sind hohe Konzentrationen dieser löslichen Faktoren im Plasma septischer Patienten nachweisbar.

Infolge des septischen Insults kommt es zu einem apoptotischen Untergang von B- und T-Lymphozytenpopulationen, während APCs nicht betroffen sind. Im Kontrast kommt es sogar zur Expansion distinkter Zellpopulationen wie den regulatorischen T-Zellen und »myeloid-derviced suppressor cells«, die potente antiinflammatorische Wirkung besitzen. Extrinsische Auslöser der Apoptose sind die in der Sepsis in großer Menge zirkulierenden Faktoren der Tumornekrosefaktor-Familie wie TNF-α oder »tumor necrosis factor related apoptosis inducing ligand« (TRAIL) sowie den FAS-Liganden (FasL).

Eine Bindung an die entsprechenden Rezeptoren (TNF-Rezeptor I, »death receptors« 4/5 und Fas) bewirkt eine Aktivierung von Inititator- und nachfolgend Effektor-Caspasen, darunter Caspase-3, deren Aktivität zur Fragmentierung der DNA führt. Der TNF-Rezeptor I besitzt eine duale Rolle: Auf der einen Seite bewirkt er eine proinflammatorische Aktivierung der Zellen, verzögert kann er jedoch auch den Zelltod durch Apoptose oder Nekroptose induzieren. Die Weichen hierfür werden durch intrazelluläre Faktoren gestellt. Die Nekroptose stellt eine programmierte Variante der Nekrose dar, mit allen entsprechenden Eigenschaften wie dem zellulären Integritätsverlust und der Freisetzung von DAMPs (◘ Abb. 3.3).

Im septischen Tiermodell konnte gezeigt werden, dass die Entscheidung des einzuschlagenden Zelltodwegs durch die receptor-interacting protein kinases (RIPKs) 1 und 3 vermittelt wird und eine Verschiebung zugunsten der Apoptose durch Blockade dieser Enzyme die Sterblichkeit deutlich senkt (Duprez et al. 2011).

> **Nekrose scheint daher neben der Apoptose eine treibende Kraft der Immunreaktion in der Sepsis zu sein.**

Neben der extrinsischen Aktivierung der Apoptose kann zudem zellulärer Stress zu einer intrinsischen Aktivierung beitragen. Ursächlich hierfür sind der Verlust der Membranintegrität der Mitochondrien oder »ER-Stress« durch erhöhtes »protein trafficking« oder der Akkumulation falsch gefalteter Proteine (»unfolded protein response«). Im Kontrast zur Nekrose behalten apoptotische Zellen in der Regel bis zuletzt ihre Membranintegrität, sodass keine Freisetzung von DAMPs geschieht. Der Zelltod geht somit zunächst immunologisch »still« vonstatten, sekundär jedoch werden die apoptotischen Zellen durch Phagozyten beseitigt und bewirken in der Folge einen Shift hin zu einem TH2-Zytokinmilieu und eine potente Immunsuppression der Zellen, welche bis hin zu einer zellulären Anergie führen kann (Hotchkiss u. Nicholson 2006). Beide Phänomene sind im Rahmen der Sepsis gut beschrieben.

Im Gegensatz zu dem proinflammatorischen TH1-Milieu zählen zu den TH2-Zytokinen vorwiegend antiinflammatorische und immunmodulierende Botenstoffe, die aktive Entzündungsprozesse bremsen und Reparaturprozesse einleiten. Dazu zählen auch IL-4 und -13, unter deren Einfluss es sowohl zur Differenzierung verbliebener T-Zellen zu TH2-Zellen, aber auch der Polarisierung von klassisch aktivierten M1- zu alternativ aktivierten M2-Makrophagen kommt. M1-Makrophagen zeichnen sich durch ein proinflammatorisches Genexpressionsmuster aus, darunter verschiedene proinflammatorische Interleukine und die induzierbare NO-Synthase (iNOS).

M2-Makrophagen hingegen exprimieren antiinflammatorische Zytokine wie IL-10 und TGF-β1 sowie verschiedene MMPs. Zudem sind sie die Handwerker des Organismus und von fundamentaler Bedeutung beim Prozess der aktiven Auflösung (»Resolution«) der Entzündungsreaktion und Gewebereparatur. Die aktive Auflösung stellt einen Mechanismus dar, der durch aus Omega-3-Fettsäuren gebildeten Lipidmediatoren (Resolvine, Protectine und Maresine) vermittelt wird. Im Kontrast zur passiven Gegenregulation durch antiinflammatorische Mediatoren bewirken sie eine Entfernung von Immunzellen vom Ort der ursprünglichen Infektion und bilden die Voraussetzung für die Reparatur geschädigter Strukturen.

> **Störungen dieses fundamentalen Prozesses und damit verbunden »nicht auflösende Entzündungsprozesse« sind eine potenzielle Ursache zahlreicher Erkrankungen (Nathan u. Ding 2010).**

Bei den Makrophagenentitäten M1 und M2 handelt es sich jeweils um Extremausprägungen der Polarisierung, Makrophagen besitzen eine enorme Plastizität und Dynamik und können ihren funktionellen Zustand schnell an äußere Einflüsse adaptieren. Zahlreiche Signalwege konvergieren hierbei auf Ebene der Zellen und definieren den Phänotyp durch Genexpressionsänderungen. Der traditionell oftmals als Transkriptionsfaktor mit ausschließlich proinflammatorischer Wirkung angesehene NF-κB spielt hier eine wesentliche Rolle. Während proinflammatorische Reaktionen die Bindung des Heterodimers p50/p65 an entsprechende Bindestellen voraussetzen, führt eine Bindung von p50-Homodimeren zu einer Orchestrierung antiinflammatorischer Gene (◘ Abb. 3.2). (Porta et al. 2009).

3.2.8 Epigenetische Mechanismen der Sepsis

Eine relevante Regulationsebene der Makrophagenpolarisierung, aber auch im globalen Kontext des Immunsystems stellen posttranslationale Modifikationen der DNA-assoziierten Histone und die Methylierung von Cysteinbasen der DNA dar. Da sich die Veränderungen »oberhalb« des genetischen Codes abspielen, werden diese Mechanismen unter dem Begriff der epigenetischen Regulation subsumiert.

Bei den Histonmodifikationen handelt es sich um dynamische Markierungen, die über die gegensätzliche Enzymaktivität, z. B. der Histonacetyltransferasen (HAT; acetyliert entsprechende Aminosäuren) und Histondeacetylase (HDAC; entfernt die Acetylierung), reguliert werden. Deren Aktivität untersteht dem Einfluss äußerer Signale, wie sie im Bereich des Immunsystems klassisch vorkommen. Die resultierende »Chromatinlandschaft« hat einen fundamentalen Einfluss auf die Genregulation und damit verbunden auf die Determination der zellulären Entwicklung und Immunreaktionen (Natoli et al. 2011).

Inhibitoren der HDACs reduzieren die Reaktion des angeborenen Immunsystems deutlich, was eine wichtige Rolle dieser Enzyme nahelegt (Roger et al. 2011). Darüber hinaus zeigt eine Behandlung mit Inhibitoren von Bromodomän-Proteinen (u. a. i-BET), die an der Erkennung acetylierter Lysine von Histonen beteiligt sind, ebenfalls einen stark antiinflammatorischen Effekt in diversen Tiermodellen systemischer Inflammationsreaktionen (Nicodeme et al. 2010).

Trotz der Dynamik der epigenetischen Regulationsprozesse wird vermutet, dass die durch extreme Auslöser wie einen Zytokinsturm gebildeten epigenetischen Signaturen auch nach Beendigung der Signale persistieren und so ursächlich an den funktionellen Veränderungen verschiedener Körperzellen, allen voran der Immunzellen, beteiligt sind (Carson et al. 2011) (■ Abb. 3.5).

> **Ein bislang unverstandenes Merkmal von Patienten nach überstandener Sepsis ist die auch Monate und Jahre nach der Erkrankung eingeschränkte Immunfunktion: die »post-septic immunosuppression«.**

Aufgrund der kurzen Lebenszeit der Immunzellen von wenigen Tagen lässt sich dieses Phänomen der »post-septic immunosuppression« nicht durch eine einmalige Veränderung der vorhandenen Immunzellen erklären, vielmehr muss die Ursache auf Ebene der hämatopoetischen Stammzellen zu finden sein. Auch hier ist die Beteiligung epigenetischer Mechanismen möglich, da diese Signaturen eine an Tochterzellen übertragbare Information repräsentieren. Eine durch den septischen Insult induzierte epigenetische Reprogrammierung der hämatopoetischen Stammzellen würde so in einer Bildung von ab initio inkompetenten Immunzellen und damit in einer hohen Suszeptibilität der ehemaligen Patienten gegenüber Infektionskrankheiten resultieren. Im Kontext dieser Hypothese ist dann die Frage zu stellen, ob der initiale Insult nicht auch auf Stammzellen der Keimbahn wirkt und durch das hier induzierte »inflammatorische Imprinting« neu gebildeter Ei- und Samenzellen die Sepsis nicht zu einer generationsübergreifenden Bürde aufwächst.

3.2.9 Dysfunktion von Immunzellen

Neben den beschriebenen quantitativen Veränderungen im Immunsystem während einer Sepsis entwickeln die verbliebenen Zellen auch funktionelle Beeinträchtigungen. So zeigen Immunzellen von Patienten mit Sepsis eine drastisch verringerte Stimulierbarkeit. Dieses Phänomen geht einher mit umfassenden Änderungen des Immunphänotyps. Monozyten und Makrophagen verlieren die Expression von HLA-DR auf der Zelloberfläche, was die Interaktion und Kommunikation mit T-Zellen unterbindet. Gleichzeitig steigt die Expression negativ wirkender Liganden wie PD-L1 auf APCs, während T-Zellen im Gegenzug den entsprechenden »receptor programmed death-1« (PD-1) sowie kompetitive Rezeptoren wie »cytotoxic T-lymphocyte antigen-4« (CTLA-4) exprimieren. Letzterer bindet wie CD28 an kostimulierende Faktoren auf der Oberfläche von APCs (CD80/86).

Im Gegensatz zu CD28, dessen Bindung ein essenzielles Signal der T-Zellaktivierung darstellt, bewirkt eine Interaktion von CD80/86 mit CTLA-4 eine Inaktivierung der T-Zellen. Diese Bindungskonstellation wird stöchiometrisch begünstigt durch eine verminderte Expression von CD28. Die beschriebenen Veränderungen entstehen auf Basis umfassender Veränderungen der globalen Genex-

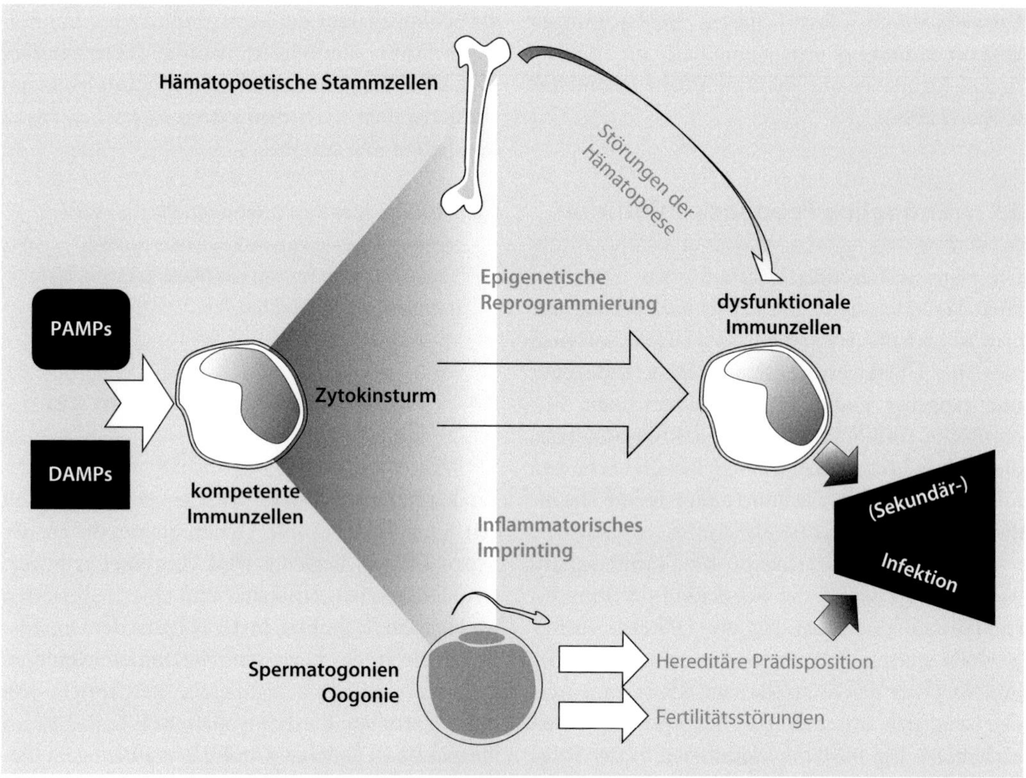

Abb. 3.5 Der (potenzielle) Einfluss epigenetischer Regulationsmechanismen auf die Immunfunktion. Auf eine anfängliche Aktivierung kompetenter Immunzellen folgt eine kompensatorische Dysfunktion (»Endotoxintoleranz«). An deren Ausbildung sind epigenetische Regulationsmechanismen beteiligt, die durch Reprogrammierung der Zellen und der resultierenden Genexpression das Reaktionsmuster verändern. Hypothetisiert wird zudem, ob der Zytokinsturm ähnliche Mechanismen in Vorläuferzellen der Hämatopoese und der Keimbahn induziert und somit nachhaltig sowohl für den Organismus als auch für folgende Generationen eine Immundysfunktion vermittelt, die zu einer Anfälligkeit für Infektionskrankheiten führt.

pression, und sowohl der Immunphänotyp der »T cell exhaustion« als auch inaktiver APCs konnte post mortem bei nahezu allen Patienten mit einem fatalen Verlauf der Sepsis nachgewiesen werden (Boomer et al. 2011), die Veränderungen manifestieren sich jedoch schon im klinischen Verlauf der Sepsis (Boomer et al. 2012).

Ein seit langer Zeit bekanntes Phänomen, das der zellulären Dysfunktion der späten Sepsis sehr nahe kommt, ist die sog. Endotoxintoleranz von Monozyten und Makrophagen (Biswas u. Lopez-Collazo 2009). Ursprünglich beschrieben und umfänglich erforscht wurde dieses Phänomen als ein refraktärer Zustand des Immunsystems von Versuchstieren nach einer einmaligen Applikation von LPS. Auch in gesunden Menschen ist dieser Zustand durch Applikation kleinster Mengen an LPS induzierbar. Dabei weiß man mittlerweile, dass die »Endotoxintoleranz« selbst nicht nur auf eine erneute Konfrontation der Zellen gegenüber LPS beschränkt ist, sondern eine globale Anergie verursacht. Weitergehend ist neben der LPS-induzierten Toleranz auch für zahlreiche andere PAMPs, DAMPs und Interleukine gezeigt worden, dass eine Toleranz ausgebildet werden kann. Interessanterweise sind diese Phänomene nicht zwangsläufig verbunden mit einer globalen Anergie der Zellen, vielmehr zeigen sich hier sehr selektive Toleranzen auf distinkte Stimuli. Das immunologische Konzept des »short-term memory« gegenüber

Umweltfaktoren fasst diese Beobachtungen zusammen und legt erneut eine Relevanz epigenetischer Regulationsmechanismen nahe (Monticelli u. Natoli 2013).

3.3 Endogene Feedback-Inhibition

Die zugrundeliegenden Mechanismen der zellulären Veränderung in der Sepsis sind bislang nur bruchstückhaft verstanden. Naheliegend ist auch hier eine Überlagerung verschiedener endogener und exogener Einflüsse und Mechanismen. Micro-RNAs (miRNAs) sind kurze RNA-Moleküle, die an sequenzähnliche oder- gleiche Bereiche von mRNA-Moleküle binden und dadurch eine Degradierung einleiten.

Sie regulieren die Genexpression somit negativ, was nachweislich bei der Regulation der Immunreaktion auf einen Stimulus wie LPS eine wichtige Rolle spielt. Dazu unterstehen eine Reihe der miRNA-Gene der Kontrolle von NF-κB und werden zeitgleich mit proinflammatorischen Genen exprimiert. Die miRNAs modulieren in der Folge die Expression von Rezeptoren, aber insbesondere auch von Signalmolekülen, Transkriptionsfakoren, Regulatorproteinen und selbst proinflammatorischen Zytokinen wie IL-6 (O'Neill et al. 2011).

Auch die Expression endogener Inhibitorproteine stellt eine relevante Ebene der Regulation dar. Dazu zählen u. a. die Proteine, die zur Inaktivierung der zytoplasmatischen NF-κB-Dimere beitragen (»inhibitor of κB«), aber auch die Familie der »suppressor of cytokine signaling« (SOCS), welche die Signaltransduktion des JAK-STAT-Weges blockieren, der Signale verschiedener Zytokinrezeptoren in den Zellkern weiterleitet.

Auch im Fall der ROS, die in der Sepsis massiv durch Immunzellen gebildet werden, existiert ein negativer Regulationsmechanismus. Alle Körperzellen besitzen endogene Enzyme zur Detoxifizierung von Sauerstoffradikalen, die in geringem Umfang ständig bei der mitochondrialen Atmung entstehen. Versagen diese Enzyme und stehen andere redoxbalancierende Faktoren wie Glutathion nicht mehr zur Verfügung, kommt es zur Induktion von Transkriptionsfaktoren wie dem »activating transcription factor« (ATF3), der im Tiermodell als Schlüsselfaktor der Sepsis-induzierten Immunsuppression identifiziert wurde (Hoetzenecker et al. 2011). In Abwesenheit dieses Faktors bleibt das Immunsystem nach dem ersten septischen Insult kompetent und reagibel.

Viele der hier beschriebenen Mechanismen treten zeitgleich im Rahmen der späten Sepsis auf und tragen zur Manifestation der Immunsuppression bei.

3.4 Autonome Dysfunktion in der Sepsis

Zu den Kriterien für das Vorliegen eines SIRS zählt seit jeher eine erhöhte Herzfrequenz, die in der Sepsis oftmals begleitet wird von einer reduzierten Herzfrequenzvariablität und einer reduzierten Myokardkontraktilität. In der Folge ist der Organismus nicht in der Lage, sein Herzminutenvolumen bedarfsangepasst zu regulieren, man spricht von einer septischen Kardiomyopathie (▶ Kap. 9.4). Im Gegensatz zu anderen Kardiomyopathien geht diese nicht einher mit einer hypoxischen Schädigung des Myokards, sondern ist vollständig reversibel. Ursächlich für dieses Phänomen ist die Wirkung von humoralen Mediatoren, zu denen das bakterielle LPS, aber auch endogene Zytokine wie TNF-α und IL-1β zählen.

Letztere werden von Kardiomyozyten selbst in Reaktion auf inflammatorische Stimuli gebildet und leisten so einen autokrinen Beitrag zum ohnehin in der Sepsis vorherrschenden kardiodepressiven Milieu. Für bakterielles LPS wurde gezeigt, dass es den Schrittmacherstrom der Kardiomyozyten zum einen reduziert, was auf eine direkte Interaktion von LPS mit entsprechenden Kanälen wie dem hHCN2 zurückzuführen ist, zum anderen jedoch auch eine Sensibilisierung der Zellen für adrenerge Stimulation bewirkt (Klöckner et al. 2014).

Einen weiteren Beitrag zur beschriebenen kardialen Situation, insbesondere der verminderten Herzfrequenzvariabilität, leistet ein verminderter parasympathischer Tonus. Dieses ist im Kontext der Sepsis insbesondere im Hinblick auf den Einfluss des Nervensystems auf das Immunsystem von herausragender Relevanz.

Das Konzept des »cholinergen antiinflammatorischen Reflex« postuliert einen neuronalen Regelkreis des Organismus, um eine systemische Entzündungsreaktion zu kontrollieren. Der Regelkreis wurde im Hinblick auf den Wirkmechanismus und die beteiligten Strukturen im Verlauf der Jahre umfassend revidiert und ist bis heute Gegenstand umfassender Forschungsbestrebungen – nicht zuletzt, um den Reflex durch »electroceuticals«, also der Applikation von Reizstrom zur Signalmodulation im Nervensystem, auch therapeutisch nutzbar zu machen. Zunächst wurde der Reflex als eine direkte Interaktion des efferenten Vagusnervs mit Makrophagen beschrieben (Tracey 2002). Der antiinflammatorischer Effekt wurde hier einer Bindung von aus dem stimulierten Vagusnerv sezernierten Acetylcholin an nikotinische α7-Rezeptoren auf den Makrophagen zugeschrieben.

Die Erkenntnis, dass die Milz eine zentrale Struktur des Reflexes darstellt, diese jedoch nicht durch vagale Efferenzen innerviert wird, machte ein Umdenken notwendig. So wurde zwischenzeitlich angenommen, dass im Ganglion coeliacum eine Umschaltung von Signalen des Vagusnervs auf sympathische Milznerven erfolgt. Durch eine Ausschüttung von Noradrenalin im Parenchym der Milz sollten in der Folge über entsprechende Rezeptoren spezifische regulatorische T-Zellen angeregt werden, Acetylcholin zu bilden und zu sezernieren und somit den Reflex zu schließen. Jedoch zeigte sich auch hier, dass keinerlei Projektion vagaler Signale auf milzinnervierende Nervenfasern stattfindet, was den Schluss nahelegt, dass die Signaltransduktion zwischen N. vagus und der Milz auf nicht neuronalem Wege stattfinden muss.

In der Diskussion ist hier eine Mobilisierung peripherer Lymphozyten aus vagal stark innervierten Körperregionen wie dem Gastrointestinaltrakt (Martelli et al. 2014). Gerade in diesem Bereich wurde jedoch der experimentelle Nachweis erbracht, dass eine Stimulation des N. vagus auch eine direkte antiinflammatorische Wirkung auf Gewebemakrophagen besitzt, die unabhängig von der Anwesenheit von T-Zellen und der Milz ist und somit eher dem ursprünglich postulierten cholinergen Reflex entspricht (Matteoli et al. 2013). Darüber hinaus zeigen verschiedene Immunzelltypen, darunter B-Zellen und Makrophagen im gastrointestinalen »mucosal associated lymphoid tissue« (MALT) eine Freisetzung von Acetylcholin in Reaktion auf eine Aktivierung des MyD88-abhängigen Signalweges durch mikrobielle PAMPs. Dadurch kommt es zu einer Regulation in der Rekrutierung neutrophiler Granulozyten, ohne deren zelluläre Funktionen zu beeinflussen (Reardon et al. 2013).

Acetylcholin scheint damit ein relevanter Faktor bei der Aufrechterhaltung der intestinalen Barriere zu spielen. In Anbetracht des altbekannten pathophysiologischen Bildes des »Darms als Motor der Sepsis« ist eine Störung dieses feinbalancierten Regulationssystems mit daraus resultierendem Verlust der Barriereintegrität gerade in der späten Phase der Sepsis naheliegend.

Eine vergleichbar potente antiinflammatorische Wirkung wie das Acetylcholin entfaltet auch eine im Tiermodell der Sepsis durch Elektroakupunktur des Ischiasnerven ausgelöste endogene Dopaminausschüttung. Während intakte vagale Nerven für diese Wirkung notwendig sind, ist auch hierbei die Milz entbehrlich (Torres-Rosas et al. 2014). Diese therapeutische Option ist insbesondere in Anbetracht der in der Klinik oftmals manifestierten Nebenniereninsuffizienz von großem Interesse.

3.5 Endokrine Dysfunktion in der Sepsis

Die **Nebenniere** untersteht einer neuroendokrinen Kontrolle durch den Hypothalamus und die Hypophyse – der sog. HHA-Achse (hypothalam-hypophysär-adrenale Achse). Immunologische Stressoren wie Zytokine, die als Reaktion auf PAMPs durch z. B. die residenten Makrophagen des Gehirns, der Mikroglia, ausgeschüttet werden, wirken auf die Neurone des Hypothalamus und induzieren eine Ausschüttung von Vasopressin und dem »corticotropin-releasing hormone« (CRH). Diese beiden Hormone wiederum stimulieren die Ausschüttung des adrenokortikotropen Hormons (ACTH) aus der Hypophyse. Dieses wirkt schließlich auf die Nebennierenrinde und induziert hier in

Abhängigkeit von der Höhe des Stresses eine Freisetzung des Kortikosteroids Kortisol.

Patienten mit Sepsis leiden häufig an einer Nebenniereninsuffizienz, ein Aspekt, der als »critical illness related corticosteroid insufficiency« (CIRCI) bezeichnet wird (Marik 2009). Hier handelt es sich um eine relative Insuffizienz, bei der es im Verhältnis zum hohen immunologischen Stress zu einer inadäquat niedrigen Kortisolausschüttung kommt. Die Unterfunktion kann eine Folge einer Einblutung in die Nebenniere im Rahmen einer disseminierten intravasalen Koagulopathie (Waterhouse-Friedrichsen-Syndrom) sein, eine häufige Komplikation der Meningokokkensepsis. Zudem können traumatische Hirnverletzungen oder eine organische Unreife insbesondere bei Frühgeborenen in einer Unterfunktion resultieren. Auf Ebene der Kortisolproduktion kann eine therapeutische Langzeitgabe von Kortikosteroiden oder der Einsatz von Etomidat zu einer Dysfunktion führen. Zudem stehen antiinflammatorische Zytokine im Verdacht, negativ auf die HHA-Achse einzuwirken.

Kortisol entfaltet seine Wirkung durch Bindung an den Glukokortikoidrezeptor. Dieser liegt in Abwesenheit seines Liganden Kortisol als inaktiver Komplex im Zytoplasma nahezu aller Körperzellen vor. Bindet Kortisol an den Rezeptor, kommt es zur Aktivierung und Homodimerisierung des Rezeptors, und er transloziert in den Zellkern, wo er an die DNA bindet und als Transkriptionsfaktor zellspezifische Gene aktiviert (Transaktivierung). Alternativ kann der Rezeptor auch direkt nach Aktivierung mit anderen Transkriptionsfaktoren interagieren und eine Bindung dieser an die DNA verhindern (Transrepression).

Im Fall der polymikrobiellen Sepsis wurde im Tiermodell gezeigt, dass für die antiinflammatorische Wirkung endogenen Kortisols eine Dimerisierung des Rezeptors notwendig ist und nur so eine überschießende Immunreaktion und die damit verbundene Sterblichkeit vermindert werden kann (Kleiman et al. 2012). Ein weiteres Phänomen, was die Wirkung des Kortisols in der Sepsis beeinflusst, ist die Glukokortikoidresistenz. Diese kann durch eine reduzierte Rezeptorexpression (z. B. durch entsprechende miRNAs) oder eine Überexpression der dominant-negativ wirkenden β-Isoform des Rezeptors vermittelt werden.

Neben seiner potenten antiinflammatorischen Wirkung hat Kortisol auch einen wesentlichen Einfluss auf die Hämodynamik, indem es Gefäßmuskelzellen für endogene Vasopressoren sensibilisiert und die Flüssigkeitsretention der Niere erhöht.

Den drastischsten Einfluss zeigt Kortisol jedoch auf den Energiestoffwechsel des Organismus. Hier kommt es u. a. zu einer Neubildung und Bereitstellung von Glukose aus der Leber und der Erhöhung des Lipidstoffwechsels in Adipozyten.

Die **»critical illness hyperglycemia«** ist häufiges Symptom von kritisch kranken Patienten und insbesondere von Patienten mit Sepsis. Dabei kommt es auf der einen Seite durch eine gesteigerte Neubildung von Glukose zu hohen Blutzuckerspiegeln, die auf der anderen Seite durch eine periphere Insulintoleranz und eine verringerte Verwertung, z. B. durch Muskelzellen, nicht abgebaut werden. Ursächlich beteiligt an der Ausbildung der Insulintoleranz sind Zytokine wie TNF-α.

Die hohen Blutzuckerspiegel führen zu einer vermehrten Bildung von proinflammatorischen Zytokinen und ROS, aber auch zu einer reduzierten Chemotaxis und Phagozytosefähigkeit entsprechender Immunzellen. Einen potenziellen Auslöser für diese Wirkung auf das Immunsystem stellt die Bildung von »advanced glycation endproducts« (AGE) dar. Dabei handelt es sich um nicht enzymatisch glykierte Proteine und Lipide, die bei hohen Zuckerkonzentrationen in Verbindung mit oxidativem Stress gebildet werden und eine nachweislich proinflammatorische Wirkung auf Immunzellen durch Bindung an den PRR RAGE besitzen. Man kann die AGEs daher auch als »metabolic alarmine« bezeichnen.

Die **Schilddrüse** untersteht genau wie die Nebenniere der Kontrolle des Hypothalamus und der Hypophyse. In der Sepsis und anderen schweren Krankheiten kommt es häufig zu einer Unterfunktion der Schilddrüse – dem »euthyroid sick syndrome«.

Damit verbunden sinken die Plasmaspiegel von Triiodthyronine (T3) und Thyroxin (T4) stark ab. In Analogie zu Kortisol binden auch diese Steroidhormone an Vertreter aus der Familie der Thyroidhormonrezeptoren, was in einer Änderung der Genexpression vieler Körperzellen resultiert.

Die Hauptwirkung der Schilddrüsenhormone ähnelt der von Kortisol, auch sie erhöhen im gesunden Menschen die Stoffwechselrate. Eine untypische antiinflammatorische Wirkung entfaltet Thyroxin zudem im Zusammenspiel mit dem Zytokin MIF. Durch direkte Bindung an ein hydrophobes Epitop des Zytokins antagonisiert Thyroxin dessen Wirkung. Dies führt soweit, dass eine Gabe von Thyroxin im septischen Tiermodell zu einer verringerten Sterblichkeit beiträgt (Al-Abed et al. 2011).

3.6 Gerinnung und Mikrozirkulation – die Motoren des Organversagens

Auf molekularer Ebene sind das Immun- und das Gerinnungssystem stark miteinander verzahnt. Infolge einer systemischen Immunreaktion wie der Sepsis kommt es so zwangsläufig auch zu einer starken Aktivierung der Koagulation. Zeitgleich kommt es zu einer Einschränkung der Antikoagulation und der Fibrinolyse, was die prokoagulatorische Tendenz zusätzlich verschärft (Schouten et al. 2007).

Ursächlich für die Initiierung der Gerinnung zeichnet sich das Protein »tissue factor« (TF). Exprimiert wird dieser Faktor konstitutiv in Geweben, die sich im Normalzustand nicht in direktem Kontakt mit dem Blut befinden, wie die subendothelialialen Schichten der Blutgefäße. Zudem kann die Expression von TF durch den Einfluss proinflammatorischer Zytokine in Monozyten und Makrophagen sowie in geringerem Ausmaß auch in Endothelzellen induziert werden. Diese induzierbare Expression auf zirkulierenden Immunzellen wird als ursächlich für die in der Sepsis stattfindende systemische Gerinnungsaktivierung angesehen, eine lokale Schädigung des Endothels legt jedoch ebenfalls Zellschichten frei, in denen TF exprimiert wird. Bei Kontakt mit Blut bindet TF an den Faktor VII der Blutgerinnung, der in Folge aktiviert wird.

Der Komplex ist nun in der Lage, die Faktoren IX und X zu aktivieren (IX → IXa/X → Xa). Während Faktor IXa im Komplex mit TF und dem Faktor VIIa den weiteren Faktor X aktiviert, bildet der Faktor Xa zusammen mit dem Faktor Va den Prothrombinase-Komplex, der Prothrombin in Thrombin spaltet. Thrombin spaltet schließlich Fibrinogen in Fibrin, den »Klebstoff« der plasmatischen Gerinnungskaskade. Thrombin besitzt zudem eine proinflammatorische Wirkung, die es über proteaseaktivierte Rezeptoren (PAR-1,-3,-4) entfaltet, sowie über eine antikoagulatorische Wirkung, die durch Aktivierung des Protein-C-Systems vermittelt wird.

Dies scheint eine zentrale Rolle in der Sepsis zu spielen, und verschiedene Störungen sind beschrieben. Thrombin bindet an Thrombomodulin, was eine Aktivierung von Protein C bewirkt. Dieser Prozess wird in Anwesenheit des »endothelial protein C receptor« (EPCR) weiter beschleunigt. Aktiviertes Protein C (APC), zusammen mit dem Kofaktor Protein S, wirkt über die Spaltung von Faktor Va und Faktor VIIIa antikoagulatorisch. Zudem wirkt es profibrinolytisch, indem es die Inhibitoren der Fibrinolyse, »thrombin-activatable fibrinolysis inhibitor« (TAFI) und »plasminogen activator inhibitor-1« (PAI-1) inhibiert.

Neben diesen Hauptfunktionen bei der Modulation der Gerinnung besitzt APC weitere zelluläre Wirkungen, darunter eine über EPCR vermittelte antiinflammatorische und antiapoptische Wirkung auf Endothel- und Immunzellen. Im septischen Tiermodell wurde für APC eine weitere Wirkung nachgewiesen: durch die Spaltung extrazellulärer Histone, die als DAMPs einen wesentlichen Beitrag zur Inflammation in der Sepsis leisten, wirkt APC auch auf diesem Weg antiinflammatorisch (Xu et al. 2009).

Flankiert wird das Protein-C-System durch zwei weitere antikoagulatorische Faktoren, den »tissue factor pathway inhibitor« (TFPI) und das Antithrombin (AT). Ersterer inhibiert die Wirkung des frühen TF-Faktor-VIIa-Komplexes, während AT vorrangig Thrombin spaltet. Für die effiziente Proteolyse benötigt AT als Kofaktor ein Heparin wie das Glykosaminoglykan Heparansulfat, welches einen Bestandteil der endothelialen Glykokalyx darstellt (s. unten).

Wie erwähnt, sind die regulativen Mechanismen der Antikoagulation und Fibrinolyse in der Sepsis auf vielfältige Weise gestört. Durch eine zu geringe Synthese, einen hohen Verbrauch und enzymatische Abbauprozesse stehen nur geringe Konzentrationen von Antithrombin und der

Proteine C sowie S zur Verfügung. Unter dem Einfluss von Zytokinen reduziert sich zudem die Expression von Thrombomodullin (TM) und EPCR auf Endothel- und Immunzellen. Auch durch die proteolytische Aktivität des Enzyms Elastase, das von neutrophilen Granulozyten sezerniert wird, vermindert sich die Expression von zellulärem TM.

3.6.1 Mikrozirkulation

Durch die Vielzahl interagierender multifunktionaler Faktoren entsteht in der Sepsis eine komplexe Gerinnungssituation, die in ihrer Grundtendenz prokoagulatorischen Charakter hat, sekundär infolge der systemischen Aktivierung sich jedoch auch in Form einer schweren Verbrauchskoagulopathie manifestieren kann, der disseminated intravascular coagulopathy (DIC). Die Folge ist mitunter die Bildung von Mikrothromben in den Gefäßen der Mikrozirkulation, zu denen Arteriolen, Kapillaren und Venolen zählen (◘ Abb. 3.6).

Die Okklusion dieser Gefäße vermindert den terminalen Stoffaustausch (Sauerstoff, Stickstoff und Nährstoffe) im Bereich der Körperzellen und hat so einen wesentlichen Einfluss auf die Organfunktion.

Neben der Bildung von Mikrothromben sind in der Sepsis weitere Phänomene bekannt, welche zu einer Beeinflussung der Mikrozirkulation führen (◘ Abb. 3.6) (siehe auch ▸ Kap. 9.2). Im einfachsten Fall kommt es durch eine verminderte Verformbarkeit der Erythrozyten zu einer Reduktion des kapillären Blutflusses bis hin zur Verlegung, ein Effekt, der durch eine Pseudoagglutination der Erythrozyten, der sog. Geldrollen- oder Rouleau-Bildung, verstärkt werden kann.

Daneben existiert eine Vielzahl molekularer Mechanismen zur Regulation der Mikrozirkulation, von denen im Folgenden die wesentlichen angeführt werden sollen.

Zu den zellulären Protagonisten der Mikrozirkulation zählen neben verschiedenen Immunzellen das vaskuläre Endothel und die glatte Muskelschicht im Bereich der Arteriolen, die in ihrer Gesamtheit die wesentlichen Widerstandsgefäße des Menschen darstellen und deren Tonus daher fein reguliert werden muss. Diese regulatorische Funktion übernimmt das Endothel, welches neben der erwähnten Modulation der Gerinnung und der Inflammation auch eine physikalische Barriere formiert.

Eine besondere extrazelluläre Struktur, die auf den Zellen des vaskulären Endothels (und vieler anderer Körperzellen) aufliegt, ist die Glykokalyx. Sie setzt sich aus einem dichten Netzwerk von Glykolipiden und -proteinen sowie Proteoglykanen mit ihren Glykosaminoglykanseitenketten (u. a. Heparansulfat) zusammen. Durch ihre negative Eigenladung besitzt die Glykokalyx eine antiadhäsive Eigenschaft gegenüber Plasmaproteinen und trägt zudem wesentlich zur Barrierrefunktion des Endothels bei. Eingebettet in ihr befinden sich darüber hinaus Proteine verschiedener Funktionen wie das erwähnte Antithrombin, aber auch die antioxidativ wirkende Superoxiddismutase (SOD) und Adhäsionsmoleküle wie das P-Selektin.

Infolge einer systemischen Inflammation und der Wirkung proinflammatorischer Zytokine auf die Endothelzellen kommt es zu einer Degradation der Glykokalyx, was sich durch den Anstieg von strukturellen Bestandteilen wie Heparansulfat im Plasma von Patienten nach Operation oder mit Sepsis zeigt (Steppan et al. 2011). Die Freisetzung gerade von Heparansulfat trennt diesen Kofaktor von dem membrangebundenen Antithrombin, wodurch dessen enzymatische Wirkung drastisch reduziert wird. Zudem erhöht sich die Permeabilität des Endothels für Wasser und Proteine, was sich bei systemischer Ausprägung klinisch in einer Ödembildung und dem Verlust von zirkulierendem Volumen in das Interstitium manifestiert.

> **Dieser Effekt wird als Kapillarlecksyndrom bezeichnet. Er wird verschärft durch den zusätzlichen Verlust der Endothelbarriere aufgrund von Apoptose, Änderungen der Zellmorphologie und der Auflösung der »tight junctions«, interzellulärer Kontaktstrukturen zwischen den Endothelzellen, die eine dichte Diffusionsbarriere zwischen den Zellen bilden.**

Die Degradation der Glykokalyx ist eine Voraussetzung für die Migration von Immunzellen durch das Endothel, ein Prozess, der entlang von Zyto- und

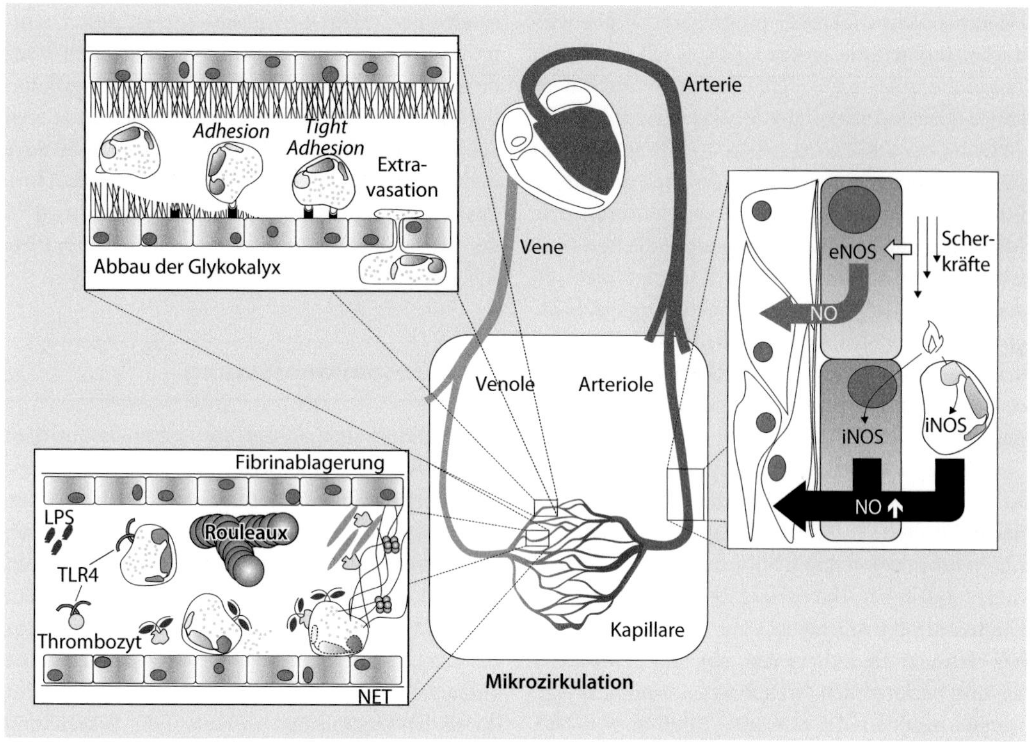

Abb. 3.6 Mechanismen der Mikrozirkulationsstörung in der Sepsis. Als Mikrozirkulation bezeichnet man die Vorgänge im Bereich der Arteriolen, Kapillaren und Venolen. Im Bereich der Arteriolen kommt es zur reflektorischen Regulation des Gefäßtonus durch das in Endothelzellen durch »endothelial NOS« (eNOS) gebildete NO. Unter inflammatorischen Bedingungen kommt es zu einer drastischen Erhöhung der NO-Synthese durch das Enzym »inducible NOS« (iNOS) und der zusätzlichen Freisetzung aus Immunzellen *(rechte Seite)*. Für die Rekrutierung von Immunzellen ist im Kapillarbereich ein Abbau der Glykokalyx und damit verbunden der Freilegung von Adhäsionsmolekülen notwendig, an die dann die Immunzellen mit entsprechenden Gegenrezeptoren binden können *(linke Seite, oben)*. Durch die Präsenz von LPS werden im Blutstrom sowohl Immunzellen als auch Thrombozyten über den TLR4 aktiviert. Eine Bindung der Thrombozyten an neutrophile Granulozyten bewirkt dann eine Freisetzung von »neutrophil extracellular traps« (NETs), die zu einer Okklusion der Kapillare führen *(linke Seite, unten)*. Verstärkt wird die Perfusionsstörung durch die NET-induzierten Gerinnungsaktivierung mit Bildung von Fibrin-Thrombozyten-Gerinnseln und der Pseudoagglutination (Rouleaux_Formation) von Erythrozyten (LPS = Lipopolysaccharid, TLR4 = Toll-like-Rezeptor 4, NOS = Stickoxid-Synthase, NO = Stickstoffmonoxid)

Chemokingradienten mit der P-Selectin-vermittelten Adhäsion am Endothel beginnt und nach Entlangrollen der Zellen mit der Integrin-vermittelten festen Bindung und Transmigration auf para- oder transzellulärem Weg in das extravasale Gewebe endet. Aufgrund der Ausdehnung der Glykokalyx liegen die für diesen Prozess notwendigen Adhäsionsmoleküle im Normalzustand in dieser verborgen. Heparinase ist ein Enzym, dessen Aktivität im Tiermodell als Voraussetzung für die Rekrutierung neutrophiler Granulozyten auf Basis einer reduzierten Glykokalyx identifiziert wurde und dessen plasmatische Aktivität bei Patienten in der Sepsis deutlich höher liegt als die gesunder Probanden (Schmidt et al. 2012).

Gesunde Endothelzellen regulieren den Gefäßtonus im Bereich der Arteriolen bedarfsangepasst, indem sie bei hohen Drücken und dem damit verbundenen Scherstress über die Induktion des Enzyms »endotheliale Stickoxid-Synthase« (eNOS) die Bildung von Stickstoffmonoxid (NO) induzieren. Dieser Botenstoff diffundiert in die benachbarten glatten Muskelzellen und aktiviert hier die Guanylatzyklase, die »zyklisches Guanosinmonophosphat« (cGMP) produziert. Dieses wiederum aktiviert die Proteinkinase G (PKG), die im Zusammenspiel mit weiteren Enzymen und Ionenkanälen zur Relaxation der Muskelzellen führt. Die Aktivität der PKG wird neben cGMP auch direkt durch oxidativen Stress erhöht, was den dilatativen Effekt in der Sepsis verstärkt. Genetisch veränderte Mäuse mit einer oxidations-unempfindlichen PKG sind im septischen Tiermodell hämodynamisch stabiler und zeigen eine geringere Organschädigung als entsprechende Kontrollen. Dieses legt eine kritische Rolle der PKG bei der Regulation des Vasotonus in Zuständen von hohem oxidativen Stress nahe (Rudyk et al. 2013).

Während eNOS für die physiologische Regulation des Gefäßtonus notwendig ist, existiert mit der induzierbaren NOS (iNOS) eine Isoform, deren Genexpression durch NF-κB reguliert wird und diese folglich bei Aktivierung der Zellen durch inflammatorische Stimuli in einer Vielzahl von Zellen, darunter Endothelzellen, aber auch Monozyten und neutrophilen Granulozyten, stark ansteigt. Daraus resultiert die exzessive Bildung von NO, insbesondere in der Anfangsphase der Immunreaktion. Hohe NO-Konzentrationen bewirken eine Dilatation der lokalen Kapillarbereiche, woraus ein Shunting des Blutflusses resultiert. Dieser Effekt manifestiert sich in der Sepsis durch eine ausgeprägte Heterogenität des kapillären Blutflusses.

Im Zusammenspiel mit den ebenfalls in großer Menge entstehenden ROS reagiert NO zu radikalischem Peroxynitrit. Dieses führt zur irreversiblen Schädigung von Proteinen, Lipiden und Nukleinsäuren wie der genomischen DNA. Außerdem wirkt es proinflammatorisch auf neutrophile Granulozyten und induziert in diesen die Expression von TF. Auf Basis seiner radikalischen Eigenschaft steht Peroxynitrit im Verdacht, ursächlich an der Induktion der Apoptose von Endothelzellen beteiligt zu sein und durch die Oxidation von Komplexen der Atmungskette zu einer mitochondrialen Dysfunktion trotz ausreichender Mengen an verfügbarem Sauerstoff beizutragen. Dieses Konzept wurde als »cytopathic hypoxia« postuliert, also eine innere Hypoxie der Zellen durch ein Unvermögen, den angebotenen Sauerstoff zu verwenden (siehe auch ▶ Kap. 9.3). Dem gegenüber steht das Konzept des »microcirculatory and mitochondrial distress syndrome« (MMDS) welches besagt, dass Gerinnungsprozesse und Shunting des kapillären Blutflusses durch die Dysregulation der Mikrozirkulation in einer Unterversorgung der Zellen und deren Schädigung endet. Die uneinheitliche Studienlage in der Sepsis deutet auch in diesem Fall darauf hin, dass sich möglicherweise beide Mechanismen in der Sepsis überlagern oder in verschiedenen Phasen auftreten können (van Boxel et al. 2012).

3.7 Zusammenfassung

Die Pathophysiologie der Sepsis basiert auf dem komplexen Zusammenwirken verschiedenster miteinander interagierender Organ- und Regelsysteme. Ausgelöst durch eine Infektion und perpetuiert von der Immunreaktion des Organismus entsteht ein Zustand, dessen fatale Endstrecke nach heutigem Verständnis das durch Störungen der Mikrozirkulation ausgelöste Multiorganversagen darstellt. Eine anfänglich überschießende Immunreaktion wird durch den Organismus im Verlauf der Erkrankung kompensiert und wandelt sich in eine Dysfunktion des Immunsystems, die zu einer Prädisposition der Patienten gegenüber weiteren Infektionen führt.

Das Scheitern einer immensen Anzahl von klinischen Studien in der Vergangenheit, deren gemeinsamer Nenner die Dämpfung der überschießenden Immunreaktion in der Sepsis war, zeigt eindrücklich, dass neue erfolgversprechende Therapieoptionen nur auf Basis eines umfassenden Verständnisses der Pathophysiologie identifiziert werden können. Im Fall der Sepsis sind zwar einzelne molekulare Mechanismen mittlerweile gut charakterisiert, bis heute steht aber die proinflammatorische Reaktion der Erkrankung im Fokus der präklinischen Forschung. Das Gesamtbild der Erkrankung und die Auswirkung einer Manipulation einzelner Faktoren auf den Verlauf ist nach wie vor unverstanden, und, auch wenn sich die Rationale zum Einsatz von Immuntherapeutika formiert (Hotchkiss et al. 2013), bedarf es bis zum Einsatz in der klinischen Routine weiterer Grundlagenforschung. Dies sollte auch unter Einbeziehung von in der Sepsis bislang unerforschten Mechanismen wie z. B. der epigenetischen Regulation der Genexpression erfolgen.

Literatur

Aksoy E, Taboubi S, Torres D, Delbauve S, Hachani A, Whitehead MA, Pearce WP, Berenjeno-Martin I, Nock G, Filloux A et al. (2012) The p110δ isoform of the kinase PI(3)K controls the subcellular compartmentalization of TLR4 signaling and protects from endotoxic shock. Nat Immunol 13: 1045–1054

Al-Abed Y, Metz CN, Cheng KF, Aljabari B, VanPatten S, Blau S, Lee H, Ochani M, Pavlov VA, Coleman T et al. (2011) Thyroxine is a potential endogenous antagonist of macrophage migration inhibitory factor (MIF) activity. Proc Natl Acad Sci USA 108: 8224–8227

Bianchi ME (2009) HMGB1 loves company. J Leukoc Biol 86: 573–576

Biswas SK, Lopez-Collazo E (2009) Endotoxin tolerance: new mechanisms, molecules and clinical significance. Trends Immunol 30: 475–487

Boomer JSJ, To KK, Chang KCK, Takasu OO, Osborne DFD, Walton AHA, Bricker TLT, Jarman SDS, Kreisel DD, Krupnick ASA et al. (2011) Immunosuppression in patients who die of sepsis and multiple organ failure. JAMA 306: 2594–2605

Boomer JSJ, Shuherk-Shaffer J, Hotchkiss RS, Green JM (2012) A prospective analysis of lymphocyte phenotype and function over the course of acute sepsis. Critical Care 16: R112

Bopp C, Bierhaus A, Hofer S, Bouchon A, Nawroth PP, Martin E, Weigand MA (2008) Bench-to-bedside review: The inflammation-perpetuating pattern-recognition receptor RAGE as a therapeutic target in sepsis. Critical Care 12: 201

Broz P, Monack DM (2013) Noncanonical inflammasomes: caspase-11 activation and effector mechanisms. PLoS Pathog. 9: e1003144

Carson WF, Cavassani KA, Dou Y, Kunkel SL (2011) Epigenetic regulation of immune cell functions during post-septic immunosuppression. Epigenetics 6: 273–283

Clark SR, Ma AC, Tavener SA, McDonald B, Goodarzi Z, Kelly MM, Patel KD, Chakrabarti S, McAvoy E, Sinclair GD et al. (2007) Platelet TLR4 activates neutrophil extracellular traps to ensnare bacteria in septic blood. Nat Med 13: 463–469

Duprez L, Takahashi N, Van Hauwermeiren F, Vandendriessche B, Goossens V, Berghe TV, Declercq W, Libert C, Cauwels A, Vandenabeele P (2011) RIP Kinase-Dependent Necrosis Drives Lethal Systemic Inflammatory Response Syndrome. Immunity 35: 908–918

Gaïni S, Koldkjær OG, Møller HJ, Pedersen C, Pedersen SS (2007) A comparison of high-mobility group-box 1 protein, lipopolysaccharide-binding protein and procalcitonin in severe community-acquired infections and bacteraemia: a prospective study. Crit Care 11: R76

Gringhuis SI, Kaptein TM, Wevers BA, Theelen B, van der Vlist M, Boekhout T, Geijtenbeek TBH (2012) Dectin-1 is an extracellular pathogen sensor for the induction and processing of IL-1β via a noncanonical caspase-8 inflammasome. Nat Immunol 13: 246–254

Hoetzenecker W, Echtenacher B, Guenova E, Hoetzenecker K, Woelbing F, Brück J, Teske A, Valtcheva N, Fuchs K, Kneilling M et al. (2011) ROS-induced ATF3 causes susceptibility to secondary infections during sepsis-associated immunosuppression. Nature Medicine 18: 128–134

Hotchkiss RS, Nicholson DW (2006) Apoptosis and caspases regulate death and inflammation in sepsis. Nat Rev Immunol 6: 813–822

Hotchkiss RS, Monneret G, Payen D (2013) Sepsis-induced immunosuppression: from cellular dysfunctions to immunotherapy. Nat Rev Immunol 13: 862–874

Kawai T, Akira S (2010) The role of pattern-recognition receptors in innate immunity: update on Toll-like receptors. Nat Immunol 11: 373–384

Khokha R, Murthy A, Weiss A (2013) Metalloproteinases and their natural inhibitors in inflammation and immunity. Nat Rev Immunol 13: 649–665 *[Umfassender Übersichtsartikel zur Regulation inflammatorischer Prozesse durch Metalloproteinasen.]* ←

Kleiman A, Hubner S, Rodriguez Parkitna JM, Neumann A, Hofer S, Weigand MA, Bauer M, Schmid W, Schutz G, Libert C et al. (2012) Glucocorticoid receptor dimerization is required for survival in septic shock via suppression of interleukin-1 in macrophages. FASEB J 26: 722–729

Klöckner U, Rueckschloss U, Grossmann C, Matzat S, Schumann K, Ebelt H, Müller-Werdan U, Loppnow H, Werdan K, Gekle M (2014) Inhibition of cardiac pacemaker channel hHCN2 depends on intercalation of lipopolysaccharide into channel-containing membrane microdomains. J Physiol (London) 592: 1199–1211

Liliensiek B, Weigand MA, Bierhaus A, Nicklas W, Kasper M, Hofer S, Plachky J, Gröne H-J, Kurschus FC, Schmidt AM et al. (2004) Receptor for advanced glycation end products (RAGE) regulates sepsis but not the adaptive immune response. J Clin Invest 113: 1641–1650

Lu B, Antoine DJ, Kwan K, Lundback P, Wahamaa H, Schierbeck H, Robinson M, Van Zoelen MAD, Yang H, Li J et al. (2014) JAK/STAT1 signaling promotes HMGB1 hyperacetylation and nuclear translocation. Proc Natl Acad Sci USA 111: 3068–3073

Marik PE (2009) Critical illness-related corticosteroid insufficiency. Chest 135: 181

Martelli D, McKinley MJ, McAllen RM (2014) The cholinergic anti-inflammatory pathway: a critical review. Auton Neurosci 182:65–69

Matteoli G, Gomez-Pinilla PJ, Nemethova A, Di Giovangiulio M, Cailotto C, van Bree SH, Michel K, Tracey KJ, Schemann M, Boesmans W et al. (2013) A distinct vagal anti-inflammatory pathway modulates intestinal muscularis resident macrophages independent of the spleen. Gut 63(6):938–948

Meng W, Paunel-Görgülü A, Flohé S, Hoffmann A, Witte I, MacKenzie C, Baldus SE, Windolf J, Lögters TT (2012) Depletion of neutrophil extracellular traps in vivo results in hypersusceptibility to polymicrobial sepsis in mice. Critical Care 16: R137

Monticelli S, Natoli G (2013) Short-term memory of danger signals and environmental stimuli in immune cells. Nat Immunol 14: 777–784

Nathan C, Ding A (2010) Nonresolving Inflammation. Cell 140: 871–882

Natoli G, Ghisletti S, Barozzi I (2011) The genomic landscapes of inflammation. Genes Dev 25: 101–106

Nicodeme E, Jeffrey KL, Schaefer U, Beinke S, Dewell S, Chung C-W, Chandwani R, Marazzi I, Wilson P, Coste H et al. (2010) Suppression of inflammation by a synthetic histone mimic. Nature 468: 1119–1123

O'Neill LA, Sheedy FJ, Mccoy CE (2011) MicroRNAs: the fine-tuners of Toll-like receptor signalling. Nat Rev Immunol 11: 163–175 *[Die Relevanz der regulatorischen microRNAs im Kontext immunologischer Prozesse mit Fokus auf die Familie der Toll-like-Rezeptoren wird in diesem Übersichtsartikel hervorragend erarbeitet.]* ←

Phillipson M, Kubes P (2011) The neutrophil in vascular inflammation. Nature Medicine 17: 1381–1390

Porta C, Rimoldi M, Raes G, Brys L, Ghezzi P, Di Liberto D, Dieli F, Ghisletti S, Natoli G, De Baetselier P et al. (2009) Tolerance and M2 (alternative) macrophage polarization are related processes orchestrated by p50 nuclear factor kappaB. Proc Natl Acad Sci USA 106: 14978–14983

Rauch PJ, Chudnovskiy A, Robbins CS, Weber GF, Etzrodt M, Hilgendorf I, Tiglao E, Figueiredo JL, Iwamoto Y, Theurl I et al. (2012) Innate Response Activator B Cells Protect Against Microbial Sepsis. Science 335: 597–601

Reardon C, Duncan GS, Brüstle A, Brenner D, Tusche MW, Olofsson P, Rosas-Ballina M, Tracey KJ, Mak TW (2013) Lymphocyte-derived ACh regulates local innate but not adaptive immunity. Proc Natl Acad Sci USA 110(4):1410–1415

Roger T, Lugrin J, Le Roy D, Goy G, Mombelli M, Koessler T, Ding XC, Chanson AL, Reymond MK, Miconnet I et al. (2011) Histone deacetylase inhibitors impair innate immune responses to Toll-like receptor agonists and to infection. Blood 117: 1205–1217

Rudyk O, Phinikaridou A, Prysyazhna O, Burgoyne JR, Botnar RM, Eaton P (2013) Protein kinase G oxidation is a major cause of injury during sepsis. Proc Natl Acad Sci USA 110: 9909–9913

Saleh M, Mathison JC, Wolinski MK, Bensinger SJ, Fitzgerald P, Droin N, Ulevitch RJ, Green DR, Nicholson DW (2006) Enhanced bacterial clearance and sepsis resistance in caspase-12-deficient mice. Nat 440: 1064–1068.

Schmidt EP, Yang Y, Janssen WJ, Gandjeva A, Perez MJ, Barthel L, Zemans RL, Bowman JC, Koyanagi DE, Yunt ZX et al. (2012) The pulmonary endothelial glycocalyx regulates neutrophil adhesion and lung injury during experimental sepsis. Nature Medicine 18: 1217–1223

Schouten M, Wiersinga WJ, Levi M, van der Poll T (2007) Inflammation, endothelium, and coagulation in sepsis. J Leukoc Biol 83: 536–545

Schroder K, Tschopp J (2010) The inflammasomes. Cell 140: 821–832

Shi J, Zhao Y, Wang Y, Gao W, Ding J, Li P, Hu L, Shao F (2014) Inflammatory caspases are innate immune receptors for intracellular LPS. Nature 514: 187–192 *[Die Autoren zeigen einen gänzlich neuen Weg der intrazellulären LPS-Erkennung durch direkte Bindung an Caspase-11 (bzw. Caspasen-4/-5 im Menschen) und der Initiierung von Zelltodprozessen.]* ←

Steppan J, Hofer S, Funke B, Brenner T, Henrich M, Martin E, Weitz J, Hofmann U, Weigand MA (2011) Sepsis and major abdominal surgery lead to flaking of the endothelial glycocalix. J Surg Res 165: 136–141

Takeuchi O, Akira S (2010) Pattern recognition receptors and inflammation. Cell 140: 805–820

Torres-Rosas R, Yehia G, a GPN, Mishra P, Del Rocio Thompson-Bonilla M, Moreno-Eutimio MAAN, Arriaga-Pizano LA, Isibasi A, Ulloa L (2014) Dopamine mediates vagal modulation of the immune system by electroacupuncture. Nature Medicine 20(3):291–295

Tracey KJ (2002) The inflammatory reflex. Nature 420: 853–859

Trinidad NJ, Ayres JS, Vance RE (2012) Lethal inflammasome activation by a multidrug-resistant pathobiont upon antibiotic disruption of the microbiota. Nature Medicine 18: 799–806

van Boxel G, Doherty W, Parmar M (2012) Cellular oxygen utilization in health and sepsis. Contin Educ Anaesth Crit Care Pain 12: 207–212

Walker JA, Barlow JL, McKenzie ANJ (2013) Innate lymphoid cells — how did we miss them? Nat Rev Immunol 13(2): 75–87

Wang H, Bloom O, Zhang M, Vishnubhakat JM, Ombrellino M, Che J, Frazier A, Yang H, Ivanova S, Borovikova L et al. (1999) HMG-1 as a late mediator of endotoxin lethality in mice. Science 285: 248–251

Ward PA (2010) The harmful role of c5a on innate immunity in sepsis. J Innate Immun 2: 439–445

Xu J, Zhang X, Pelayo R, Monestier M, Ammollo CT, Semeraro F, Taylor FB, Esmon NL, Lupu F, Esmon CT (2009) Extracellular histones are major mediators of death in sepsis. Nature Medicine 15: 1318–1321

Yang H, Antoine DJ, Andersson U, Tracey KJ (2013) The many faces of HMGB1: molecular structure-functional activity in inflammation, apoptosis, and chemotaxis. J Leukoc Biol 93: 865–873

Zhang Q, Raoof M, Chen Y, Sumi Y, Sursal T, Junger W, Brohi K, Itagaki K, Hauser CJ (2010) Circulating mitochondrial DAMPs cause inflammatory responses to injury. Nature 464: 104–107 *[Der Feind von innen – aufgrund der mikrobiellen Abstammung der Mitochondrien und der damit verbundenen strukturellen Besonderheiten des mitochondrialen Genoms besitzt dieses eine starke immunogene Wirkung nach Freisetzung.]* ←

Prävention der nosokomialen Sepsis

P. Gastmeier

K. Werdan et al. (Hrsg.), *Sepsis und MODS*,
DOI 10.1007/978-3-662-45148-9_4,

4.1 Einleitung

Die meisten (ca. 2/3) der nosokomialen Sepsisfälle sind sog. primäre Sepsisfälle, d. h. ein Patient entwickelt eine Sepsis, ohne eine infektiösen Vorerkrankung zu haben. Das letzte Drittel sind sog. sekundäre Sepsisfälle im Gefolge von Atemweginfektionen, Harnweginfektionen, Wundinfektionen oder Peritonitis (ECDC 2013). Zu den primären Sepsisfällen gehören v. a. die katheterassoziierten Infektionen, sodass die Prävention beim Umgang mit Gefäßkathetern ansetzen muss. Die sekundäre Sepsis kann man selbstverständlich am besten vermeiden, indem man die Primärinfektionen verhindert.

Die Mehrheit der nosokomialen Sepsisfälle ist endogener Natur, sie entstehen durch die Erreger der körpereignen Flora – unser Mikrobiom. Jeder Mensch wird von ca. 10^{14} Bakterien besiedelt, allein die im Darm befindlichen Bakterien machen ein Gewicht von ca. 2 kg aus (Grice u. Sergre 2012). Sie können teilweise direkt aus dem Darm (durch Translokation) in die Blutbahn gelangen. Das passiert aber eher selten, v. a. bei immunsupprimierten Patienten wird dieser Infektionsweg beobachtet. Häufig gehen Blutstrominfektionen vom Mikrobiom der Haut aus. Zwar wird die Haut in der Regel beim Legen eines Katheters gründlich desinfiziert, aber im weiteren Verlauf kommt es zur Rekolonisation der Haut um die Katheterinsertionsstelle und von dort ausgehend zur Möglichkeit der **extraluminalen** Invasion der Bakterien in die Blutbahn.

Der alternative Weg der Entstehung von nosokomialen Sepsisfällen ist der exogene Weg. Hier werden Erreger aus der Umgebung des Patienten auf die Patienten übertragen. Die Kontamination kommt v. a. über den »Hub«, die Konnektionsstelle zwischen dem Katheter und dem Infusionssystem, zustande, d. h. über den **intraluminalen Weg**. Natürlich kann es auch durch die Kontamination von Injektions- oder Infusionsflüssigkeiten zum Entstehen von Katheterinfektionen kommen, das ist v. a. im Zusammenhang mit Ausbrüchen berichtet worden (Vonberg u. Gastmeier 2007).

Eine **hämatogene Kolonisation** des Katheters tritt eher selten auf. Nach den Ergebnissen einer Studie waren 45% der katheterbedingten Infektionen über den extraluminalen Weg entstanden, 26% intraluminal, und bei den restlichen war eine sichere Zuordnung nicht möglich (Safdar u. Maki 2004).

Während die endogen bedingte nosokomiale Sepsis nur teilweise verhindert werden kann, sollten exogen bedingte nosokomiale Sepsisfälle immer vermeidbar sein.

4.2 Prävention der exogen bedingten Sepsis

4.2.1 Händehygiene

Die wichtigste Maßnahme zur Prävention der exogen bedingten Sepsis ist die Händedesinfektion.

Die WHO hat in ihren Empfehlungen die Indikationen zur Händedesinfektion festgelegt (Sax et al. 2007; ► Übersicht).

Indikationen zur Händedesinfektion der WHO

- Vor Patientenkontakt
- Vor einer aseptischen Tätigkeit (Aufziehen von Medikamenten, Manipulationen an Devices – u. a. ZVK, Drainagen –, Verbandwechsel usw.)
- Nach Kontakt mit potenziell infektiösen Materialien (Blut, Körperflüssigkeiten, Sekreten, Ausscheidungen oder kontaminierten Gegenständen)
- Nach Patientenkontakt
- Nach Kontakt mit der (unmittelbaren) Patientenumgebung (dabei gelten als Patientenumgebung das unmittelbare Umfeld des Patientenbettes einschließlich Nachttisch, Infusionsständern, Monitore etc.)

In den meisten deutschen Gesundheitseinrichtungen werden diese 5 Indikationen zur Händehygiene nicht ausreichend berücksichtigt. Compliance-Beobachtungen in mehr als 100 Krankenhäusern haben gezeigt, dass die Compliance oft nur zwischen 50 und 60% liegt, d. h. die Händehygiene wird im-

Tab. 4.1 Daten zum alkoholischen Händedesinfektionsmittelverbrauch für Intensivstationen (HAND-KISS 2009–2013; ► www.nrz-hygiene.de)

Typ der Intensivstation	Anzahl	Alkoholischer Händedesinfektionsmittelverbrauch in ml pro Patient und Tag					
		Mittelwert	10. Perzentil	25. Perzentil	Median	75. Perzentil	90. Perzentil
Alle Intensivstationen	998	109	57	75	98	127	167
Beispiel internistische ITS	137	104	59	73	97	127	159
Beispiel chirurgische ITS	115	120	66	89	116	140	176

mer noch nicht häufig genug durchgeführt (Reichardt et al. 2010). Eine Ursache dieses Defizits ist die oft nicht unmittelbare Verfügbarkeit von Händedesinfektionsmitteln in der Nähe des Patientenbettes. Maximal in Armlänge Abstand vom Patientenbett sollte ein Händedesinfektionsmittelspender montiert oder alternativ Kitteltaschenflaschen verfügbar sein.

Das Tragen von Handschuhen ersetzt nicht die Händedesinfektion. Handschuhe sollten auch nur dann verwendet werden, wenn mit Kontamination mit Sekreten oder Exkreten zu rechnen ist. Abgesehen von den Gelegenheiten, bei denen sterile Handschuhe zu verwenden sind, sowie bei bestimmten Erregern ist der Gebrauch von Handschuhen darüber hinaus nicht zu empfehlen. Nach Abstreifen der Handschuhe muss ebenfalls eine Händedesinfektion durchgeführt werden.

Wenn man die Qualität der Händedesinfektion auf der eigenen Station überprüfen will, sollte man Hygienefachpersonal bitten, stichprobenhaft Compliance-Beobachtungen durchzuführen und dabei auch die jeweiligen Indikationen für die Händehygiene zu dokumentieren, damit man anschließend geeignete Schlussfolgerungen ableiten kann. Alternativ oder ergänzend zu den Compliance-Beobachtungen wird empfohlen, den alkoholischen Händedesinfektionsmittelverbrauch pro 1000 Patiententage durch Abfrage der Verbrauchsmengen (vom Einkauf oder der Apotheke) zu generieren. Der Vergleich dieser Daten mit Orientierungsdaten aus dem Krankenhaus-Infektions-Surveillance-System (HAND-KISS) kann ebenfalls mögliche Probleme identifizieren und zusätzliche Aktivitäten zur Verbesserung der Händehygiene stimulieren (Tab. 4.1).

4.2.2 Weniger manipulieren ist besser

Bei jedem Zugang zum System (Zuspritzen, Diskonnektieren, Blutabnahmen etc.) besteht die Gefahr eines Erregereintrages. Früher hat man empfohlen, zentrale venöse Katheter (ZVK) und periphere venöse Katheter (PVK) in regelmäßigen Abständen zum Zweck der Infektionsprävention zu wechseln. Infusionssysteme wurden täglich gewechselt. Inzwischen weiß man: Weniger ist mehr!

Zentrale venöse Katheter sollte man nur dann wechseln, wenn Infektionssymptome auftreten. Auch periphere Gefäßkatheter sollten nicht, wie früher empfohlen, alle 2–3 Tage gewechselt werden, sondern nur, wenn klinisch indiziert (Webster et al. 2013).

Die Insertionsstelle kann man mit sterilen Gazeverbänden oder permeablen transparenten Folienverbänden abdecken. Gazeverbände sind preiswert, müssen aber alle 2 Tage gewechselt werden, Folienverbände können bis zu 7 Tagen belassen

Tab. 4.2 Umgang mit Verbänden auf Insertionsstellen, Wechsel von Infusionssystemen und Hängedauer parenteraler Flüssigkeiten. (Nach CDC/HICPAC 2011)

Kathetertyp	Wechsel des Katheters	Verbandswechsel	Wechsel des Infusionssystems
Periphere venöse Katheter (PVK)	Nur bei klinischer Indikation, z. B. Thrombophlebitis	Mullverbände alle 2 Tage Transparente Folien alle 7 Tage Bei Durchnässen, Verschmutzen oder Ablösen des Verbandes	Im 96-h-Intervall bis 7-Tage-Intervall Bei Blut, Blutprodukten und Lipidlösungen alle 24 h Bei Propofollösungen alle 6–12 h
Periphere arterielle Katheter	Wie bei PVK	Wie bei PVK	Wie bei PVK
ZVK, einschließlich peripher inserierte, nicht getunnelte, getunnelte und teilimplantierte zentrale Katheter und Hämodialysekatheter	Nur bei klinischer Indikation, z. B. Infektionsverdacht	Mullverbände alle 2 Tage Transparente Folien alle 7 Tage Bei Durchnässen, Verschmutzen oder Ablösen des Verbandes	Im 96-h-Intervall bis 7-Tage-Intervall Bei Blut, Blutprodukten und Lipidlösungen alle 24 h Bei Propofollösungen alle 6–12 h
Pulmonale arterielle Katheter	Wie ZVK	Wie ZVK	Wie ZVK

werden, sofern die visuelle Kontrolle keinen auffälligen Befund ergibt.

Für Infusionssysteme werden Wechselintervalle in Abhängigkeit von den verabreichten Substanzen empfohlen (Tab. 4.2).

4.2.3 Aufmerksamkeit beim Umgang mit Injektionen und Multidosenbehältnissen

Alle Zuspritzstellen müssen desinfiziert werden, bevor eine Spritze aufgesetzt oder ein Infusionssystem konnektiert wird.

Es wird immer wieder beobachtet, dass aus sog. Multidosenbehältnissen Spritzen für verschiedene Patienten aufgezogen werden. Dabei kann es während des Aufziehens der ersten Portion zur Kontamination des Behältnisses kommen und bis zur nachfolgenden Entnahme eine massive Vermehrung der eingedrungenen Erreger stattfinden.

Eine aktuelle Metaanalyse zur Kontamination von aseptisch aufgezogenen Behältnissen in unterschiedlichen Umgebungen beschreibt mittlere Kontaminationsraten von 5% bei individuellem Aufziehen im stationären Bereich (Austin u. Elia 2009). Eine experimentelle Studie hat bei Spritzen, die im Umfeld von Intensivstationen aufgezogen wurden, Kontaminationsraten von 7–44% ermittelt (van Grafhorst et al. 2002).

Medikamentenlagerung

Angebrochene Medikamente mit Konservierungsstoffen in Mehrdosenbehältnissen sollten deshalb nur nach Herstellerangaben und nicht im unmittelbaren Versorgungsbereich der Patienten gelagert werden. Medikamente ohne Konservierungsstoffe in Einzeldosenbehältnissen (z. B. NaCl) dürfen nicht für mehrere Patienten verwendet werden und deshalb nicht für spätere Entnahmen gelagert werden. Auch Infusionslösungen dürfen nicht zur Entnahme für mehrere Patienten verwendet werden, denn sie enthalten in der Regel ebenfalls keine Konservierungsstoffe (CDC/HICPAC 2011).

4.3 Prävention der endogen bedingten Sepsis

4.3.1 Indikationsstellung

Gefäßkatheter ermöglichen es den Bakterien, von der Haut entlang der Katheteroberfläche in sterile

■ **Tab. 4.3** Übersicht über das Infektionsrisiko bei verschiedenen Kathetertypen. (Nach O'Grady et al. 2002; Crnich u. Maki 2002)

Kathetertyp	Insertionsstelle	Katheterinfektionen pro 1000 Kathetertage Mittelwert (95%CI)	Bemerkungen
Periphere Venenkatheter	Im Allgemeinen in die Venen des Unterarms oder der Hand	0,6 (0,3–1,2)	Vor allem Phlebitisrisiko, selten primäre Sepsis
Periphere arterielle Katheter	Im Allgemeinen in der A. radialis liegend oder A. femoralis u.a.	2,9 (1,8–4,5)	
Nicht getunnelte zentrale Venenkatheter	perkutan in die V. subclavia, V. jugularis interna oder V. femoralis	2,3 (2,0–2,4)	Bedingen die Mehrheit der katheterassoziierten Sepsisfälle
Pulmonalarterienkatheter	Perkutan über ein Einführungsbesteck in die zentralen Gefäße	5,5 (3,2–12,4)	
Getunnelte zentrale Venenkatheter	Implantiert in die V. subclavia, V. jugularis interna oder V. femoralis	1,2 (1,0–1,3)	
Ports	Getunnelt unter die Haut verlegt mit subkutanem Zugang über eine Nadel, implantiert in die V. subclavia oder V. jugularis interna	0,2 (0,1–0,2)	geringstes Infektionsrisiko

Körperregionen zu gelangen. Deshalb ist der erste wichtige Grundsatz die strenge Indikationsstellung beim Legen von Gefäßkathetern. Regelmäßig ist nach Legen eines Gefäßkatheters zu überprüfen, ob er noch benötigt wird. Vor allem, wenn zu erwarten ist, dass ein Patient über lange Zeit einen Gefäßkatheter benötigt, ist abzuwägen, ob man von vorn herein einen Kathetertyp mit geringerer Infektionsrate wählt. ■ Tab. 4.3 zeigt die Infektionsrisiken pro 1000 Gefäßkathetertage bei verschiedenen Kathetertypen (O'Grady et al. 2002; Crnich u. Maki 2002) (■ Tab. 4.3). Eine kürzlich publizierte Metaanalyse zum Infektionsrisiko bei arteriellen und kurze Zeit liegenden ZVK hat ebenfalls gezeigt, dass das Infektionsrisiko vergleichbar ist (Safdar et al. 2013)

4.3.2 Dekontamination der Haut

Inzwischen wurden zahlreiche Studien publiziert, die die Effektivität von Waschungen mit Chlorhexidin in Bezug auf Blutstrominfektionen untersucht haben. Eine Metaanalyse von O'Horo et al. (2012) hat die Effektivität dieser Maßnahme gezeigt (CDC/HICPAC 2011). Im Jahr 2013 wurden weitere 3 große randomisierte Studien zu dieser Fragestellung publiziert (■ Tab. 4.4).

> **Die Studien belegen, dass man das Infektionsrisiko für das Auftreten von Blutstrominfektionen signifikant reduzieren kann, wenn man die Haut des Patienten regelmäßig dekolonisiert.**

In den meisten Studien wurde Chlorhexidin als Antiseptikum eingesetzt, teilweise in Kombination mit einer Dekolonisationsbehandlung der Nase. In der Cluster-randomisierten Studie von Huang et al. (2013) wurde eine Reduktion der Blutstrominfektionsrate von 44% nach Einführung eines generellen kombinierten Dekolonisationsprogramms (Haut und Nase) erreicht.

Für andere antiseptische Substanzen wie Octenidin oder Polihexanid liegen bisher kaum Ergebnisse aus klinischen Studien vor. Es ist aber anzunehmen, dass sie sich ähnlich gut für die Sepsisprävention eignen.

Unklar ist, wie sich eine kontinuierliche Applikation von Mupirocin bzw. Chlorhexidin langfris-

Tab. 4.4 Übersicht über wichtige Cluster-randomisierte Interventionsstudien zum Einsatz von Chlorhexidin zur Reduktion der Sepsis (Climo et al. 2013; Huang et al. 2013; Milstone et al. 2013)

Studie	Dekolonisation mit	Endpunkte	Intensivstationen	Effekt
Climo et al. (2013)	CHX-Waschlappen	Blutstrominfektionen und MRSA und VRE-Erwerbsraten	6 (USA)	28% weniger Blutstrominfektionen Signifikant weniger MRSA und VRE
Huang et al. (2013)	Mupirocin und CHX-Waschlappen (3. Arm)	Blutstrominfektionen und MRSA-Erwerbsraten	74 (USA)	44% weniger Blutstrominfektionen 27% weniger klinische MRSA Überlegenheit der generellen Dekolonisationsstrategie gegenüber generellem Aufnahme-Screening
Milestone et al. (2013)	CHX-Waschlappen	Blustrominfektionen	10 pädiatrische (USA)	36% weniger Blutstrominfektionen (per Protokollanalyse)

Abkürzung: CHX = Chlorhexidin, MRSA = multiresistenter Staphylococcus aureus, VRE = Vancomycin-resistente Enterokokken.

tig auf die Resistenz bezüglich dieser beiden Substanzen auswirkt. Deshalb sollte man prüfen, ob alternativ andere Antiseptika für die Dekolonisation eingesetzt werden können.

Auch mit Chlorhexidin imprägnierte Verbände über den Insertionsstellen führen zur signifikanten Reduktion der Sepsisraten (Timsit et al. 2012).

4.4 Weitere Präventionsmaßnahmen

4.4.1 Imprägnierte Katheter

Die meisten randomisierten kontrollierten Studien zur Prävention der katheterassoziierten Sepsis existieren zu den mit Chlorhexidin-Silbersulfadiazin imprägnierten Kathetern. Vereinzelt wurde auch die Kombination Minocyclin/Rifampicin in randomisierten kontrollierten Studien untersucht. Überwiegend wurden die antimikrobiellen Substanzen auf die Oberfläche des Katheters aufgetragen, teilweise wurden sie direkt in das Kathetermaterial inkorporiert.

Wegen der großen Anzahl von Studien zu imprägnierten Kathetern wurden in den letzten Jahren auch sehr viele Metaanalysen zu diesem Thema publiziert. Beispielsweise haben Lai et al. (2013) ein sehr umfangreiches systematisches Review zur Effektivität der antimikrobiell imprägnierten Katheter vorgelegt. Darin wird der Effekt auf die Reduktion von katheterbedingten Blutstrominfektionen bestätigt. Gleichzeitig wird jedoch diskutiert, dass nur wenig Evidenz existiert, dass diese Katheter auch die klinische Sepsis reduzieren und die Letalität beeinflussen.

In der Regel werden imprägnierte Katheter nur empfohlen, wenn es mit anderen Mitteln nicht möglich ist, die Sepsisraten deutlich zu reduzieren.

4.4.2 Insertionsstelle

Ausgehend von der Evidenzlage ist das Infektionsrisiko geringer bei Punktion der V. subclavia. Generell sind bei der Auswahl der Insertionsstelle eines ZVK aber die mechanischen Komplikationen wie Pneumothorax, Hämatothorax und Katheterdislokation auf der einen Seite sowie die infektiösen Komplikationen auf der anderen Seite gegeneinander abzuwägen.

Vor allem bei längerer zu erwartender Liegezeit ist die Punktion der V. subclavia der Punktion der V. jugularis oder V. femoralis vorzuziehen (Parienti et al. 2012).

4.4.3 Legen von Gefäßkathetern

Beim Legen von zentralen Gefäßkathetern sind die sog. »maximalen Barrieremaßnahmen« einzuhalten. Das bedeutet, dass die in der ▶ Übersicht dargestellten Schritte einzuhalten sind.

Arbeitsschritte beim Legen von Gefäßkathetern

- Händedesinfektion
- Sorgfältige Hautdesinfektion
- Anlegen von sterilem Kittel, sterilen Handschuhen, Kopfschutz und Mund-Nasen-Schutz, großes steriles Abdecktuch
- Punktion und Katheterinsertion sowie sichere Fixation
- Abdeckung der Insertionsstelle mit Verband (Mullkompresse oder transparenter Folienverband)

Insgesamt ist die Indikationsstellung für das Legen jedes Gefäßzugangs streng zu überprüfen. Außerdem muss täglich evaluiert werden, ob der Gefäßkatheter auch weiterhin benötigt wird.

4.4.4 Hautdesinfektion vor Insertion

In den amerikanischen Leitlinien wird in der Regel für die Hautdesinfektion vor Katheteranlage die Kombination aus Chlorhexidin und Alkohol empfohlen. Hintergrund dafür sind Studien, die den Nachteil von Polyvinylpyrrolidon (PVP)-Jod im Vergleich zu Chlorhexidin-Lösung demonstriert haben (z. B. Chaiyakunapruk et al. 2012). Im Unterschied zu den USA wird in Deutschland allerdings PVP-Jod-Lösung nicht in wässriger, sondern in alkoholischer Lösung (70%) für die Hautdesinfektion angewendet. Deshalb kann in deutschen Kliniken die Benutzung von alkoholischer PVP-Lösung (2 min Einwirkungszeit) neben dem Gebrauch von Octenidin in alkoholischer Lösung oder Chlorhexidin in alkoholischer Lösung verwendet werden (Dettenkofer et al. 2010; Maiwald u. Chan 2012).

4.5 Allgemeine Maßnahmen

4.5.1 Beschäftigung von ausreichend Pflegepersonal

Beobachtungsstudien zeigen, dass ein unzureichender Pflegepersonalschlüssel auf Intensivstationen mit erhöhten katheterassoziierten Blutstrominfektionsraten assoziiert ist (Hugonnet et al. 2007; Schwab et al. 2012). Deshalb muss darauf geachtet werden, dass ausreichend ausgebildetes Pflegepersonal beschäftigt ist. Die Kenntnisse zur Infektionsprävention müssen regelmäßig überprüft bzw. erneuert werden.

4.5.2 Surveillance der ZVK-assoziierten Sepsisraten

Als wichtige Maßnahme zur Sepsisprävention hat sich auch die Surveillance der ZVK-assoziierten Sepsis etabliert.

Surveillance

Fortlaufende, systematische Erfassung, Analyse und Interpretation der Infektionsdaten, die für das Planen, die Einführung und die Evaluation von medizinischen Maßnahmen notwendig sind, inklusive des zeitnahen Feedbacks der Ergebnisse an diejenigen, die diese Informationen benötigen.

Durch Vergleich der eigenen Infektionsrate mit denen anderer Einrichtungen, die am Krankenhaus-Infektions-Surveillance-System (KISS) teilnehmen, ist es möglich, das Niveau der eigenen Institution im Vergleich zu anderen Krankenhäusern zu beurteilen. Voraussetzung für einen sinnvollen Vergleich ist selbstverständlich, dass alle teilnehmenden Stationen einheitliche Definitionen für katheterassoziierte Sepsisfälle anwenden und Infektionsraten nach einheitlichem Protokoll bestimmen. International haben sich hierfür die Definitionen der Centers for Disease Control and Prevention (CDC) etabliert. Zur Be-

■ **Tab. 4.5** ZVK-assoziierte Sepsisraten auf deutschen Intensivstationen (Nationales Referenzzentrum für die Surveillance von nosokomialen Infektionen 2011–2013)

Art der Intensivstation	Anzahl	ZVK-assoziierte Sepsisrate pro 1000 ZVK-Tage		
		Gepoolter arithmetischer Mittelwert	Median	75. Perzentile
Alle Intensivstationen	775	1,08	0,72	1,42
Beispiel internistische ITS	118	1,26	0,80	1,48
Beispiel chirurgische ITS	143	1,05	0,78	1,39

rechnung der Infektionsraten wird folgende Formel verwendet:

$$\text{ZVK} - \text{assoziierte Sepsisrate} = \frac{\text{Primäre Sepsisfälle bei Patienten mit ZVK}}{\text{Alle ZVK} - \text{Tage}} \times 1000$$

■ Tab. 4.5 zeigt die aktuellen Referenzdaten von KISS für verschieden Gruppen von Intensivstationen. Vor allem wenn die eigenen Infektionsraten vergleichsweise erhöht sind, sollte man intensiv das Vorgehen in der eigenen Station überprüfen und die Compliance bei der Einhaltung der Präventionsempfehlungen untersuchen.

Der Erfolg der regelmäßigen Surveillance mit Feedback an alle Mitarbeiter der Station konnte in der Vergangenheit wiederholt nachgewiesen werden (Gastmeier et al. 2009).

4.5.3 Fortbildungen und »Zero Tolerance«

Das Stationspersonal sollte regelmäßig über die Indikationen für das Legen von Gefäßkathetern unterrichtet werden sowie über die richtige Insertionspraxis und die Pflegemaßnahmen bei liegendem Gefäßkatheter. In den letzten Jahren sind viele Studien zu Interventionsprogrammen im Hinblick auf die Sepsisprävention publiziert worden. Die Gruppe um Pronovost et al. hat 2006 nach Analyse ihrer Ergebnisse einer multizentrischen Studie in mehr als 100 Intensivstationen in Michigan das Motto »Zero Tolerance« herausgegeben (Pronovost et al. 2006) und ein Bündel von Interventionsmaßnahmen gleichmäßig in allen Stationen eingeführt. Unter einem solchen Bündel versteht man eine Gruppe von Präventionsmaßnahmen, die, wenn sie zusammen und konsistent umgesetzt werden, die Infektionsraten eindeutig senken. Allerdings wurde in der Studie von Pronovost et al. ein hohes Reduktionspotenzial ausgehend von einem hohen Infektionsniveau erreicht (6,6 ZVK-assoziierte Sepsisfälle pro 1000 ZVK-Tage am Beginn der Intervention). In vielen deutschen Intensivstationen ist die Inzidenz der nosokomialen Sepsis deutlich geringer, sodass die Ergebnisse dieser Studie nur bedingt auf deutsche Verhältnisse übertragbar sind (■ Tab. 4.5). Inzwischen hat auch eine randomisierte kontrollierte Studie den Erfolg des oben genannten Präventionsbündels bestätigt (Marsteller et al. 2012).

Literatur

Austin P, Elia M (2009) A systematic review and meta-analysis of the risk of microbial contamination of aseptically prepared doses in different environments. J Pharm Pharm Sci 12: 233–242

CDC/HICPAC (2011) Guideline for the prevention of intravascular catheter related bloodstream infections. Am J Infect Control 39: 1–34

Chaiyakunapruk N, Veenstra D, Lipsky B, Saint S (2012) Chlorhexidine compared with povidone-iodine solution for vascular catheter-site care. A meta-analysis. Ann Intern Med 136: 792–01

Climo M, Yokoe D, Warren D, Perl T, Bolon M, Herwaldt L et al. (2013) Effect of daily chlorhexidine bathing on hospital-acquired infection. N Engl J Med 368: 533–42

Crnich C, Maki D (2002) The promise of novel technology for the prevention of intravascular device-related bloodstream infections. I Pathogenesis and short-term devices. Clin Infect Dis 34: 1232–1242

Dettenkofer M, Wilson C, Gratwohl A, Schmoor C, Bertz H, Frei R et al. (2010) Skin disinfection with octenidine dihydrochloride for central venous catheter site care: a double-blind, randomized, controlled trial. Clin Microbiol Infect 16: 600–606

ECDC (2013) Point prevalence survey of healthcare-associated infections and antimicrobial use in European acute care hospitals 2011–12. [▶ www.ecdc.europa.eu/en/publications/healthcare-associated-infections-antimicrobial-use-PPS.pdf]

Gastmeier P, Schwab F, Sohr D, Behnke M, Geffers C (2009) Reproducibility of the surveillance effect to decrease nosocomal infection rates. Infect Control Hosp Epidemiol 30: 993–999

Grice E, Segre J (2012) The human microbiome: our second genome. Annu Rev Genomics Hum Genet 13: 151–157

Huang S, Septimus E, Kleinman K, Moody J, Hickok J, Avery T et al. (2013) Targeted versus universal decolonization to prevent ICU infection. N Engl J Med 368: 2255–2265 *[Größte und eindrucksvollste randomisierte Studie zur Prävention der Sepsis auf Intensivstationen durch Einführen der generellen Dekolonisation aller Patienten bei Aufnahme mit Muprocin für die Nase und Chlorhexidin-Waschlappen für die Haut.]* ←

Hugonnet S, Chevrolet JC, Pittet D (2007) The effect of workload on infection risk in critically ill patients. Crit Care Med 35: 76–81

Lai N, Chaiyakunapruk N, Lai N, O'Riordan E, Pau W, Saint S (2013) Catheter impregnation, coating or bonding for reducing central venous catheter-related infections in adults. Cochrane Database Syst Rev 6: CD007878

Maiwald M, Chan E (2012) The forgotten role of alcohol: a systematic review and meta-analysis of the clinical efficacy and perceived role of chlorhexidine in skin antisepsis. PLoS One 7: e44277

Marsteller J, Sexton J, Hsu Y, Hsiao C, Holzmueller C, Pronovost P et al. (2012) A multicenter, phased, cluster-randomized controlled trial to reduce central line-associated bloodstream infections in intensive care units. Crit Care Med 40: 2933–2939

Milstone A, Elward A, Song X, Zerr D, Orscheln R, Speck K et al. (2013) Daily chlorhexidine bathing to reduce bacteraemia in critically ill children: a multicentre, cluster-randomised, crossover trial. Lancet 381: 1099–106

Nationales Referenzzentrum für die Surveillance von nosokomialen Infektionen [▶ http://www.nrz-hygiene.de]

O'Grady NMA, Dellinger E, Gerberding J, Heard S, Maki D et al. (2002) Guideline for the prevention of intravascular catheter-related infections. MMWR 51(RR-10): 1–29

O'Horo J, Silva G, Munoz-Price S, Safdar N (2012) The efficacy of daily bathing with chlorhexidine for reducing healthcare-associated bloodstream infections: A meta-analysis. Infect Control Hosp Epidemiol 33: 257–267

Parienti JJ, du Cheyron D, Timsit JF, Traoré O, Kalfon P, Mimoz O, Mermel LA. (2012) Meta-analysis of subclavian insertion and nontunneled central venous catheter-associated infection risk reduction in critically ill adults. Crit Care Med 40: 1627–34

Pronovost P, Needham D, Berenholtz S, Sinopoli D, Chu H, Cosgrove, S, Sexton B et al. (2006) An intervention to decrease catheter-related bloodstream infections in the ICU. New Engl J Med 355: 2725–32

Reichardt C, Sroka S, Hansen S, Behnke M, Gastmeier P (eds.) (2010) Baseline hand hygiene compliance rates in 126 hospitals participating in the National German hand Hygiene Campaign. CDC 5th Decennial International Conference on Healthcare associated infections

Safdar N, Maki D (2004) The pathogenesis of catheter-related bloodstream infection with noncuffed short-term central venous catheters. Intensive Care Med 30: 62–7

Safdar N, O'Horo J, Maki D (2013) Arterial catheter-related bloodstream infection: incidence, pathogenesis, risk factors and prevention. J Hosp Infect 85: 189–95

Sax H, Allegranzi B, Uckay I, Larson E, Boyce J, Pittet D (2007) 'My five moments for hand hygiene': a user-center design approach to understand, train, monitor and report hand hygiene. J Hosp Infect 67: 9–21

Schwab F, Meyer E, Geffers C, Gastmeier P (2012) Understaffing, overcrowding, inappropriate nurse : ventilated patient ratio and nosocomial infections: which parameter is the best reflection of deficits? J Hosp Infect 80: 133–139 *[Auf der Basis der Daten von vielen deutschen Intensivstationen wurde nachgewiesen, dass ein ungünstiges Patienten-zu- Personal-Verhältnis zu erhöhten Infektionsraten führt.]* ←

Timsit J, Mimoz O, Mourvillier B, Souweine B, Garrouste-Orgeas M, Alfandari S et al. (2012) Randomized controlled trial of chlorhexidine dressing and highly adhesive dressing for preventing catheter-related infections in critically ill adults. Am J Respir Crit Care Med 186: 1272–1228 *[Diese randomisierte Studie ist die überzeugendste Untersuchung zur Anwendung von Chlorhexidin-imprägnierten Verbänden auf der Insertionsstelle zur Prävention der Kathetersepsis.]* ←

van Grafhorst J, Foudraine N, Nooteboom F, Crombach W, Oldenhof N, van Doorne H (2002) Unexpected high risk of contamination with staphylococci species attributable to standard preparation of syringes for continuous intravenous drug administration in a simulation model in intensive care units. Crit Care Med 30: 833–36

Vonberg R, Gastmeier P (2007) Hospital-acquired infections related to contaminated substances. J Hosp Infect 65: 15–23

Webster J, Osborne S, Rickard C, New K (2013) Clinically-indicated replacement versus routine replacement of peripheral venous catheters. Cochrane Database Syst Rev 4: CD007798

Die ersten 6 Stunden

Mikrobiologische Diagnostik

S. Hagel, T. Welte, M. Pletz

K. Werdan et al. (Hrsg.), *Sepsis und MODS*,
DOI 10.1007/978-3-662-45148-9_5, © Springer-Verlag Berlin Heidelberg 2016

5.1 Grundregeln der mikrobiologischen Diagnostik

Die Qualität und Aussagekraft der Ergebnisse mikrobiologischer Untersuchungen werden maßgeblich durch die Art und den Zeitpunkt der Probengewinnung sowie durch die Lagerung und den Transport der Proben (Präanalytik), aber auch durch die Informationsübermittlung wesentlicher Patientendaten mitbestimmt.

Jegliche mikrobiologische Probengewinnung sollte idealerweise vor Einleitung einer kalkulierten antibiotischen Therapie erfolgen, wobei bei Patienten mit schwerer Sepsis und septischem Schock die mikrobiologische Diagnostik den Therapiebeginn nicht verzögern sollte.

Praxistipp

In der Praxis ist jedoch zumindest die Abnahme von 3 Blutkultursets (ein Set umfasst eine aerobe und eine anaerobe Blutkulturflasche) vor Antibiotikagabe realisierbar.

Bei kritisch kranken Patienten muss der Mindestzeitabstand zwischen der Entnahme mehrerer Blutkulturen – wie in älteren Lehrbüchern gefordert – nicht eingehalten werden.

Ist die Materialentnahme nicht vor Beginn der Antibiotikatherapie möglich, sollte sie unmittelbar vor der nächsten Antibiotikagabe erfolgen, wenn die Blutkonzentrationen am niedrigsten sind. Falls eine Umstellung der Antibiotikatherapie geplant ist, sollte die mikrobiologische Diagnostik vor der Gabe neuer Antibiotika erfolgen.

Bei der Entnahme muss auf die in der ▶ Übersicht dargestellten Punkte geachtet werden.

Bei der Probengewinnung zur mikrobiologischen Sepsisdiagnostik zu beachtende Punkte

- Kontamination der Proben bei der Entnahme und dem Transport vermeiden.
- Ausreichende Menge an Material gewinnen, insbesondere, wenn mehrere Fragestellungen beantwortet werden sollen (beimpfen unterschiedlicher Medien, ggf. vorherige Rücksprache mit Mikrobiologen halten).
- Kennzeichnung der Probe (inkl. Entnahmestelle, Entnahmezeitpunkt).
- Steriles und sicher verschließbares Transportgefäß verwenden.
- Umgehenden Transport ins mikrobiologische Labor gewährleisten.

5.2 Blutkultur

Die Blutkultur ist das wichtigste mikrobiologische Untersuchungsverfahren bei Sepsis.

Je nach Infektion variiert die Ausbeute. Bei der Endokarditis beträgt sie >90%, bei bestimmten anderen Diagnosen ist sie allerdings vergleichsweise gering. Im Fall der ambulant erworbenen Pneumonie oder des Erysipels liegt sie beispielsweise im Mittel bei <10% (▣ Tab. 5.1).

Als Ursache für die Schwankungen der Positivrate werden hervorgehoben:

- Unterschiede in der Großzügigkeit der Indikationsstellung,
- Unterschiede in der Vorbehandlung mit Antibiotika und
- Unterschiede in der Anzahl abgenommener Blutkulturen.

Zu den am häufigsten geäußerten Kritikpunkten gegenüber der Blutkulturdiagnostik gehören

- die »geringe« Rate an positiven bzw. »hohe« Rate an negativen Blutkulturbefunden,
- die teils hohe – aber durch gründliche Hautdesinfektion vermeidbare – Rate an Kontaminationen und
- die häufig »fehlende therapeutische Konsequenz«.

Hintergrund der letztgenannten Äußerung ist die Tatsache, dass in den meisten Fällen ein differenzialtherapeutisch relevantes Ergebnis der Blutkultur erst am 2. oder 3. Tag nach Abnahme, bei Nachweis von Anaerobiern und Pilzen oft sogar

■ **Tab. 5.1** In Studien dokumentierte Häufigkeit positiver Blutkulturen bei ausgewählten Infektionen. (Nach Seifert et al. 2007)

Infektion	Rate (%) positiver Blutkulturen (ohne Kontaminanten)
Septische Arthritis/ Bursitis	19–33%
Hautphlegmone/Erysipel	2%
Akute Cholezystitis	8%
Akute Cholangitis	46%
Leberabszess	37%
Meningitis	66%
Ambulant erworbene Pneumonie	2–9%
Nosokomiale Pneumonie	7–12%
Wirbelkörperosteomyelitis	50–72%
Pyelonephritis	23–30%
Fieber bei Neutropenie	21–32%
Harnwegsinfektion im Kindesalter	5%
Mastoiditis im Kindesalter	14%
Pneumonie im Kindesalter	3%
Osteomyelitis/Arthritis im Kindesalter	52–53%

noch später, eintrifft und das Antibiotikaregime daraufhin häufig nicht mehr geändert wird, wenn bereits eine klinische Besserung zu verzeichnen ist.

> **Diesen Argumenten ist entgegenzusetzen, dass in Anbetracht der aktuellen Resistenzsituation ein kultureller Erregernachweis höchste Priorität hat und die Entnahme von 2–3 Blutkultursets die Nachweisrate deutlich erhöht. Des Weiteren wirkt eine gezielte Antibiotikatherapie mit konsequenter Deeskalation, auch wenn es sich hierbei nur um wenige Tage handelt, der Selektion resistenter Erreger entgegen.**

Bei einem reduzierten Verbrauch von Cephalosporinen und Fluorchinolonen sinkt ebenfalls die Wahrscheinlichkeit für eine Clostridium-difficile-Infektion (Talpaert et al. 2011). Für die S.-aureus-Bakteriämie konnte gezeigt werden, dass – bei nachgewiesener Oxacillin-Empfindlichkeit – auch ein späterer Wechsel von einer initialen Therapie mit Vancomycin auf das schmal, aber wesentlich besser staphylokokkenwirksame Staphylokokkenpenicillin (z. B. Flucloxacillin) oder Cefazolin mit einer signifikanten Reduktion der Letalität einhergeht (Schweizer et al. 2011). Darüber hinaus beträgt die Kontaminationsrate bei leitliniengerechter Abnahmetechnik <3%.

Die einfach zu ermittelnde »difference in time to positivity« bei zeitgleich abgenommenen Blutkulturen aus liegendem Katheter oder Port und peripherer Vene kann außerdem helfen, die Quelle der Bakteriämie zu identifizieren.

Praxistipp

Wird die aus Port/Katheter abgenommene Blutkultur mindestens 2 h vor der peripher entnommenen Probe positiv, ist der Port/Katheter mit hoher Wahrscheinlichkeit Quelle der Bakteriämie (Blot et al. 1999).

Die »time to positivity« kann bei Nachweis koagulasenegativer Staphylokokken auch helfen, eine Kontamination von einer Bakteriämie zu unterscheiden: Ab einer Zeit von >20 h ist eher von einer Kontamination auszugehen (Haimi-Cohen et al. 2003).

Zuletzt hat bei bestimmten klinischer Situationen der negative Vorhersagewert eine bedeutende Rolle, z. B. der Ausschluss einer fremdkörperassoziierten Bakteriämie oder der Ausschluss einer Endokarditis bei Schlaganfall.

Zur Gewährleistung eines optimalen Ergebnisses in der Blutkulturdiagnostik sind die in ■ Tab. 5.2 dargestellten Punkte zu beachten (Hagel et al. 2013). (siehe auch ► Kap. 2, Übersicht auf S. 24).

Nichtkulturelle diagnostische Verfahren In den letzten Jahren wurden mehrere nichtkulturelle diagnostische Verfahren zum Erregernachweis aus Blut entwickelt (siehe auch ► Kap. 2.2.2). Sie ermöglichen es, auch geringe Mengen bakterieller oder pilz-

Tab. 5.2 Zu beachten bei der Blutkulturdiagnostik

Abnahmezeitpunkt	Unabhängig von einer bestimmten Fieberhöhe unbedingt vor Beginn einer antimikrobiellen Therapie, ansonsten ggf. nach einer Therapiepause oder unmittelbar vor der nächsten Antibiotikagabe.
Abnahmetechnik	Strikte aseptische Punktionstechnik (Einwirkzeit des zur Hautdesinfektion verwendeten Alkohols von mindestens 30 s) aus peripherer Vene (bei Verdacht auf Katheterinfektion parallel aus Katheter und aus peripherer Vene).
Erforderliches Blutvolumen	Mindestens 2 oder 3 Blutkultursets durch getrennte Venenpunktionen entnehmen (ein Set umfasst eine aerobe und eine anaerobe Blutkulturflasche; Entnahmemenge: 8–10 ml pro Flasche). Die Entnahme eines einzigen Sets reicht nicht aus, da die Erregernachweisrate mit der Menge des entnommenen Blutvolumens zunimmt und ein einmaliger Nachweis von potenziellen Hautfloraerregern, z. B. von koagulasenegativen Staphylokokken, keine sichere Unterscheidung zwischen Kontamination und Infektion ermöglicht.
Kontaminationsfreie Inokulation der Blutkulturflasche	Desinfektion des Durchstichseptums. Zuerst Beimpfung der anaeroben Flasche. Blutkulturflaschen nicht belüften.
Transport	Rascher Transport ins mikrobiologische Labor (auch am Wochenende!).

licher DNA direkt im Patientenblut nachzuweisen. Erste Untersuchungen zeigen eine höhere Sensitivität dieser Verfahren gegenüber der Blutkultur bei antibiotisch vorbehandelten Patienten sowie theoretisch auch eine deutlich beschleunigte Diagnostik. Allerdings ist eine Reihe wichtiger Fragen im Zusammenhang mit diesen neuen Techniken noch unbeantwortet, z. B. die klinische Relevanz eines DNA-Nachweises in Blut und die Integration in den Laboralltag. Weiterhin bleibt zu klären, ob die noch sehr teuren Verfahren zu einer Verbesserung des Outcomes beitragen können (Pletz et al. 2011).

5.3 Respiratorische Materialien

Die hier dargestellte Übersicht richtet sich nach den Empfehlungen der AWMF-S3-Leitlinie »Epidemiologie, Diagnostik und Therapie erwachsener Patienten mit nosokomialer Pneumonie«. Für eine detaillierte Diskussion der einzelnen Empfehlungen wird auf diese Leitlinie verwiesen (Dalhoff et al. 2012).

Als respiratorisches Material kommen in Frage:

- Sputum als einfach gewinnbare Probe,
- nichtinvasiv gewonnenes tracheobronchiales Aspirat (TBAS),
- invasiv gewonnenes Material wie
  - bronchoalveoläre Lavageflüssigkeit (BAL),
  - »protected specimen brush« (PSB),
  - Biopsien.

Der PSB und die bioptische Sicherung der mikrobiologischen Diagnose sind wenig verbreitet, kostenintensiv und im Prinzip entbehrlich. Bisher konnte für kein diagnostisches Verfahren (endotracheale Aspirate, blinde oder bronchoskopische PSB, BAL) ein signifikanter Vorteil bewiesen werden.

Die Entscheidung für oder gegen eine invasive Diagnostik sollte in Abhängigkeit von der lokalen Erfahrung, differenzialdiagnostischen Erwägungen, aber auch möglichen therapeutischen Aspekten einer endoskopischen Untersuchung und dem individuellen Risikoprofil des Patienten (z. B. Nachweis opportunistischer Erreger bei Patienten mit Immunsuppression) getroffen werden.

Praxistipp

In der Regel ist das nichtinvasiv gewonnene und meist problemlos verfügbare tracheobronchiale Aspirat (TBAS) ein hinreichendes Medium für die mikrobiologische Erregerdiagnostik beim kritisch kranken Patienten.

Die Sensitivität eines TBAS ist höher, die Spezifität niedriger im Vergleich zur BAL. Ein negatives TBAS hat einen hohen negativ prädiktiven Wert, bei positiver TBAS Kultur ist es allerdings schwer, Infektion von Kolonisation zu differenzieren.

Da der Respirationstrakt, insbesondere bei intubierten Patienten, nicht steril ist, sollte die Beurteilung des Erregernachweises anhand der Keimzahl erfolgen. Sputumproben sind häufig mit der physiologischen Flora des Mund-Rachen-Raums kontaminiert. Um die Untersuchung von Speichelproben zu vermeiden, sollte nur makroskopisch eitriges Sputum für die Diagnostik verwendet werden.

Die **Probenverarbeitung** sollte umgehend – möglichst innerhalb von 2–4 h – im Labor bearbeitet werden (ggf. muss das Material bei 4–8°C gekühlt gelagert und transportiert werden). Dauert der Probentransport und die Probenverarbeitung länger, drohen empfindliche Erreger wie z. B. Pneumokokken und Haemophilus influenzae abzusterben, und es besteht die Gefahr der Überwucherung durch schnell wachsende Mikroorganismen, die durch ihre Vermehrung eine falsch-hohe Keimzahl einer nicht am Geschehen beteiligten Spezies vortäuschen können.

Die Qualität des TBAS bzw. der BAL sollte validiert werden. Nur Material, das die sog. Bartlett-Kriterien erfüllt, liefert einen validen Befund und spricht dafür, dass das Material aus den tiefen Atemwegen expektoriert wurde: >25 polymorphkernige Granulozyten sowie <10 Plattenepithelien/Blickfeld sprechen für ein Material, das repräsentativ für die tiefen Atemwege ist. Diese Kriterien gelten nicht für Patienten mit Immunsuppression und bei Verdacht auf seltene Pneumonieerreger wie z. B. Nokardien, Mykobakterien und Schimmelpilze. Als Schwellenwerte zur Unterscheidung zwischen Kolonisation und Infektion ergeben sich:

- $\geq 10^5$ KBE/ml für Sputum und TBAS
- $\geq 10^4$ KBE/ml für BAL
- $\geq 10^3$ KBE/ml für PSB

Zu beachten ist jedoch, dass die Keimzahl einer Vielzahl von Störgrößen unterliegen kann wie

- Erregerart,
- Transportdauer,
- Technik der Materialgewinnung,
- Stadium der Infektion,
- vorhergehende Antibiotikatherapie und
- Wirtsimmunität.

Zusätzlich stellen bei der BAL die Menge der instillierten Flüssigkeit sowie die Rückgewinnung Variablen dar, die das Ergebnis beeinflussen können. Allein aufgrund dieser Tatsache können Keimzahlen nur einen orientierenden Wert haben.

Über die routinemäßige bakteriologische Aufarbeitung hinaus sollte bei entsprechendem klinischem Verdacht eine gezielte Untersuchung auf weitere Erreger wie Mykobakterien, Pilze und Viren erfolgen. Eine Übersicht über die unterschiedlichen Methoden der Materialgewinnung findet sich in ▣ Tab. 5.3.

Auf eine gezielte Candidadiagnostik aus Atemwegsmaterialien soll verzichtet werden, da Hefepilzinfektionen als Ursache nosokomialer Pneumonien bei Patienten ohne definiertes Immundefizit extrem selten sind. Weitere Erreger, deren Nachweis aus respiratorischem Material unabhängig von der Keimzahl als Kolonisation gewertet werden muss und damit nicht therapierelevant ist, sind in der ▶ Übersicht aufgeführt. Im Gegensatz dazu soll eine Aspergillusdiagnostik auch bei Patienten ohne definiertes Immundefizit erwogen werden, wenn Prädispositionen wie eine strukturelle Lungenerkrankung, eine rheumatologische Grunderkrankung oder eine Leberzirrhose vorliegen und/oder hinweisende Infiltrate im Thorax-CT zur Darstellung kommen, die mit einer invasiven Aspergillose assoziiert sein können.

Bakterien und Pilze der oropharyngealen Standortflora ohne therapeutische Relevanz bei Pneumonie

- Corynebacterium spp.
- Enterococcus spp.
- Neisseria spp.
- α-hämolysierende (vergrünende) Streptokokken
- Koagulasenegative Staphylokokken
- Candida spp.

Tab. 5.3 Methodische Voraussetzungen zur Gewinnung qualitativ hochwertiger diagnostischer Proben aus dem unteren Respirationstrakt. (Adaptiert nach Just 2006 und AWMF-S3-Leitlinie »Epidemiologie, Diagnostik und Therapie erwachsener Patienten mit nosokomialer Pneumonie«)

Probe	Transportgefäß/Menge	Durchführung	Lagerzeit/Lagerbedingungen	Bemerkungen
Sputum	>1 ml, steriles Auffanggefäß	Mund gründlich mit Wasser spülen. Möglichst Morgensputum aus den tiefen Atemwegen abhusten.	≤2 h (maximal 4 h), Raumtemperatur ≤24 h, 4–8°C	Gegebenenfalls Sputumprovokation durch Inhalation von Kochsalzaerosol im Ultraschallvernebler
Tracheobronchialaspirat (TBAS)	>1 ml, steriles Auffanggefäß	Absaugung des Sekrets aus dem Tubus. Tiefes Einführen eines frischen Katheters mit angeschlossenem Auffanggefäß, dann erst Absaugung aktivieren. Keine vorherige Instillation von Kochsalz.	≤2 h (maximal 4 h), Raumtemperatur ≤24 h, 4–8°C	
Bronchoalveoläre Lavage (BAL)	30–100 ml, steriles Auffanggefäß	Nach Erreichen der Wedge-Position im Segmentostium werden z. B. 6 × 20 ml körperwarme NaCl instilliert und sofort reaspiriert. Bei einer Rückgewinnung von 40–50 ml sollte die Lavage beendet werden. Im Fall einer schlechten Rückgewinnung können weitere 40 ml appliziert werden.	≤2 h (maximal 4 h), Raumtemperatur ≤24 h, 4–8°C	Die erste rückgewonnene Portion aus der BAL wird verworfen. Die übrigen Portionen werden gepoolt und ggf. aliquotiert. Keine Aspiration über den Arbeitskanal des Bronchoskops vor Gewinnung der respiratorischen Sekrete. Keine Anwendung von Lokalanästhetika. Gute Sedierung

5.4 Proben aus Wunden

Das für einen Erregernachweis am besten geeignete Material ist Gewebe vom Infektionsort. Dieses kann intraoperativ oder durch eine gezielte Biopsie entnommen werden.

Wichtig ist jedoch, dass die Gewebeproben ohne Formalinzusatz verschickt werden. Gegebenenfalls kann ein wenig physiologische Kochsalzlösung in das sterile Transportgefäß hinzugegeben werden, um ein Austrocknen zu vermeiden (v. a. bei langer Transportzeit).

Eine weitere Möglichkeit besteht in der direkten Aspiration bzw. Punktion (>2 ml), bei Vorliegen von Exsudaten und Eiter oder durch Anspülen mit steriler Kochsalzlösung. Hierbei ist jedoch zu beachten, dass die Probenentnahme unter sterilen Bedingungen erfolgen muss, um das Risiko einer Kontamination gering zu halten.

Praxistipp

Eiter sollte möglichst vom Rand der Läsion entnommen werden, da dort die Wahrscheinlichkeit, noch lebende vermehrungsfähige Bakterien zu gewinnen, am höchsten ist.

Idealerweise wird das Punktat direkt in der sterilen Spritze in das mikrobiologische Labor gesendet. Bei langer Transportzeit, zur Vermeidung einer Kontamination bei Transport und Verarbeitung oder wenn von wenigen oder sehr empfindlichen Bakterien ausgegangen wird, kann das Punktat auch direkt in eine Nährbouillon (z. B. Blutkulturflasche mit vorhergehender Desinfektion der Gummimembran mit alkoholischen Desinfektionsmittel) geimpft werden.

Die schlechteste, jedoch sicher am häufigsten durchgeführte, Möglichkeit bei Wunden den Erreger anzuzüchten ist die Entnahme eines Abstrichs mit einem Tupfer. Dies liegt daran, dass bei einem Abstrich nur oberflächlich über das Gewebe gefahren wird, intrazellulär liegende Bakterien möglicherweise nicht erfasst werden und die am Tupfer anhaftende Materialmenge für eine Anzucht nicht ausreicht. Die Folgen sind falsch-negative Befunde oder Nachweis von Kontaminationskeimen (Just 2006).

5.5 Sonstige Materialien

5.5.1 Urin

Neben den oben genannten Materialien wird im klinischen Alltag am häufigsten Urin zur mikrobiologischen Diagnostik eingesendet. Hierbei ist die korrekte Entnahmetechnik zur Vermeidung von Kontamination von besonderer Bedeutung, da diese häufig zu einer nicht indizierten Antibiotikatherapie führt. Der sog. Mittelstrahlurin ist zwar am einfachsten zu gewinnen, jedoch auch am anfälligsten gegen Kontaminationen. Dies ist v. a. relevant, wenn Patienten Mittelstrahlurin selbst gewinnen. Eine genaue Erklärung der Entnahmetechnik für Patienten durch geschultes Personal hilft, das Risiko einer Kontamination zu minimieren (u. a. sorgfältiges Waschen der Hände und sorgfältige Reinigung der äußeren Genitalien).

Aber auch bei der Katheterisierung der Harnblase über einen Einmalkatheter besteht die Gefahr einer Kontamination mit Urethralflora wie auch eine Infektionsgefahr für den Patienten. Handelt es sich bei dem Katheter um einen Dauerkatheter, so ist in den meisten Fällen davon auszugehen, dass dieser mit Bakterien besiedelt ist. Deshalb ist dieser Urin für eine sinnvolle Diagnostik nur eingeschränkt verwertbar, und der Befund sollte mit größter Sorgfalt interpretiert werden.

Völlig ungeeignet ist Urin aus Auffangbeuteln und Blasenkatheterspitzen, da diese immer mit Keimen der Urethra kontaminiert sind (Just 2006).

Pneumokokkenantigennachweis im Urin

Bei dem Test handelt es sich um einen immunchromatographischen Membrantest (ICT), der das Pneumokokken-Zellwandpolysaccharid nachweist, das bei allen Serotypen von S. pneumoniae vorhanden ist. Die Sensitivität beträgt 50–80%, die Spezifität ca. 90%. Aufgrund der niedrigen Sensitivität schließt ein negativer Test eine Pneumokokkenpneumonie somit nicht sicher aus, und bei der Spezifität von 90% kann ein positiver Test auch ein falsch-positives Resultat bedeuten, sodass der Antigennachweis im Urin nur als Ergänzung zu den konventionellen Verfahren betrachtet werden kann. Er kann zur Erleichterung von Entscheidungen zur

Fokussierung der Therapie beitragen, wobei die Möglichkeit polymikrobieller Infektionen zu bedenken ist (Höffken et al. 2010).

Legionellenantigennachweis im Urin

Die Diagnostik auf Legionellen wird bei allen hospitalisierten Patienten mit einer ambulant erworbenen Pneumonie empfohlen, bei Patienten mit einer nosokomialen Pneumonie insbesondere dann, wenn epidemiologische Hinweise auf nosokomiale Akquisition bestehen.

Die Spezifität liegt bei >99%, d. h. ein positiver Test beweist das Vorliegen einer Legionellainfektion. Die Sensitivität für den immunchromatographischen Schnelltest liegt bei ca. 80%, bei Vorliegen von Stämmen der Serogruppe 1 sogar bei 94%. Ein negativer Antigennachweis schließt somit eine Legionellose nicht aus; daher sind bei entsprechendem klinischem Verdacht Mehrfachuntersuchungen sinnvoll (Dalhoff et al. 2012; Höffken et al. 2010).

5.5.2 Liquor

Bei der Liquordiagnostik ist neben der sterilen Gewinnung v. a. die Abnahme einer ausreichenden Liquormenge zu beachten. Die erforderliche Menge für eine Bakterienkultur wird mit ≥1 ml, für den Nachweis von Mykobakterien mit 3–5 ml (für PCR zusätzlich 3–5 ml) und für einen Pilznachweis mit ≥3 ml angegeben.

5.6 Mykologische Diagnostik

Wie bei bakteriellen Infektionen hängt das Überleben von Patienten mit invasiven Pilzinfektionen v. a. von einem frühzeitigen Therapiebeginn ab. Dies stellt eine Herausforderung dar, denn die verfügbaren diagnostischen Möglichkeiten sind nach wie vor beschränkt.

> **Der sichere Nachweis einer invasiven Pilzinfektion, unabhängig davon, ob es sich um Hefen oder Schimmelpilze handelt, erfordert den mikroskopischen und/oder kulturellen Nachweis aus normalerweise sterilem Gewebe bei gleichzeitig bestehenden klinischen Zeichen einer entsprechenden Infektion.**

Blutkulturen sind im Rahmen der Diagnostik ein essenzieller Bestandteil und sollen bei bestehendem Verdacht täglich entnommen werden. Die Sensitivität einer Blutkultur liegt zwischen 50 und 75%, bei neutropenischen oder antimykotisch behandelten Patienten ist jedoch mit einer geringeren Sensitivität zu rechnen (Cuenca-Estrella et al. 2012).

Serologische Untersuchungen liefern wertvolle zusätzliche Informationen, und deren Durchführung werden in der ESCMID-Leitlinie zur Diagnostik von Candidämien empfohlen (Cuenca-Estrella et al. 2012). Der Mannan-Antimannan-Test ist hochspezifisch für Glykoproteine aus der Zellwand von Candida-Spezies. Für den kombinierten Nachweis des Mannan-Antigens und Anti-Mannan-Antikörpers (Platelia Ag Plus und Ab Plus) werden eine Sensitivität und Spezifität von ca. 80% bzw. 85% bei einem negativen Vorhersagewert von >85% beschrieben. Der Test eignet sich somit am besten zum Ausschluss einer Candidämie, und eine serielle Testung wird zum Screening von Risikopatienten empfohlen, um die unnötige antimykotische Therapie auf der Intensivstation zu vermeiden.

Neben dem Mannan-Antimannan-Test gibt es einen Test zum Nachweis von β-1,3-D-Glucan (Fungitell), der sich ebenfalls durch einen hohen negativen Vorhersagewert (>85%) auszeichnet. Das β-D-Glucan-Antigen ist pilzspezifisch und erfasst neben Candida auch andere Pilzgattungen, z. B. Schimmelpilze der Gattungen Aspergillus und Fusarium. Aufgrund der kurzen Halbwertszeit des Antigens wird der β-D-Glucan-Test zum Ausschluss einer Pilzinfektion bei Risikopatienten 2-mal wöchentlich empfohlen (Cuenca-Estrella et al. 2012).

Eine serologische Methode zum spezifischen Nachweis für Schimmelpilze (besonders Aspergillus) ist der Galaktomannan-Antigen-Test, entweder aus Serum oder bronchoalveolärer Lavageflüssigkeit (BAL). Für den Nachweis aus der bronchoalveolären Lavageflüssigkeit existieren jedoch bisher keine validierten Grenzwerte, und eine Rücksprache mit dem Labor bezüglich der

Interpretation eines positiven Befundes ist unumgänglich. Für den Galaktomannantest sind allerdings falsch-positive Ergebnisse bei zum Zeitpunkt der Probenentnahme bestehender Antibiotikatherapie, insbesondere mit Piperacillin/Tazobactam, beschrieben. Weitere Publikationen legen nahe, dass das Problem auch andere β-Laktamantibiotika wie z. B. Amoxicillin/Clavulansäure betreffen kann und bei der Verwendung enteraler Ernährungslösungen auftreten kann.

Die Galaktomannanbestimmung sollte daher vor der Gabe von β-Laktamantibiotika durchgeführt werden. Für die Applikation von Antibiotika und die Probennahme sind unterschiedliche Zugänge notwendig. Falsch-positive Galaktomannantests wurden auch in glukonathaltigen kristalloiden Lösungen gefunden, die für die BAL genutzt wurden.

Erregerspezifische Antikörpertiter im Blut sind für die Diagnose invasiver Pilzinfektionen ungeeignet, die erregerspezifische PCR ist bislang nicht ausreichend validiert.

Auf eine gezielte Candidadiagnostik aus Atemwegsmaterialien soll bei nosokomialen Pneumonien verzichtet werden, da Candida spp. bei beatmeten Patienten mit Antibiotikavorbehandlungen sehr häufig aus tiefen Atemwegsmaterialien isoliert werden, ohne dass eine invasive, therapiebedürftige Infektion vorliegt. Eine Aspergillusdiagnostik jedoch soll auch bei Patienten ohne definiertes Immundefizit erwogen werden, wenn Prädispositionen wie eine strukturelle Lungenerkrankung, eine rheumatologische Grunderkrankung oder eine Leberzirrhose vorliegen und/oder hinweisende Infiltrate im Thorax-CT zur Darstellung kommen, die mit einer invasiven Aspergillose assoziiert sein können.

Die sichere Diagnose invasiver pulmonaler Aspergillosen beruht auf dem histopathologischen Nachweis von Pilzhyphen im Lungengewebe und dem kulturellen Nachweis der Pilze aus transbronchialen Biopsien oder reseziertem Lungengewebe. Zusammen mit hinweisenden Befunden im Thorax-CT wie Hohlraumbildungen bzw. nodulären Infiltraten mit umgebendem Halo können auch die Aspergilluskultur und/oder der Galaktomannan-Antigentest aus einer gezielt entnommenen BAL zu einer wahrscheinlichen Diagnose führen. In einer prospektiven Beobachtungsstudie bei Patienten auf der Intensivstation mit unterschiedlichen Grunderkrankungen war die diagnostische Genauigkeit des Nachweises von Galaktomannan-Antigen aus der BAL dem Nachweis aus dem Serum deutlich überlegen, der überwiegend bei Patienten mit hämatologischen Neoplasien positiv evaluiert ist (Dalhoff et al. 2012).

Literatur

Blot F, Nitenberg G, Chachaty E, Raynard B, Germann N, Antoun S et al. (1999) Diagnosis of catheter-related bacteraemia: a prospective comparison of the time to positivity of hub-blood versus peripheral-blood cultures. Lancet 354: 1071–7

Cuenca-Estrella M, Verweij PE, Arendrup MC, Arikan-Akdagli S, Bille J, Donnelly JP et al. (2012) ESCMID* guideline for the diagnosis and management of Candida diseases 2012: diagnostic procedures. Eur Clin Microbiol Infect Dis 18 Suppl 7: 9–18

Dalhoff K, Abele-Horn M, Andreas S, Bauer T, von Baum H, Deja M et al. (2012) Epidemiologie, Diagnostik und Therapie erwachsener Patienten mit nosokomialer Pneumonie. S3-Leitlinie der Deutschen Gesellschaft für Anästhesiologie und Intensivmedizin e.V., der Deutschen Gesellschaft für Infektiologie e.V., der Deutschen Gesellschaft für Hygiene und Mikrobiologie e.V., der Deutschen Gesellschaft für Pneumologie und Beatmungsmedizin e.V. und der Paul-Ehrlich-Gesellschaft für Chemotherapie. Pneumol 66: 707–765 *[Die Leitlinie gibt eine sehr gute Übersicht über alle praktisch relevanten Punkte zur Diagnose und Therapie einer nosokomialen Pneumonie bei erwachsenen, nicht neutropenen Patienten.]* ←

Hagel S, Pletz MW, Brunkhorst FM, Seifert H, Kern WV (2013) Bakteriämie und Sepsis. Internist 54: 399–407

Haimi-Cohen Y, Shafinoori S, Tucci V, Rubin LG (2003) Use of incubation time to detection in BACTEC 9240 to distinguish coagulase-negative staphylococcal contamination from infection in pediatric blood cultures. Pediatr Infect Dis J 22: 968–74

Höffken G, Lorenz J, Kern W, Welte T, Bauer T, Dalhoff K et al. (2010) Kurzfassung der S3-Leitlinie zu ambulant erworbenen unteren Atemwegsinfektionen sowie zu ambulant erworbener Pneumonie bei Erwachsenen. Dtsch Med Wochenschr 135: 359–365 *[Die Leitlinie gibt eine sehr gute Übersicht über alle praktisch relevanten Punkte zur Diagnose und Therapie einer ambulant erworbenen Pneumonie bei erwachsenen, nicht neutropenen Patienten.]* ←

Ibrahim EH, Sherman G, Ward S, Fraser VJ, Kollef MH (2000) The influence of inadequate antimicrobial treatment of bloodstream infections on patient outcomes in the ICU setting. Chest 118: 146–55

Just HM (2006) Mikrobiologische Untersuchungen zur Diagnostik nosokomialer Infektionen. Krankenhaushygiene Up2date 1: 133–49

MacArthur RD, Miller M, Albertson T, Panacek E, Johnson D, Teoh L et al. (2004) Adequacy of early empiric antibiotic treatment and survival in severe sepsis: experience from the MONARCS trial. Pediatr Clin Infect Dis 38: 284–8

Pletz MW, Wellinghausen N, Welte T (2011) Will polymerase chain reaction (PCR)-based diagnostics improve outcome in septic patients? A clinical view. Intensive Care Med 37: 1069–1076 *[Übersichtsarbeit mit den Vor- und Nachteilen einer PCR-basierten Diagnostik.]* ←

Schweizer ML, Furuno JP, Harris AD, Johnson JK, Shardell MD, McGregor JC et al. (2011) Comparative effectiveness of nafcillin or cefazolin versus vancomycin in methicillin-susceptible Staphylococcus aureus bacteremia. BMC Infect Dis 11: 279

Seifert H, Abele-Horn M, Fätkenheuer G, Glück T, Jansen B, Kern WV (2007) Blutkulturdiagnostik, Sepsis, Endokarditis, Katheterinfektionen. Mikrobiol.-Infekt. Qual. MIQ 3a 3b. Teil I (2. Aufl.) Urban und Fischer: München Jena *[Standardwerk mit Darstellung der praktischen Aspekte bei der Blutkulturdiagnostik und Diagnostik bei u. a. Endokarditis und Katheterinfektionen.]* ←

Talpaert MJ, Gopal Rao G, Cooper BS, Wade P (2011) Impact of guidelines and enhanced antibiotic stewardship on reducing broad-spectrum antibiotic usage and its effect on incidence of Clostridium difficile infection. J Antimicrob Chemother 66: 2168–74

Weinstein MP, Murphy JR, Reller LB, Lichtenstein KA (1983) The clinical significance of positive blood cultures: a comprehensive analysis of 500 episodes of bacteremia and fungemia in adults. II. Clinical observations, with special reference to factors influencing prognosis. Rev Infect Dis 5: 54–70

Antimikrobielle Therapie

S. Hagel, C. Forstner, T. Welte, M. Pletz

K. Werdan et al. (Hrsg.), *Sepsis und MODS*,
DOI 10.1007/978-3-662-45148-9_6, © Springer-Verlag Berlin Heidelberg 2016

6.1 Einleitung

Der globalen Ausbreitung bakterieller Resistenzen steht eine von Jahr zu Jahr abnehmende Anzahl neuer antiinfektiver Substanzen gegenüber. So dauert die Entwicklung eines neuen Antibiotikums »from bench to bedside« 8–10 Jahre, und die gleichzeitige Dynamik der Resistenzausbreitung lässt befürchten, dass in absehbarer Zeit die Wirksamkeit und die Anzahl der dem behandelnden Arzt zur Verfügung stehenden Antibiotika deutlich eingeschränkt sein werden.

Während in den 1990-er Jahren MRSA (Methicillin-resistenter Staphylococcus aureus) als größte Herausforderung angesehen wurde, sind es mittlerweile multiresistente gramnegative Bakterien (MRGN) und Vancomycin-resistente Enterokokken (VRE), bei denen unsere therapeutischen Möglichkeiten begrenzt sind. Vor diesem Hintergrund wird zunehmend der Begriff des »postantibiotischen Zeitalters« verwandt (Boucher et al. 2009).

Gerade bei Patienten mit einem lebensbedrohlichen septischen Schock spielt jedoch die von Beginn an adäquate antimikrobielle Therapie eine entscheidende Rolle (Paul et al. 2010). Eine Studie bei Patienten mit Pseudomonasbakteriämie konnte z. B. zeigen, dass die Sterblichkeit von Patienten, die initial mit einem nicht gegen Pseudomonas wirksamen Antibiotikum behandelt worden waren, doppelt so hoch war wie bei adäquat behandelten Patienten (Micek et al. 2005).

Die Notwendigkeit einer schnellen Therapieeinleitung zwingt somit bei kritisch Kranken zu einer initial breiten antibiotischen Therapie, da ein zuverlässiges mikrobiologisches Ergebnis, inkl. Resistogramm, frühestens nach 36–48 h vorliegt. Aufgrund dessen wird in der Leitlinie zur Prävention, Diagnose, Therapie und Nachsorge der Sepsis der Deutschen Sepsis-Gesellschaft (DSG) und der Deutschen Interdisziplinären Vereinigung für Intensiv- und Notfallmedizin (DIVI) (Reinhart et al. 2010) empfohlen, ein pseudomonaswirksames Antibiotikum einzusetzen:

- Ureidopenicilline (Piperacillin) plus β-Laktamaseinhibitor (z. B.Tazobactam) oder
- Cephalosporine der Generation 3b (Ceftazidim) oder 4 (Cefepime) oder
- Carbapeneme (Imipenem oder Meropenem),
- unter Berücksichtigung
  - des individuellen Risikoprofils des Patienten und
  - des lokalen Resistenzmusters

Fluorchinolone sollten aufgrund der steigenden Resistenzlage bei Enterobacteriaceae und Pseudomonas als Monotherapie nicht verwendet werden (Reinhart et al. 2010). Hierbei ist anzumerken, dass Ceftazidim gegen die häufigsten grampositiven Sepsiserreger (nosokomiale Sepsis: S. aureus, ambulant erworbene Sepsis: S. pneumoniae) keine ausreichende Wirksamkeit hat und bei Unkenntnis des Erregers immer mit einer gut grampositiv wirksamen Substanz kombiniert werden sollte (s. unten).

6.2 Kombinationstherapie

Es gibt verschiedene klinische Gründe für eine Kombinationstherapie (▶ Übersicht).

Klinische Rationalen für eine Kombinationstherapie

Verbreiterung des Wirkspektrums bei unbekanntem Erreger
Ein Beispiel ist die nosokomiale Pneumonie mit Risikofaktoren für multiresistente Erreger, wo nach Leitlinie die Kombination von zwei pseudomonaswirksamen Antibiotika gefordert wird (Dalhoff et al. 2012) oder die ambulant erworbene Pneumonie (Makrolid-β-Laktam-Kombination zur Erfassung von Chlamydien, Mykoplasmen und Legionellen).

Synergismus
Ein Beispiel ist die Enterokokkenendokarditis. Zellwandaktive Antibiotika (z. B. β-Laktame) erleichtern den Aminoglykosiden die Penetration in die Bakterienzelle und heben dadurch die intrinsische Low-level-Aminoglyokoid-Resistenz der Enterokokken auf.

Vermeidung von Resistenzentstehung
Antibiotika, gegen die Bakterien durch nur eine Punktmutation resistent werden können

(z. B. Rifampicin und Fosfomycin), sollten nicht als Monotherapie eingesetzt werden (Beispiel: Kombinationstherapie bei Tuberkulose). Die einmalige Gabe von Fosfomycin bei Harnwegsinfektionen stellt wegen der kurzen Therapiedauer eine Ausnahme dar.

Zusätzliche Effekte

Beispiele:

- Rifampicin zur verbesserten Biofilmpenetration,
- Clindamycin zur Hemmung der Toxinproduktion bei der Therapie des Staphylokokken-Toxic-Shock-Syndroms.

Ob eine empirische Kombinationstherapie das Überleben von Patienten verbessert, ist Gegenstand intensiver Diskussionen und in erster Linie von der lokalen Resistenzsituation abhängig. Zu dieser Thematik liegt eine aktuelle Studie (Brunkhorst et al. 2012) des Kompetenznetzes Sepsis (SepNet) vor, die etwa 600 Patienten mit schwerer Sepsis einschloss. Die Patienten erhielten randomisiert entweder eine Monotherapie mit Meropenem oder eine Kombinationstherapie mit Meropenem und Moxifloxacin. Die Behandlungsdauer betrug im Durchschnitt 8 Tage. Die häufigsten Infektionen waren Pneumonien und intraabdominale Infektionen. Zwischen den Gruppen gab es keinen statistisch signifikanten Unterschied im Organversagen bzw. der 28- und 90-Tage-Sterblichkeit (Tag 28: 24% vs. 22%).

Praxistipp

Meropenem als in Deutschland (aktuell) noch sehr wirksame Substanz braucht demnach derzeit (!) in der Regel nicht mit einer zweiten Substanz kombiniert zu werden.

Ausnahmen können u. a. die Erfassung von Legionellen bei Patienten mit schwerer ambulant erworbener Pneumonie oder der Verdacht auf eine Infektion mit einem multiresistenten Erreger (z. B. MRSA, MRGN, VRE) sein. Hier müssen v. a. das individuelle Risikoprofil des Patienten, eine bereits bekannte Kolonisation mit multiresistentem Erreger, Auslandsaufenthalte, Antibiotikavortherapie und lokale Resistenzmuster Berücksichtigung finden. Bei bekannter Kolonisation mit einem multiresistenten Erreger sollte dieser bei Patienten mit einem septischen Schock aufgrund der hohen Mortalität bei initial inadäquater Therapie durch die kalkulierte Antibiotikatherapie mit erfasst werden. Vor allem aufgrund der Ausbreitung von gramnegativen Erregern mit β-Laktamasen mit breitem Wirkungsspektrum muss die empirische Monotherapie mit Cephalosporinen und Ureidopenicillinen in den kommenden Jahren bei Patienten mit einer schweren Sepsis/einem schweren septischen Schock regelmäßig anhand der aktuellen Resistenzentwicklung kritisch hinterfragt werden.

Da die Resistenzraten gegen Aminoglykoside aufgrund des zurückhaltenden Einsatzes in den letzten Jahren gesunken sind, haben sie einen zunehmenden Stellenwert als Kombinationspartner der β-Laktamantibiotika. Nachteilig wirkt sich die schlechte Gewebepenetration aus, die bei der initialen Therapie von Bakteriämien jedoch nicht zum Tragen kommt. Retrospektive Arbeiten deuten darauf hin, dass die Kombination von zellwandaktiven Antibiotika wie β-Laktamen mit Aminoglykosiden bei bakteriämischen Infektionen zu einer schnelleren Eradikation, d. h. zu einer negativen Blutkultur, und einem besseren Überleben führen kann (Chamot et al. 2003; Delannoy et al. 2012).

6.3 Zeitpunkt der Einleitung einer antimikrobiellen Therapie

Adäquate Therapie meint jedoch nicht nur die Wahl des richtigen Antibiotikums, sondern bezieht sich auch auf die zeitnahe Einleitung der Therapie, wobei »zeitnah« aufgrund der aktuellen Datenlage zunehmend neu definiert werden muss. Die oft zitierte retrospektive Studie von Kumar et al. (2006) hat den Einfluss einer verspäteten Initiierung einer antimikrobiellen Therapie bei 2.154 Patienten mit septischem Schock untersucht. Die Sterblichkeit nahm mit jeder Stunde einer verspäteten Antibiotikagabe um ca. 7% zu (Kumar et al. 2006).

In einer kürzlich publizierten deutschen Studie mit knapp 1.000 Patienten mit einer schweren Sepsis oder septischem Schock konnte dies jedoch nicht bestätigt werden. Die 28-Tage-Sterblichkeit lag bei Patienten mit einer Therapie innerhalb der 1. Stunde bei 32,4% im Vergleich zu 36,2% bei den Patienten, bei denen eine Therapie nach diesem Zeitfenster eingeleitet wurde (Bloos et al. 2014).

Gerade im Zeitalter der rasanten Resistenzentwicklung sollte das Konzept der schnellstmöglichen Antibiotikatherapie (»hit hard and early«) nicht unreflektiert auf jeden Patienten mit Verdacht auf eine Infektion übertragen werden.

In einer Studie (Hranjec et al. 2012) an hämodynamisch stabilen Patienten auf einer chirurgischen Intensivstation zeigte sich kürzlich, dass eine gezielte Therapie nach Vorliegen der mikrobiologischen Befunde gegenüber einer aggressiven kalkulierten Therapie bei Verdacht auf eine Infektion mit einem besseren Überleben assoziiert war (13% vs. 27%).

Die klinische Herausforderung liegt also zunächst darin, diejenigen Patienten zu identifizieren, die umgehend, d. h. schnellstmöglich nach Durchführung der mikrobiologischen Diagnostik, eine empirische antimikrobielle Therapie benötigen.

6.3.1 Fokussanierung

Neben der antimikrobiellen Therapie ist die frühzeitige und möglichst vollständige Sanierung der septischen Infektionsquelle Grundvoraussetzung für eine erfolgreiche Behandlung der schweren Sepsis und des septischen Schocks. In der deutschen Studie von Bloos et al. konnte gezeigt werden, dass Patienten, bei denen innerhalb der ersten sechs Stunden eine Fokussanierung durchgeführt wurde eine 16% niedrigere 28-Tage-Mortalität hatten (Bloos et al. 2014).

6.4 Dosierung und Applikation

Aktuelle Studien zeigen, dass die regulären Dosierungen bei bis zu 60% der Patienten mit schwerer Sepsis oder septischem Schock zu subtherapeutischen Plasmakonzentrationen führen (Gonçalves-Pereira u. Póvoa 2011; Boucher et al. 2009).

Die Pharmakokinetik beim septischen Patienten wird durch komplexe, teils gegenläufige Prozesse beeinflusst, sodass die Antibiotikaspiegel schwer vorherzusagen sind. In der Frühphase der Sepsis dominiert bei vielen Patienten die hyperdyname Kreislaufsituation, bei der es zur gesteigerten Clearance von renal eliminierten Antiinfektiva kommen kann (»augmented renal clearance«) (Udy et al. 2013). Eine »augmented renal clearance« mit in der Folge zu niedrigen Antibiotikaspiegeln und Therapieversagen liegt ab einer GFR von ca. 130 ml/min/1,73 m^2 vor (Claus et al. 2013). Darüber hinaus kann es bei kapillärem Leck und Volumensubstitution zu einer zusätzlichen Expansion des Extrazellulärraums (erhöhtes Verteilungsvolumen) und somit zu niedrigen Plasmaspiegeln bei hydrophilen Antibiotika (z. B. β-Laktamantibiotika, Aminoglykoside) kommen.

Ebenfalls kann die im Rahmen einer Sepsis durchgeführte (kontinuierliche) Nierenersatztherapie die Pharmakokinetik der Antibiotika beeinflussen. Die Auswirkungen auf die Pharmakokinetik hängen dabei von verschiedenen Faktoren ab, beispielsweise von der Art, Dauer und Häufigkeit des angewendeten Nierenersatzverfahrens und von der verwendeten Membran.

Praxistipp

Zu beachten ist, dass bei Nierenersatzverfahren eine Vielzahl an Substanzen, insbesondere β-Laktamantibiotika, zusätzlich nach Dialyse dosiert werden müssen.

Insbesondere in den ersten 24–48 h sollte auf eine ausreichende Dosierung geachtet werden und keine Anpassung an die Kreatininclearance erfolgen. Neben der ausreichenden Dosierung spielen bei der adäquaten Antibiotikatherapie auch Zusammenhänge zwischen dem Konzentration-Zeit-Profil (Phamakokinetik; PK) und dem antibakteriellen Effekt (Pharmakodynamik; PD) eine wichtige Rolle. Hierbei werden grundsätzlich 3 unterschiedliche Abtötungskinetiken unterschieden, die durch folgende 3 PK/PD-Indizes beschrieben werden (■ Abb. 6.1):

- Spitzenkonzentration dividiert durch minimale Hemmkonzentration (C_{max}/MHK),

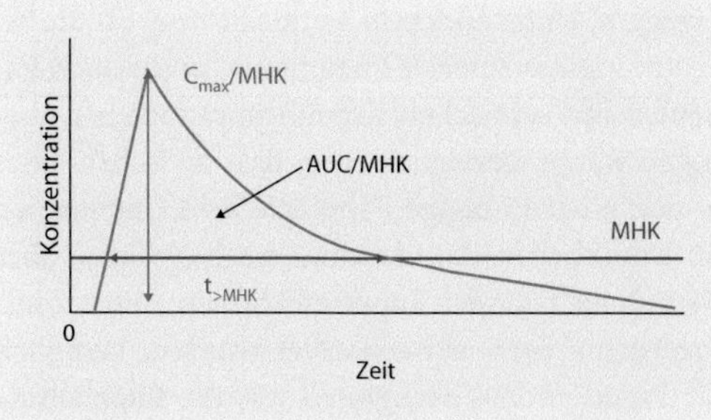

Abb. 6.1 Illustration der Pharmakokinetik (PK)/Pharmakodynamik(PD)-Indizes. AUC-Fläche unter der Plasmakonzentration-Zeit-Kurve (entgegen früheren Konzepten zählt die gesamte Fläche unter der Konzentration-Zeit-Kurve, nicht nur der Anteil oberhalb der MHK) (C_{max} = Spitzenkonzentration, MHK = minimale Hemmkonzentration, $t_{>MHK}$ = Anteil des Dosierungsintervalls, während dessen die Plasmakonzentration über der MHK liegt)

- Prozentsatz des Dosisintervalls, in dem die Konzentration über der minimalen Hemmkonzentration liegt ($t_{>MHK}$),
- Fläche unter der Konzentration-Zeit-Kurve (»area under the curve«) dividiert durch die minimale Hemmkonzentration (AUC/MHK).

Bei der konzentrationsabhängigen Bakterizidie führt eine Steigerung der Konzentration auf ein Vielfaches der minimalen Hemmkonzentration des Erregers zu einer verstärkten Abtötung des Erregers (C_{max}/MHK). Dieses Phänomen wird v. a. bei Aminoglykosiden (z. B. Gentamicin) oder z. B. Daptomycin beobachtet. Idealerweise werden diese Arzneistoffe deshalb in relativ hohen Einzeldosen als Kurzinfusion verabreicht. Um Überdosierungen und damit unerwünschte Arzneimittelwirkungen zu minimieren, muss mit der Gabe der nächsten Dosis solange gewartet werden, bis der Arzneistoff vollständig ausgeschieden ist (verlängertes Applikationsintervall bei Niereninsuffizienz).

Im Gegensatz dazu sind die β-Laktamantibiotika (Penicilline, Cephalosporine und Carbapeneme) zeitabhängig wirksam ($t_{>MHK}$). Bei der zeitabhängigen Abtötungskinetik hängt die Wirksamkeit entscheidend davon ab, dass die Konzentration des Antibiotikums über weite Strecken des Dosisintervalls oberhalb der minimalen Hemmkonzentration des verantwortlichen Erregers liegt.

Um dies zu erreichen, kann eine Aufteilung der Tagesdosis in möglichst viele Einzeldosen (z. B. Gabe von 6 × 2 g Flucloxacillin statt 3 × 4 g i.v.) und/oder eine Verlängerung der Infusionszeiten auf z.B. 2–4 h als prolongierte Kurzinfusion bis hin bis zur Dauerinfusion erfolgen. Unbedingt zu beachten ist hierbei jedoch die Stabilität der Substanz bei kontinuierlicher bzw. prolongierter Applikation.

Insbesondere Imipenem zerfällt rasch bei Raumtemperatur.

Bei der dritten Abtötungskinetik, wie sie z. B. bei Ciprofloxacin oder Tigecyclin beobachtet wird, korreliert die klinische Wirkung mit der Fläche unter der Konzentration-Zeit-Kurve (AUC) dividiert durch die minimale Hemmkonzentration (MHK). Hier spielen also weder die Spitzenkonzentration, noch die Zeit oberhalb der MHK eine Rolle bei der Abtötung der Erreger.

Ein weiteres Problem liegt in möglichen Wechselwirkungen bei gleichzeitiger Gabe unterschiedlicher Medikamente über denselben intravenösen Zugang (z. B. Wechselwirkung zwischen Ciprofloxacin und Meropenem). In einer aktuellen Metaanalyse über 29 Studien mit 2.206 Patienten konnten Teo et al. (2014) für die prolongierte Infusion von β-Laktamantibiotika, im Gegensatz zu der intermittierenden Bolusgabe, eine signifikant geringere Sterblichkeit (RR = 0,57) zeigen.

Um die Gabe von Antibiotika bei septischen Patienten besser steuern zu können, wäre eine zeitnahe Spiegelmessung im Sinne eines therapeutischen Drug-Monitorings (TDM) dringend zu empfehlen, ist aber bislang nur in Ausnahmefällen verfügbar.

6.5 Deeskalation

Nach 2–3 Tagen sollte die Antibiotikatherapie reevaluiert werden. Bei Identifizierung des Erregers wird eine konsequenter Deeskalation, auch wenn es sich hierbei nur um wenige Tage handelt, empfohlen. Dies wirkt zum einen der Selektion resistenter Erreger entgegen, zum anderen sinkt die Wahrscheinlichkeit für eine Clostridium-difficile-Infektion (Talpaert et al. 2011).

Antibiotikadeeskalation

Deeskalation beinhaltet dabei sowohl den Wechsel von einer Kombinations- auf eine Monotherapie als auch den Wechsel von Breit- auf Schmalspektrumantbiotika.

Für die S.-aureus-Bakteriämie konnte beispielsweise gezeigt werden, dass bei nachgewiesener Oxacillin-Empfindlichkeit auch ein späterer Wechsel von einer initialen Therapie mit Vancomycin auf das schmal, aber wesentlich besser staphylokokkenwirksame Staphylokokkenpenicillin (z. B. Flucloxacillin) oder Cefazolin mit einer signifikanten Reduktion der Letalität einhergeht (Schweizer et al. 2011).

Die Deeskalation einer Kombinations- auf eine Monotherapie bei nosokomialer Pneumonie kann bei klinischer Besserung trotz fehlendem Erregernachweis durchgeführt werden: In der aktuellen S3-Leitlinie zur nosokomialen Pneumonie wird das Absetzen von Linezolid oder Vancomycin bei fehlendem MRSA-Nachweis empfohlen. Weiterhin wird die Deeskalation einer initialen β-Laktam-/Aminoglykosid- oder β-Laktam-/Fluorochinolon-Therapie auf das β-Laktam empfohlen (Dalhoff et al. 2012).

6.6 Therapiedauer

Praxistipp

Das gewählte antimikrobielle Regime sollte nach 48–72 h täglich anhand klinischer und mikrobiologischer Kriterien neu beurteilt werden. Falls eine Infektion nach klinischen und/oder mikrobiologischen Kriterien nicht bestätigt werden kann, wird empfohlen, die antimikrobielle Behandlung einzustellen.

Zur optimalen Therapiedauer bei Sepsis gibt es keine gesicherten Erkenntnisse. Bisher wurde eine Therapiedauer von 10–14 Tagen bevorzugt, um eine sichere Elimination der Erreger zu gewährleisten. Eine Therapiedauer von mehr als 10 Tagen begünstigt jedoch signifikant die Resistenzentstehung von Erregern. Unter anderem konnte in einer Studie bei beatmungsassoziierter Pneumonie, in die auch Patienten mit septischen Krankheitsverläufen einbezogen waren, gezeigt werden, dass zwischen einer 8- und einer 15-tägigen Therapie kein Unterschied im Krankheitsverlauf bestand, nach 15 Tagen aber signifikant häufiger Superinfektionen durch multiresistente Erreger beobachtet wurden. Lediglich für Pseudomonas aeruginosa war die Rückfallrate in der Kurzzeittherapiegruppe höher (Chastre u. Fagon 2002).

Die Dauer der antimikrobiellen Therapie soll sich nach der klinischen Reaktion ausrichten. Eine Therapiedauer über 7–10 Tage ist in den meisten Fällen nicht erforderlich. Wichtige Ausnahmen dieser »8-Tage-Regel« sind

- S.-aureus-Bakteriämie (14 Tage bei unkomplizierter und 28 Tage bei komplizierter Bakteriämie, z. B. bei implantiertem Fremdmaterial, Immunsuppression und Malignom),
- Candidämie (Therapiedauer von 14 Tagen ab der ersten Candida-negativen Blutkultur),
- Endokarditis und
- Osteomyelitis.

Studien konnten darüber hinaus zeigen, dass Procalcitonin-Verlaufsmessungen erwogen werden können, um die Dauer einer antimikrobiellen Therapie zu verkürzen. In zwei randomisiert kontrollierten Studien konnte gezeigt werden, dass die Dauer der Antibiotikatherapie (▶ Abschn. 2.3.1) bei Patienten mit schwerer Sepsis durch Anwendung eines PCT-Algorithmus, im Vergleich zu einer routinemäßigen klinischen Entscheidungsfindung, um ca. 3 Tage gefahrlos reduziert werden kann (Bouadma et al. 2010).

6.7 Antimykotika

In den deutschen Sepsisleitlinien wird nicht empfohlen, Antimykotika bei nicht neutropenischen, nicht immunsupprimierten Patienten routinemäßig als kalkulierte Therapie bei Patienten mit schwerer Sepsis oder septischem Schock einzusetzen. Jedoch muss bei klinischer Risikokonstellation eine mögliche invasive Pilzinfektion schon bei Beginn der empirischen Therapie berücksichtigt

Tab. 6.1 Candida-Score. (Nach Léon et al. 2009)

Parameter	Punkte
Multifokale Candida-Kolonisierung	= 1 Punkt
Parenterale Ernährung	= 1 Punkt
Schwere Sepsis	= 2 Punkte
Operation	= 1 Punkt
Auswertung:	Ein Score von ≥3 korreliert mit dem Auftreten einer invasiven Candida-Infektion

werden, da eine verzögerte Therapieeinleitung ebenfalls mit einer erhöhten Sterblichkeit einhergeht (Garey et al. 2006).

Wie hoch das Risiko für eine Candida-Infektion bei einem Patienten ist, kann mit dem Candida-Score abgeschätzt werden (Tab. 6.1). Hierbei werden die multifokale Kolonisation, eine vorangehende Operation und eine parenterale Ernährung jeweils mit 1 Punkt, das Vorhandensein einer schweren Sepsis mit 2 Punkten bewertet. Da der Score jedoch eine niedrige Spezifität und auch eingeschränkte Sensitivität für die Diagnose einer invasiven Candida-Infektion aufweist, ist v. a. der negativ prädiktive Wert im klinischen Alltag richtungsweisend (Tab. 6.1). So ist die Wahrscheinlichkeit für eine invasive Candida-Infektion bei einem Score von <3 Punkten kleiner als 5% (Léon et al. 2009).

Zur Behandlung invasiver Candida-Infektionen und daher auch als empirische Therapie bei erhöhtem Risiko für invasive Candida-Infektionen wird von der ESCMID (European Society of Clinical Microbiology and Infectious Diseases) eine Therapie mit einem Echinocandin empfohlen (Cornely et al. 2012).

6.8 Leitlinienbasierte Empfehlungen zu kalkulierten Initialtherapie

Im Folgenden sind die Empfehlungen relevanter deutscher Leitlinien hinsichtlich Infektionen, die mit eine häufige Ursache der schweren Sepsis oder des septischen Schock sind, aufgeführt. Infektiologische Leitlinien müssen aufgrund der sich stetig wandelnden Resistenzsituation in regelmäßigen Abständen überarbeitet werden. Die von der Deutschen Gesellschaft für Anästhesiologie und Intensivmedizin betreute Webseite ABX-guide (▶ http://www.dgai-abx.de/de/welcome-text) enthält aktualisierte leitlinienbasierte Vorschläge zur initialen Therapie auf der Intensivstation in Abhängigkeit vom vermuteten Infektionsfokus (Tab. 6.2 bis Tab. 6.6 zeigen Therapieempfehlungen).

Risikofaktoren für multiresistente Infektionserreger bei nosokomialer Pneumonie zeigt die ▶ Übersicht.

Risikofaktoren für multiresistente Infektionserreger bei nosokomialer Pneumonie

- Antimikrobielle Therapie
- Hospitalisierung >4 Tage (»late-onset«)
- Invasive Beatmung
- Aufenthalt auf der Intensivstation
- Malnutrition
- Strukturelle Lungenerkrankung
- Bekannte Kolonisation mit MRE
- Sonstige:
  - Aufnahme aus Langzeitpflegebereichen
  - chronische Dialyse
  - Tracheostomaträger
  - offene Hautwunden

(nach Dalhoff et al. 2012)

6.9 »Neue« Antibiotika zur Therapie schwerer Infektionen

6.9.1 Linezolid

Linezolid ist das erste Oxazolidinon. Es wurde im Jahr 2000 für Haut- und Weichteilinfektionen sowie für die (nosokomiale) Pneumonie zugelassen. Linezolid wirkt bakteriostatisch über die Hemmung der Proteinsynthese an Bakterienribosomen. Es wird über den Magen-Darm-Trakt rasch und vollständig absorbiert, etwa 35% werden renal

Tab. 6.2 Therapieempfehlung für die kalkulierte Initialtherapie bei hospitalisierten Patienten mit schwerer ambulant erworbener Pneumonie (sCAP) ohne Indikation für eine gegen P. aeruginosa wirksame empirische Therapie. (Nach Höffken et al. 2010)

Initialtherapie: Substanzen		Initialtherapie: Dosierung pro Tag
Mittel der Wahl		
β-Laktame	– Piperacillin/Tazobactam	3 × 4,5 g i.v. für 8–10 Tage
	– Ceftriaxon	1 × 2,0 g i.v. 8–10 Tage
	– Cefotaxim	3 × 2,0 g i.v. für 8–10 Tage
	– Ertapenem[1]	1 × 1,0 g i.v. für 8–10 Tage
plus Makrolid[2]		für 8–10 Tage
Alternative (bei vorausgegangener Antibiotikatherapie innerhalb der letzten 3 Monate wird ein Wechsel der zuletzt verwendeten Substanzen empfohlen)		
Fluorchinolon[2]	– Levofloxazin	2 × 500 mg i.v. für 8–10 Tage
	– Moxifloxacin	1 × 400 mg i.v. für 8–10 Tage

[1] Patienten mit Risikofaktoren für eine Infektion mit Enterobacteriaceae inkl. ESBL-Bildnern (außer P. aeruginosa) und Patienten, die kurz zuvor Penicilline oder Cephalosporine erhalten hatten.
[2] Bei Patienten mit septischem Schock und/oder invasiver Beatmung ist initial eine Kombinationstherapie mit einem β-Laktam indiziert.

Tab. 6.3 Therapieempfehlung für die kalkulierte Initialtherapie bei hospitalisierten Patienten mit schwerer ambulant erworbener Pneumonie (sCAP) mit Indikation für eine gegen P. aeruginosa (insbesondere schwere strukturelle Lungenerkrankung in Kombination mit Antibiotikavortherapien/vorangegangener Hospitalisierung) wirksame empirische Therapie. (Nach Höffken et al. 2010)

Substanzen für die Initialtherapie		Dosierung der Initialtherapie (pro Tag)	Gesamttherapiedauer
Pseudomonasaktives β-Laktam	– Piperacillin/Tazobaktam	3 × 4,5 g i.v.	8–15 Tage
	– Cefepim	3 × 2,0 g i.v.	8–15 Tage
	– Imipenem	3 × 1,0 g i.v.	8–15 Tage
	– Meropenem	3 × 1,0 g i.v.	8–15 Tage
plus Fluorchinolon	– Levoflaxacin	2 × 500 mg i.v.	8–10 Tage
	– Ciproflaxacin	3 × 400 mg i.v.	8–10 Tage
	oder[2]		
plus Aminoglykosid und Makrolid[3]	– Amikacin	15 mg/kg KG i.v.[3]	3 Tage[1]
	– Gentamicin	5–7 mg/kg KG i.v.[3]	3 Tage[1]
	– Tobramycin	5–7 mg/kg KG i.v.[3]	3 Tage[1]

[1] Bei klinischem Ansprechen ist eine Deeskalation auf eine Therapie mit β-Laktam/Makrolid oder ein Fluorchinolon, wenn möglich unter Berücksichtigung der Antibiotikaempfindlichkeitsprüfung, indiziert. Aminoglykoside sollten wegen erhöhter Toxizität im Regelfall nicht länger als 3 Tage verabreicht werden.
[2] Bei vorausgegangener Antibiotikatherapie innerhalb der letzten 3 Monate wird ein Wechsel der zuletzt verwendeten Substanzgruppe empfohlen. Dies gilt insbesondere für eine vorausgegangene Fluorchinolontherapie.
[3] Weitere Dosierung nach Spiegelbestimmung.

Tab. 6.4 Therapieempfehlung zur Initialtherapie der verschiedenen Formen der sekundären bzw. tertiären Peritonitis (PEG, Empfehlungen zur kalkulierten parenteralen Initialtherapie bakterieller Erkrankungen bei Erwachsenen – Update 2010)

Diagnose	Häufigste Erreger	Initialtherapie	Therapiedauer	EVG	EG
Ambulant erworben lokalisiert (z. B. frisch perforierte Appendizitis)	Enterobacteriaceae Enterokokken Anaerobier (meist Mischinfektion)	Cephalosprin Gruppe 2/3a	1–2 Tage	Ia	A
		+ Metronidazol		Ia	A
		Aminopenicillin/BLI		Ia	A
		Fluorchinolon Gruppe 2 + Metronidazol		Ia	A
		Carbapenem Gruppe 2		Ia	A
Ambulant erworben diffus **± Risikofaktoren** (z. B. perforierte fäkale Sigmadivertikulitis)	Enterobacteriaceae Enterokokken Anaerobier (meist Mischinfektion)	Acylaminopenicillin/BLI	3–5 Tage	Ib	A
		Cephalosporin Gruppe 3a/4 oder		Ib/Ib	A/B
		Fluorchinolon Gruppe 2/3 jeweils + Metronidazol		Ib/Ib	A/B
		Carbapenem Gruppe 1		Ib	A
		Carbapenem Gruppe 2		Ib	A
		Tigecyclin		Ib	B
		Fluorchinolon Gruppe 4		Ib	B
Nosokomial postoperativ bzw. postinterventionell mit Notwendigkeit der chirurgischen Herdsanierung (z. B. Anastomoseninsuffizienz nach Rektumresektion)	Enterobacteriaceae (inkl. ESBL-Bildner) Enterokokken (inkl. VRE) Staphylokokken (inkl. MRSA) Anaerobier Candida spp. (meist Mischinfektion)	Carbapenem Gruppe 1	7 Tage	Ib	A
		Carbapenem Gruppe 2		Ib	A
		Acylaminopenicillin/BLI		Ib	A
		Tigecylin#		IIa	A
		Fluorchinolon Gruppe 4		Ib	B

Tab. 6.4 (Fortsetzung)

Diagnose	Häufigste Erreger	Initialtherapie	Therapiedauer	EVG	EG
Nosokomial tertiär (rekurrierende Infektion nach Herdsanierung)	Enterobacteriaceae (inkl. ESBL-Bildner) Enterokokken (inkl. VRE) Staphylokokken (inkl. MRSA) Anaerobier Pseudomonas spp.	Carbapenem Gruppe 1	7 Tage	Ib	A
		Acylaminopenicillin/BLI		Ib	A
		Tigecyclin#		IIa	A
		Carbapenem Gruppe 2#		IV	B
		Cephalosporin Gruppe 3a/4+ Metronidazol		IV	B
Invasive intraabdominelle Mykosen	Candida spp. (Fluconazol-sensibel) (Fluconazol-resistent)	Fluocanozol Anidulafungin Caspofungin Voriconazol Amphotericin B	14 Tage		

= Gegebenenfalls Kombination mit pseudomonaswirsamer Substanz erforderlich.
Abkürzungen: EVG = Evidenzgrad; EG = Empfehlungsgrad; BLI = β-Laktamaseinhibitor.

Tab. 6.5 Kalkulierte antimikrobielle Therapie bei nosokomialer Pneumonie, Patienten ohne erhöhtes Risiko für multiresistente Erreger nach (Dalhoff et al. 2012)

Substanz		Dosierung (pro Tag)
Aminopenicillin/β-Laktamase-inhibitor	Ampicillin/Sulbactam	3 × 3 g
	Amoxillin/Clavulansäure	3 × 2,2 g
	oder	
Cephalosporin Gruppe 3a	Ceftriaxon	1 × 2 g
	Cefotaxim	3 × 2 g
	oder	
Carbapenem	Ertapenem	1 × 1 g
	oder	
	Fluorchinolon	
	– Moxifloxacin	1 × 400 mg
	– Levofloxacin	2 × 500 mg

Tab. 6.6 Kalkulierte antimikrobielle Therapie bei nosokomialer Pneumonie, Patienten mit erhöhtem Risiko für multiresistente Erreger (s. ► Übersicht). (Nach Dalhoff et al. 2012)

Substanz		Dosierung (pro Tag)
Pseudomonaswirksames β-Laktam	Piperacillin/Tazobactam	3–4 × 4,5 g
	oder	
	Cefepim	3 × 2 g
	Ceftazidim	3 × 2 g
	oder	
	Imipenem/Cilastatin	3 × 1 g
	Meropenem	3 × 1 g
	Doripenem	3 × 0,5–1 g
	plus	
Fluorchinolon	Ciprofloxacin	3 × 400 mg
	Levofloxacin	2 × 500 mg
	oder	
Aminoglykosid	Gentamicin	1 × 3–7 mg/kg (Talspiegel: <1 µg/ml)
	Tobramycin	1 × 3–7 mg/kg (Talspiegel: <1 µg/ml)
	Amikacin	1 × 15–20 mg/kg (Talspiegel <4 µg/ml
Bei MRSA-Verdacht	plus Glykopeptid oder Oxazolidinon	
	Vancomycin	2 × 15 mg/kg (Talspiegel: 15–20 µg/ml)
	Linezolid	2 × 600 mg

eliminiert. Linezolid reichert sich in der Alveolarflüssigkeit im Vergleich zur Plasmakonzentration etwa 4-fach an.

> **Linezolid wirkt gegen nahezu alle grampositiven Erreger, einschließlich MRSA und VRE. Linezolid ist eine der wenigen Therapieoptionen bei VRE-Infektionen, die Evidenzlage beschränkt sich hierbei jedoch auf retrospektive Arbeiten.**

Bei Bakteriämie sollte die bakteriostatische Substanz nicht als Monotherapie eingesetzt werden. Eine Linezolid-Kurzzeittherapie ist generell gut verträglich. Problematisch ist eine reversible Myelotoxizität, die sich in Thrombopenie und Anämie äußern kann (Blutbildkontrollen empfohlen).

Sehr seltene, aber schwere Nebenwirkungen sind eine Polyneuropathie (daher sollte Linezolid nicht länger als 28 Tage gegeben werden), die auch den N. opticus befallen kann, sowie das serotinerge Syndrom bei Kombination mit Monaminoxidasehemmern, hier wurden Todesfälle beschrieben.

Eine Resistenz gegen Linezolid ist sehr selten, wird aber zunehmend bei VRE beschrieben.

Ob Linezolid aufgrund der besseren pulmonalen Penetration und niedrigeren Nephrotoxizität Vancyomcin bei der Behandlung der MRSA-Pneumonie überlegen ist, wurde aufgrund widersprüchlicher Ergebnisse in kleinen Studien und Metaanalysen kontrovers diskutiert (Chan et al. 2011). Die Zephyr-Studie von Wunderink et al. mit 448 Patienten ist die bislang größte prospektive Studie, die zur Behandlung der gesicherten MRSA-Pneumonie mit Linezolid durchgeführt wurde (Wunderink et al. 2012). In der Studie zeigte sich die Heilungsrate (primärer Endpunkt) unter Linezolid bei den per Protokoll behandelten Patienten höher als bei den mit Vancomycin behandelten Patienten in der Kontrollgruppe (57,6% vs. 46,6%, p=0,042). In der 60-Tage-Letalität zeigte sich hingegen kein Unterschied (Linezolid 15,7%; Vancomycin 17,0%). Eine Nephrotoxizität war häufiger unter Vancoymcin nachweisbar (18,2% vs. 8,4%). Als Fazit kann man sagen, dass Linezolid bei MRSA-Pneumonie (v. a. bei Älteren mit noch erhaltener Nierenfunktion) effektiver und verträglicher als Vancomycin zu sein scheint.

Die Ergebnisse der Studie werden allerdings kontrovers diskutiert, da die Studie für den Nachweis der »Nichtunterlegenheit« und nicht der »Überlegenheit« von Linezolid konzipiert war und die Studie keinen Unterschied beim Überleben nachweisen konnte. Diesen formalistischen Argumenten ist jedoch entgegenzuhalten, dass ein Vorteil hinsichtlich Überleben bei nosokomialer Pneumonie schwer zu zeigen ist, da unklar ist, wie hoch die attributive Letalität der nosokomialen Pneumonie eigentlich ist. Somit muss auch nach dieser Studie die Entscheidung Vancomycin oder Linezolid auf einer individuellen Ebene getroffen werden, wobei Patientenfaktoren (z. B. Nierenfunktion) berücksichtigt werden sollten.

6.9.2 Tigecyclin

Tigecyclin ist das erste Glycylcyclin und zur Therapie von schweren intraabdominellen Infektionen sowie für komplizierte Infektionen der Haut und Weichteile zugelassen. Pharmakokinetik, Wirk- und Nebenwirkungsspektrum ähneln dem der Tetrazykline, d. h. bakteriostatische Wirkung, hohes Verteilungsvolumen und relativ niedrige Plasmaspiegel.

Tigecyclin wirkt gegen eine Vielzahl grampositiver (auch MRSA und VRE) sowie gramnegativer (einschließlich 3 und 4 MRGN) Erreger und erreicht auch »atypische« Erreger wie Legionellen, Mykoplasmen und Chlamydien sowie Anaerobier und C. difficile (In-vitro-Daten). Es hat keine relevante Wirkung gegen Pseudomonas, Proteus, Morganella und Providencia.

In einer Phase-III-Studie bei nosokomialer Pneumonie war Tigecyclin der Vergleichssubstanz Imipenem unterlegen, v. a. in der Gruppe der (beatmeten) Intensivpatienten (Freire et al. 2010). Daraufhin warnte die FDA vor dem alleinigen Einsatz von Tigecyclin bei nosokomialer Pneumonie und bei kritisch kranken Patienten. Eine pharmakokinetische Analyse innerhalb der oben genannten Studie zeigte jedoch signifikant niedrigere Tigecyclin-Spiegel bei den beatmeten Patienten, was eine mögliche Ursache für die erhöhte Sterblichkeit in dieser Gruppe darstellt. In einer kleineren Folgestudie (identisches Design) mit der doppelten Tigecyclin-Dosis wurde kein Unterschied bei der Sterblichkeit zu Imipenem gesehen (Ramirez et al. 2013).

Der aktuell größte Stellenwert von Tigecyclin scheint bei der Kombinationstherapie gegen multiresistente gramnegative Erreger (z. B. 4 MRGN) zu liegen. So konnte u. a. in einer retrospektiven Arbeit bei KPC-Bakteriämie (Klebsiella-pneumoniae-Carbapenemase) gezeigt werden, dass eine Dreifachkombination mit Colistin-Tigecyclin-Meropenem mit der niedrigsten Letalität assoziiert war (Tumbarello et al. 2004).

6.9.3 Daptomycin

Daptomycin ist der erste klinische Vertreter einer neuen antimikrobiellen Wirkstoffklasse, der zyklischen Lipopeptide. Daptomycin wirkt stark und schnell bakterizid, ohne eine signifikante Zellwandlyse auszulösen.

Aufgrund einer unzureichenden Resorption über den Magen-Darm-Trakt muss Daptomycin intravenös verabreicht werden. Eine einmal tägliche Infusion ist ausreichend. Da Daptomycin in erster Linie renal (78%) eliminiert wird, ist eine Verlängerung des Dosisintervalls bei Patienten mit eingeschränkter Niereninsuffizienz erforderlich.

Daptomycin ist zugelassen für komplizierte Haut- und Weichteilinfektionen durch empfindliche grampositive Erreger, für die Rechtsherzendokarditis und für Bakteriämien durch Staphylococcus aureus. Des Weiteren wird Daptomycin auch »off-label« bei anderen schweren Infektionen durch multiresistente grampositive Erreger bei Linksherzendokarditis, Osteomyelitis, Endoprotheseninfektion und septischer Arthritis eingesetzt.

> **Daptomycin wirkt gegen nahezu alle grampositiven Erreger, einschließlich MRSA und VRE. Es hat allerdings keine Wirkung im gramnegativen Bereich. Darüber hinaus wird es durch pulmonalen Surfactant inaktiviert, sodass Daptomycin bei Pneumonie nicht wirksam ist.**

Die erste Indikation, für die Daptomycin zugelassen wurde, betrifft komplizierte Infektionen der Haut und Weichteile. In zwei Phase-III-Studien mit identischem Design zeigte Daptomycin das gleiche klinische und mikrobiologische Ansprechen wie die Standardsubstanzen (Vancomycin) für MRSA und (Isoxazolylpenicillin) für MSSA, obwohl die Dosierung von Daptomycin mit 4 mg/kg KG 1 × täglich niedrig gewählt war. Die Therapiedauer in den entsprechenden Studien lag bei 7–14 Tagen (Arbeit et al. 2004).

In den Zulassungsstudien zur Staphylococcus-aureus-Bakteriämie und Rechtsherzendokarditis wurde Daptomycin bereits in einer höheren Dosierung von 6 mg/kg KG 1 × täglich getestet. Als Vergleichssubstanzen dienten erneut Vancomycin oder Isoxazolylpenicillin in Kombination mit Gentamicin. Die Monotherapie mit Daptomycin war der Standardkombinationstherapie nicht unterlegen (Fowler et al. 2006).

Praxistipp

Insbesondere bei schwierig zu behandelnden Infektionen durch multiresistente grampositive Erreger erscheint eine Erhöhung der Dosis von Daptomycin sowie eine Kombinationstherapie mit β-Laktamen, Gentamicin, Fosfomycin oder Rifampicin sinnvoll zu sein (Gould et al. 2013).

In einer retrospektiven Analyse demonstrierten Kullar et al. eine hohe klinische Erfolgsrate (>80%) und eine gute Verträglichkeit von Hochdosis-Daptomycin in einer Dosierung von 8–10 mg/kg KG bei 250 Patienten mit komplizierten Infektionen (Bakteriämie, Endokarditis, Haut- und Wundinfektionen, Osteomyelitis und Gelenksinfektionen) durch MRSA und VRE (Kullar et al. 2011). Allerdings erscheint die Wirksamkeit von Daptomycin gegenüber Enterkokken schwächer zu sein als gegenüber MRSA.

Ein kürzlich publizierte Metaanalyse ergab, dass mehr Patienten mit VRE-Bakteriämie unter Daptomycin starben als Patienten, die mit Linezolid behandelt wurden (Balli et al. 2014). Dies scheint auf der schlechteren In-vitro-Empfindlichkeit von Daptomycin bei Enterokokken zu beruhen.

Eine Therapie mit Daptomycin ist in der Regel gut verträglich. Eine typische, wenn auch seltene Nebenwirkung ist eine Erhöhung der Kreatinphosphokinase (CPK), wobei Erhöhungen bis zum 5-fachen Wert toleriert werden können. In sehr seltenen Fällen kann sogar eine Rhabomyolyse auftreten. Daher ist regelmäßiges Monitoring der CPK (zumindest einmal pro Woche) notwendig. Des Weiteren kann es in sehr selten Fällen (<1/10.000) auch zum Auftreten einer eosinophilen Pneumonie kommen, wobei Daptomycin sofort abgesetzt und eine Therapie mit systemischen Kortikosteroiden eingeleitet werden muss.

6.9.4 Ceftarolin

Ceftarolin ist ein neues Cephalosporin der 5. Generation, das rasch bakterizid wirkt.

> **Es ist ein Breitspektrumantibiotikum mit erweitertem Spektrum im grampositiven Bereich inklusive MRSA, VRSA (Vancomycin resistenter Staphylococcus aureus) und des Penicillin-resistenten Streptococcus pneumoniae. Zusätzlich zeigt es gute Wirksamkeit im gramnegativen Bereich mit Ausnahme von »extended spectrum β-lactamase« (ESBL) bildenden Enterobacteriaceae und Non-Fermentern wie Pseudomonas aeruginosa.**

Aufgrund einer unzureichenden Resorption über den Magen-Darm-Trakt muss Ceftarolin intravenös appliziert werden. Derzeit wird eine 2× tägliche Infusion von 600 mg empfohlen. Da Ceftarolin hauptsächlich über die Niere (88%) und nur zu einem geringen Anteil über Fäzes (6%) ausgeschieden wird, ist eine Dosisanpassung bei reduzierter Nierenfunktion mit einer glomerulären Filtrationsrate ≤50 ml/min notwendig. Ceftarolin ist zugelassen für komplizierte Haut- und Weichgewebeinfektionen durch sensitive Erreger einschließlich MRSA sowie für die ambulant erworbene Pneumonie, wobei es bisher jedoch nicht bei Patienten mit MRSA-Pneumonie geprüft wurde.

In zwei Phase-III-Studien bei Patienten mit komplizierten Haut- und Weichgewebeinfektionen erreichte Ceftarolin (600 mg 2× täglich) eine vergleichbare Wirksamkeit wie die Standardkombination Vancomycin (1 g 2× täglich) plus Aztreonam (1 g 2× täglich) mit hohen Heilungsraten in beiden Behandlungsgruppen (Wilcox et al. 2010; Corey et al. 2010). Die Therapiedauer variierte zwischen 5 und 14 Tagen. Retrospektiv wurde zusätzlich das frühe klinische Ansprechen – definiert als Fieberfreiheit und ausbleibende weitere Ausbreitung der Infektion am Tag 3 nach Einleitung der Therapie – analysiert (Friedland et al. 2012). Hierbei zeigte Ceftarolin eine höhere Ansprechrate von 74% vs. 66% unter der Standardkombinationstherapie.

Die bislang vorliegenden Daten zeigen eine gute Verträglichkeit in der zugelassenen Dosierung von 600 mg 2× täglich. Zu den typischen Nebenwirkungen unter Ceftarolin zählen ein positiver Coombs-Test ohne Hämolyse, Kopfschmerzen, Hautreaktionen, Diarrhö, Übelkeit, Erbrechen und eine Erhöhung der Transaminasen. Im Vergleich zu den Cephalosporinen der 1.–4. Generation ist Ceftarolin in einer deutlich geringeren Konzentration zugelassen, sodass »off-label« bereits deutlich höhere Konzentration eingesetzt werden.

> **Ceftarolin ist derzeit das einzige klinisch eingesetzte β-Laktamantibiotikum, welches gegen MRSA wirksam ist. Für komplizierte Haut- und Weichgewebeinfektionen inklusive MRSA scheint eine Monotherapie mit Ceftarolin eine interessante Therapiealternative zu den Glykopeptiden, Linezolid, Daptomycin oder Tigecyclin zu sein.**

In der Indikation der ambulant erworbenen Pneumonie hat Ceftarolin aufgrund gut wirksamer und kostengünstigerer Alternativen derzeit kaum einen Stellenwert. In der Indikation der MRSA-Pneumonie könnte Ceftarolin allerdings in Zukunft eine wichtige Alternative zu Linezolid darstellen. Derzeit fehlen hierfür jedoch klinische Studien und eine entsprechende Zulassung. Ebenso stellen die MRSA-Endokarditis und persistierende Bakteriämien mit MRSA weitere mögliche Indikationen, u. U. auch in Kombination mit Daptomycin, dar. Entsprechende Studien stehen leider derzeit noch aus.

Literatur

Albrich WC, Dusemund F, Bucher B et al. (2012) Effectiveness and safety of procalcitonin-guided antibiotic therapy in lower respiratory tract infections in »real life«: An international, multicenter poststudy survey (proREAL). Arch Intern Med 172: 715–22

Arbeit RD, Maki D, Tally FP, Campanaro E, Eisenstein BI, Daptomycin 98-01 and 99-01 Investigators (2004) The safety and efficacy of daptomycin for the treatment of complicated skin and skin-structure infections. Clin Infect Dis 38: 1673–81

Balli EP, Venetis CA, Miyakis S (2014) Systematic review and meta-analysis of linezolid versus daptomycin for treatment of vancomycin-resistant enterococcal bacteremia. Antimicrob Agents Chemother 58: 734–9

Bloos F, Thomas-Rüddel D, Rüddel H, Engel C, Schwarzkopf D, Marshall JC et al. (2014) Impact of compliance with infection management guidelines on outcome in patients with severe sepsis: a prospective observational multi-center study. Crit Care 18: R42 *[Wichtige prospektive deutsche Beobachtungsstudie zu Relevanz eines frühzeitigen Therapiebeginns mit Antibiotika und Notwendigkeit einer schnellen Fokussanierung.]* ←

Bouadma L, Luyt CE, Tubach F, Cracco C, Alvarez A, Schwebel C et al. (2010) Use of procalcitonin to reduce patients' exposure to antibiotics in intensive care units (PRORATA trial): a multicentre randomised controlled trial. Lancet 375: 463–74 *[Studie zum Stellenwert einer PCT-gestützten Dauer der Antibiotikatherapie auf der Intensivstation.]* ←

Boucher HW, Talbot GH, Bradley JS, Edwards JE, Gilbert D, Rice LB et al. (2009) Bad Bugs, No Drugs: No ESKAPE! An Update from the Infectious Diseases Society of America. Clin Infect Dis 48: 1–12

Brunkhorst FM, Oppert M, Marx G, Bloos F, Ludewig K, Putensen C et al. (2012) Effect of empirical treatment with moxifloxacin and meropenem vs meropenem on sepsis-related organ dysfunction in patients with severe sepsis: a randomized trial. JAMA 307: 2390–9

Chamot E, Boffi El Amari E, Rohner P, Van Delden C (2003) Effectiveness of combination antimicrobial therapy for Pseudomonas aeruginosa bacteremia. Antimicrob Agents Chemother 47: 2756–64

Chan JD, Pham TN, Wong J, Hessel M, Cuschieri J, Neff M et al. (2011) Clinical outcomes of linezolid vs vancomycin in methicillin-resistant Staphylococcus aureus ventilator-associated pneumonia: retrospective analysis. Intensive Care Med 26: 385–91

Chastre J, Fagon JY (2002) Ventilator-associated pneumonia. Am J Respir Crit Care Med 165: 867–903

Claus BOM, Hoste EA, Colpaert K, Robays H, Decruyenaere J, De Waele JJ (2013) Augmented renal clearance is a common finding with worse clinical outcome in critically ill patients receiving antimicrobial therapy. Crit Care 28: 695–700

Corey GR, Wilcox MH, Talbot GH, Thye D, Friedland D, Baculik T et al. (2010) CANVAS 1: the first Phase III, randomized, double-blind study evaluating ceftaroline fosamil for the treatment of patients with complicated skin and skin structure infections. Antimicrob Agents Chemother 65 (4): iv41–51

Cornely OA, Bassetti M, Calandra T, Garbino J, Kullberg BJ, Lortholary O et al. (2012) ESCMID* guideline for the diagnosis and management of Candida diseases 2012: non-neutropenic adult patients. Clin Microbiol Infect 18 (7): 19–37 *[Die Leitlinie gibt eine sehr gute Übersicht über alle praktisch relevanten Punkte zur Therapie einer invasiven Candidainfektion bei erwachsenen, nicht neutropenen Patienten.]* ←

Dalhoff K, Abele-Horn M, Andreas S, Bauer T, von Baum H, Deja M et al. (2012) Epidemiologie, Diagnostik und Therapie erwachsener Patienten mit nosokomialer Pneumonie. S-3 Leitlinie der Deutschen Gesellschaft für Anästhesiologie und Intensivmedizin e. V., der Deutschen Gesellschaft für Infektiologie e. V., der Deutschen Gesellschaft für Hygiene und Mikrobiologie e. V., der Deutschen Gesellschaft für Pneumologie und Beatmungsmedizin e. V. und der Paul-Ehrlich-Gesellschaft für Chemotherapie e.V. Pneumologie 66: 707–765 *[Die Leitlinie gibt eine sehr gute Übersicht über alle praktisch relevanten Punkte zur Diagnose und Therapie einer nosokomialen Pneumonie bei erwachsenen, nicht neutropenen Patienten.]* ←

Delannoy PY, Boussekey N, Devos P, Alfandari S, Turbelin C, Chiche et al. (2012) Impact of combination therapy with aminoglycosides on the outcome of ICU-acquired bacteraemias. Eur J Clin Infect Dis 31: 2293–9

Fowler VG Jr, Boucher HW, Corey GR, Abrutyn E, Karchmer AW, Rupp ME et al. (2006) Daptomycin versus standard therapy for bacteremia and endocarditis caused by Staphylococcus aureus. N Engl J Med 355: 653–65

Freire AT, Melnyk V, Kim MJ, Datsenko O, Dzyublik O, Glumcher F et al. (2010) Comparison of tigecycline with imipenem/cilastatin for the treatment of hospital-acquired pneumonia. Diagn Microbiol Infect Dis 68: 140–51

Friedland HD, O'Neal T, Biek D, Eckburg PB, Rank DR, Llorens L et al. (2012) CANVAS 1 and 2: analysis of clinical response at day 3 in two phase 3 trials of ceftaroline fosamil versus vancomycin plus aztreonam in treatment of acute bacterial skin and skin structure infections. Antimicrob Agents Chemother 56: 2231–6

Garey KW, Rege M, Pai MP, Mingo DE, Suda KJ, Turpin RS et al. (2006) Time to initiation of fluconazole therapy impacts mortality in patients with candidemia: a multi-institutional study. Clin Infect Dis 43: 25–31

Gonçalves-Pereira J, Póvoa P (2011) Antibiotics in critically ill patients: a systematic review of the pharmacokinetics of β-lactams. Crit Care 15: R206

Gould IM, Miró JM, Rybak MJ (2013) Daptomycin: the role of high-dose and combination therapy for Gram-positive infections. Antimicrob Agents 42: 202–10

Höffken G, Lorenz J, Kern W, Welte T, Bauer T, Dalhoff K et al. (2009) Epidemiologie, Diagnostik, antimikrobielle Therapie und Management von erwachsenen Patienten mit ambulant erworbenen unteren Atemwegsinfektionen sowie ambulant erworbener Pneumonie – Update 2009. S3-Leitlinie der Paul-Ehrlich-Gesellschaft für Chemotherapie, der Deutschen Gesellschaft für Pneumologie und Beatmungsmedizin, der Deutschen Gesellschaft für Infektiologie und vom Kompetenznetzwerk CAPNETZ. Pneumologie 63(10):e1–e68 *[Die Leitlinie gibt eine sehr gute Übersicht über alle praktisch relevanten Punkte zur Diagnose und Therapie einer ambulant erworbenen Pneumonie bei erwachsenen, nicht neutropenen Patienten.]* ←

Hranjec T, Rosenberger LH, Swenson B, Metzger R, Flohr TR, Politano A et al. (2012) Aggressive versus conservative initiation of antimicrobial treatment in critically ill surgical patients with suspected intensive-care-unit-acquired infection: a quasi-experimental, before and after observational cohort study. Lancet Infect Dis 12: 774–80

Kullar R, Davis SL, Levine DP, Zhao JJ, Crank CW, Segreti J et al. (2011) High-dose daptomycin for treatment of complicated gram-positive infections: a large, multicenter, retrospective study. Pharmacotherapy 31: 527–36

Kumar A, Roberts D, Wood KE, Light B, Parrillo JE, Sharma S et al. (2006) Duration of hypotension before initiation of effective antimicrobial therapy is the critical determinant of survival in human septic shock. Crit Care Med 34: 1589–96

León C, Ruiz-Santana S, Saavedra P, Galván B, Blanco A, Castro C et al. (2009) Usefulness of the »Candida score« for discriminating between Candida colonization and invasive candidiasis in non-neutropenic critically ill patients: a prospective multicenter study. Crit Care Med 37: 1624–33

Micek ST, Lloyd AE, Ritchie DJ, Reichley RM, Fraser VJ, Kollef MH (2005) Pseudomonas aeruginosa bloodstream infection: importance of appropriate initial antimicrobial treatment. Antimicrob Agents Chemother 49: 1306–11

Paul M, Shani V, Muchtar E, Kariv G, Robenshtok E, Leibovici L (2010) Systematic review and meta-analysis of the efficacy of appropriate empiric antibiotic therapy for sepsis. Antimicrob Agents Chemother 54: 4851–63

Pletz MW, Lipman J (2013) Clinical measures for increased creatinine clearances and suboptimal antibiotic dosing. Intensive Care Med 39: 1322–4

Ramirez J, Dartois N, Gandjini H, Yan JL, Korth-Bradley J, McGovern PC (2013) Randomized phase 2 trial to evaluate the clinical efficacy of two high-dosage tigecycline regimens versus imipenem-cilastatin for treatment of hospital-acquired pneumonia. Antimicrob Agents Chemother 57: 1756–62

Reinhart K, Brunkhorst FM, Bone HG, Bardutzky J, Dempfle CE, Forst H et al. (2010) Prävention, Diagnose, Therapie und Nachsorge der Sepsis. Erste Revision der S2k-Leitlinien der Deutschen Sepsis-Gesellschaft e. V. (DSG) und der Deutschen Interdisziplinären Vereinigung für Intensiv- und Notfallmedizin (DIVI). Anaesthesist 59: 347–370 *[Regelmäßig aktualisierte deutsche Leitlinie zur Prävention, Diagnose, Therapie und Nachsorge der Sepsis.]* ←

Schweizer ML, Furuno JP, Harris AD, Johnson JK, Shardell MD, McGregor JC et al. (2011) Comparative effectiveness of nafcillin or cefazolin versus vancomycin in methicillin-susceptible Staphylococcus aureus bacteremia. BMC Infect Dis 11: 279

Talpaert MJ, Gopal Rao G, Cooper BS, Wade P (2011) Impact of guidelines and enhanced antibiotic stewardship on reducing broad-spectrum antibiotic usage and its effect on incidence of Clostridium difficile infection. Antimicrob Chemother 66: 2168–74

Teo J, Liew Y, Lee W, Kwa ALH (2014) Prolonged infusion versus intermittent boluses of β-lactam antibiotics for treatment of acute infections: a meta-analysis. Antimicrob Agents 43 (5): 403–411

Tumbarello M, Viale P, Viscoli C, Trecarichi EM, Tumietto F, Marchese A et al. (2004) Predictors of mortality in bloodstream infections caused by Klebsiella pneumoniae carbapenemase-producing K. pneumoniae: importance of combination therapy. Clin Infect Dis 55: 943–50

Udy AA, Roberts JA, Shorr AF, Boots RJ, Lipman J (2013) Augmented renal clearance in septic and traumatized patients with normal plasma creatinine concentrations: identifying at-risk patients. Crit Care 17: R35

Wilcox MH, Corey GR, Talbot GH, Thye D, Friedland D, Baculik T et al. (2010) CANVAS 2: the second Phase III, randomized, double-blind study evaluating ceftaroline fosamil for the treatment of patients with complicated skin and skin structure infections. Antimicrob Agents Chemother 65 (4): iv53–iv65

Wunderink RG, Niederman MS, Kollef MH, Shorr AF, Kunkel MJ, Baruch A et al. (2012) Linezolid in methicillin-resistant Staphylococcus aureus nosocomial pneumonia: a randomized, controlled study. Clin Infect Dis 54: 621–629

6

Hämodynamisches Monitoring in der Sepsis

A. Weyland, F. Jelschen

K. Werdan et al. (Hrsg.), *Sepsis und MODS*,
DOI 10.1007/978-3-662-45148-9_7, © Springer-Verlag Berlin Heidelberg 2016

7.1 Einleitung

Hämodynamische Störungen in der Sepsis sind multifaktoriell und folgen einem meist phasischen Verlauf. Die zahlreichen Veränderungen in der Makro- und Mikrozirkulation führen zu einer Gewebehypoperfusion und einer unzureichenden zellulären O_2-Versorgung, insbesondere in Organen mit einer hohen Kapillardichte. Dies wiederum sind entscheidende Faktoren in der Pathogenese des sepsisassoziierten Multiorganversagens (MOF).

> **Die rechtzeitige Diagnose der Gewebehypoperfusion und eine zeitgerechte sowie zielgerichtete Intervention zur Verbesserung der gestörten O_2-Versorgung gehören somit zu den fundamentalen Aspekten in der Behandlung der Sepsis und des septischen Schocks.**

Das hämodynamische Monitoring spielt dabei eine Schlüsselrolle, um einerseits die hämodynamische Instabilität und ihre Ursachen zu erkennen und andererseits die Antwort auf die therapeutischen Interventionen zu überwachen und sinnvoll zu steuern. Ferner beinhalten die Ergebnisse des hämodynamischen Monitorings z. T. eine erhebliche prognostische Relevanz.

7.2 Grundlegende hämodynamische Veränderungen in der Sepsis

Der septische Schock stellt unter hämodynamischen Aspekten keine klare pathogenetische Entität dar und ist gekennzeichnet durch verschiedene Komponenten eines

- hypovolämischen,
- distributiven und
- kardiogenen Schocks.

Die Initialphase einer schweren Sepsis und eines septischen Schocks ist einerseits gekennzeichnet durch ein Kapillarleck (»capillary leak«), das zu einer Extravasation von Flüssigkeit in das Interstitium und einer konsekutiven Hypovolämie mit Abnahme der kardialen Vorlast führt. Hieraus resultiert zunächst eine Abnahme des Herzzeitvolumens mit konsekutiver Hypotension. Andererseits kommt es auch zu einer Vasodilatation und einem Verlust der vaskulären Reagibilität, der eine Kompensation des arteriellen Druckabfalls durch eine reaktive Vasokonstriktion verhindert. Somit ist die Normalisierung des arteriellen Blutdrucks nur durch eine Steigerung des Herzzeitvolumens (HZV) zu erzielen. Eine solche Steigerung des HZV wird ermöglicht durch eine frühe und angemessene Volumentherapie, die die initiale HZV-Einschränkung oft in eine hyperdyname Situation mit einem erhöhten HZV überführt. Eine Normalisierung des arteriellen Mitteldrucks (MAD) durch eine solche ausgeprägte HZV-Zunahme darf jedoch nicht mit dem Zustand einer Homöostase verwechselt werden.

Falls die Normalisierung der Vorlast durch eine angemessene Volumentherapie die sepsisinduzierte Hypotension nicht beheben kann, besteht neben einer extremen Abnahme des peripheren Gefäßwiderstands infolge der Vasodilatation oft ein zusätzliches Problem der kardialen Kontraktilität. So wird bei einem Teil der Patienten die kompensatorische HZV-Erhöhung durch eine zytokininduzierte Myokarddepression beeinträchtigt, die eine Abnahme der Ejektionsfraktion und des Schlagvolumens zur Folge hat (▶ Abschn. 9.4).

Auch die Mikrozirkulation weist in der Sepsis gravierende Veränderungen auf (▶ Abschn. 3.6 und ▶ Abschn. 9.2), die u. a. auf einer gestörten Vasomotorik und dem Verlust der metabolischen Autoregulation des Blutflusses beruhen. So kommt es in zahlreichen Organen zu ausgeprägten Verteilungsstörungen des Blutflusses auf arteriolärer und kapillärer Ebene. Während bestimmte (insbesondere größere) Arteriolen dilatieren, resultiert gleichzeitig eine Vasokonstriktion anderer (vorwiegend kleinerer) Arteriolen, was zu einem arteriovenösen Shunting der Sauerstoffträger vorbei am Kapillarbett führt.

Das Kapillarbett selbst ist von großen Heterogenitäten der Durchblutung gekennzeichnet, wobei der Blutfluss in einem Teil der Gefäße durch zytokingetriggerte Vasokonstriktion und aufgrund von Mikrothrombosierungen komplett sistiert. Die Hypoperfusion auf mikro- und/oder makrozirkulatorischer Ebene führt oft zu einer gravierenden Zunahme von anaeroben Stoffwechselmechanismen mit entsprechenden Auswirkungen auf den Säure-Basen-Haushalt (Angus u. Van der Poll 2013).

7.3 Rationale für ein hämodynamisches Monitoring

Grundsätzlich ist in der Überwachung des Kreislaufs beim septischen Patienten ein **Basis-Monitoring** von einem **erweiterten** (pathophysiologisch orientierten) **hämodynamischen Monitoring** zu unterscheiden.

Das Basis-Monitoring umfasst primär

- die Überwachung der Herzfrequenz,
- des arteriellen Drucks und
- der pulsoxymetrisch abgeleiteten O_2-Sättigung inklusive des zugehörigen Plethysmogramms.

Das Basis-Monitoring ist von essenzieller Bedeutung, um rechtzeitig kritische Veränderungen der Vitalparameter zu erfassen. Ein solches Basis-Monitoring kann aber nur begrenzt Hilfestellung bei der Diagnose der zugrunde liegenden Regulationsstörungen und bei der Steuerung therapeutischer Interventionen liefern. So ist der MAD beispielsweise kaum geeignet, um eine Hypoperfusion und deren Ursachen beim septischen Patienten zu erkennen.

Praxistipp

Insbesondere die Höhe des Sauerstoffangebots ($\dot{D}O_2$; »oxygen delivery«) und dessen Determinanten (Abb. 7.1) können nur durch ein erweitertes Monitoring erfasst werden, das quantitative Informationen über das HZV, die kardiale Vorlast, Nachlast und Kontraktilität liefert.

Weitere Fragestellungen, die nur durch ein erweitertes hämodynamisches Monitoring erfasst werden können, umfassen

- das Verhältnis zwischen O_2-Angebot und -Bedarf
- die Perfusion einzelner Organsysteme, insbesondere des Splanchnikusgebiets,

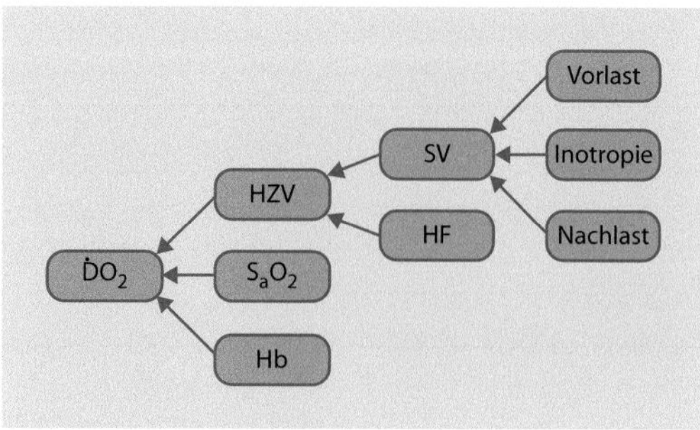

Abb. 7.1 Determinanten des Sauerstoffangebots ($\dot{D}O_2$ = Sauerstoffangebot; HZV = Herzzeitvolumen; S_aO_2 = arterielle Sauerstoffsättigung; Hb = Hämoglobin; SV = Schlagvolumen; HF = Herzfrequenz)

- potenzielle Nebenwirkungen der Volumentherapie sowie
- die Integrität der Mikrozirkulation.

Von entscheidender Bedeutung ist der Grundsatz, dass – unabhängig von der diagnostischen und prognostischen Bedeutung – ein erweitertes Monitoring nicht Selbstzweck ist, sondern das Outcome von kritisch kranken Patienten nur dann verbessern kann, wenn es mit einem pathophysiologisch sinnvollen und klinisch wirksamen therapeutischen Konzept gekoppelt ist.

Die differenzierte Überwachung einer Vielzahl von Parametern ist therapeutisch also nur dann sinnvoll, wenn auch eine angemessene Reaktion auf deren Veränderungen erfolgen kann; auf der anderen Seite stellt jedoch die Quantifizierung valider Zielparameter durch geeignete Monitoring-Verfahren wiederum eine unabdingbare Voraussetzung für die sinnvolle Steuerung therapeutischer Interventionen (wie der Zufuhr von Volumen, Blutbestandteilen, Inotropika oder Vasokonstriktiva) dar.

Die folgende Darstellung orientiert sich in ihrer Systematik primär an den physiologischen Parametern und deren Bedeutung in der hämodynamischen Stabilisierung des septischen Patienten, berücksichtigt jedoch sekundär auch die verschiedenen Monitoring-Systeme, die methodenbedingt oft ein Bündel verschiedener Zielvariablen zur Verfügung stellen.

Tab. 7.1 Zielparameter zur hämodynamischen Stabilisierung des Patienten mit schwerer Sepsis/septischem Schock gemäß den Leitlinien der Deutschen Sepsis-Gesellschaft (DSG) und der Deutschen Interdisziplinären Vereinigung für Intensiv- und Notfallmedizin (DIVI) sowie der Surviving Sepsis Campaign (SSC) (Reinhart et al. 2010; Dellinger et al. 2013)

Zielparameter	Empfehlung DSG/DIVI	Zielwert	Empfehlung SSC	Zielwert
MAD	✓	≥65 mm Hg	✓	≥65 mm Hg
$S_{cv}O_2$	✓	≥70%	✓	≥70% ≥65% für S_vO_2
ZVD	✓	≥8 mm Hg ≥12 mm Hg (für beatmete Pat.)	✓	8–12 mm Hg
Laktat	✓	≤ 1,5 mmol/l	✓	< obere Normwertgrenze
Diurese	✓	≥0,5 ml/kg/h	✓	≥0,5 ml/kg KG/h
HZV/HI	(✓) bei erhöhtem Vasopressorbedarf		(✓) zur Differenzialindikation von Vasopressoren/Inotropika	
Volumetrische Vorlastparameter	(✓)			
Dynamische Vorlastparameter			(✓)	

Abkürzungen: MAD = arterieller Mitteldruck, $S_{cv}O_2$ = zentralvenöse Sauerstoffsättigung, S_vO_2 = gemischtvenöse Sauerstoffsättigung, ZVD = zentraler Venendruck, HZV = Herzzeitvolumen, HI = Herzindex. (✓) = schwache Empfehlung, ✓ = starke Empfehlung.

7.4 Hämodynamische Parameter

Die Zielparameter zur hämodynamischen Stabilisierung des Patienten mit schwerer Sepsis/septischem Schock gemäß den Leitlinien der Deutschen Sepsis-Gesellschaft (DSG) und der Deutschen Interdisziplinären Vereinigung für Intensiv- und Notfallmedizin (DIVI) sowie der Surviving Sepsis Campaign (SSC) stellt Tab. 7.1 dar.

7.4.1 Arterieller Druck

Die Indikation zur invasiven Messung des Blutdrucks mittels arteriellem Katheter ist im Rahmen einer Sepsis großzügig zu stellen. Im Fall einer protrahierten Hypotension oder hämodynamischen Instabilität ist sie als obligat anzusehen. Insbesondere bei Patienten unter höheren Noradrenalin-Dosen ist zu berücksichtigen, dass bei Kanülierung der A. radialis der zentrale mittlere arterielle Druck systematisch um ca. 6 mm Hg unterschätzt wird (Kim et al. 2013). Nichtinvasive kontinuierliche Monitoring-Verfahren zur Überwachung des arteriellen Drucks, wie die Servoplethysmomanometrie, weisen bei kritisch kranken Patienten u. a. infolge der Zentralisation und peripherer Ödeme eine bislang nicht ausreichende Validität auf (Hohn et al. 2013).

Grundsätzlich ist zu bedenken, dass ein normaler MAD nicht mit einem ausreichenden Blutfluss und einer adäquaten O_2-Versorgung gleichzusetzen ist, da eine Normotension in Abhängigkeit vom peripheren Gefäßwiderstand auch bei erniedrigtem und bei erhöhtem HZV vorliegen kann.

Gleichwohl ist der MAD die wichtigste Determinante des Perfusionsdrucks und essenziell für die Organdurchblutung, weil Schwankungen des MAD organspezifisch nur begrenzt durch reaktive Änderungen des Gefäßwiderstands kompensiert werden können. Insbesondere für die Hirndurchblutung ist ein ausreichender MAD in der Sepsis von Bedeutung, da sowohl die statische als auch die dynamische Autoregulation unter diesen Bedingungen oft eingeschränkt sind und in diesen Fällen die Hirndurchblutung direkt vom Perfusionsdruck abhängig ist (Schramm et al. 2012). Die zerebrale Autoregulation kann auch durch eine zerebrale Vasodilatation infolge einer permissiven Hyperkapnie unter lungenprotektiver Beatmung zusätzlich beeinträchtigt werden.

Aktuelle Leitlinien (DSG/DIVI, SSC) empfehlen, einen MAD von 65 mm Hg nicht zu unterschreiten. Diese Empfehlung entstammt jedoch nicht kontrollierten Outcome-Studien, die den Einfluss unterschiedlicher MAD-Zielwerte auf die Mortalität untersuchten, sondern beruht primär auf der Effektivität von Therapiebündeln, die eine Kombination unterschiedlicher Zielparameter umfassten. Bislang fehlt eine evidenzbasierte Empfehlung zum optimalen Blutdruckmanagement in der schweren Sepsis und im septischen Schock.

Untersuchungen zum Einfluss verschiedener MAD-Zielwerte auf Surrogatparameter der Hämodynamik bei Patienten im septischen Schock konnten zwischen 65 und 85 mm Hg keine signifikanten Unterschiede hinsichtlich der Diurese, der S_vO_2, des Laktatspiegels und der Kapillardurchblutung nachweisen (LeDoux et al. 2000; Dubin et al. 2009). Eine aktuelle randomisierte Untersuchung (SEPSISPAM; Asfar et al. 2014) bei dieser Patientengruppe konnte auch bei Vergleich eines MAD-Zielwerts von 80–85 mm Hg mit einem Zielwert von 65–70 mm Hg keine Unterschiede in der Mortalität nachweisen.

Wie auch unter anderen pathophysiologischen Bedingungen ist jedoch zu berücksichtigen, dass die untere Grenze des MAD bei medikamentös unzureichend eingestelltem Hypertonus und bei Stenosen der hirnversorgenden Gefäße höher anzusetzen ist (Dellinger et al. 2013). So fand sich in der SEPSISPAM-Studie (Asfar et al. 2014) in einer Subgruppe von Patienten mit chronischer arterieller Hypertension eine geringere Inzidenz an akutem Nierenversagen, wenn ein erhöhter MAD-Zielwert von 80–85 mm Hg eingehalten wurde.

Praxistipp

Beim septischen Patienten mit Katecholamin-/Vasokonstriktorbedarf sollte eine direkte arterielle Blutdruckmessung durchgeführt werden. Ein MAD-Wert von 65 mm Hg sollte grundsätzlich nicht unterschritten werden; bei Patienten mit vorbestehender arterieller Hypertension ist zur Aufrechterhaltung einer ausreichenden renalen und zerebralen Perfusion ein unterer Grenzwert von 80–85 mm Hg zu empfehlen.

7.4.2 Zentralvenöse Sauerstoffsättigung

Eine ausreichende zelluläre O_2-Versorgung ist besonders beim septischen Patienten von entscheidender Bedeutung. Neben einer intakten Mikrozirkulation ist hierfür ein angemessenes systemisches O_2-Angebot eine unabdingbare Voraussetzung. Dies kann jedoch nur durch ein erweitertes hämodynamisches Monitoring unter Kenntnis des HZV quantifiziert werden.

$$\dot{D}O_2\,[\text{ml/min}] = \text{HZV}\,[\text{l/min}] \times \text{Hb}\,[\text{g/dl}] \times 10^{-1} \times S_aO_2\,[\%] \times 1{,}39$$

Da eine quantitative HZV-Messung insbesondere in der Initialversorgung des septischen Patienten oft nicht verfügbar ist, erfolgt die Beurteilung der $\dot{D}O_2$ in der Regel primär anhand von Surrogatparametern, die an der Stelle der absoluten $\dot{D}O_2$ das Verhältnis zwischen $\dot{D}O_2$ und O_2-Aufnahme ($\dot{V}O_2$) beschreiben. Am weitesten verbreitet und von herausragender Bedeutung sind in diesem Zusammenhang bislang die gemischtvenöse O_2-Sättigung (S_vO_2) und die zentralvenöse O_2-Sättigung ($S_{cv}O_2$), die in einer randomisierten monozentrischen Untersuchung hinsichtlich der Effizienz der Therapiesteuerung validiert wurde (Rivers et al. 2001).

Ein Vergleich der Formeln zur Berechnung von $\dot{D}O_2$ (s. oben) und $\dot{V}O_2$ (jeweils unter Vernachläs-

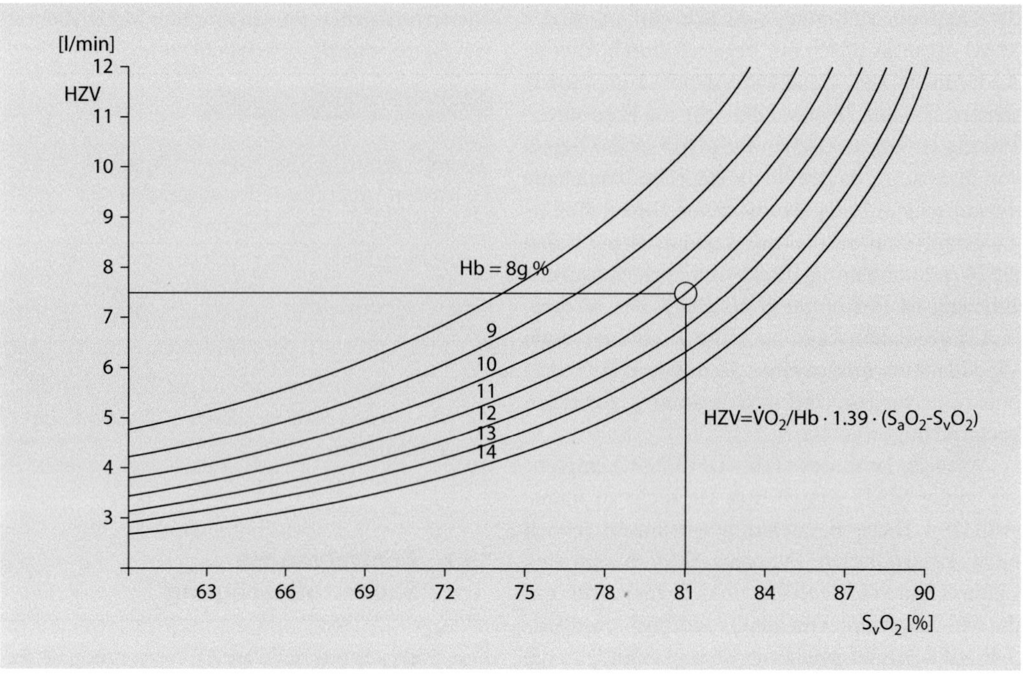

Abb. 7.2 Zusammenhang zwischen Herzzeitvolumen (HZV) und gemischtvenöser Sauerstoffsättigung (S_vO_2) bei konstanter Sauerstoffaufnahme und konstanter arterieller O_2-Sättigung

sigung des physikalisch gelösten O_2) zeigt, dass die S_vO_2 direkt vom $\dot{D}O_2/\dot{V}O_2$-Verhältnis determiniert wird.

$$\dot{V}O_2\,[\text{ml/min}] = \text{HZV}\,[\text{l/min}] \times \text{Hb}\,[\text{g/dl}] \times 10^{-1} \times (S_aO_2\text{-}S_vO_2)\,[\%] \times 1{,}39$$

Ein wesentlicher Vorteil bei der indirekten Beurteilung der $\dot{D}O_2$ ist, dass die S_vO_2 eine Aussage über die individuelle Adäquanz der O_2-Versorgung ermöglicht, da die aktuelle O_2-Aufnahme in die Veränderungen der S_vO_2 mit eingeht. Unter physiologischen Aspekten ist jedoch zu berücksichtigen, dass die S_vO_2 keine lineare Abhängigkeit vom HZV zeigt, sondern einen kurvilinearen Zusammenhang aufweist, wobei Änderungen des HZV im niedrigen HZV-Bereich mit ausgeprägten S_vO_2-Änderungen einhergehen, umgekehrt im hohen HZV-Bereich nur noch geringe oder minimale Änderungen der S_vO_2 zu verzeichnen sind (Abb. 7.2).

Ferner ist zu berücksichtigen, dass für eine exakte Aussage zum Verhältnis zwischen $\dot{D}O_2$ und $\dot{V}O_2$ die Kenntnis der gemischtvenösen SO_2 erforderlich ist. An Stelle der S_vO_2, deren Bestimmung einen pulmonalarteriellen Katheter erfordert, wird in der Regel ersatzweise die zentralvenöse SO_2 verwendet, deren Bestimmung lediglich einen zentralen Venenkatheter erfordert und somit deutlich weniger invasiv ist.

Praxistipp

Da die $S_{cv}O_2$ die O_2-Sättigung in der V. cava superior repräsentiert, sind die Absolutwerte der S_vO_2 und $S_{cv}O_2$ nur eingeschränkt vergleichbar; aufgrund dieser Tatsache werden unterschiedliche Zielwerte in der initialen hämodynamischen Therapie der schweren Sepsis und des septischen Schocks empfohlen ($S_{cv}O_2$ ≥70%, S_vO_2 ≥65%).

Relative Änderungen der S_vO_2 werden jedoch mit ausreichend hoher Genauigkeit von der $S_{cv}O_2$ wiedergegeben (Dueck et al. 2005).

Die $S_{cv}O_2$ stellte bislang einen vergleichsweise wichtigen hämodynamischen Zielparameter dar. So konnte von Rivers et al. (2001) gezeigt werden, dass durch Monitoring der $S_{cv}O_2$ und einen entsprechenden Therapiealgorithmus die Letalität in der schweren Sepsis und im septischen Schock relativ um ca. 30% gesenkt werden konnte. Diese Ergebnisse wurden in den folgenden Jahren durch einige Observationsstudien unterstützt. Analoge Ergebnisse konnten im Rahmen einer randomisierten Studie auch in einem pädiatrischen Patientenkollektiv gezeigt werden, hierbei fand sich eine noch ausgeprägtere Senkung der Letalität als bei erwachsenen Patienten mit schwerer Sepsis (Oliveira et al. 2008).

Auf der Basis dieser Studien wurde die $S_{cv}O_2$ als Zielparameter in zahlreiche nationale und internationale Leitlinien übernommen (Reinhart et al. 2010; Dellinger et al. 2013). Die technisch einfachste Methode zur Bestimmung der $S_{cv}O_2$ stellt die repetitive Blutentnahme aus einem ZVK mit anschließender hämoxymetrischer Bestimmung der O_2-Sättigung dar.

Eine hinsichtlich der zeitlichen Verfügbarkeit der Ergebnisse überlegene Alternative bietet in diesem Zusammenhang die kontinuierliche Überwachung der $S_{cv}O_2$ mittels fiberoptischer Oxymetrie, die spezielle Katheter bzw. fiberoptische Sonden erfordert, die mit geeigneten Online-Oxymetern verbunden werden. Hierzu ist eine In-vivo-Kalibration mittels einer zentralvenösen Blutprobe erforderlich, die in Intervallen von ca. 6–8 h zu wiederholen ist. Die Mehrzahl der Studien, die unter Verwendung eines $S_{cv}O_2$-bezogenen Therapiealgorithmus einen Überlebensvorteil zeigen konnten, nutzten die kontinuierliche Oxymetrie.

Ein grundsätzliches Problem, das den Stellenwert der Therapiesteuerung anhand der $S_{cv}O_2$ beeinträchtigt, stellt die Tatsache dar, dass im hyperdynamen septischen Schock oft trotz erhöhtem HZV eine unzureichende Mikrozirkulation mit präkapillären Shunts und Inhomogenitäten der Kapillardurchblutung besteht. Dies hat eine unzureichende Ausschöpfung des O_2-Angebots und eine oft erhöhte $S_{cv}O_2$ zur Folge, obwohl die zelluläre O_2-Aufnahme nach wie vor eingeschränkt ist.

Hieraus ist zu folgern, dass eine pathologisch erniedrigte $S_{cv}O_2$ eine im Verhältnis zum O_2-Bedarf unzureichende $\dot{D}O_2$ und sofortigen Korrekturbedarf signalisiert, aber eine normale oder erhöhte $S_{cv}O_2$ keinesfalls als Beleg für eine ausreichende zelluläre O_2-Versorgung zu werten ist.

So zeigten jüngere Analysen, dass eine erhöhte $S_{cv}O_2$ im septischen Schock eine positive Volumenreagibilität keinesfalls ausschließt (Vellisaris 2011) und sogar mit einer erhöhten Letalität einherzugehen scheint (Textoris et al. 2011).

Eine weitere Einschränkung des $S_{cv}O_2$-Monitorings besteht darin, dass der Stellenwert der $S_{cv}O_2$ in der supportiven Sepsistherapie bislang nur in der Frühphase des unbehandelten septischen Schocks aufgezeigt wurde, der Stellenwert im Rahmen der weiterführenden Intensivmedizin jedoch nicht gleichermaßen belegt ist. So zeigte eine Untersuchung auf niederländischen Intensivstationen (ITS), dass eine pathologisch erniedrigte $S_{cv}O_2$ bei Aufnahme auf der ITS nur bei 6% der septischen Patienten bestand. Darüber hinaus wurde der Stellenwert einer Therapiesteuerung anhand der $S_{cv}O_2$ durch die aktuellen Ergebnisse zweier randomisierter multizentrischer Untersuchungen grundsätzlich in Frage gestellt.

In der ProCESS-Studie (The ProCESS-Investigators 2014) war eine protokollbasierte Therapie des septischen Schocks unter Verwendung der $S_{cv}O_2$ weder einer protokollbasierten Therapie ohne Verwendung der $S_{cv}O_2$ noch einer Standardtherapie überlegen. Die Ergebnisse dieser multizentrischen Untersuchung zeigen, dass offensichtlich eine frühe und stringente Therapie des septischen Schocks auch ohne Kenntnis der $S_{cv}O_2$ eine effektive hämodynamische Stabilisierung erzielen kann.

Diese Schlussfolgerung wird auch durch die Ergebnisse der ARISE-Studie (ARISE Investigators 2014) gestützt, die an 1600 Patienten keinen Mortalitätsvorteil eines $S_{cv}O_2$-basierten Therapiebündels im Sinne einer »early goal directed therapy« nachweisen konnte.

Alternativ oder als zusätzlicher Parameter wurde in kleineren Patientenkollektiven ferner die Differenz zwischen zentralvenösem und arteriellem

CO_2-Partialdruck überwacht und als Zielvariable verwendet. Inwieweit dieser Parameter eine zusätzliche, klinisch relevante Information liefert, ist bislang jedoch nicht ausreichend validiert.

7.4.3 Laktat

Einen wichtigen Stellenwert in der Diagnose und Verlaufsbeurteilung einer Gewebehypoxie nimmt beim kritisch Kranken der Laktatplasmaspiegel ein. Dies trifft auch und in besonderem Maße in der Sepsis zu. So korreliert die Höhe der initialen Laktatplasmakonzentration mit dem Outcome septischer Patienten (Trzeciak et al. 2007).

> **Eine möglichst schnelle Normalisierung des Laktatplasmaspiegels stellt ein wesentliches therapeutisches Ziel dar und ist Teil verschiedener Therapiebündel zur hämodynamischen Stabilisierung von Patienten mit schwerer Sepsis und septischem Schock.**

Im Gegensatz zur $S_{cv}O_2$ vermag ein erhöhter Laktatspiegel auch bei hyperdynamer Kreislaufsituation eine unzureichende zelluläre O_2-Versorgung aufzuzeigen. So wurde die Kinetik der Laktatkonzentration in Form der Laktat-Clearance sowohl als prognostischer Parameter (Arnold et al. 2009) wie auch als Zielparameter in der frühen zielgerichteten Therapie des septischen Schocks vorgeschlagen. So scheint eine Laktat-Clearance von 10%/h als zusätzlicher Zielparameter zur Therapiesteuerung eine Senkung der Letalität zu erzielen (Jansen et al. 2010). Unklar ist bislang, inwieweit die Laktat-Clearance Vorteile gegenüber der $S_{cv}O_2$ aufweist (Jones et al. 2010) und ob ein kontinuierliches Monitoring des Laktatplasmaspiegels zukünftig Vorteile beinhaltet. Entscheidend ist hierbei generell der mit dem Zielparameter verknüpfte Therapiealgorithmus.

Bei der Interpretation einer erhöhten Laktatplasmakonzentration ist jedoch grundsätzlich zu beachten, dass die Laktatkonzentration von dem Fließgleichgewicht zwischen Milchsäurebildung und deren Abbau bestimmt wird.

Praxistipp

Dementsprechend ist eine erhöhte Laktatplasmakonzentration nicht grundsätzlich beweisend für eine Gewebehypoxie, da eine Hyperlaktatämie auch durch einen gestörten Laktatmetabolismus in der Leber (z. B. durch vorbestehende Lebererkrankungen oder eine sepsisassoziierte Leberfunktionsstörung) bedingt sein kann.

7.4.4 Herzzeitvolumen

Das Herzzeitvolumen stellt unter therapeutischen Aspekten die wichtigste Determinante der $\dot{D}O_2$ dar, da insbesondere in der Initialphase des septischen Schocks oft eine Beeinträchtigung des HZV vorliegt und andere Determinanten der $\dot{D}O_2$ – wie der Hb oder die S_aO_2 – in weit geringerem Maße Spielraum für eine therapeutische Optimierung bieten (Huang 2005). Ferner ist aufgrund des Zusammenhangs zwischen Perfusionsdruck, HZV und peripherem Widerstand bei der Korrektur einer Hypotension grundsätzlich zu entscheiden, ob zunächst das HZV oder der SVR (systemischer Gefäßwiderstand) anzuheben ist. Insbesondere bei primär normalen oder erhöhten $S_{cv}O_2$-Werten erfordert eine solche therapeutische Entscheidung die Messung des HZV.

> **Trotz dieser herausragenden pathophysiologischen Bedeutung existiert bislang keine Evidenz, dass ein Monitoring des HZV und dessen Integration als Zielparameter in Therapiealgorithmen die Letalität des septischen Patienten senken kann.**

Dementsprechend existiert in aktuellen Leitlinien nur eine schwache Empfehlung zur HZV-Messung als Teil eines erweiterten hämodynamischen Monitorings (Reinhart et al. 2010; Dellinger et al. 2013). Auf der Basis pathophysiologischer Erwägungen gewinnt jedoch das Monitoring des HZV auch beim septischen Patienten zunehmende Bedeutung, insbesondere bei Patienten mit hochdosierter Vasopressorzufuhr. So zeigte eine europäische Erhebung, dass 42% der Intensivstationen bei septischen Patienten ein Monitoring des HZV durchführen und den HI auch als Zielparameter verwenden (Torgersen et al. 2011). Anders als in entsprechenden Leitlinien zur Behandlung der kindlichen Sepsis, die einen HI-Zielwert von 3,3–6 l/min/m^2 empfehlen (Brierley et al. 2009; Dellinger et al. 2013), existiert für erwachsene septische Patienten kein analoger Zielwert. Eine primäre Steigerung des HI auf vorgegebene supranormale Werte (d. h. ohne Berücksichtigung anderer Parameter wie z. B. der S_vO_2 oder des Laktatspiegels) wird in den revidierten Leitlinien der SSC von 2013 explizit nicht empfohlen.

Zur Messung des HZV existiert eine breite Palette unterschiedlich invasiver Verfahren. Hierbei ist das Fick'sche Prinzip hinsichtlich der Validität traditionell als Goldstandard anzusehen. In der klinischen Praxis kommt dieser Technik jedoch kaum noch Bedeutung zu, da sie Messungen der O_2-Aufnahme und gemischtvenöse Blutgasanalysen erfordert, die wiederum eine indirekte Kalorimetrie und einen pulmonalarteriellen Katheter (PAK) notwendig machen.

Eine ähnlich hohe Validität weisen HZV-Messungen mittels Thermodilution (TD) auf, die heute den klinischen Goldstandard darstellen. Pulmonale TD-Verfahren erfordern jedoch analog zum Fick'schen Prinzip einen PAK und beinhalten somit eine hohe Invasivität.

Praxistipp

Da randomisierte Studien unter Verwendung des PAK keine Vorteile hinsichtlich des Outcome aufzeigen konnten, erfolgen TD-Messungen heute zunehmend durch die transpulmonale TD unter Verwendung eines arteriellen Thermistors. Dieser weist im Vergleich zum PAK bei vergleichbarer Validität eine geringere Invasivität auf.

Eine europäische Umfrage zeigte, dass 66% der befragten Intensivmediziner die transpulmonale TD zur HZV-Messung nutzen (Torgersen et al. 2011), die im Vergleich zum PAK zusätzliche und pathophysiologisch sinnvolle Vorlastparameter verfügbar macht (s. unten).

Herzzeitvolumenmessungen mittels der TD erfolgen in der Regel diskontinuierlich. Zudem sind heute verschiedene kontinuierliche HZV-Monitoring-Verfahren verfügbar, die insbesondere in der Beurteilung akuter therapeutischer Interventionen Vorteile aufweisen (z. B. bei Testung der Volumenreagibilität) und darüber hinaus weniger invasiv sind. Ein Nachteil dieser Verfahren besteht in der geringeren methodischen Validität der Messwerte.

So ermöglichen HZV-Monitoring-Verfahren, die auf einer Analyse der arteriellen Druckkurve beruhen, eine vergleichsweise einfach und zeitnah verfügbare HZV-Messung. Prinzipiell ist hierbei zwischen kalibrierten und nicht kalibrierten Systemen zu unterscheiden. Ein wesentliches Problem bei hämodynamisch instabilen Patienten besteht darin, dass insbesondere bei nicht kalibrierten Systemen relative Änderungen des HZV z. T. nicht korrekt erfasst werden, wenn wesentliche Veränderungen des systemischen Gefäßwiderstands bzw. der arteriellen Elastance auftreten (Metzelder et al. 2014). Kalibrierbare Monitoring-Systeme benötigen (in Ergänzung zu der 6- 8-stündlichen Routinekalibrierung) eine Rekalibration bei hohen Vasokonstriktordosen oder bei Änderungen der Katecholaminmedikation.

HZV-Messverfahren auf der Grundlage eines ösophagealen Doppler-Monitorings (ODM) überwachen den Blutfluss in der Aorta descendens. Sie haben jedoch aufgrund verschiedener methodischer Probleme beim Monitoring des septischen Patienten bislang nur sehr geringe Verbreitung gefunden.

7.4.5 Vorlastparameter und kardiale Funktion

Eine Überwachung des HZV ohne die Verfügbarkeit von Informationen über die kardiale Vorlast ist wenig sinnvoll, da im Falle eines unzureichenden HZV zunächst die Entscheidung getroffen werden muss, ob therapeutisch primär Maßnahmen zur Steigerung der Vorlast oder Maßnahmen zur Steigerung der Kontraktilität vordringlich sind. Die Eignung eines HZV-Messverfahrens zur Optimierung der Hämodynamik ist insofern auch davon abhängig, ob und welche Vorlast-Parameter durch die jeweilige Monitoring-Technik mitgeliefert werden. Dies trifft besonders in der schweren Sepsis zu, da einerseits eine Volumentherapie als erste Maßnahme zur hämodynamischen Stabilisierung als essentiell angesehen wird, andererseits aber eine zu großzügige Volumentherapie negative Konsequenzen haben kann (s. unten).

Statische Vorlastparameter

Füllungsdrücke

Der zentrale Venendruck (ZVD) und der pulmonalkapilläre Verschlussdruck (PCWP) werden in aktuellen Leitlinien nach wie vor als Parameter zur Steuerung der Volumentherapie empfohlen. So gilt insbesondere in der Initialphase der hämodynamischen Stabilisierung ein ZVD-Grenzwert von 8 mm Hg (bzw. 12 mm Hg beim beatmeten Patienten) als Differenzierungsmerkmal, um einen Volumenbedarf des septischen Patienten zu erkennen (Reinhart et al. 2010).

Hierbei ist zu berücksichtigen, dass die in Leitlinien zur Therapiesteuerung empfohlenen ZVD-Werte nicht auf kontrollierten Outcome-Studien beruhen, die den Einfluss unterschiedlicher ZVD-Zielwerte auf die Mortalität verglichen, sondern auf der Effektivität von Therapiebündeln, die eine Kombination unterschiedlicher Zielparameter evaluierten.

So zeigte eine neuere randomisierte Studie, die die Effektivität eines zielgerichteten Therapiealgorithmus auf die Mortalität in einem großen Kollektiv schwer septischer Patienten untersuchte, keinen Unterschied zwischen der Studiengruppe und einer Kontrollgruppe, die unter Verzicht auf ein systematisches zentralvenöses Monitoring (ZVD und $S_{cv}O_2$) behandelt wurde (The ProCESS-Investigators 2014). Ferner untersuchten Osman et al. (2007) den Stellenwert eines ZVD-Zielwertes von 8 mm Hg bzw. eines PCWP-Zielwertes von 12 mm Hg hinsichtlich der Vorhersage der Volumenreagibilität von septischen Patienten und konnten in diesem Kontext keinerlei prädiktiven Stellenwert der Füllungsdrücke nachweisen. Diese Befunde stehen in Übereinstimmung mit Ergebnissen physiologisch orientierter Studien, die eine fehlende Eignung der Füllungsdrücke zur Beschreibung einer Frank-Starling-Beziehung feststellten (Kumar et al. 2004).

Die wichtigsten Gründe hierfür sind in folgenden methodischen Limitationen zu sehen:

- ZVD und PCWP werden erheblich durch den Beatmungsdruck und den intraabdominellen Druck beeinflusst und geben daher nicht den transmuralen Druck wieder.
- Die Dehnbarkeit des Niederdrucksystems und der Ventrikel ist inter- und intraindividuell sehr unterschiedlich, sodass das Verhältnis der Füllungsdrücke zur Füllung des Ventrikels ebenfalls sehr variabel ist.
- Akute oder chronische Veränderungen der Lungenstrombahn haben beim septischen Patienten zur Folge, dass der PCWP nicht dem linksventrikulären enddiastolischen Druck gleicht.
- Lagerungsabhängige Inhomogenitäten der Lungenperfusion limitieren darüber hinaus die Aussagekraft des PCWP als Füllungsdruck.

Aus diesen Gründen gelten auch für das Monitoring des PCWP vergleichbare Einschränkungen wie für den ZVD.

Die wichtigsten Indikationen für den Einsatz eines PAK beim septischen Patienten umfassen heute das Rechtsherzversagen und den pulmonalen Hypertonus.

Volumetrische Vorlastparameter

Unter pathophysiologischen Gesichtspunkten wird die kardiale Vorlast durch sog. volumetrische Parameter besser abgebildet als durch Füllungsdrücke. So ermöglicht die transpulmonale TD neben der Messung des HZV und des extravaskulären Lungenwassers (s. unten) die Bestimmung des globalen enddiastolischen Volumens (GEDV), welches die Summe der diastolischen Volumina in den 4 Herzkammern quantifiziert (Normwerte 680–800 ml/m^2). Hieraus unmittelbar abgeleitet wird das intrathorakale Blutvolumen (ITBV, Normwerte 850–1000 ml/m^2). Diese volumetrischen Parameter zeigten in zahlreichen Studien sowohl bei gesunden Probanden als auch bei beatmeten septischen Patienten (Michard 2003) gegenüber dem ZVD und dem PCWP eine deutlich bessere Korrelation mit dem Schlagvolumen. Eine Anfälligkeit gegenüber Artefakten infolge eines erhöhten Beatmungsdrucks oder intraabdominellen Drucks besteht im Gegensatz zum ZVD oder PCWP nicht.

Insgesamt besteht daher kein Zweifel, dass das globale enddiastolische Volumen (GEDV) und das intrathorakale Blutvolumen (ITBV) den Füllungsdrücken in der Quantifizierung der Vorlast überlegen sind. Allerdings existiert bislang (analog zu den Füllungsdrücken) keine Evidenz, dass eine Therapiesteuerung anhand dieser Vorlastparameter die Mortalität von septischen Patienten senken kann.

Ähnliches gilt auch für die transösophageale Echokardiographie, die eine gleichwertige volumetrische Abschätzung der diastolischen Ventrikelfüllung liefert (Buhre et al. 2001), jedoch im engeren Sinne kein HZV-Monitoring ermöglicht und zudem einen vergleichsweisen hohen Schulungsaufwand benötigt.

Dynamische (funktionelle) Vorlastparameter

Wenngleich volumetrische Parameter deutlich weniger störanfällig für Artefakte sind und eine bessere Abbildung des Frank-Starling-Mechanismus ermöglichen als Füllungsdrücke, beinhalten auch sie das Problem, dass die Zielwerte interindividuell variieren und (z. B. im Fall einer Kardiomyopathie) von den Normwerten deutlich abweichen können. Eine individuelle Optimierung der kardialen Vorlast erfordert daher eine Vorhersage der sog. Volumenreagibilität. Zu diesem Zweck werden Parameter eingesetzt, die funktionell die Herz-Lungen-Interaktion beschreiben. Diese quantifizieren die zyklischen hämodynamischen Veränderungen, die unter maschineller Beatmung aus den respiratorinduzierten Schwankungen der linksventrikulären Füllung resultieren. Hierzu gehören u. a.

- die Schlagvolumenvariation (SVV),
- die resultierende Pulsdruckvariation (PPV) und
- die systolische Druckvariation (SPV).

Praxistipp

Eine hohe SVV bzw. PPV (≥12%) impliziert, dass eine Volumenzufuhr mit sehr hoher Wahrscheinlichkeit zur Steigerung des Schlagvolumens bzw. des HZV (um mehr als 15%) führen wird. Umgekehrt bedeutet eine niedrige SVV bzw. PPV (<12%), dass eine weitere Steigerung der kardialen Vorlast keine relevante Zunahme des HZV bedingen wird, da der Patient sich bereits auf dem flachen Teil der Frank-Starling-Kurve befindet.

Entsprechende Studien zum prädiktiven Wert dieser Parameter existieren auch für die schwere Sepsis und den septischen Schock (Marik et al. 2009; Monnet et al. 2007; Khwannimit u. Bhurayanontachai 2012).

Die Anwendung dieser kontinuierlich zu erhebenden dynamischen Vorlastparameter wird dadurch eingeschränkt, dass die Validität an zahlreiche Voraussetzungen gebunden ist (▶ Übersicht). Essenziell für die Aussagekraft sind u. a.

- ein regelmäßiger Sinusrhythmus,
- eine kontrollierte maschinelle Beatmung ohne Spontanatmungsanteile sowie
- ein ausreichendes Tidalbeatmungsvolumen >7–8 ml/kg Idealgewicht.

Insbesondere letztere Voraussetzungen sind bei septischen Patienten mit einem Lungenversagen im Rahmen der lungenprotektiven Beatmung mit einem oft relevanten Spontanatmungsanteil jedoch selten gegeben.

Limitationen dynamischer Parameter der Volumenreagibilität (PPV, SVV, SPV)

- Spontanatmung
- Arrhythmien, fehlender Sinusrhythmus
- Tidalvolumen <7–8 ml/kg Idealgewicht
- Hohe Atemfrequenz
- Intraabdominelle Hypertension
- Adipositas permagna
- Reduzierte Thoraxwand-Compliance
- Rechtsherzversagen

Praxistipp

Alternativ ist die Volumenreagibilität intermittierend durch kontrollierte Volumenbelastungstests abzuschätzen, die sich entweder einer lagerungsbedingten Verschiebung des Blutvolumens durch Anheben der Beine (»passive leg raising test«) oder einer probatorischen Kurzinfusion von 250 ml einer Vollelektrolytlösung bedienen.

Ferner kann auch durch eine endexspiratorische Okklusion der Beatmung eine kurzfristige Variation der kardialen Vorlast induziert werden (Monnet et al. 2009). Alle beschriebenen Verfahren setzen jedoch ein kontinuierliches Monitoring des HZV voraus, das in der Lage ist, kurzfristige Veränderungen des Schlagvolumens um 10–15% zu detektieren. Hiervon unabhängig kann der intravasale Volumenstatus echokardiographisch anhand der Variabilität des V.-cava-inferior-Durchmessers semiquantitativ beurteilt werden (Machare-Delgado et al. 2011).

7.4.6 Extravaskuläres Lungenwasser und pulmonalvaskuläre Permeabilität

Ein grundsätzliches Problem der Volumentherapie bei Patienten mit schwerer Sepsis und septischem Schock ergibt sich aus der Tatsache, dass einerseits eine ausreichende initiale Volumentherapie notwendig ist, um ein angemessenes HZV und eine ausreichende $\dot{D}O_2$ sicherzustellen. Andererseits besteht jedoch sowohl im systemischen wie auch im pulmonalen Gefäßbett infolge der systemischen Entzündungsreaktion ein »capillary leak«, das zu einer Extravasation von Flüssigkeit und einer erhöhten pulmonalen Ödemneigung führt (Angus u. van der Poll 2013). Eine zu liberale Volumenzufuhr kann daher die pulmonale Situation insbesondere bei Patienten mit Lungenversagen komplizieren.

So zeigte eine randomisierte Studie des ARDS-Network bei Patienten mit akutem Lungenversagen, dass eine restriktive Volumentherapie die

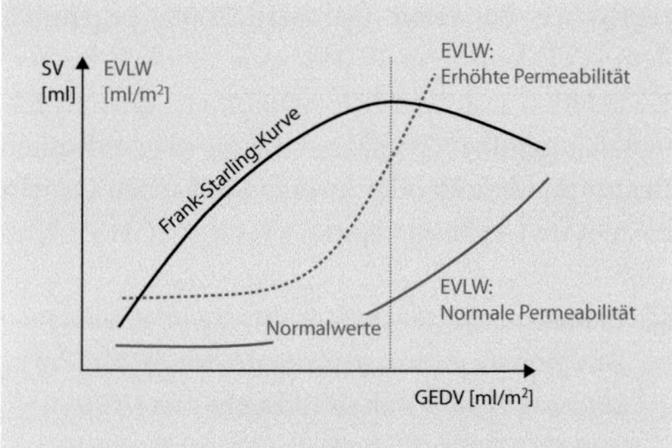

Abb. 7.3 Schematische Darstellung des Zusammenhangs zwischen Vorlast (hier: globales enddiastolisches Volumen), kardialem Schlagvolumen und extravaskulärem Lungenwasser. Eine Maximierung der Vorlast auf der Frank-Starling-Kurve kann bei pathologisch erhöhter pulmonalvaskulärer Permeabilität zu einer unerwünscht starken Zunahme des interstitiellen Flüssigkeitsgehalts führen (SV = Schlagvolumen, EVLW = extravaskuläres Lungenwasser GEDV = globales enddiastolisches Volumen)

Beatmungsdauer und die Krankenhausaufenthaltsdauer reduziert (National Heart, Lung and Blood Institute 2006).

Um eine ausgewogene Balance zwischen der Optimierung des intravasalen Volumenstatus und einer Beeinträchtigung der pulmonalen Funktion zu erzielen, ist ein Monitoring des interstitiellen Flüssigkeitsgehalts in der Lunge wünschenswert, damit eine kritische Zunahme des pulmonalen Ödems rechtzeitig detektiert werden kann. Grundsätzlich gilt, dass das Ausmaß peripherer Ödeme nicht mit dem interstitiellen Flüssigkeitsgehalt in der Lunge korreliert.

Den Zusammenhang zwischen Vorlast, kardialem Schlagvolumen und extravaskulärem Lungenwasser stellt Abb. 7.3 dar.

Bei der Quantifizierung des pulmonalen Ödems erwies sich die Messung des extravaskulären Lungenwassers (EVLW) im Vergleich zu radiologischen Routineverfahren hinsichtlich der Sensitivität als überlegen. Gleichzeitig konnte in mehreren klinischen Untersuchungen auch bei septischen Patienten ein hoher prognostischer Wert des EVLW aufgezeigt werden (Sakka et al. 2002a).

Die heute übliche Bestimmung des EVLW, die im Rahmen von transpulmonalen Thermodilutionsmessungen (in Ergänzung zum HZV und verschiedenen Vorlastparametern) routinemäßig verfügbar ist, bietet im Vergleich zu Referenzverfahren eine sehr hohe Validität (Katzenelson et al. 2004).

Praxistipp

Wichtig ist in diesem Zusammenhang, dass das EVLW auf das Idealgewicht (und nicht auf das tatsächliche Gewicht) des Patienten bezogen werden sollte, da anderenfalls bei übergewichtigen Patienten der pulmonale Ödemgrad unterschätzt wird (Normalwerte: 3–7 ml/kg KG Idealgewicht).

Prinzipiell ist auch bei septischen Patienten eine kardiale Genese eines Lungenödems infolge einer vorbestehenden Herzinsuffizienz oder einer septischen Kardiomyopathie möglich. Um im Fall eines pathologischen erhöhten EVLW zwischen einem hydrostatischen (kardiogenen) und einem Permeabilitäts-bedingten (nicht-kardiogenen) Ödem unterscheiden zu können, eignet sich der pulmonalvaskuläre Permeabilitätsindex (PVPI), der sich aus dem Verhältnis von EVLW zum pulmonalem Blutvolumen (PBV) ergibt und eine hohe diagnostische Aussagekraft hinsichtlich der Ödemgenese besitzt. Hierbei zeigt ein PVPI >3 mit sehr hoher Treffsicherheit eine nicht-kardiale Genese des Lungenödems an (Monnet et al. 2007).

Grundsätzlich ist festzuhalten, dass das EVLW sehr hilfreich ist, um die Obergrenzen der Volumentherapie bei Patienten mit Lungenversagen zu detektieren, und dass eine Steuerung der Volumentherapie unter Einbeziehung des EVLW die Beatmungsdauer reduzieren kann; es besteht aktuell jedoch keine Evidenz, dass EVLW-gestützte Therapiealgorithmen die Mortalität des septischen Patienten senken können.

7.4.7 Regionale und periphere Zirkulation

Insbesondere im schweren septischen Schock ist zu beobachten, dass bei einem Teil der Patienten trotz leitliniengerechter Therapie und erfolgreicher Optimierung der Vorlast, des HZV und der $S_{cv}O_2$ eine weitere Zustandsverschlechterung eintritt und der Laktatspiegel weiter ansteigt.

In diesem Zusammenhang ist zu berücksichtigen, dass eine zufriedenstellende systemische Zirkulation zwar eine unabdingbare Voraussetzung für eine ausreichende O_2-Versorgung der Organe darstellt, jedoch kein hinreichender Garant für eine funktionierende regionale Perfusion ist.

So zeigt sich, dass globale Parameter der Hämodynamik in der Initialphase der Sepsis besonders wichtig sind und auch eine prognostische Aussagekraft haben; nach initialer Stabilisierung weisen jedoch regionale Perfusionsparameter der vulnerablen Organsysteme einen höheren prädiktiven Wert auf (Poeze et al. 2005).

Als regionales, gastrointestinales Monitoring ist die gastrale Tonometrie zu werten. So können der intramukosale pCO_2 (p_iCO_2) und der errechnete intramukosale pH (pH_i) frühzeitig auf eine gastrointestinale Perfusionsstörung hinweisen. In der klinischen Praxis zeigen sich jedoch neben technischen Problemen der konventionellen, diskontinuierlichen gastralen Tonometrie hinsichtlich der Interpretation des pH_i-Wertes konzeptionelle Probleme. Auch bei kontinuierlicher p_iCO_2-Messung sind eher qualitative als quantitative Informationen über die Darmperfusion zu gewinnen.

Die Messung der Indocyanin-Plasmaverschwinderate (ICG-PDR) stellt ein nichtinvasives Verfahren zur Quantifizierung der exkretorischen Leberfunktion dar, wobei über einen photometrischen Fingersensor unter Verwendung einer plethysmographischen Technik transkutan die Elimination von ICG erfasst wird. Da die ICG-Elimination jedoch sowohl durch die Hepatozytenfunktion als auch durch die Leberdurchblutung beeinflusst wird, ist primär die Ursache einer pathologischen ICG-PDR nicht klar zu differenzieren.

Praxistipp

Grundsätzlich gilt, dass langsame Veränderungen der ICG-PDR durch Störungen der Leberfunktion und/oder der -perfusion ausgelöst werden können, vergleichsweise schnelle Änderungen jedoch in aller Regel ursächlich einer Veränderung der Leber- (und Splanchnikus-) Durchblutung zuzurechnen sind.

Unabhängig von der Dynamik der Messwerte existieren verschiedene Hinweise, dass die ICG-PDR einen prognostischen Wert bei kritisch kranken Patienten aufweist und dabei eine umgekehrt proportionale Beziehung zur Mortalität zeigt (Sakka et al. 2002b). Kaulen et al. (2014) fanden keine Korrelation der ICG-PDR mit der Letalität bei Sepsispatienten.

Ein wesentliches Ziel bei der Versorgung der Gewebe und Organe mit Sauerstoff besteht in der Aufrechterhaltung der Mikrozirkulation, die bei Patienten mit schwerer Sepsis nahezu regelhaft gestört ist und eine Schlüsselrolle in der Pathogenese des Organversagens einnimmt (s. oben). Surrogatparameter wie die Laktat-Clearance weisen diesbezüglich eine vergleichsweise geringe Spezifität und eine geringe zeitliche Auflösung auf. Die Graduierung von Inhomogenitäten der Hautperfusion, der sog. »Mottling Score«, ist ein ohne Hilfsmittel anzuwendendes Verfahren, das zwar einen prädiktiven Wert hinsichtlich der Mortalität des septischen Schocks aufweist (Ait-Oufella 2011), jedoch einen nur semiquantitativen und grob skalierten Parameter darstellt. Im Gegensatz zur systemischen Makrozirkulation existieren bislang für die Mikrozirkulation keine quantitativen Monitoring-Verfahren, die sowohl ausreichend valide als auch für die klinische Routine geeignet sind.

So kann beispielsweise die Seitenstrom-Dunkelfeld-Bildgebung (SDF) im Rahmen einer sublingualen Videomikroskopie Störungen der Mikrozirkulation auf kapillärer Ebene in vivo abbilden (▶ Abschn. 9.2 und ▶ Abb. 9.2b). Mikrovaskuläre Inhomogenitäten der Durchblutung, die durch dieses Verfahren erfasst wurden, stellten hinsichtlich des Outcomes einen prognostischen Parameter dar; umgekehrt ging eine Verbesserung der Mikrozirkulation in der SDF-Bildgebung mit einer Reduktion des Organversagens einher und wurde in einer Pilotuntersuchung auch als ergänzender Zielparameter eines Therapiealgorithmus verwendet (Trzeciak et al. 2008). Die Methode ist jedoch als diskontinuierliches Verfahren zu werten und aktuell nicht für die klinische Routine geeignet.

Ein vergleichsweise einfach zu erhebender und gleichzeitig nichtinvasiver Parameter, der Informationen über die O_2-Versorgung peripherer Gewebe verspricht, ist die mittels Nahinfrarotspektroskopie (NIRS) gemessene Gewebe-O_2-Sättigung (StO_2), die typischerweise im Bereich der Muskulatur erfasst wird (Thenar, Masseter). So konnte die StO_2 auch bei Normalisierung makrozirkulatorischer Parameter prädiktive Informationen hinsichtlich der Entwicklung eines Multiorganversagens liefern (Lima et al. 2009) und wurde bereits zur Optimierung der hämodynamischen Therapie verwendet (Nardi et al. 2013); hinreichende Erfahrungen über den Stellenwert der StO_2 in der Therapiesteuerung existieren jedoch bislang nicht.

Literatur

Ait Oufella H, Lemoinne S, Boelle PY, Galbois A, Baudel JL, Lemant J, Joffre J, Margretis D, Guidet B, Maury E, Offenstadt G (2011) Mottling score predicts survival in septic shock. Intensive Care Med 37: 801–807

Angus DC, van der Poll T (2013) Severe sepsis and septic shock. N Engl J Med 369: 840–851

ARISE Investigators; ANZICS Clinical Trials Group, Peake SL, Delaney A, Bailey M, Bellomo R, Cameron PA, Cooper DJ, Higgins AM, Holdgate A, Howe BD, Webb SA, Williams P (2014) Goal-directed resuscitation for patients with early septic shock. N Engl J Med 371: 1496–1506 *[Eine randomisierte multizentrische Untersuchung zur Effektivität einer frühen zielgerichteten hämodynamischen Therapie unter Verwendung eines $S_{cv}O_2$-Monitorings, die keinen Mortalitätsvorteil gegenüber einer Kontrollgruppe zeigen konnte und die Ergebnisse der Rivers-Studie (Rivers 2001) sowie bisherige Leitlinien-Empfehlungen in Frage stellt.]* ←

Arnold RC, Shapiro NI, Jones AE, Schorr C, Pope J, Casner E, Parrillo JE, Dellinger RP, Trzeciak S, Emergency Medicine Shock Reseach Networkk (EMShockNet) Investigators. (2009) Multicenter study of early lactate clearance as a determinant of survival in patients with presumed sepsis. Shock 32: 35–39

Asfar P, Meziani F, Hamel J-F, Grelon F, Megarbane B, Anguel N, Mira JP, Dequin PF, Gergaud S, Weiss N, Legay F, Le Tulzo Y, Conrad M, Robert R, Gonzalez F, Guitton C,

Tamion F, Tonnelier JM, Guezennec P, Van Der Linden T, Vieillard-Baron A, Mariotte E, Pradel G, Lesieur O, Ricard JD, Hervé F, du Cheyron D, Guerin C, Mercat A, Teboul JL, Radermacher P; SEPSISPAM Investigators (2014) High versus Low Blood-Pressure Target in Patients with Septic Shock. N Engl J Med 370: 1583–1593 *[Diese randomisierte multizentrische Studie verglich bei 776 Patienten unterschiedliche Blutdruck-Zielwerte in der Therapie des septischen Schocks. Ein MAD-Zielwert von 80–85 mm Hg zeigte keinen Mortalitätsvorteil gegenüber einem Zielwert von 65–70 mm Hg. Hypertoniker profitierten jedoch von einem höheren MAD hinsichtlich der Nierenfunktion, da Nierenersatzverfahren in der Gruppe mit dem höheren MAD-Zielwert seltener notwendig waren.]* ←

Brierley J, Carcillo JA, Choong K, Cornell T, DeCaen A, Deymann A, Doctor A, Davis A, Duff J, Dugas MA, Duncan A, Evans B, Feldman J, Felmet K, Fisher G, Frankel L, Jeffries H, Greenwald B, Gutierrez J, Hall M, Han YY, Hanson J, Hazelzet J, Hernan L, Kiff J, Kissoon N, Kon A, Irazuzta J, Lin J, Lorts A, Mariscalco M, Mehta R, Nadel S, Nguyen T, Nicholson C, Peters M, Okhuysen-Cawley R, Poulton T, Relves M, Rodriguez A, Rozenfeld R, Schnitzler E, Shanley T, Kache S, Skippen P, Torres A, von Dessauer B, Weingarten J, Yeh T, Zaritsky A, Stojadinovic B, Zimmerman J, Zuckerberg A (2009) Clinical practice parameters for hemodynamic support of pediatric and neonatal septic shock: 2007 update from the American College of Critical Care Medicine. Crit Care Med 37: 666–688

Buhre W, Buhre K, Kazmaier S, Sonntag H, Weyland A (2001) Assessment of cardiac preload by indicator dilution and transoesophageal echocardiography. Eur J Anaesthesiol 18: 662–667

Dellinger RP, Levy MM, Rhodes A, Annane D, Gerlach H, Opal SM, Sevransky JE, Sprung CL, Douglas IS, Jaeschke R, Osborn TM, Nunnally ME, Townsend SR, Reinhart K, Kleinpell RM, Angus DC, Deutschman CS, Machado FR, Rubenfeld GD, Webb SA, Beale RJ, Vincent JL, Moreno R; the Surviving Sepsis Campaign Guidelines Committee including the Pediatric Subgroup (2013) Surviving Sepsis Campaign: International Guidelines for Management of Severe Sepsis and Septic Shock: 2012. Crit Care Med 41: 580–637 *[Die internationalen Leitlinie der Surviving Sepsis Campaign zur Therapie der schweren Sepsis und des septischen Schocks, die Literatur aus den Jahren vor 2013 berücksichtigt.]* ← (siehe auch Serviceteil S. 376)

Dubin A, Pozo MO, Casabella CA, Pálizas F, Murias G, Moseinco MC, Kanoore Edul VS, Pálizas F, Estenssoro E, Ince C (2009) Increasing arterial blood pressure with norepinephrine does not improve microcirculatory blood flow: a prospective study. Crit Care 13: R92

Dueck MH, Klimek M, Appenrodt S, Weigand C, Boerner U (2005) Trends but not individual values of central venous oxygen saturation agree with mixed venous oxygen saturation during varying hemodynamic conditions. Anesthesiology 103: 249–257

Hohn A, Defosse JM, Becker S, Steffen C, Wappler F, Sakka SG (2013) Non-invasive continuous arterial pressure monitoring with Nexfin(R) does not sufficiently replace invasive measurements in critically ill patients. Br J Anaesth 111: 178–184

Huang YCT (2005) Monitoring Oxygen Delivery in the Critically Ill. Chest 128: 554S–560S

Jansen TC, van Bommel J, Schoonderbeek FJ, Sleeswijk Visser SJ, van der Klooster JM, Lima AP, Willemsen SP, Bakker J (2010) Early Lactate-Guided Therapy in Intensive Care Unit Patients: A Multicenter, Open-Label, Randomized Controlled Trial. Am J Respir Crit Care Med 182: 752–761

Jones AE, Shapiro NI, Trzeciak S, Arnold RC, Claremont HA, Kline JA (2010) Lactate Clearance vs Central Venous Oxygen Saturation as Goals of Early Sepsis Therapy: A Randomized Clinical Trial. JAMA 303: 739–746 *[Diese randomisierte multizentrische Studie verglich eine $S_{cv}O_2$-gesteuerte Initialtherapie der schweren Sepsis mit einer Therapiesteuerung anhand der Laktatclearance. Hierbei erwiesen sich beide Therapieansätze als gleichwertig.]* ←

Katzenelson R, Perel A, Berkenstadt H, Preisman S, Kogan S, Sternik L, Segal E (2004) Accuracy of transpulmonary thermodilution versus gravimetric measurement of extravascular lung water. Crit Care Med 32: 1550–1554

Kaulen SA, Hübne C, Mieth J et al. (2014) Indocyaningrün-Elimination als Maß der Leberfunktion – Prognostische Bedeutung bei Patienten mit ambulant erworbener Sepsis. Med Klin Intensivmed Notfmed 109 (7): 531–540

Khwannimit B, Bhurayanontachai R (2012) Prediction of fluid responsiveness in septic shock patients. Eur J Anaesthesiol 29: 64–69

Kim WY, Jun JH, Huh JW, Hong SB, Lim CM, Koh Y (2013) Radial to Femoral Arterial Blood Pressure Differences in Septic Shock Patients Receiving High-Dose Norepinephrine Therapy. Shock 40: 527–531

Kumar A, Anel R, Bunnell E, Habet K, Zanotti S, Marshall S, Neumann A, Ali A, Cheang M, Kavinsky C, Parrillo JE (2004) Pulmonary artery occlusion pressure and central venous pressure fail to predict ventricular filling volume, cardiac performance, or the response to volume infusion in normal subjects. Crit Care Med 32: 691–9

LeDoux D, Astiz ME, Carpati CM, Rackow EC (2000) Effects of perfusion pressure on tissue perfusion in septic shock. Crit Care Med 28: 2729–2732

Lima A, van Bommel J, Jansen TC, Ince C, Bakker J (2009) Low tissue oxygen saturation at the end of early goal-directed therapy is associated with worse outcome in critically ill patients. Crit Care 13 (5): S13

Machare-Delgado E, Decaro M, Marik PE (2011) Inferior vena cava variation compared to pulse contour analysis as predictors of fluid responsiveness: a prospective cohort study. J Intensive Care Med 26: 116–24

Marik PE, Cavallazzi R, Vasu T, Hirani A (2009) Dynamic changes in arterial waveform derived variables and fluid responsiveness in mechanically ventilated patients: A systematic review of the literature. Crit Care Med 37: 2642–7

Metzelder SM, Coburn M, Stoppe C, Fries M, Simon TP, Reinges MH, Höllig A, Rossaint R, Marx G, Rex S (2014)

Accuracy and precision of calibrated arterial pulse contour analysis in patients with subarachnoid hemorrhage requiring high-dose vasopressor therapy: a prospective observational clinical trial. Crit Care 18(1):R25

Michard F, Alaya S, Zarka V, Bahloul M, Richard C, Teboul JL (2003) Global end-diastolic volume as an indicator of cardiac preload in patients with septic shock. Chest 124: 1900–1908

Monnet X, Anguel N, Osman D, Hamzaoui O, Richard C, Teboul JL (2007) Assessing pulmonary permeability by transpulmonary thermodilution allows differentiation of hydrostatic pulmonary edema from ALI/ARDS. Intensive Care Med 33: 448–453

Monnet X, Osman D, Ridel C, Lamia B, Richard C, Teboul JL (2009) Predicting volume responsiveness by using the end-expiratory occlusion in mechanically ventilated intensive care unit patients Crit Care Med 37: 951–6

Nardi O, Polito A, Aboab J, Colin G, Maxime V, Clair B, Friedman D, Orlikowski D, Sharshar T, Annane D (2013) StO_2 guided early resuscitation in subjects with severe sepsis or septic shock: a pilot randomised trial. J Clin Monit Comput. 27: 215–221

National Heart, Lung and Blood Institute Acute Respiratory Distress Syndrome (ARDS) Clinical Trials Network, Wiedemann HP, Wheeler AP, Bernard GR, Thompson BT, Hayden D, deBoisblanc B, Connors AF Jr, Hite RD, Harabin AL (2006) Comparison of two fluid-management strategies in acute lung injury. N Engl J Med 354: 2564–2575

Oliveira CF, Oliveira DSF, Gottschald AFC, Moura JDG, Costa GA, Ventura AC, Fernandes JC, Vaz FAC, Carcillo JA, Rivers EP, Troster EJ (2008) ACCM/PALS haemodynamic support guidelines for paediatric septic shock: an outcomes comparison with and without monitoring central venous oxygen saturation. Intensive Care Med 34: 1065–1075

Osman D, Ridel C, Ray P, Monnet X, Anguel N, Richard C, Teboul JL (2007) Cardiac filling pressures are not appropriate to predict hemodynamic response to volume challenge. Crit Care Med 35: 64–68

Poeze M, Solberg BCJ, Greve JWM, Ramsay G (2005) Monitoring global volume-related hemodynamic or regional variables after initial resuscitation: What is a better predictor of outcome in critically ill septic patients? Crit Care Med 33: 2494–500

The PROCESS Investigators, Yealy DM, Kellum JA, Huang DT, Barnato AE, Weissfeld LA, Pike F, Terndrup T, Wang HE, Hou PC, LoVecchio F, Filbin MR, Shapiro NI, Angus DC (2014) A randomized trial of protocol-based care for early septic shock. N Engl J Med 370: 1683–1693

Reinhart K, Brunkhorst FM, Bone HG, Bardutzky J, Dempfle CE, Forst H, Gastmeier P, Gerlach H, Gründling M, John S, Kern W, Kreymann G, Krüger W, Kujath P, Marggraf G, Martin J, Mayer K, Meier-Hellmann A, Oppert M, Putensen C, Quintel M, Ragaller M, Rossaint R, Seifert H, Spies C, Stüber F, Weiler N, Weimann A, Werdan K, Welte T (2010) Prävention, Diagnose, Therapie und Nachsorge der Sepsis. Erste Revision der S2k-Leitlinien der Deutschen Sepsis-Gesellschaft e.V. (DSG) und der Deutschen Interdisziplinären Vereinigung für Intensiv- und Notfallmedizin (DIVI). Anaesthesist 59: 347–370

Rivers E, Nguyen B, Havstad S, Ressler J, Muzzin A, Knoblich B, Peterson E, Tomlanovich M (2001) Early goal-directed therapy in the treatment of severe sepsis and septic shock. N Engl J Med 345: 1368–1377 *[Diese randomisierte monozentrische Studie zeigte erstmalig, dass eine $S_{cv}O_2$-gesteuerte Initialtherapie der schweren Sepsis und des septischen Schocks einer Therapie ohne $S_{cv}O_2$-Steuerung überlegen war. Das verwendete Therapiebündel wurde in zahlreiche Leitlinien übernommen, seine Überlegenheit konnte jedoch in zwei aktuellen multizentrischen Untersuchungen (ProCESS, ARISE, s. oben) nicht bestätigt werden.]* ←

Sakka SG, Klein M, Reinhart K, Meier-Hellmann A (2002a) Prognostic value of extravascular lung water in critically ill patients. Chest 122: 2080–2086

Sakka SG, Reinhart K, Meier-Hellmann A (2002b) Prognostic value of the indocyanine green plasma disappearance rate in critically ill patients. Chest 122: 1715–1720

Schramm P, Klein KU, Falkenberg L, Berres M, Closhen D, Werhahn KJ, David M, Werner C, Engelhard K (2012) Impaired cerebrovascular autoregulation in patients with severe sepsis and sepsis-associated delirium. Crit Care 16: R181

Textoris J, Fouché L, Wiramus S, Antonini F, Tho S, Martin C, Leone M (2011) High central venous oxygen saturation in the latter stages of septic shock is associated with increased mortality. Crit Care 15: R17

Torgersen C, Dünser MW, Schmittinger CA, Pettilä V, Ruokonen E, Wenzel V, Jakob SM, Takala J (2011) Current approach to the haemodynamic management of septic shock patients in European intensive care units: a cross-sectional, self-reported questionnaire-based survey. Eur J Anaesthesiol 28: 284–290

Trzeciak S, Dellinger RP, Chansky ME, Arnold RC, Schorr C, Milcarek B, Hollenberg SM, Parrillo JE (2007) Serum lactate as a predictor of mortality in patients with infection. Intensive Care Med 33: 970–977

Trzeciak S, McCoy JV, Phillip Dellinger R, Arnold RC, Rizzuto M, Abate NL, Shapiro NI, Parrillo JE, Hollenberg SM (2008) Early increases in microcirculatory perfusion during protocol-directed resuscitation are associated with reduced multi-organ failure at 24 h in patients with sepsis. Intensive Care Med 34: 2210–2217

Velissaaris D, Pierrakos C, Scolletta S, De Backe D, Vincent JL (2011) High mixed venous oxygen saturation levels do not exclude fluid responsiveness in critically ill septic patients. Crit Care 15(4):R177

Volumentherapie, Vasopressoren und Inotropika

A. Meier-Hellmann

K. Werdan et al. (Hrsg.), *Sepsis und MODS*,
DOI 10.1007/978-3-662-45148-9_8,

8.1 Zielparameter der hämodynamischen Stabilisierung

Ziel der hämodynamischen Stabilisierung bei Sepsis ist die Wiederherstellung einer adäquaten Kreislauffunktion und damit eines dem aktuellen Bedarf entsprechenden O_2-Angebotes. Die Gabe von Volumen bewirkt hierbei über den Mechanismus einer Verbesserung der kardialen Vorlast eine Steigerung des Herzzeitvolumens (HZV). Mittels positiv inotroper Substanzen kann dieses weiter gesteigert werden bzw. einer septischen Kardiomyopathie (▶ Kap. 9.4) entgegengewirkt werden. Durch den Einsatz von Vasopressoren wird der arterielle Perfusionsdruck auf ein adäquates Niveau angehoben.

Eine generelle Erhöhung des O_2-Angebotes auf hochnormale Werte ohne Berücksichtigung des aktuellen O_2-Bedarfs wird in den aktuellen Leitlinien der Surviving Sepsis Campaign (SSC) und der Deutschen Sepsis Gesellschaft (DSG) eindeutig abgelehnt. Der unkritische Einsatz von Volumen hat ebenso wie der unkritische Einsatz von vasoaktiven Substanzen erhebliche Nebenwirkungen (z. B. Einfluss auf den pulmonalen Gasaustausch bzw. Steigerung des myokardialen O_2-Verbrauchs).

In der klinischen Praxis muss somit eine dem peripheren O_2-Bedarf nicht adäquat entsprechende Kreislauffunktion rechtzeitig entdeckt und mit den unten genannten Maßnahmen therapiert werden. Einfache Parameter, wie die Laktatkonzentration oder die zentralvenöse Sauerstoffsättigung ($S_{cv}O_2$), sind hierbei hilfreiche Parameter, einen nicht adäquaten Kreislauf zu detektieren.

Die häufig zitierte Untersuchung von Rivers und Mitarbeitern zeigt eindrucksvoll, dass eine Strategie, die versucht, die kontinuierlich über einen zentralvenösen Fiberoptikkatheter gemessene $S_{cv}O_2$ über 70% zu bringen, mit einer statistisch signifikant besseren Überlebensrate einhergeht (Rivers et al. 2001). In einer weiteren Untersuchung hat dieselbe Arbeitsgruppe gezeigt, dass auch die Laktat-Clearance ein sinnvoller Parameter zur Steuerung der hämodynamischen Therapie bei Sepsis sein kann (Nguyen et al. 2004).

In den S2-Leitlinien zur Therapie der Sepsis der DSG werden die in ◘ Tab. 8.1 genannten Zielparameter für die frühe Kreislauftherapie empfohlen (Reinhart et al. 2010; zu weiteren Aspekten des hämodynamischen Monitorings, insbesondere auch Stellenwert des ZVD, ▶ Kap. 7).

Ferner wird ausgeführt, dass bei erhöhtem Vasopressorbedarf ein erweitertes hämodynamisches Monitoring sinnvoll erscheint und dass volumetrische Vorlastparameter den klassischen Füllungsdrücken überlegen sind.

Praxistipp

In der frühen hämodynamischen Stabilisierung können einfache Parameter wie ZVD, Diurese, Laktat und $S_{cv}O_2$ hilfreich sein.

Die Anwendung eines erweiterten hämodynamischen Monitorings ist nicht zwingend, kann aber insbesondere bei Patienten mit erhöhtem Vasopressorbedarf sinnvoll sein.

Zielparameter für das Sauerstoffangebot per se vorzugeben ist nicht sinnvoll.

Praxistipp

Vielmehr sollte individuell bei jedem einzelnen Patienten anhand von Parametern der regionalen Perfusion und Oxygenierung entschieden werden, welches Herzzeitvolumen und welcher Perfusionsdruck adäquat ist.

8.2 Volumentherapie

Eine ausgeprägte Vasodilatation und eine als »capillary leak« bezeichnete erhöhte Durchlässigkeit der Gefäße führt zu einem relativen und absoluten Volumenmangel. Eine derart verminderte kardiale Vorlast bewirkt neben einer sog. septischen Kardiomyopathie, dass ein ausreichendes Herzzeitvolumen und damit ein ausreichendes O_2-Angebot nicht mehr aufrechterhalten werden kann. Eine wichtige Aufgabe im Rahmen der primären Stabilisierung von Patienten mit Sepsis ist es daher, mittels einer Volumentherapie eine adäquate myokardiale Vorlast, die wiederum ein gesteigertes Herzzeitvo-

Tab. 8.1 In den S2-Leitlinien DSG zur Therapie der Sepsis empfohlene Zielparameter für die frühe Kreislauftherapie. (Nach Reinhart et al. 2010) (siehe auch ▶ Tab. 7.1)

Parameter	Zielwert
Zentraler Venendruck (ZVD)	≥8 bzw. ≥12 mm Hg unter mechanischer Beatmung
Arterieller Mitteldruck (MAP)	≥65 mm Hg
Diurese	≥0,5 ml/kg KG/h
Zentralvenöse Sauerstoffsättigung ($S_{cv}O_2$)	≥70%
Laktat	≤1,5 mmol/l bzw. Abfall des Laktats

lumen und damit ein erhöhtes O_2-Angebot ermöglicht, bereitzustellen.

> **Grundlegendes Prinzip der Volumentherapie ist die Optimierung der myokardialen Vorlast. Eine Therapie mit Volumen ist somit nur sinnvoll, wenn sie mit einer Steigerung des HZV einhergeht.**

8.2.1 Kolloidale oder kristalline Flüssigkeiten?

Ob im Rahmen der Volumentherapie bei Sepsis mit kolloidalen oder kristallinen Flüssigkeiten gearbeitet werden sollte, ist anhand belastbarer klinischer Daten nicht endgültig geklärt. Für eine Therapie mit kolloidalen Flüssigkeiten spricht die theoretische Überlegung einer längeren intravasalen Verweildauer und damit einer höheren Effektivität. Klinische Studien haben jedoch zeigen können, dass die Menge an kristalliner Flüssigkeit, die bei Sepsis gegeben werden muss, um einen den kolloidalen Flüssigkeiten vergleichbaren Volumeneffekt zu erzielen, lediglich ca. 20% größer ist. Ein wesentlicher Grund hierfür ist die aufgrund des Kapillarschadens auch für größere Moleküle verminderte intravasale Verweildauer.

Eine Metaanalyse aus dem Jahr 2012 zeigt keine Vorteile einer Therapie mit kolloidalen Volumenersatzmitteln (Perel u. Roberts 2012) und kommt daher, schon aufgrund der höheren Kosten, zu der Empfehlung, auf kolloidale Flüssigkeiten zu verzichten. Eine aktuelle Studie mit mehr als 2.800 kritisch kranken Patienten, in der eine Gruppe von Patienten mit verschiedenen kolloidalen Flüssigkeiten und eine zweite Gruppe ausschließlich mit kristallinen Flüssigkeiten behandelt wurde, zeigt nach 28 Tagen keinen Unterschied in der Mortalität, nach 90 Tagen einen Überlebensvorteil von 3,5% in der Gruppe der mit kolloidalen Flüssigkeiten therapierten Patienten (Annane et al. 2013). Einschränkend muss hier aber darauf verwiesen werden, dass sich die beiden Gruppen hinsichtlich des SAP-Score (Simplified Acute Physiology Score) unterschieden haben, sodass in der Gruppe der mit kolloidalen Flüssigkeiten therapierten Patienten per se eine um 4,6% niedrigere Mortalität zu erwarten war.

Die derzeit verfügbaren Leitlinien der SSC und der DSG empfehlen ebenfalls den primären Einsatz von kristallinen Flüssigkeiten.

> **Die Volumentherapie bei septischen Patienten sollte grundsätzlich mit kristallinen Lösungen durchgeführt werden.**

8.2.2 Kristalline Flüssigkeiten

Die fälschlicherweise als physiologisch bezeichnete 0,9%ige Kochsalzlösung ist aufgrund des hohen Cl-Anteils mit dem Risiko einer hyperchlorämischen Azidose verbunden und sollte deshalb grundsätzlich nicht mehr in der Volumentherapie eingesetzt werden. Eine Analyse von mehr als 30.000 abdominalchirurgischen Patienten hat zeigen können, dass die Gabe von 0,9%iger NaCl-Lösung mit einer höheren Mortalität einhergeht (Shaw et al. 2012).

Als Alternative zur 0,9%igen NaCl-Lösung ist die Ringer-Laktat-Lösung seit vielen Jahren verfügbar. Wesentliche Nachteile sind jedoch, dass auch diese Lösung hypoton ist und bei der hepatischen Metabolisierung von Laktat relativ viel Sauerstoff verbraucht wird.

Neuere, sog. balancierte Lösungen sind mit Azetat oder Malat gepuffert. Beide Substanzen werden leberunabhängig metabolisiert und verbrauchen hierbei deutlich weniger Sauerstoff. Ob die hier beschriebenen Unterschiede der verschiedenen Ringer-Lösungen tatsächlich eine klinische Relevanz haben ist jedoch derzeit offen.

8.2.3 Hydroxyethylstärke (HES)

Der Einsatz von HES ist in den letzten Jahren sehr intensiv diskutiert worden. Die 2008 publizierte deutsche VISEP-Studie zeigte, dass 10% HES 200/0,5 im Vergleich zu einer Ringer-Laktatlösung mit einer erhöhten Inzidenz von Nierenversagen und der Notwendigkeit einer Nierenersatztherapie einhergeht (Brunkhorst et al. 2008). Derart ungünstige Effekte sind mittlerweile auch für die moderneren und im klinischen Alltag häufiger eingesetzten HES-Lösungen gezeigt worden.

Die 2012 publizierte 6S-Studie zeigte an 798 Patienten mit schwerer Sepsis für 6% HES 130/0,4 im Vergleich zu Ringerazetatlösung eine erhöhte 90-Tage-Letalität und ebenfalls eine erhöhte Inzidenz von Nierenversagen (Perner et al. 2012). Die ebenfalls 2012 publizierte CHEST-Studie zeigte an 7.000 Intensivpatienten zwar keinen Unterschied in der Sterblichkeit, jedoch ebenfalls eine erhöhte Inzidenz der Notwendigkeit von Nierenersatzverfahren unter Therapie mit 6% HES 130/0,4 im Vergleich zu 0,9% NaCl-Lösung (Myburgh et al. 2012).

In den S2-Leitlinien zur Therapie der Sepsis der DSG wird mit Bezug auf die oben erwähnte VISEP-Studie mit hohem Empfehlungsgrad der Einsatz von 10% HES 200/0,5 abgelehnt. Der Einsatz von anderen HES-Präparaten und anderen kolloidalen Lösungen wird lediglich mit niedrigem Empfehlungsgrad (Expertenmeinung) abgelehnt (Reinhart et al. 2010). Es muss jedoch bedacht werden, dass zum Zeitpunkt dieser Empfehlungen die beiden oben genannten Studien zu den moderneren HES-Lösungen noch nicht vorlagen. Eine heutige Empfehlung würde mit hoher Sicherheit auch die neueren HES-Präparate in der Therapie der Sepsis mit hohem Empfehlungsgrad ablehnen.

HES sollte heute in der Therapie der Sepsis nicht mehr zur Anwendung kommen.

8.2.4 Gelatine

Für den Stellenwert von Gelatinelösungen im Rahmen der Volumentherapie mit kolloidalen Lösungen gibt es keine verwertbaren Studien. Es kann lediglich die Aussage getroffen werden, dass es Hinweise dafür gibt, dass alle hyperonkotischen Lösungen mit der Gefahr einer Nierenschädigung assoziiert sind (Schortgen et al. 2008).

8.2.5 Humanalbumin

Der kostenintensive Einsatz von Humanalbumin als Volumenersatzmittel wird derzeit kontrovers diskutiert. 2004 wurde erstmalig eine ausreichend große, randomisierte Studie zum Vergleich Humanalbumin vs. Kochsalzinfusion in der Intensivmedizin publiziert (Finfer et al. 2004). In dieser Studie konnte kein Unterschied zwischen den Infusionsstrategien bezüglich der Mortalität gefunden werden. Eine Subgruppenanalyse der Patienten mit schwerer Sepsis und septischem Schock konnte allerdings einen tendenziellen Vorteil von Humanalbumin zeigen, wobei bedacht werden muss, dass die Therapie mit Humanalbumin zu besseren Vorlastparametern geführt hat und somit nicht ausgeschlossen werden kann, dass potenzielle Vorteile einer Therapie mit Humanalbumin nicht substanzspezifisch, sondern Ausdruck einer adäquateren Vorlasttherapie waren (Finfer et al. 2011).

Letztendlich auf diesen Daten basierend, muss die derzeitige schwache Empfehlung der SSC gesehen werden, den Einsatz von Humanalbumin in Situationen, in denen große Mengen Volumen benötigt werden, zu »erwägen« (Dellinger et al. 2013).

Aktuell sind jedoch die Daten der ALBIOS-Studie veröffentlicht, die an mehr als 1.800 Patienten mit Sepsis keinen Vorteil einer Therapie mit Humanalbumin hat zeigen können (Caironi et al. 2014). Die aktuellen Daten relativieren die ohnehin schwache Empfehlung der SSC für einen Einsatz von Humanalbum nochmals, sodass nach Meinung des Autors derzeit auf den Einsatz von Humanalbumin verzichtet werden kann.

8.3 Sicherstellung eines optimalen Hämoglobingehaltes

Die Volumentherapie bei septischen Patienten führt per se zu einem Absinken der Hb-Konzentration. Somit stellt sich die Frage nach der Indikation einer Erythrozytengabe auch unabhängig von etwaigen Blutungen. Ohne Frage ist eine Erhöhung des Hb-Wertes eine theoretisch hochwirksame Maßnahme zur Verbesserung des O_2-Angebotes. Gegen eine Transfusion sprechen jedoch transfusionsassoziierte Risiken wie z. B. Unverträglichkeiten, die nachhaltige Beeinträchtigung der Immunkompetenz durch Transfusion und die eingeschränkte Wertigkeit gealterter Erythrozyten. Dies hat dazu geführt, dass die Frage nach dem richtigen Transfusionstrigger in den letzten Jahren intensiv diskutiert wurde.

Die oben genannte Arbeit von Rivers et al. (2001) hat in der Gruppe der Patienten, bei denen die $S_{cv}O_2$ gemessen wurde, bei einem Hämatokrit <30% Erythrozyten transfundiert. Hieraus wurde nun oft abgeleitet, dass ein Hämatokrit <30% per se bei septischen Patienten ein geeigneter Transfusionstrigger sei. Eine solche Schlussfolgerung bzw. Empfehlung entbehrt jedoch jeder Grundlage, denn die Studie von Rivers et al. war weder geplant noch in der Lage, zur Frage des Transfusionstriggers eine Erkenntnis zu gewinnen.

Als Grundlage einer Empfehlung ist nach wie vor eine Untersuchung von Hébert et al. (1999) zu sehen, die bei kritisch kranken Patienten, die entlang eines restriktiven Transfusionsprotokolls (Hb 7–9 g/dl) behandelt wurden, eine geringere Sterblichkeit zeigte als bei Patienten, die entlang eines liberalen Transfusionsprotokolls (Hb 10–12 g/dl) therapiert wurden. Einschränkend muss zu dieser Studie jedoch gesagt werden, dass es sich um ein hochselektioniertes Patientengut handelte und es somit fraglich ist, ob die Ergebnisse generell auf Intensivpatienten bzw. septische Patienten übertragen werden dürfen.

Die Strategie, den Transfusionstrigger auch bei septischen Patienten eher niedrig anzusetzen, wird jedoch durch die aktuelle TRISS-Studie (Transfusion Requirements in Septic Shock) unterstützt. Bei 998 Patienten im septischen Schock war ein Transfusionstrigger von 7 g/dl einem Transfusionstrigger von 9 g/dl gleichwertig (Holst et al. 2014).

Wie die Volumentherapie per se oder der Einsatz eines Katecholamins zur Steigerung des HZV durch den Nachweis einer nicht adäquaten Kreislauffunktion begründbar sein muss (s. oben), sollte auch eine Erythrozytentransfusion durch vergleichbare Effekte gerechtfertigt werden können. Aufgrund der vorliegenden Daten muss dies insbesondere in Situationen gefordert werden, in denen eine Erythrozytentransfusion zu einem Hb-Wert >7 g/dl führt.

Eine massive Tachykardie trotz adäquater Volumensubstitution, eine deutlich erniedrigte zentral- oder gemischtvenöse O_2-Sättigung oder eine persistierende Laktatazidose sollten differenzialdiagnostisch an ein zu geringes globales O_2-Angebot denken lassen.

Praxistipp

Neben der Erhöhung des HZV mittels Volumentherapie und inotropen Substanzen ist der Versuch, die O_2-Transportkapazität mittels Transfusion zu erhöhen, insbesondere in Situationen, in denen die genannten Maßnahmen nicht erfolgreich sind, gerechtfertigt.

8.4 Therapie mit vasoaktiven Substanzen

Wie jeder andere Schock ist auch der septische Schock in erster Linie ein Geschehen auf Ebene der Mikrozirkulation. Obwohl die klinisch etablierten therapeutischen Interventionen im Rahmen der supportiven Kreislauftherapie bei Sepsis mangels anderer Möglichkeiten primär die Stellgrößen der Makrozirkulation (Vorlast, Inotropie, Nachlast) im Fokus haben, erscheint es sinnvoll, die Effekte dieser Maßnahmen auf Parameter der Mikrozirkulation (siehe auch ► Kap. 9.2) zu beachten. Darüber hinaus muss davon ausgegangen werden, dass sich unter den Bedingungen der Sepsis die Effekte der Katecholamine – insbesondere auf regionaler Ebene – erheblich von denen unter nicht septischen Bedingungen unterscheiden (Bersten et al. 1992). Eine

Bewertung der vasoaktiven Substanzen speziell für die Therapie bei Sepsis erscheint somit sinnvoll.

> **Bei septischen Patienten können die Effekte der Katecholamine im Vergleich zu Gesunden quantitativ und sogar qualitativ unterschiedlich ausfallen. Eine Empfehlung zum Einsatz von Katecholaminen bei septischen Patienten muss sich deshalb an den wenigen Untersuchungen an septischen Patienten orientieren.**

Aufgrund der Bedeutung der Herzfunktion, des Gefäßstatus und der regionalen Perfusion müssen die Katecholamine bezüglich ihrer Effekte auf Herz, Kreislauf und Organperfusion bewertet werden.

8.4.1 Dobutamin

Zur Therapie einer häufig vorliegenden septischen Kardiomyopathie (siehe ► Kap. 9.4) und zur Aufrechterhaltung eines hyperdynamen Kreislaufs ist der Einsatz einer primär β_1-mimetischen Substanz sinnvoll. Katecholamin der Wahl ist hierfür heute eindeutig Dobutamin. Potenziell günstige Effekte auf Parameter der Mikrozirkulation insbesondere im Splanchnikusgebiet (Gutierrez et al. 1994; Silverman u. Tuma 1992; Levy et al. 1997b; Neviere et al. 1996) sind allerdings lediglich Folge eines global erhöhten Herzzeitvolumens und nicht einer selektiven Verbesserung der Perfusion im Splanchnikusgebiet (Reinelt et al. 1997).

Praxistipp

Dobutamin ist das Katecholamin der Wahl zur Therapie der eingeschränkten Pumpfunktion bei Sepsis.

8.4.2 Noradrenalin

Eine aktuelle Studie an 776 Patienten im septischen Schock hat per se keinen Unterschied zwischen einem Blutdruckziel von 65–70 mm Hg und 80–85 mm Hg zeigen können. Allerdings bewirkte ein höherer Blutdruck bei Patienten mit einem Hypertonus in der Anamnese ein geringes Auftreten von Nierenversagen (Asfar et al. 2014).

> **Die Frage, wie hoch der arterielle Blutdruck bei septischen Patienten sein sollte, kann somit sicherlich nur individuell und unter Beachtung der Anamnese des Patienten beantwortet werden.**

Auf keinen Fall sollte ein nicht adäquater Perfusionsdruck aus Angst vor potenziell ungünstigen Effekten der Vasopressoren, insbesondere auf die Mikrozirkulation, toleriert werden. In mehreren Untersuchungen an septischen Patienten konnte gezeigt werden, dass ein Wiederherstellen eines adäquaten Perfusionsdrucks mittels Noradrenalin ein Wiedereinsetzen der Diurese und teilweise auch eine Verbesserung der Kreatinin-Clearance bewirkt (Desjars et al. 1987, 1989; Hesselvik u. Brodin 1989; Martin et al. 1990).

In einer prospektiven Untersuchung von Martin et al. (2000) wurde der Effekt einer Therapie mit hochdosiertem Dopamin (16–25 µg/kg KG/min) mit dem Effekt einer Therapie mit Noradrenalin (0,5–5 µg/kg KG/min) auf die Überlebensrate bei septischen Patienten verglichen. In dieser methodisch jedoch nicht unumstrittenen Untersuchung, in der insgesamt lediglich 97 Patienten eingeschlossen wurden, ging der Einsatz von Noradrenalin mit einer im Vergleich zu Dopamin besseren Überlebensrate einher.

Praxistipp

Noradrenalin kann daher als Vasopressor der Wahl in der Therapie der Sepsis bezeichnet werden.

> **Eine adäquate Therapie mit Volumen und ggf. Dobutamin vorausgesetzt, darf bei Persistenz eines nicht adäquaten Perfusionsdrucks auf die Anwendung einer vasopressorischen Substanz nicht verzichtet werden. Noradrenalin ist hierzu das Katecholamin der Wahl.**

8.4.3 Adrenalin

Der Stellenwert von Adrenalin als potentes β_1-Mimetikum und in höherer Dosierung ebenfalls potenter Vasopressor wurde in den letzten Jahren zurückhaltend bewertet. Der Grund hierfür ist, dass Adrenalin zu einer selektiven Minderperfusion im Splanchnikusgebiet führt (Meier-Hellmann et al. 1997a; Levy et al. 1997a).

Mittlerweile liegt jedoch eine vergleichende Studie an 330 Patienten im septischen Schock vor, die zeigt, dass der Einsatz von Adrenalin im Vergleich mit einer Kombination von Noradrenalin mit Dobutamin nicht mit einer höheren Letalität assoziiert ist (Annane et al. 2007). Der klinische Stellenwert der potenziell nachteiligen Effekte von Adrenalin auf das Splanchnikusgebiet ist daher unklar.

Praxistipp

Nichtsdestotrotz sollte Adrenalin aufgrund der oben genannten ungünstigen Effekte nur eingesetzt werden, wenn mit Dobutamin und Noradrenalin keine hinreichende Stabilisierung des Kreislaufs erreicht werden kann.

8.4.4 Dopamin

Dopamin wurde viele Jahre als sog. Low-dose-Therapie (1–3 μg/kg KG/min) zur Verbesserung der Nierenfunktion eingesetzt. Bei kritisch kranken Patienten konnte dieser Effekt jedoch nie gezeigt werden, sodass diese Therapie heute als obsolet gilt und in der Praxis auch weitestgehend nicht mehr angetroffen wird.

Darüber hinaus scheint Dopamin ungünstige Effekte auf die Perfusion und Oxygenierung im Splanchnikusgebiet zu haben (Meier-Hellmann et al. 1997b). Des Weiteren beeinflusst Dopamin verschiedene Hormone der neurohypophysären Achse und kann über eine Beeinflussung von Schilddrüsenhormonen myokardiale und vaskuläre Funktionen beeinträchtigen (van den Berghe u. de Zegher 1996).

Die ungünstigen Effekte von Dopamin auf die Mikrozirkulation, insbesondere im Splanchnikusgebiet, sind sowohl in einer mittleren Dosierung im Vergleich zu Dobutamin (Neviere et al. 1996) als auch in vasopressorischer Dosierung im Vergleich zu Noradrenalin gezeigt (Marik u. Mohedin 1994).

In einer großen Studie an 437 kritisch kranken Patienten mit und ohne Sepsis konnte gezeigt werden, dass es mit Dobutamin häufiger möglich war, eine $\dot{D}O_2$- und $\dot{V}O_2$-Erhöhung zu induzieren, als dies unter Dopamin der Fall war (Shoemaker et al. 1991). Im Vergleich mit einer Kombination von Dobutamin und Noradrenalin führte Dopamin bei septischen Patienten zum stärkeren Frequenzanstieg, zu höheren kardialen Füllungsdrücken sowie zu einem größeren pulmonalen Shunt (Hannemann et al. 1995).

Das Konzept einer Low-dose-Therapie mit Dopamin zur Nephroprotektion kann heute als obsolet bezeichnet werden. Es gibt eine Reihe von Hinweisen auf ungünstige Effekte von Dopamin auf die Perfusion des Splanchnikusgebietes. Ferner greift eine Therapie mit Dopamin in eine Reihe von Hormonsystemen ein.

Eine aktuelle vergleichende Untersuchung von Dopamin und Noradrenalin bei mehr als 1.600 Patienten im septischen Schock hat jedoch keine Unterschiede in der Sterblichkeit gezeigt (De et al. 2010). Die Inzidenz von kardialen Rhythmusstörungen war allerdings unter Dopamin höher. Der klinische Stellenwert der potenziellen Nachteile von Dopamin ist daher unklar.

In den Leitlinien der SSC wird Dopamin neben Noradrenalin als Vasopressor empfohlen, die Leitlinie der DSG empfiehlt den Einsatz von Noradrenalin. Da es mit Dobutamin und Noradrenalin sowohl für den mittleren als auch für den höheren, primär vasopressorischen Dosierungsbereich Alternativsubstanzen ohne Hinweise auf diese Nebenwirkungen gibt, sollte Dopamin in der Therapie der Sepsis nicht als Mittel der 1. Wahl eingesetzt werden.

8.4.5 Dopexamin

Dopexamin führt bei septischen Patienten zu einer Zunahme des HZV. Eine beschriebene Zunahme der Nieren- und Splanchnikusdurchblutung unter

Dopexamin ist Ausdruck eines gesteigerten HZV und somit kein selektiver Effekt von Dopexamin (Kiefer et al. 2000).

Die glomeruläre Filtrationsrate und die Natriumausscheidung sind unter Dopexamin nur unwesentlich verändert.

Eine Reihe von positiven Effekten im Splanchnikusgebiet konnte in tierexperimentellen Arbeiten gezeigt werden, wurden jedoch in klinischen Studien nie bestätigt.

Andererseits konnte sowohl bei septischen (Meier-Hellmann et al. 1999) als auch bei kardiochirurgischen Patienten (Uusaro et al. 1995) eine Verschlechterung des pHi unter Therapie mit Dopexamin beobachtet werden. Ob hierfür eine Umverteilung des Blutflusses auf Ebene der Mikrozirkulation – wie für Dopamin beschrieben – die Ursache ist, ist ungeklärt.

Obwohl es tierexperimentelle Hinweise gibt, dass Dopexamin einen die Mikrozirkulation aufrechterhaltenden Effekt hat, sind die klinischen Daten insgesamt eher widersprüchlich. Ungünstige Effekte, wie von Dopamin bekannt, sind auch für Dopexamin nicht auszuschließen.

8.4.6 Phosphodiesterasehemmer

Phosphodiestarasehemmer können eingesetzt werden, wenn eine direkte Stimulation der β-Rezeptoren mittels β-mimetischer Substanzen nicht mehr möglich ist. Wesentlicher Nachteil der Phosphodiesterasehemmer ist deren schlechtere Steuerbarkeit. Eine wesentliche Nebenwirkung ist eine Thrombozytopenie.

Es gibt einige wenige Hinweise, dass möglicherweise aufgrund eines ausgeprägten vasodilatatorischen Effektes der Phosphodiesterasehemmer die Mikrozirkulation im Vergleich zu Dobutamin günstig beeinflusst wird (Kern et al. 2001). Da größere klinische Studien fehlen, ist die klinische Relevanz dieser Beobachtung aber unklar. Aufgrund der oben genannten schlechteren Steuerbarkeit und der ausgeprägten Vasodilatation, die häufig einen zusätzlichen Einsatz von Vasopressoren erforderlich macht, sind die Phosphodiesterasehemmer nicht Mittel der 1. Wahl in der Kreislauftherapie der Sepsis.

Praxistipp

Phosphodiesterasehemmer können angewandt werden, wenn Dobutamin aufgrund einer verminderten Ansprechbarkeit der Katecholaminrezeptoren ineffektiv ist, oder wenn, bei Patienten mit myokardialer Insuffizienz, der nachlastsenkende Effekt erwünscht ist.

8.4.7 Vasopressin

Über den Mechanismus einer V1-Rezeptor-vermittelten Erhöhung der intrazellulären Kalziumkonzentration ist Vasopressin ein potenter Vasopressor. Auch in Situationen, in denen mit Noradrenalin keine Steigerung des Blutdrucks erzielt werden kann, ist mit Vasopressin oft noch eine hämodynamische Stabilisierung im septischen Schock möglich (O'Brien et al. 2002; Dunser et al. 2001; Tsuneyoshi et al. 2001; Holmes et al. 2001; Patel et al. 2002).

Ob über diese Situationen hinaus der Einsatz von Vasopressin im Rahmen der Vasopressortherapie erfolgen sollte, ist fraglich. Ebenfalls fraglich ist, ob ein bei septischen Patienten häufig vorliegender Vasopressinmangel (Landry et al. 1997) durch eine Vasopressinsubstitution in niedriger Dosierung therapiert werden sollte.

Ein klinischer Einsatz von Vasopressin sollte vorsichtig erfolgen, da es sowohl tierexperimentelle (Varga et al. 1998) als auch klinische Hinweise (Klinzing et al. 2003) dafür gibt, dass Vasopressin insbesondere die gastrointestinale Perfusion verschlechtert.

Bis heute liegt leider nur eine große multizentrische Studie zum Stellenwert von Vasopressin in der Sepsistherapie vor (Russell et al. 2008). Die Ergebnisse dieser kanadischen VASST- (Vasopressin in Septic Shock) Studie an 776 Patienten lassen leider viele Fragen offen: So konnte ein Überlebensvorteil nur für solche Patienten aufgezeigt werden, die zum Zeitpunkt des Einschlusses mit weniger als 0,14 µg/min Noradrenalin behandelt wurden. Bei Patienten mit ausgeprägtem Noradrenalin-Bedarf war ein solcher Überlebensvorteil jedoch nicht nachweisbar.

Praxistipp

Vasopressin ist derzeit nur im Sinne einer Ultima Ratio bei anderweitig hämodynamisch nicht zu stabilisierenden Patienten gerechtfertigt, wobei die Dosierung so niedrig wie möglich gewählt werden sollte.

8.4.8 Levosimendan

Levosimendan ist ein neu entwickelter Ca-Sensitizer, ein Pyridazinon-Dinitril mit positiv inotropen und gefäßdilatierenden Effekten. Levosimendan erhöht die Kalziumsensitivität der kontraktilen Proteine und hat darüber hinaus einen inhibitorischen Effekt auf die Phosphodiesterase III. Da die intrazelluläre Kalziumkonzentration im Wesentlichen nicht erhöht ist, ist mit einer Arrhytmogenität nicht zu rechnen.

Auch wenn es mittlerweile mehrere multizentrische Studien zum Stellenwert von Levosimendan in der Therapie der Herzinsuffizienz gibt, ist eine Bewertung der potenziellen Bedeutung in der Therapie der Sepsis derzeit nicht möglich (Cleland et al. 2006; Mebazaa et al. 2007). Lediglich eine kleinere Studie an 28 septischen Patienten hat zeigen können, dass in Situationen, in denen eine Steigerung des HZV mit Dobutamin nicht möglich war, Levosimendan zu einem erhöhten HZV führt (Morelli et al. 2005).

Levosimendan ist eine vielversprechende Substanz in der Therapie der Herzinsuffizienz. Der Stellenwert in der Therapie der Sepsis ist derzeit noch völlig unklar.

Literatur

Annane D, Vignon P, Renault A, Bollaert PE, Charpentier C, Martin C, Troche G, Ricard JD, Nitenberg G, Papazian L, Azoulay E, Bellissant E (2007) Norepinephrine plus dobutamine versus epinephrine alone for management of septic shock: a randomised trial. Lancet 370: 676–684

Annane D, Siami S, Jaber S, Martin C, Elatrous S, Declere AD, Preiser JC, Outin H, Troche G, Charpentier C, Trouillet JL, Kimmoun A, Forceville X, Darmon M, Lesur O, Reignier J, Abroug F, Berger P, Clec'h C, Cousson J, Thibault L, Chevret S (2013) Effects of fluid resuscitation with colloids vs crystalloids on mortality in critically ill patients presenting with hypovolemic shock: the CRISTAL randomized trial. JAMA 310: 1809–1817

Asfar P, Meziani F, Hamel JF, Grelon F, Megarbane B, Anguel N, Mira JP, Dequin PF, Gergaud S, Weiss N, Legay F, Le Tulzo Y, Conrad M, Robert R, Gonzalez F, Guitton C, Tamion F, Tonnelier JM, Guezennec P, Van Der Linden T, Vieillard-Baron A, Mariotte E, Pradel G, Lesieur O, Ricard JD, Hervé F, du Cheyron D, Guerin C, Mercat A, Teboul JL, Radermacher P; SEPSISPAM Investigators (2014) High versus low blood-pressure target in patients with septic shock. N Engl J Med 370 (17): 1583–1593

Bersten AD, Hersch M, Cheung H, Rutledge FS, Sibbald WJ (1992) The effect of various sympathomimetics on the regional circulations in hyperdynamic sepsis. Surgery 112: 549–561

Brunkhorst FM, Engel C, Bloos F, Meier-Hellmann A, Ragaller M, Weiler N, Moerer O, Gruendling M, Oppert M, Grond S, Olthoff D, Jaschinski U, John S, Rossaint R, Welte T, Schaefer M, Kern P, Kuhnt E, Kiehntopf M, Hartog C, Natanson C, Loeffler M, Reinhart K (2008) Intensive insulin therapy and pentastarch resuscitation in severe sepsis. N Engl J Med 358: 125–139

Caironi P, Tognoni G, Masson S, Fumagalli R, Pesenti A, Romero M, Fanizza C, Caspani L, Faenza S, Grasselli G, Iapichino G, Antonelli M, Parrini V, Fiore G, Latini R, Gattinoni L (2014) Albumin replacement in patients with severe sepsis or septic shock. N Engl J Med 370: 1412–1421

Cleland JG, Freemantle N, Coletta AP, Clark AL (2006) Clinical trials update from the American Heart Association: REPAIR-AMI, ASTAMI, JELIS, MEGA, REVIVE-II, SURVIVE, and PROACTIVE. Eur J Heart Fail 8: 105–110

De BD, Biston P, Devriendt J, Madl C, Chochrad D, Aldecoa C, Brasseur A, Defrance P, Gottignies P, Vincent JL (2010) Comparison of dopamine and norepinephrine in the treatment of shock. N Engl J Med 362: 779–789

Dellinger RP, Levy MM, Rhodes A et al. (2013) Surviving Sepsis Campaign: international guidelines for management of severe sepsis and septic shock, 2012. Intensive Care Med 39 (2): 165–228 [*Hierbei handelt es sich um die aktuellesten Empfehlungen der Surviving Sepsis Campaign.*] ← (siehe auch Serviceteil S. 376)

Desjars P, Pinaud M, Potel G, Tasseau F, Touze MD (1987) A reappraisal of norepinephrine therapy in human septic shock. Crit Care Med 15: 134–137

Desjars P, Pinaud M, Bugnon D, Tasseau F (1989) Norepinephrine therapy has no deleterious renal effects in human septic shock. Crit Care Med 17: 426–429

Dunser MW, Mayr AJ, Ulmer H, Ritsch N, Knotzer H, Pajk W, Luckner G, Mutz NJ, Hasibeder WR (2001) The effects of vasopressin on systemic hemodynamics in catecholamine-resistant septic and postcardiotomy shock: a retrospective analysis. Anesth Analg 93: 7–13

Finfer S, Bellomo R, Boyce N, French J, Myburgh J, Norton R (2004) A comparison of albumin and saline for fluid resuscitation in the intensive care unit. N Engl J Med 350: 2247–2256

Finfer S, McEvoy S, Bellomo R, McArthur C, Myburgh J, Norton R (2011) Impact of albumin compared to saline on organ function and mortality of patients with severe sepsis. Intensive Care Med 37: 86–96

Gutierrez G, Clark C, Brown SD, Price K, Ortiz L, Nelson C (1994) Effect of dobutamine on oxygen consumption and gastric mucosal pH in septic patients. Am J Respir Crit Care Med 150: 324–329

Hannemann L, Reinhart K, Grenzer O, Meier-Hellmann A, Bredle DL (1995) Comparison of dopamine to dobutamine and norepinephrine for oxygen delivery and uptake in septic shock. Crit Care Med 23: 1962–1970

Hébert PC, Wells G, Blajchman MA, Marshall J, Martin C, Pagliarello G, Tweeddale M, Schweitzer I, Yetisir E (1999) A multicenter, randomized, controlled clinical trial of transfusion requirements in critical care. Transfusion Requirements in Critical Care Investigators, Canadian Critical Care Trials Group. N Engl J Med 340: 409–417

Hesselvik JF, Brodin B (1989) Low dose norepinephrine in patients with septic shock and oliguria: effects on afterload, urine flow, and oxygen transport. Crit Care Med 17: 179–180

Holmes CL, Walley KR, Chittock DR, Lehman T, Russell JA (2001) The effects of vasopressin on hemodynamics and renal function in severe septic shock: a case series. Intensive Care Med 27: 1416–1421

Holst LB, Haase N, Wetterslev J et al. (2014) Lower versus higher hemoglobin threshold for transfusion in septic shock. N Engl J Med 71: 1381–1391

Kern H, Schroder T, Kaulfuss M, Martin M, Kox WJ, Spies CD (2001) Enoximone in contrast to dobutamine improves hepatosplanchnic function in fluid-optimized septic shock patients. Crit Care Med 29: 1519–1525

Kiefer P, Tugtekin I, Wiedeck H, Bracht H, Geldner G, Georgieff M, Radermacher P (2000) Effect of a dopexamine-induced increase in cardiac index on splanchnic hemodynamics in septic shock. Am J Respir Crit Care Med 161: 775–779

Klinzing S, Simon M, Reinhart K, Bredle DL, Meier-Hellmann A (2003) High-dose vasopressin is not superior to norepinephrine in septic shock. Crit Care Med 31: 2646–2650

Landry DW, Levin HR, Gallant EM, Ashton RC, Jr, Seo S, D'Alessandro D, Oz MC, Oliver JA (1997) Vasopressin deficiency contributes to the vasodilation of septic shock. Circulation 95: 1122–1125

Levy B, Bollaert PE, Charpentier C, Nace L, Audibert G, Bauer P, Nabet P, Larcan A (1997a) Comparison of norepinephrine and dobutamine to epinephrine for hemodynamics, lactate metabolism, and gastric tonometric variables in septic shock: A prospective, randomized study. Intensive Care Med 23: 282–287

Levy B, Bollaert PE, Lucchelli JP, Sadoune LO, Nace L, Larcan A (1997b) Dobutamine improves the adequacy of gastric mucosal perfusion in epinephrine-treated septic shock. Crit Care Med 25: 1649–1654

Marik PE, Mohedin M (1994) The contrasting effects of dopamine and norepinephrine on systemic and splanchnic oxygen utilization in hyperdynamic sepsis. JAMA 272: 1354–1357

Martin C, Eon B, Saux P, Aknin P, Gouin F (1990) Renal effects of norepinephrine used to treat septic shock patients. Crit Care Med 18: 282–285

Martin C, Viviand X, Leone M, Thirion X (2000) Effect of norepinephrine on the outcome of septic shock. Crit Care Med 28: 2758–2765

Mebazaa A, Nieminen MS, Packer M, Cohen-Solal A, Kleber FX, Pocock SJ, Thakkar R, Padley RJ, Poder P, Kivikko M (2007) Levosimendan vs dobutamine for patients with acute decompensated heart failure: the SURVIVE Randomized Trial. JAMA 297: 1883–1891

Meier-Hellmann A, Reinhart K, Bredle DL, Specht M, Spies CD, Hannemann L (1997a) Epinephrine impairs splanchnic perfusion in septic shock. Crit Care Med 25: 399–404

Meier-Hellmann A, Bredle DL, Specht M, Spies C, Hannemann L, Reinhart K (1997b) The effects of low dose dopamine on splanchnic blood flow and oxygen uptake in patients with septic shock. Intensive Care Med 23: 31–37

Meier-Hellmann A, Bredle DL, Specht M, Hannemann L, Reinhart K (1999) Dopexamine increases splanchnic blood flow but decreases gastric mucosal pH in severe septic patients treated with dobutamine. Crit Care Med 27: 2166–2171

Morelli A, De CS, Teboul JL, Singer M, Rocco M, Conti G, De LL, Di AE, Orecchioni A, Pandian NG, Pietropaoli P (2005) Effects of levosimendan on systemic and regional hemodynamics in septic myocardial depression. Intensive Care Med 31: 638–644

Myburgh JA, Finfer S, Bellomo R, Billot L, Cass A, Gattas D, Glass P, Lipman J, Liu B, McArthur C, McGuinness S, Rajbhandari D, Taylor CB, Webb SA (2012) Hydroxyethyl starch or saline for fluid resuscitation in intensive care. N Engl J Med 367: 1901–1911

Neviere R, Mathieu D, Chagnon JL, Lebleu N, Wattel F (1996) The contrasting effects of dobutamine and dopamine on gastric mucosal perfusion in septic patients. Am J Respir Crit Care Med 154: 1684–1688

Nguyen HB, Rivers EP, Knoblich BP, Jacobsen G, Muzzin A, Ressler JA, Tomlanovich MC (2004) Early lactate clearance is associated with improved outcome in severe sepsis and septic shock. Crit Care Med 32: 1637–1642

O'Brien A, Clapp L, Singer M (2002) Terlipressin for norepinephrine-resistant septic shock. Lancet 359: 1209–1210

Patel BM, Chittock DR, Russell JA, Walley KR (2002) Beneficial effects of short-term vasopressin infusion during severe septic shock. Anesthesiology 96: 576–582

Perel P, Roberts I (2012) Colloids versus crystalloids for fluid resuscitation in critically ill patients. Cochrane Database Syst Rev 6: CD000567

Perner A, Haase N, Guttormsen AB, Tenhunen J, Klemenzson G, Aneman A, Madsen KR, Moller MH, Elkjaer JM, Poulsen LM, Bendtsen A, Winding R, Steensen M, Berezowicz

P, Soe-Jensen P, Bestle M, Strand K, Wiis J, White JO, Thornberg KJ, Quist L, Nielsen J, Andersen LH, Holst LB, Thormar K, Kjaeldgaard AL, Fabritius ML, Mondrup F, Pott FC, Moller TP, Winkel P, Wetterslev J (2012) Hydroxyethyl starch 130/0.42 versus Ringer's acetate in severe sepsis. N Engl J Med 367: 124–134

Reinelt H, Radermacher P, Fischer G, Geisser W, Wachter U, Wiedeck H, Georgieff M, Vogt J (1997) Effects of a dobutamine-induced increase in splanchnic blood flow on hepatic metabolic activity in patients with septic shock. Anesthesiology 86: 818–824

Reinhart K, Brunkhorst FM, Bone HG, Bardutzky J, Dempfle CE, Forst H, Gastmeier P, Gerlach H, Grundling M, John S, Kern W, Kreymann G, Kruger W, Kujath P, Marggraf G, Martin J, Mayer K, Meier-Hellmann A, Oppert M, Putensen C, Quintel M, Ragaller M, Rossaint R, Seifert H, Spies C, Stuber F, Weiler N, Weimann A, Werdan K, Welte T (2010) Prävention, Diagnose, Therapie und Nachsorge der Sepsis - Erste Revision der S2k-Leitlinien der Deutschen Sepsis-Gesellschaft e.V. (DSG) und der Deutschen Interdisziplinären Vereinigung für Intensiv-und Notfallmedizin (DIVI). Anaesthesist 59: 347–370 *[Hier werden die aktuellen deutschsprachigen Empfehlungen der DSG und der DIVI zur Therapie der Sepsis vorgestellt. Die 2010 publizierten Empfehlungen sind derzeit allerdings in Überarbeitung.]* ←

Rivers E, Nguyen B, Havstad S, Ressler J, Muzzin A, Knoblich B, Peterson E, Tomlanovich M (2001) Early goal-directed therapy in the treatment of severe sepsis and septic shock. N Engl J Med 345: 1368–1377 *[Sicherlich eine der meistzitierten Arbeiten im Rahmen der supportiven Sepsistherapie. Obwohl es sich um eine relativ kleine Fallzahl handelt, ist es die erste Arbeit, die das Prinzip eine zielgerichteten Sepsistherapie (hier die $S_{cv}O_2$) überprüft hat.]* ←

Russell JA, Walley KR, Singer J, Gordon AC, Hébert PC, Cooper DJ, Holmes CL, Mehta S, Granton JT, Storms MM, Cook DJ, Presneill JJ, Ayers D (2008) Vasopressin versus norepinephrine infusion in patients with septic shock. N Engl J Med 358: 877–887

Schortgen F, Girou E, Deye N, Brochard L (2008) The risk associated with hyperoncotic colloids in patients with shock. Intensive Care Med 34: 2157–2168

Shaw AD, Bagshaw SM, Goldstein SL, Scherer LA, Duan M, Schermer CR, Kellum JA (2012) Major complications, mortality, and resource utilization after open abdominal surgery: 0.9% saline compared to Plasma-Lyte. Ann Surg 255: 821–829

Shoemaker WC, Appel PL, Kram HB (1991) Oxygen transport measurements to evaluate tissue perfusion and titrate therapy: dobutamine and dopamine effects. Crit Care Med 19(5):672–688

Silverman HJ, Tuma P (1992) Gastric tonometry in patients with sepsis. Effects of dobutamine infusions and packed red blood cell transfusions. Chest 102: 184–188

Tsuneyoshi I, Yamada H, Kakihana Y, Nakamura M, Nakano Y, Boyle WA, III (2001) Hemodynamic and metabolic effects of low-dose vasopressin infusions in vasodilatory septic shock. Crit Care Med 29: 487–493

Uusaro A, Ruokonen E, Takala J (1995) Gastric mucosal pH does not reflect changes in splanchnic blood flow after cardiac surgery. Br J Anaesth 74: 149–154

Van den Berghe G, de Zegher F (1996) Anterior pituitary function during critical illness and dopamine treatment. Crit Care Med 24: 1580–1590

Varga C, Pavo I, Lamarque D, Szepes Z, Kiss J, Karacsony G, Laszlo FA, Laszlo F (1998) Endogenous vasopressin increases acute endotoxin shock-provoked gastrointestinal mucosal injury in the rat. Eur J Pharmacol 352: 257–261

Supportive Therapie

Mikrozirkulationsstörung, zytopathische Hypoxie und septische Kardiomyopathie

U. Müller-Werdan, H. Ebelt, J. Wilhelm, R. Wimmer, M. Buerke, K. Werdan

K. Werdan et al. (Hrsg.), *Sepsis und MODS*,
DOI 10.1007/978-3-662-45148-9_9, © Springer-Verlag Berlin Heidelberg 2016

9.1 Kreislaufschock und »Herzschock«

Die Definitionen der sepsisinduzierten Hypotension, des septischen Schocks und der sepsisinduzierte Gewebehypoperfusion lauten folgendermaßen (Dellinger et al. 2013):

Definition

- **Sepsisinduzierte Hypotension**
  - RR_{syst}<90 mm Hg oder
  - MAP <70 mm Hg oder
  - Reduktion des RR_{syst} um >40 mm Hg des Ausgangswertes oder auf weniger als 2 Standardabweichungen unterhalb des altersspezifischen Wertes, bei Fehlen anderer Hypotonieursachen.
- **Septischer Schock**
  - Sepsisinduzierte Hypotension, welche trotz adäquater rascher Flüssigkeitssubstitution persistiert.
- **Sepsisinduzierte Gewebehypoperfusion**
  - Infektionsinduzierte Hypotension oder
  - Laktaterhöhung oder
  - Oligurie

Der septische Schock ist scheinbar ausschließlich ein Kreislaufschock (Abb. 9.1), hervorgerufen durch die toxin- und mediatorbedingte Vasoplegie – Abfall des SGW auf bis 1/4 der Norm (Normalbereich: 1.100 ± 200 dyn $\times$ s $\times$ cm^{-5}) – mit konsekutivem Blutdruckabfall. Ein durch die Sepsis nicht oder nur wenig geschädigtes Herz kann diese massive Nachlastsenkung durch eine drastische Steigerung seines HZV initial zumindest teilkompensieren (Abb. 9.1). Allerdings wird eine so weitgehende Kompensation wie in Abb. 9.1 gezeigt – d. h. ein HZV-Anstieg auf das 2- bis 3-Fache der Norm – im septischen Schock nur selten beobachtet, v. a. nicht bei protrahierten Verläufen.

Der septische Schock ist nicht nur ein Kreislaufschock, sondern auch ein »Herzschock« variablen Ausmaßes (»septische Kardiomyopathie«, ▶ Abschn. 9.4; Müller-Werdan et al. 1996)!

Sowohl Bakterientoxine wie Endotoxin als auch Sepsismediatoren bedingen eine massive Gefäßschädigung mit ausgedehntem **Gefäß-Leakage** – Abstrom der Blutflüssigkeit in das Interstitium und Ausbildung eines ausgeprägten Ödems – und **Vasoplegie**; vasoplegiebedingt verlieren die Gefäße ihren Tonus, sind maximal dilatiert (»plegisch«) und sprechen weder auf endogene noch auf exogene Vasopressoren (z. B. Noradrenalin) mit einer adäquaten Vasokonstriktion und Blutdruckstabilisierung an (Abb. 9.1).

Praxistipp

Gefäß-Leakage und Vasoplegie charakterisieren den »warmen«, adäquat mit Flüssigkeit therapierten septischen Schock. Ein »kalter« septischer Schock findet sich selten (sehr frühe Form mit noch vorhandener Gefäßreagibilität; Kombination mit kardiogenem Schock; präfinal).

9.2 Mikrozirkulationsstörung

In der Sepsis führen Gefäßschädigung und septische Kardiomyopathie zu einer prognoserelevanten drastischen Störung der Mikrozirkulation (▶ Abschn. 3.6), wobei Inflammation und Gerinnungsstörungen wesentlich zum Gesamtbild beitragen (Abb. 9.2, ▶ Übersicht).

Schädigungsmuster von Makro- und Mikrozirkulation, Herzfunktion und Gewebeatmung im septischen Schock

- Makrozirkulation
  - extensive Gefäßschädigung und Leakage (Endotoxin, TNF-α, NO etc.)
  - Vasoplegie → Nachlast ↓↓ (systemischer Gefäßwiderstand ↓↓)
  - Katecholaminrefraktärität (Hydrokortison +)
- Mikrozirkulation
  - extensive Beeinträchtigung infolge Inflammation und Gerinnungs-/Fibrinolysestörungen (DIC)
  - Sauerstoffangebot

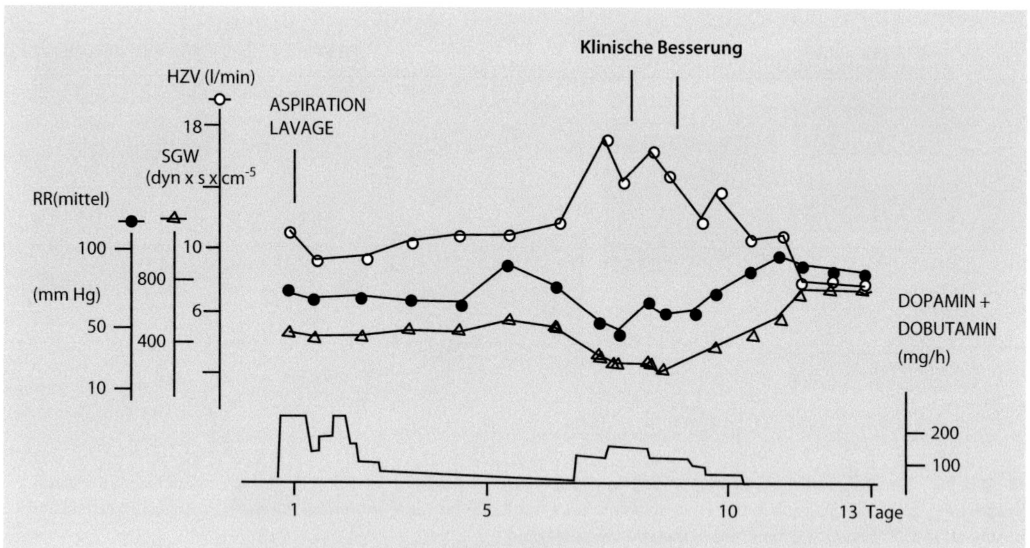

Abb. 9.1 Herz-Kreislauf-Befunde bei einem 47-jährigen Patienten mit Pseudomonassepsis. Nach initialer Stabilisierung kommt es neuerlich zur Vasoplegie, erkennbar am Abfall des SGW <300 dyn × s × cm^{-5} und konsekutiv des MAP <50 mm Hg. Mit einem Anstieg des HZV auf 18 l/min versucht das Herz, die Organperfusion durch Blutdruckstabilisierung zu kompensieren. Nach Rekompensation steigen MAP und SGW wieder an, und das HZV fällt wieder in den »Normwertbereich« (bezogen auf einen »normalen« SGW) ab. (Aus Werdan et al. 2009a).

- Zelluläre Sauerstoffutilisation ↓
- Septische Kardiomyopathie
  - Herzfunktion ↓ bis ↓↓↓ (autonome Dysfunktion)

»Hydrokortison +«: Die Katecholaminrefraktärität kann durch Hydrokortison abgeschwächt werden (s. auch ▶ Kap. 15). Weiterführende Literatur: Saugel et al. (2014).

Die Mikrozirkulation der Mundhöhlenschleimhaut kann bei Intensivpatienten mit der nichtinvasiven Seitenstrahl-Dunkelfeld- (SDF-)Technik (Awan et al. 2010) semiquantitativ vermessen werden (◘ Abb. 9.2b). Bei schwerer Sepsis und septischem Schock finden sich Hypoperfusion und Flussheterogenität, die Gefäßdichte ist reduziert und der Anteil der perfundierten kleinen Gefäße (<20 µm) vermindert (De Backer et al. 2002; Edul et al. 2012). Diese Veränderungen sind bei Versterbenden ausgeprägter als bei Überlebenden (De Backer et al. 2002; Edul et al. 2012). Die lokale Applikation des Neurotransmitters Azetylcholin mindert bei Sepsispatienten die beeinträchtigte Mikrozirkulation in der Mundschleimhaut (De Backer et al. 2002).

Die Störung der Mikrozirkulation wird durch Herz-Kreislauf-Pharmaka unterschiedlich beeinflusst – fraglich durch Dobutamin (De Backer et al. 2006; Hernandez et al. 2013), positiv durch Levosimendan (Morelli et al. 2010, 2014) – und sie kann auch nach Blutdruckstabilisierung persistieren (De Backer et al. 2006; Morelli et al. 2010, 2014). Die frühzeitige Verbesserung des mikrozirkulatorischen Flusses korreliert mit der Abnahme des MODS (Pranskunas et al. 2013; Trzeciak et al. 2008). Eine noch offene Frage ist allerdings, für welche Organe das Gefäßbett der Mundschleimhaut repräsentativ ist.

Die Mikrozirkulation kann auch beim Patienten semiquantitativ vermessen werden, und zwar im Bereich der Mundschleimhaut. Allerdings ist dies derzeit noch kein Routineverfahren!

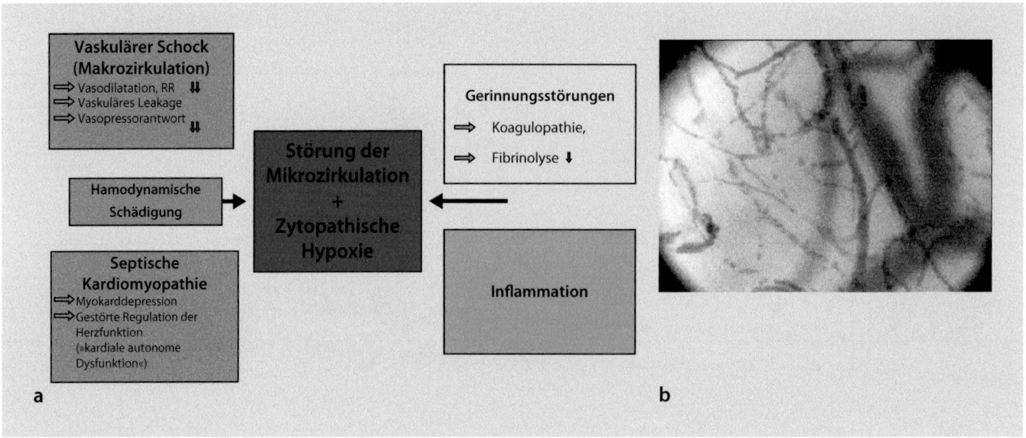

Abb. 9.2 Herz-Kreislauf-Schädigung bei schwerer Sepsis und septischem Schock. **a** Komponenten der Herz-Kreislauf-Schädigung. **b** Mikrozirkulation in der Mundschleimhaut eines Patienten, aufgenommen mit der Sidestream-Darkfield-Technik (Awan et al 2010) bei 5-facher Linsen-Objektiv-Vergrößerung

Praxistipp

Validierte spezifische Behandlungskonzepte für die Mikrozirkulationsstörung im septischen Schock gibt es bisher noch nicht!

9.3 Zytopathische Hypoxie

Trotz Makro- und Mikrozirkulationsstörung sind im septischen Schock die Sauerstoffpartialdrücke im Skelettmuskel nicht erniedrigt, sondern sogar höher als bei Gesunden (Abb. 9.3; Boekstegers et al. 1994; Müller-Werdan et al. 1996). Dies ist Folge einer gestörten Sauerstoffverwertung im Gewebe mit Beeinträchtigung des zellulären Energiestoffwechsels einschließlich der Hemmung der mitochondrialen Atmungskette (»zytopathische Hypoxie«) (Boekstegers et al. 1994; Carre et al. 2010; Crouser 2004; Gellerich et al. 2002; Hoffmann u. Welte 2002; Levy 2007; Müller-Werdan et al. 1996; Zang et al. 2014).

Praxistipp

Auch für die zytopathische Hypoxie gibt es bisher keine spezifische Therapie!

Die zytopathische Hypoxie ist mitverantwortlich für die derangierte Energiestoffwechselsituation im septischen Schock!

9.4 Septische Kardiomyopathie

Jeder zweite Patient mit schwerer Sepsis hat eine Pumpfunktionsstörung des Herzens, welche eine ungünstige Prognose anzeigt!

Die »septische akute Myokarditis« der Vorantibiotikaära ist bereits vor 95 Jahren beschrieben worden (Romberg 1921). Heutzutage wird die Herzfunktionseinschränkung in der Sepsis (Parrillo 1989) als »septische Kardiomyopathie« (Antonucci et al. 2014; Fernandez u. de Assuncao 2012; Müller-Werdan et al. 1996; Romero-Bermejo et al. 2011; Werdan et al 2015; Papaioannou 2015; Zaky et al. 2014) aufgefasst, als Organschädigung (Celes et al. 2013; Rossi et al. 2007; Schmittinger et al. 2013) und Organdysfunktion (Kumar et al. 2001a,b) im Rahmen der Systemerkrankung »Sepsis«, charakterisiert einerseits durch ein allen Sepsisformen gemeinsames Schädigungsmuster, andererseits aber auch durch erreger- und toxinspezifische Komponenten.

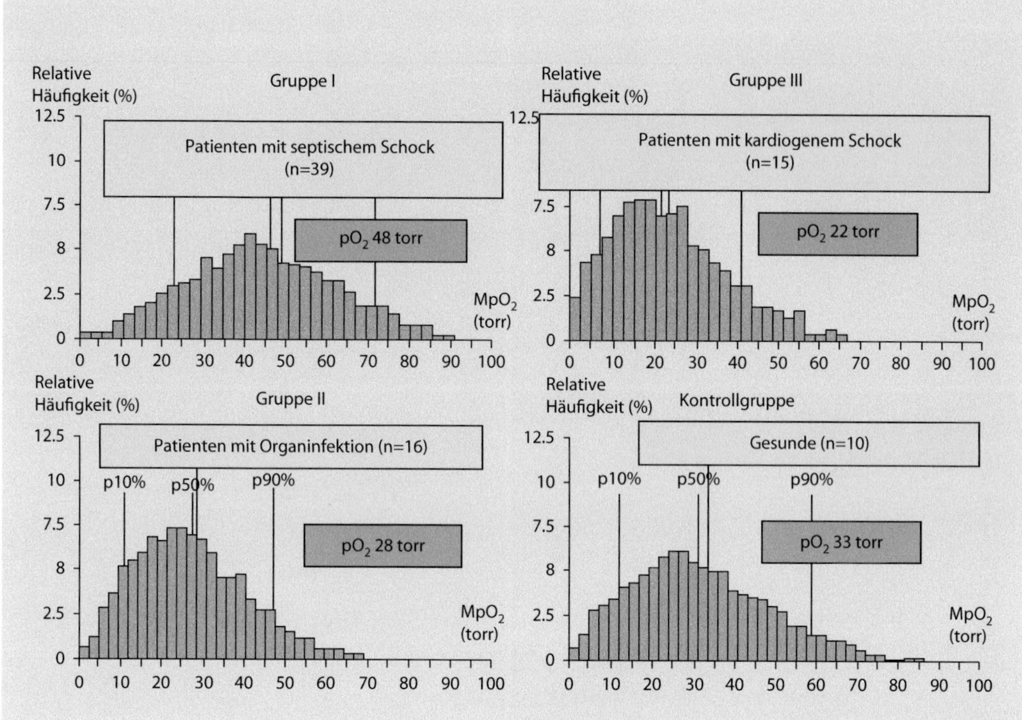

Abb. 9.3 Messung des Sauerstoffpartialdrucks (pO_2) im Skelettmuskel (zur Technik s. Boekstegers et al. (1994). Aufgetragen sind die pO_2-Histogramme und Medianwerte; Abszisse: pO_2 in Torr; Ordinate: relative Häufigkeit. (Adaptiert nach Boekstegers et al. 1994)

9.4.1 Das Bild der septischen Kardiomyopathie

Die septische Kardiomyopathie ist im Vergleich zum Herzinfarkt oder zur dilatativen Kardiomyopathie sehr viel komplexer und weist zahlreiche Besonderheiten auf (▶ Übersicht).

Charakteristika der septischen Kardiomyopathie

- Variabel eingeschränkte Herzfunktion (nachlastbezogenes HZV, »afterload-related cardiac performance«, ACP)[a]
- Gramnegative und grampositive septische Kardiomyopathie vergleichbar
- Systolische und vorwiegend diastolische linksventrikuläre Dysfunktion
- Globale und regionale Kontraktionsstörungen
- Herzdilatation infolge einer Zunahme der Ventrikel-Compliance[b]
- Koronarer Blutfluss RR-bezogen nicht vermindert; Mikrozirkulation?
- Arrhythmien: mehrfach höheres Risiko für Vorhofflimmern
- Akute Koronarsyndrome können septische Kardiomyopathie überlagern
- Kardiale autonome Dysfunktion[c]
- Rechtsventrikuläre Dysfunktion[d]
- Superponierte hypoxische Herzschädigung bei koronarer Herzkrankheit
- Gestörter Herzstoffwechsel[e]
- Geschädigte Herzstruktur[f]
- Myokarddepression reversibel; »myocardial stunning«

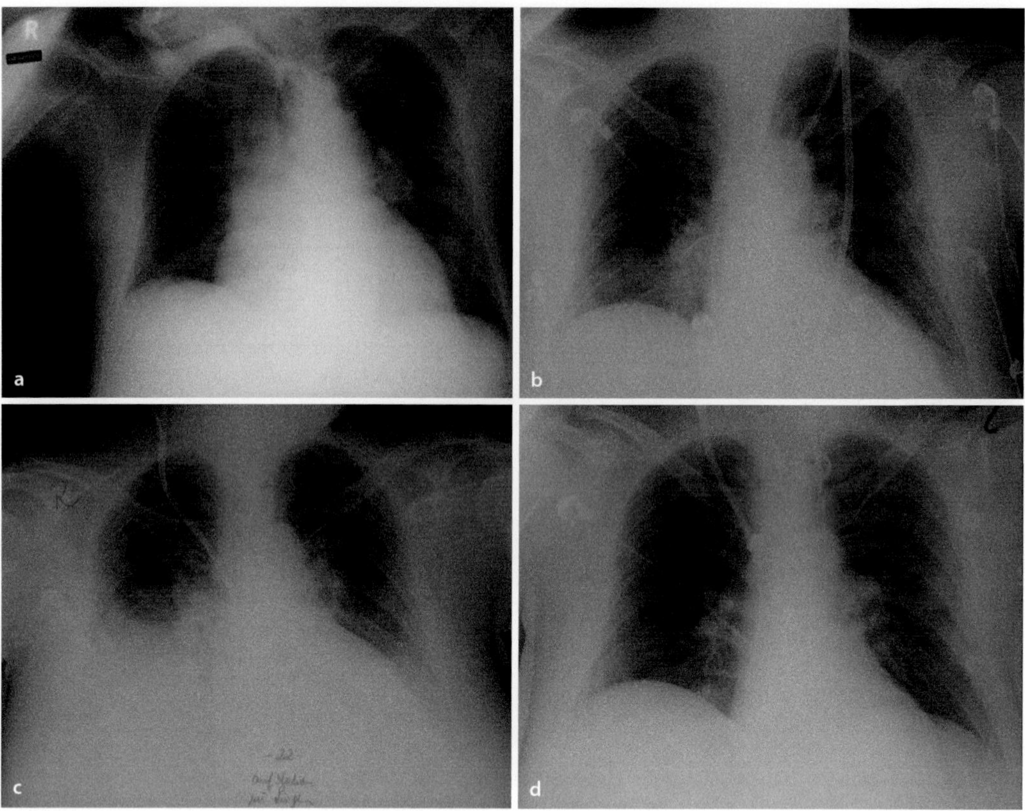

Abb. 9.4a–d Verlauf (14 Tage) der röntgenologischen Herzgröße bei einem 57-jährigen Patienten mit septischer Kardiomyopathie bei Pseudomonassepsis. Initial imponiert ein deutlich vergrößertes Herz ohne Vorliegen eines Perikardergusses. Nach Abklingen der Sepsis ist die Herzgröße wieder normal. (Aus Werdan et al. 2009a).

[a] Siehe ► Abschn. 9.4.2.
[b] Abb. 9.4; Herzdilatation im Zusammenhang mit der systolischen linksventrikulären Dysfunktion (Bouhemad et al. 2009) wird als prognostisch günstig beschrieben (Parrillo 1989; Zanotti et al. 2010); linksventrikulärer enddiastolischer Volumenindex überlebender Patienten: 58,6 ±17,3 ml/m^2, derjenige versterbender Patienten: 51,7 ±18,4 ml/m^2; p = 0,005 (Landesberg et al. 2012).
[c] Siehe ► Abschn. 9.4.5.
[d] (Dhainaut et al. 1997; Landesberg et al. 2014; Morelli et al. 2006; Tsapenko et al. 2013).
[e] Reduktion der Oxidation freier Fettsäuren, Störung des Energiestoffwechsels und Hemmung der Mitochondrienfunktion, Herz als Zytokinproduzent (Müller-Werdan et al. 1996).
[f] Makrophagen- und Leukozytenakkumulation, Zytokin- und NO-Expression, Schäden am kontraktilen Apparat, Lipidakkumulation in Kardioymoyzten, interstitielles Ödem, Zellnekrosen, Mitochondrienschäden (Celes et al. 2013; Rossi et al. 2007; Schmittinger et al. 2013).

Pumpfunktionseinschränkung

9% der Patienten mit schwerer Sepsis/septischem Schock haben eine **systolische Dysfunktion** (linksventrikuläre Auswurffraktion <50%), 40% eine **diastolische Dysfunktion** (Gewebedoppler-Echokardiographie: e'-Welle <8 cm/s) und 14% beides, wobei vorbestehende systolische und diastolische (Alter als wichtigster Risikofaktor) Dysfunktionen eingeschlossen sind (Landesberg et al. 2012). Die resultierende globale Funktionseinschränkung lässt sich am besten als nachlastbezogenes Herzzeitvolumen in % der Norm (**»afterload-related cardiac performance«, ACP**) quantifizieren (▶ Abschn. 9.4.2).

Die Myokarddepression wird durch Bakterientoxine und Sepsismediatoren verursacht (▶ Abschn. 9.4.4), wohingegen die **Koronardurchblutung** – gemessen als Koronarfluss – nicht eingeschränkt ist (Müller-Werdan et al. 1996).

Rhythmusstörungen, speziell Vorhofflimmern

Ventrikuläre Rhythmusstörungen (Annane et al. 2008) und Vorhofflimmern sind beim kritisch kranken Patienten prognoserelevant. Bei 6–46% der Patienten mit schwerer Sepsis/septischem Schock muss mit neu auftretendem **Vorhofflimmern** gerechnet werden (Kuipers et al. 2014; Meierhenrich et al. 2010; Salman et al. 2008; Walkey et al. 2011), das damit mindestens 7-mal häufiger als erwartet auftritt und zu einem 3-fach erhöhten Schlaganfallrisiko führt (Walkey et al. 2011). Das Risiko, im Krankenhaus oder innerhalb von 28 Tagen zu sterben, ist erhöht: Walkey et al. (2011): OR 1,07; Salman et al. (2008): OR 3,3; Meierhenrich et al. (2010): 44% vs. 22%, p = 0,14 (Kuiperts et al 2014: »adjusted effects« 1,07–3,28.).

Eine Rückführung des Vorhofflimmerns in einen Sinusrhythmus mittels elektrischer und medikamentöser (Amiodaron, Herzglykoside, β-Blocker) Kardioversion gelingt in einem hohen Prozentsatz (Meierhenrich et al. 2010: 86%); bei Erfolglosigkeit ist die Sterblichkeit hoch (Meierhenrich et al. 2010: 71,4% vs. 21,4%; p = 0,015). Zu Nutzen und Risiko einer Antikoagulation liegen keine Studiendaten vor.

Praxistipp

Versuchen Sie bei neu aufgetretenem Vorhofflimmern die elektrische und/oder medikamentöse Kardioversion!

Akute Koronarsyndrome

Natürlich muss auch beim septischem Patienten mit einem akuten Koronarsyndrom gerechnet werden – was bei Fehlen des Leitsymptoms Angina pectoris beim analgosedierten Patienten durchaus diagnostische Probleme bereiten kann (Hoffmann u. Welte 2002) –, und zwar in üblicher Weise bei vorbestehender koronarer Herzkrankheit, aber auch ohne diese Anamnese, Letzteres wohl v. a. bei Meningokokkensepsis (Briassoulis et al. 2001; Gach et al. 2001).

Praxistipp

Auch beim Sepsispatienten bringt bei Verdacht auf akutes Koronarsyndrom eine Herzkatheteruntersuchung Klarheit und bietet – falls erforderlich – die Möglichkeit der Koronarintervention!

Verlauf der septischen Kardiomyopathie

Die akute septische Kardiomyopathie ist **potenziell reversibel,** und die Einschränkung der links- und rechtsventrikulären Pumpleistung kann sich in 7–14 Tagen vollständig erholen (Krishnagopalan et al. 2002; s. auch Abb. 8 in Werdan et al. 2009a). Dies steht im Einklang mit der Vorstellung eines »myokardialen Winterschlafs« während der Akutphase der Sepsis (Levy et al. 2005).

9.4.2 Diagnose und Monitoring der septischen Kardiomyopathie

EKG

Die EKGs von 121 Patienten mit septischem Schock zeigten in 30–50% der Fälle Normalbefunde, in 10% nicht näher klassifizierte Ischämiezeichen, in 5% ST-Streckenhebungen, in 20% T-Negativierungen, in 15% Q-Zacken, in 15% Schenkelblockbilder und in 20% supraventrikuläre Tachykardien inkl. Vorhofflimmern/-flattern (Mehta et al. 2011).

Praxistipp

»Ischämietypische« EKG-Veränderungen beim Sepsispatienten haben eine wesentlich geringere prädiktive Aussagekraft und Spezifität für akute Koronarsyndrome, als dies für den typischen kardiologischen Patienten der Fall ist! Eine neu aufgetretene ST-Streckenhebung ist allerdings bis zum Beweis des Gegenteils auch beim Sepsispatienten ein akuter STEMI!

Tab. 9.1 Nichtseptische systolische Herzkrankheiten und septische systolische Dysfunktion im Vergleich

	Nichtseptische systolische Herzkrankheiten	Septische systolische Dysfunktion
Primär	HZV ↓↓ mit RR ↓	Vasoplegie ↓↓ mit RR ↓ SGW 1.100 → 200 dynes × s × cm^{-5} Nachlast ↓↓
Kompensatorisch	Vasokonstriktion SGW 1.100 → 1500 dynes × s × cm^{-5} Nachlast ↑↑	HZV ↑↑ (abgeschwächt bei septischer Kardiomyopathie)
EF (Echokardiographie)	Kontraktilität evtl. leicht unterschätzt	Kontraktilität wird überschätzt (Nachlast ↓↓)

Echokardiographie

Praxistipp

Erfassen Sie bei der echokardiographischen Untersuchung (Beraud et al. 2014; Berrios et al. 2014; Landesberg et al. 2012, 2014; Vignon 2013) nicht nur die systolische Dysfunktion (LVEF <50%), sondern auch die diastolische Dysfunktion (mittels Gewebedoppler im Vierkammerblick gemessene diastolische Maximalgeschwindigkeit der e'-Welle am septalen Mitralklappenanulus <8 cm/s; Landesberg et al. 2012) sowie die rechtsventrikuläre Funktion (qualitativ) inkl. Pulmonalisdruck!

Die echokardiographisch bestimmte linksventrikuläre Auswurffraktion (EF) ist lastabhängig: Ein Anstieg der Nachlast (SGW-Anstieg über den Normwert von ca. 1.100 dyn × s × cm^{-5} hinaus auf bis zu 1.500 dyn × s × cm^{-5}) wie bei kardiogenem Schock führt bei gleicher Kontraktilität zu einem niedrigeren EF-Wert als bei einem SGW von 1.100 dyn × s × cm^{-5} gemessen. Eine Senkung der Nachlast (SGW-Abfall auf bis zu 500 – 200 dyn × s × cm^{-5} wie bei schwerer Sepsis und septischem Schock) führt dagegen zu höheren EF-Werten als bei 1.100 dyn × s × cm^{-5} gemessen. Eine systolische Dysfunktion lässt sich dann häufig erst mit lastunabhängigeren Parametern der Gewebe-Doppler- und Speckle-Tracking-Echokardiographie nachweisen (Tab. 9.1; Basu et al. 2012).

Kardiale Biomarker

▪ Troponin

Bei **schwerer Sepsis** und **septischem Schock** finden sich in 30–85% der Fälle Anstiege von Troponin T und I im Serum, auch ohne manifeste koronare Herzkrankheit (Amman et al. 2001; Bessiere et al. 2013; Lim et al. 2010; Wilhelm et al. 2014; Wu 2001). Dabei ist Troponin T in diesem Gesamtkollektiv nur leicht erhöht (Landesberg et al. 2012): hs-Troponin T Median 0,07 ng/ml; Interquartilenbereich (IQR) 0,02–0,17), wobei das Ausmaß der Troponinerhöhung mit dem Grad der Pumpfunktionseinschränkung (Werdan et al. 2011), vorwiegend der diastolischen linksventrikulären und der systolischen rechtsventrikulären, einhergeht (Landesberg et al. 2012, 2014).

Praxistipp

Gering erhöhte Serumtroponinerhöhungen sind bei schwerer Sepsis und septischem Schock häufig. Sie können – müssen aber nicht – auf ein akutes Koronarsyndrom hinweisen! Je ausgeprägter die kardiale Dysfunktion, desto höher können die Troponinspiegel steigen!

▪ Kreatinkinaseaktivität (CK, CK-MB)

Bei Auftreten eines »klassischen« STEMI ischämischer Genese wird man auch beim Patienten mit schwerer Sepsis/septischem Schock den typischen CK-/CK-MB-Anstieg und -Verlauf im Serum wie beim nicht-septischen Infarktpatienten erwarten können. Nicht-STEMI-spezifische CK-MB-Anstiege sind schwer zu interpretieren.

Praxistipp

Ein CK-MB-Anstieg ist auch beim Sepsispatienten bis zum Beweis des Gegenteils als Herzinfarkt-Verdacht zu werten!

- BNP/NT-proBNP

Bei **schwerer Sepsis/septischem Schock** können die Serumspiegel der natriuretischen Peptide beträchtlich ansteigen (NT-proBNP: Median: 5762 pg/ml; Interquartilenbereich 1001–15962), stärker bei manifester systolischer und/oder diastolischer Dysfunktion als ohne Dysfunktion (Median ca. 10.000 pg/ml vs. ca. 1.000 pg/ml) (Landesberg et al. 2012). Prädiktoren eines BNP-Anstiegs sind APACHE III-Score, Flüssigkeitsbilanz und diastolische Dysfunktion (Sturgess et al. 2010).

Praxistipp

Hohe BNP-/NT-proBNP-Serumspiegel sprechen für eine systolische und/oder diastolische linksventrikuläre Dysfunktion des Patienten mit schwerer Sepsis/septischem Schock!

Das Besondere des septischen Schocks berücksichtigen – Messung des nachlastbezogenen Herzzeitvolumens als % der Norm (»afterload-related cardiac performance«, ACP)

Praxistipp

Unserer Einschätzung nach lässt sich der Schweregrad der septischen Kardiomyopathie am besten als nachlastbezogenes Herzzeitvolumen in % der Norm (»afterload-related cardiac performance«, ACP) darstellen!

Die septische Vasoplegie ist einer ausgeprägten Nachlastsenkung mit Blutdruckabfall gleichzusetzen, welche ein gesundes bzw. durch die Sepsis nicht wesentlich geschädigtes Herz mit einem drastischen Anstieg des Herzzeitvolumens zur Blutdruckstabilisierung kompensieren kann (◘ Abb. 9.1, ◘ Tab. 9.1). In der Regel finden sich allerdings bei Sepsispatienten bei einem vorgegebenen SGW sehr unterschiedliche HZV-Werte, welche z. B. für einen SGW von 500 dyn × s × cm^{-5} zwischen 5 und 12 l × min^{-1} liegen (◘ Abb. 9.5). Während die oberhalb der durchgezogenen Linie der Punkteschar der ◘ Abb. 9.5 liegenden HZV-Werte von weitgehend gesunden oder nur wenig durch die Sepsis geschädigten Herzen produziert werden, muss es sich bei den im unteren Bereich liegenden HZV-Werten um die Pumpleistung stark geschädigter Herzen handeln.

Mit dem in der Legende der ◘ Abb. 9.5 aufgeführten Vorgehen kann aus gemessenem HZV, MAP und ZVD die beim individuellen Sepsispatienten vorliegende nachlastbezogene Herzleistung (»afterload-related cardiac performance«, ACP) in % der Norm berechnet werden (Werdan et al. 2011).

Praxistipp

Quantifizieren Sie den Schweregrad der Herzfunktionseinschränkung Ihrer Sepsispatienten als nachlastbezogenes Herzzeitvolumen »ACP«! Nur wenn Sie die septische Kardiomyopathie krankheitsgerecht quantifizieren, werden Sie auch ans Behandeln dieser Organdysfunktion denken!

9.4.3 Prognoserelevanz der septischen Kardiomyopathie

Jeder zweite Todesfall bei schwerer Sepsis/septischem Schock resultiert aus dem sepsisbedingten, therapierefraktären Herz-Kreislauf-Versagen (40% therapierefraktäres Kreislaufversagen, 10% therapierefraktäres Herzversagen) (Parrillo 1989)!

Erstaunlicherweise scheint sich die Sterblichkeit bei vorbestehender systolischer Dysfunktion nicht gravierend zu erhöhen (Ouelette u. Shah 2014), wohl aber bei vorbestehender nichtkardial bedingter pulmonaler Hypertonie (Tsapenko et al. 2013).

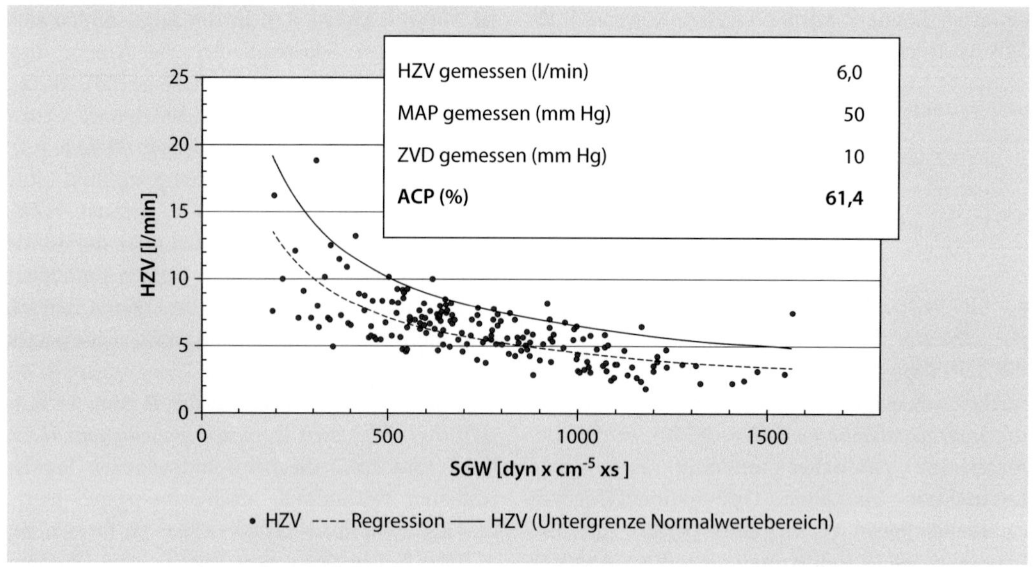

Abb. 9.5 Korrelation von HZV und SGW bei 24 Patienten mit septischem MODS. Während der ITS-Behandlung wurden bei den Patienten mehrfach das HZV und der korrespondierende SGW bestimmt. Es findet sich eine inverse Korrelation, mit einer großen Variation der HZV-Werte für einen definierten SGW. Die gestrichelte Linie repräsentiert die Regressionskurve des angewendeten nichtlinearen Regressionsmodells: $HZV = \beta_0 \times SGW^{\beta 1}$. Die durchgezogene Linie stellt die Grenze der für den jeweiligen SGW als »normal« (≥80%) angesehenen HZV-Werte dar. Legt man diese Grenze zugrunde, so lässt sich der zu erwartende HZV-Normalwert eines gesunden Herzens für jeden SGW-Wert nach der Formel: $HZV_{erwartet} = 560{,}68 \times SGW^{-0{,}64}$ berechnen. Der SGW-Wert kann durch die gemessenen Werte für MAP und ZVD ersetzt werden: $HZV_{erwartet} = 560{,}68 \times [(MAP-ZVD) \times 80/HZV]^{-0{,}64}$. Das nachlastbezogene HZV als % der Norm (»afterload-related cardiac performance«, ACP) errechnet sich dann aus dem gemessenen HZV als ACP (% der Norm) = $HZV_{gemessen} \times 100\%/(560{,}68 \times [(MAP_{gemessen} - ZVD_{gemessen}) \times 80/HZV_{gemessen}]^{-0{,}64}$. Das Programm ist auf der Intensivstation der Autoren in das Datenmanagementprogramm integriert, es kann vom korrespondierenden Autor unentgeltlich bezogen werden. (Adaptiert nach Werdan et al. 2011)

Tab. 9.2 beschreibt, wie sich initial im Krankheitsverlauf gemessene Werte kardialer Biomarker und der Hämodynamik bei überlebenden und nicht überlebenden Sepsispatienten unterscheiden.

Aus Befunden wie diesen ergeben sich zwei Vorschläge zur Beurteilung des Ausmaßes der septischen Kardiomyopathie und deren Auswirkung auf die Prognose des individuellen Sepsispatienten:

- **Vorschlag 1**

Bestimmung der systolischen (LVAF <50%) und diastolischen (e′-Welle <8 cm × s^{-1}) Dysfunktion mittels Gewebedoppler-Echokardiographie (Landesberg et al. 2012)

Die Messung der systolischen und diastolischen Dysfunktion setzt allerdings die Verfügbarkeit eines Gewebedoppler-Echogerätes auf der Intensivstation und Erfahrung des Untersuchers mit dieser Technik voraus, da nur die e′-Wellenbestimmung für die Messung der diastolischen Funktion überzeugende Ergebnisse lieferte, nicht aber die anderen, mehr konventionellen Parameter wie das E/A-Verhältnis (Tab. 9.2; Landesberg et al. 2012).

Eine systolische Dysfunktion erhöht das Letalitätsrisiko um den Faktor 1,9 (Berrios et al. 2014) –2,9 (Abb. 9.6; HR 2,9), eine diastolische Dysfunktion sogar um dem Faktor 6 (Abb. 9.6; HR 6,0).

■ **Tab. 9.2** Hämodynamische Parameter bei überlebenden und nicht überlebenden Patienten mit schwerer Sepsis/septischem Schock

Parameter	Überlebende	Nicht Überlebende	p-Wert
Kardiale Biomarker			
hsTnT (ng/ml)[1]	0,04 (0,01–0,11)	0,15 (0,06-0,25)	<0,0001
hsTnT (ng/ml)[2]	0,018	0,0823	<0,001
NT-proBNP (pg/ml)[1]	2.275 (567–9.426)	13.980 (5.877–34.718)	<0,0001
Systolische Dysfunktion			
LVAF (%)[1]	60±10	57±13	0,14
SV-Index (ml/m^2)[1]	35,1±8,5	29,1±8,7	<0,0001
Diastolische Dysfunktion			
e' (septal, TDI, cm/s)[1]	9,3±3,4	6,8±2,2	<0,0001
E/A-Ratio[1]	1,22±0,55	1,22±0,61	0,99
Globale Pumpfunktionsparameter			
HZV (l × min^{-1})[3]	6,92±0,19	5,83±0,19	<0,0001
HI (l × min^{-1} × m^{-2})[1]	3,3±0,9	2,7±0,9	<0,0001
HI (l × min^{-1} × m^{-2})[3]	3,48±0,1	3,12±0,09	0,01
HI (l × min^{-1} × m^{-2})[4]	2,5	2,6	n.s.
CPO (W)[3,*]	1,14±0,04	0,84±0,03	<0,0001
CPI (W × m^{-2})[3,*]	0,58±0,02	0,45±0,02	<0,0001
CPI (W × m^{-2})[4*]	0,48	0,43	n.s.
ACP (% der Norm)[3]	86,9±1,6	69,2±1,4	<0,0001
ACP (% der Norm)[4]	88,9	66,9	<0,05
Hämodynamik			
Herzfrequenz (min^{-1})[1]	92±18	89±21	0,21
RR_{syst}(mm Hg)[1]	120±22	114±28	0,04
ZVD (mm Hg)[1]	12,6±5,2	13,7±4,3	0,15

[1] 262 Patienten; Messungen initial; Gesamtkrankenhausletalität 36%; Mittelwerte ± SD bzw. Mediane (Interquartilenbereich) (Landesberg et al. 2012).
[2] 313 Patienten mit ambulant erworbener Sepsis in der Notaufnahme; Mediane der bei Aufnahme durchgeführten hsTnT-Bestimmungen; 30-Tage-Letalität 13,1% (Wilhelm et al. 2014).
[3] 24 Patienten; Mittelwert ± SD aller Messungen während des Krankheitsverlaufs; 30-Tage-Letalität 16/24 = 67% (Werdan et al. 2011).
[4] 141 Patienten mit ambulant erworbener Sepsis; initiale Messungen (Mediane); 30-Tage-Letalität 12,1% (Wilhelm et al. 2013).
* Cardiac Power Index (CPI) und *Cardiac Power Output (CPO) – Berechnung CPI: (W × m^{-2}) = CI × MAP × 0,0022; Berechnung CPO: (W) = CO × MAP × 0,0022 – berücksichtigen die kombinierte Druck- und Flussarbeit des Herzens und gelten als gute Prognosemarker bei Herzerkrankungen mit hochgradiger Pumpfunktionseinschränkung (Cotter et al. 2003).

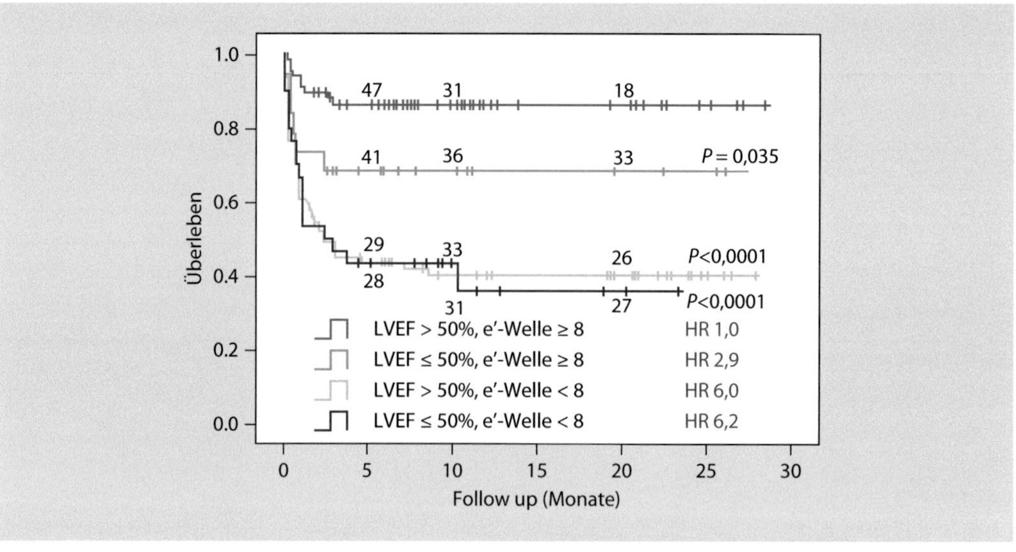

Abb. 9.6 Kaplan-Meier-Überlebenskurven von 262 Intensivpatienten mit schwerer Sepsis/septischem Schock und systolischer und/oder diastolischer linksventrikulärer Dysfunktion. Das Patientenkollektiv war in 4 Gruppen aufgeteilt: normale systolische Funktion (LVEF >50%) und normale diastolische Funktion (e'-Welle ≥8 cm/s); systolische Dysfunktion: LVEF ≤50% und e'-Welle ≥8 cm/s; diastolische Dysfunktion: LVEF >50% und e'-Welle <8 cm/s; systolische und diastolische Dysfunktion: LVEF ≤50% und e'-Welle <8 cm/s. Die Zahlen auf den Überlebenskurven repräsentieren die Zahlen der noch lebenden Patienten nach 5, 10 und 20 Monaten (HR = Letalitäts-Hazard Ratio). (Ergänzt nach Landesberg et al. 2012).

Vorschlag 2

Bestimmung des nachlastbezogenen HZV als % der Norm (ACP) Mit der Messung des Blutdrucks, des zentralen Venendrucks und des HZV kann das **»nachlastbezogene HZV in % der Norm« (»afterload-related cardiac performance«, ACP)** berechnet werden (s. auch Abb. 9.4 inkl. Legende) (Werdan et al. 2011). Die Höhe des ACP korreliert signifikant mit dem Überleben (Tab. 9.2, Tab. 9.3), sowohl bei Sepsispatienten auf der Intensivstation (Tab. 9.2, Fußnote 3, sowie Tab. 9.3) als auch bei Patienten mit ambulant erworbener Sepsis auf der Notaufnahme (Tab. 9.2, Fußnote 4; s. auch ► Kap. 21).

Praxistipp

Das Unterschreiten eines ACP-Wertes von 80% zeigt eine ungünstige Prognose des Sepsispatienten an! Die ACP-Bestimmung kann auch sequenziell erfolgen und damit den Verlauf der septischen Kardiomyopathie und deren Ansprechen auf die Behandlung erfassen (► Kap. 21).

Tab. 9.3 Häufigkeit und Letalitätsrisiko von Sepsispatienten auf der Intensivstation mit unterschiedlichen Schweregraden der septischen Kardiomyopathie. (Aus Werdan et al. 2011)

Einschränkung der Herzfunktion	Häufigkeit	Versterben
Keine Einschränkung (ACP >80%)	17%	25%
ACP >60% bis ≤80%	33%	62,5%
ACP >40% bis ≤60%	33%	75%
ACP ≤40%	17%	100%

Der Schweregrad der septischen Kardiomyopathie wurde anhand des »nachlastbezogenen Herzzeitvolumens in % der Norm« (»afterload-related cardiac performance«, ACP) ermittelt. Verwendet wurde der jeweils niedrigste gemessene ACP-Wert bei dem jeweiligen Patienten. Verstorben: n = 16/24.
Für Patienten mit Sepsis in der Notaufnahme s. ► Kap. 21.

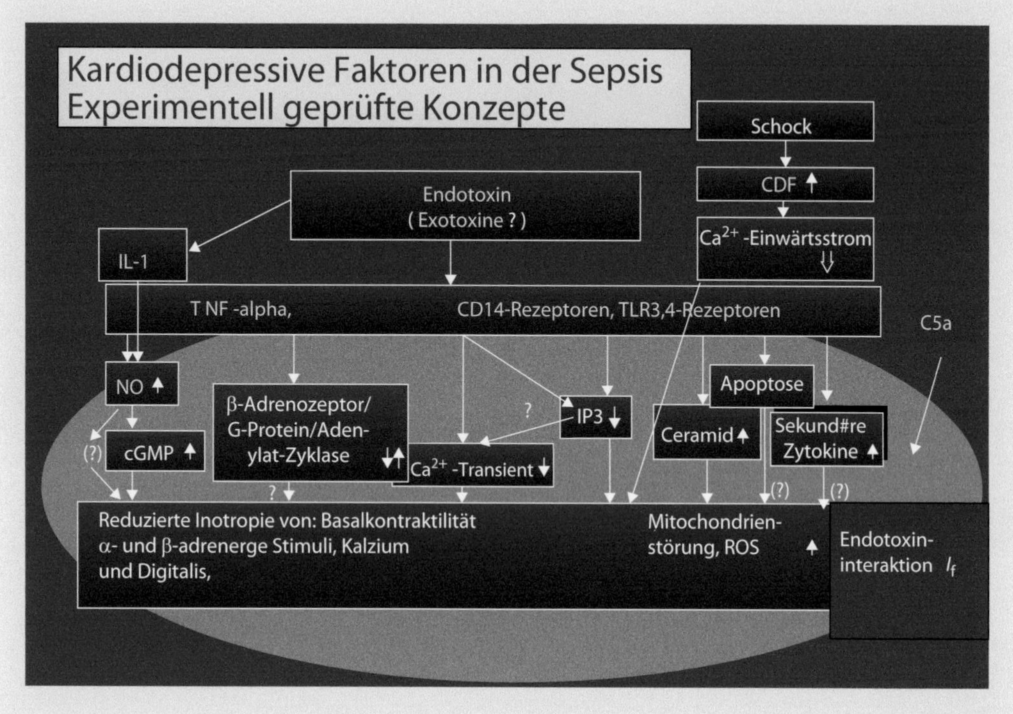

Abb. 9.7 Negativ inotrope Mechanismen der septischen Kardiomyopathie [CDF = kardiodepressive Faktoren (»cardiodepressive factors«); Ca^{2+} = Kalziumion; cGMP = zyklisches Guanosinmonophosphat (»cyclic guanosine monophosphate«); I_f = Schrittmacherkanalstrom (»funny current«), s. ▶ Abschn. 9.4.5; IL-1 = Interleukin-1; IP_3 = Inositoltriphosphat; NO = Stickoxid (»nitric oxide«); ROS = reaktive Sauerstoffverbindungen (»reactive oxygen species«); TNF-α = Tumornekrosefaktor α]. Siehe auch Text und Antonucci et al. (2014); Celes et al. (2013); Fernandez u. de Assuncao (2012); Kumar et al. (2001b); Müller-Werdan et al. (1996); Romero-Bermejo et al. (2011). (Aktualisiert nach Müller-Werdan et al. 1996)

9.4.4 Molekulare Mechanismen der septischen Kardiomyopathie

Zahlreiche Substanzen mit kardiodepressiven Eigenschaften zirkulieren im Kreislauf von Sepsispatienten in hohen Konzentrationen. Sowohl Bakterientoxine als auch endogene Sepsismediatoren können kardiodepressiv wirken: Endotoxin, Pseudomonasexotoxin A, TNF-α, IL-1, NO, reaktive Sauerstoffverbindungen und andere mehr gehören dazu. Durch diese Substanzen werden mehrere inotrope Signaltransduktionswege einschließlich des therapeutisch so wichtigen β-Adrenozeptor-Adenylatzyklase-Systems alteriert (Abb. 9.7; Übersichten in Antonucci et al. 2014; Celes et al. 2013; Fernandez u. de Assuncao 2012; Kumar et al. 2001b; Müller-Werdan et al. 1996; Romero-Bermejo et al. 2011; Werdan et al. 2015).

> Die derzeitige Lehrmeinung sieht in TNF-α und IL-1β die wesentlichen kardiodepressiven Sepsissubstanzen (Kumar et al. **2001b**).

9.4.5 Kardiovaskuläre autonome Dysfunktion

Herzfrequenzstarre und inadäquat hohe Herzfrequenz bei Sepsispatienten

Eine hochgradiger HRV-Einschränkung (Abb. 9.8) – sowohl eine Abschwächung des Sympathikus als auch des Vagus – korreliert mit einer 3-fach

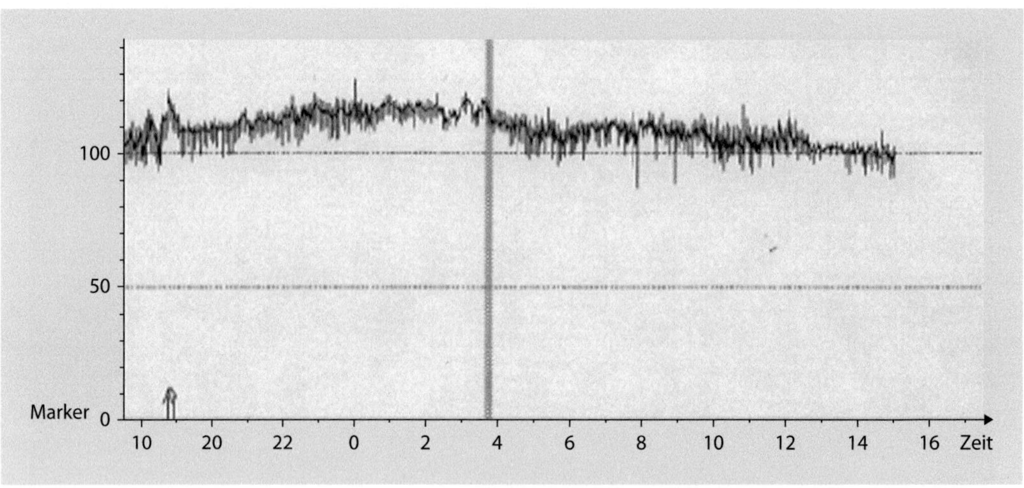

Abb. 9.8 24-h-Langzeit-EKG bei einem Patienten mit septischem MODS. Auffallend sind die inadäquat hohe Ruheherzfrequenz und die »Herzfrequenzstarre« (Ordinate: Herzfrequenz; Abszisse: Registrierungszeit)

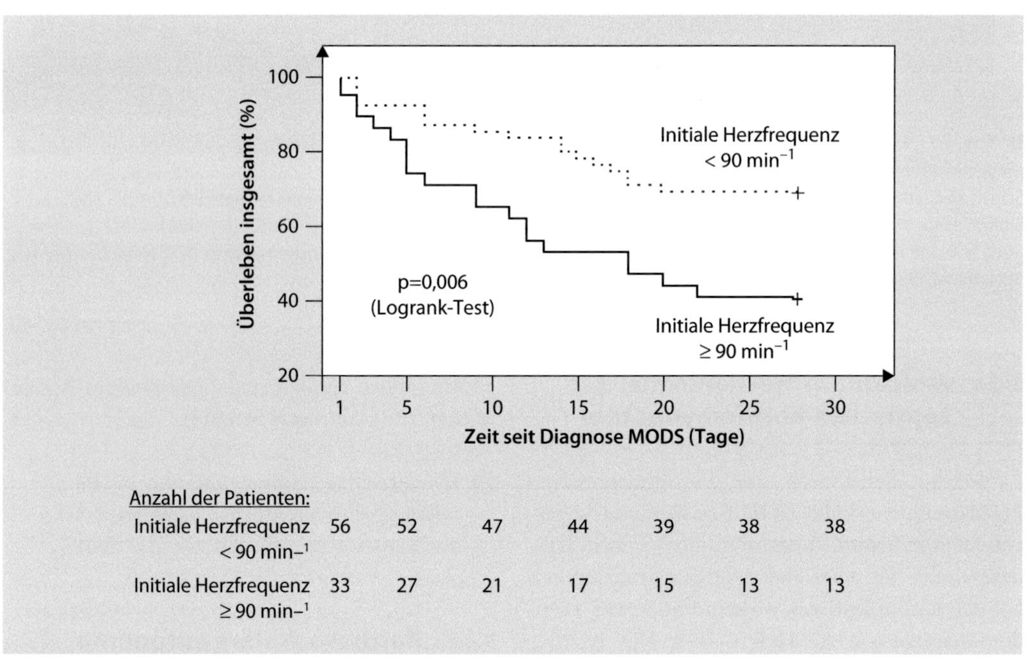

Abb. 9.9 28-Tage-Kaplan-Meier-Überlebenskurven bei Patienten mit Multiorgan-Dysfunktionssyndrom – 43% mit schwerer Sepsis/septischem Schock – in Abhängigkeit von der initialen Herzfrequenz. (Aus Hoke et al. 2012)

höheren Letalität (Werdan et al. 2009a, b). Auch eine hohe Herzfrequenz weist auf eine ungünstige Prognose hin, mit einer 2- bis 3-fach höheren 28-Tage-Letalität bei initialen Frequenzen von ≥90/min (Abb. 9.9) und einer sogar 5-fach höheren 28-Tage-Letalität bei ≥93/min (Hoke et al. 2012).

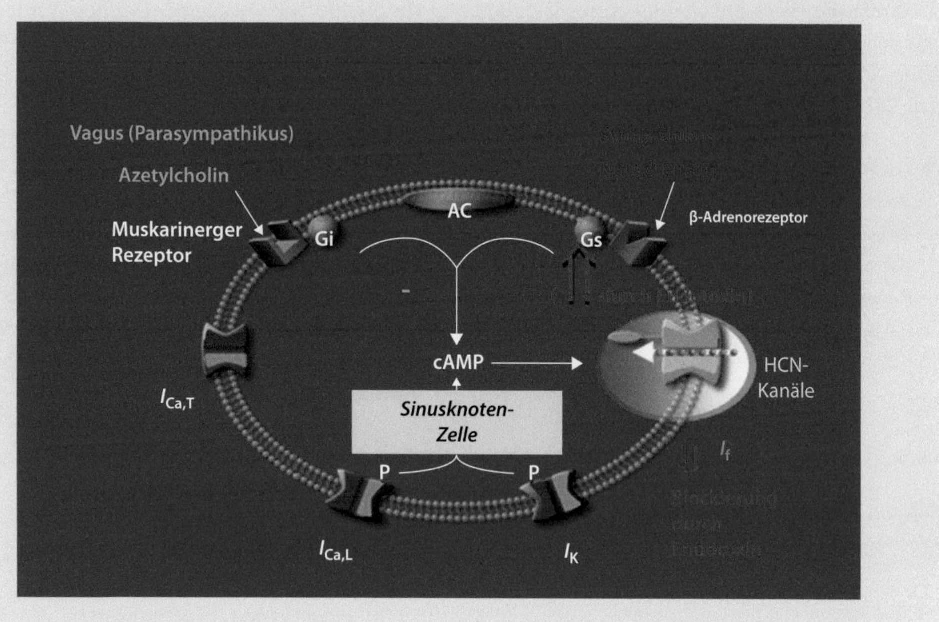

Abb. 9.10 Mechanismen der intrinsischen Herzfrequenz, deren nervale Regulation durch Sympathikus und Vagus sowie deren Beeinflussung durch Endotoxin in einer schematisierten Schrittmacherzelle im Sinusknoten des Herzens. Die spontane Depolarisation der Schrittmacherzelle ist Ausdruck des sog. »Funny-Stroms« I_f der HCN-Ionenkanäle. Endotoxin hemmt einerseits I_f, sensibilisiert ihn aber andererseits auch für β-adrenerge Stimuli [↑ = Sensibilisierung; ↓ = Blockade; AC = Adenylatzyklase; cAMP = zyklisches Adenosinmonophosphat; Gi = inhibitorisches G-Protein; Gs = stimulatorisches G-Protein; HCN = »hyperpolarization-activated cyclic nucleotide-gated ion channel«; I_f = »funny« Strom (»current«) (getragen von HCN-Kanälen); ICa,T = T-Typ Kalziumkanäle; ICa,L = L-Typ Kalziumkanäle; gelb markiert: kardiodepressive Faktoren]. Kalziumkanäle. (Adaptiert nach Werdan et al. 2009a)

Eine hohe Herzfrequenz (≥90/min) und eine Herzfrequenzstarre bei Ausbruch der Sepsis weisen auf ein erhöhtes Letalitätsrisiko hin!

Praxistipp

Die Herzfrequenzstarre ist potenziell reversibel, sie kann aber über Wochen nach einer überlebten Sepsis anhalten, was bei Entlassung des Patienten zu beachten ist (Schmidt et al. 2005).

Beim Sepsispatienten ist überraschenderweise die kardiale autonome Dysfunktion nicht an ein gehäuftes Auftreten maligner Kammerarrhythmien gekoppelt. Warum die HRV-Starre bei Sepsispatienten dennoch eine ungünstige Prognose anzeigt, ist unklar. Möglicherweise ist es die Abschwächung des »cholinergen antiinflammatorischen Reflexes« (Tracey 2007): Der Parasympathikus dämpft die Freisetzung proinflammatorischer Substanzen aus Immunzellen; eine Abschwächung des Parasympathikus bei eingeschränkter HRV führt somit zur nicht mehr gedämpften, überschießenden Inflammation (siehe auch ► Kap. 3.4).

Endotoxin und der Schrittmacherkanalstrom I_f

Bei gesunden Probanden lässt sich nach Injektion geringster Endotoxinmengen eine vorübergehende Herzfrequenzstarre nachweisen, und in spontan schlagenden neonatalen Rattenkardiomyozyten mit Schrittmacherzellpotenzial führt Endotoxin ebenfalls zu einer Einschränkung der Schlagfrequenzvariabilität (Werdan et al. 2009b). Die Interaktion des Endotoxins mit den HCN-Kanälen des Schrittmacherstroms I_f (Abb. 9.10; Klöckner et al. 2014; Scheruebel et al. 2014; Zorn-Pauly et al. 2007) kann diese Befunde erklären: Einerseits hemmt Endotoxin direkt die HCN-Kanäle und damit I_f, andererseits sensibilisiert Endotoxin die HCN-Kanäle für deren Stimulation durch den Sympathikus (Ebelt et al. 2015). Letztere Wirkung überwiegt in vivo.

Die Folge der komplexen Interaktion von Endotoxin, HCN-Kanälen/Schrittmacherstrom I_f und Sympathikus ist eine Zunahme der Herzfrequenz und gleichzeitig eine Herzfrequenzstarre, wie wir sie auch bei unseren Patienten mit schwerer Sepsis/septischem Schock beobachten können.

9.4.6 Therapie der septischen Kardiomyopathie

Praxistipp

Eine spezifische Therapie der septischen Kardiomyopathie, d. h. eine gezielt auf die Besserung der Organdysfunktion »Herz« orientierte Sepsistherapie ist bisher nicht validiert (Romero-Bermejo et al. 2011). Somit steht die leitliniengerechte Volumen- und Kreislauftherapie (▶ Kap. 8) mit dem Ziel im Vordergrund, den septischen Herz- und Kreislaufschock schnellstmöglich zu beheben!

Therapieansätze in Erprobung

- **Levosimendan**

Über günstige Therapieeffekte von Levosimendan (siehe auch ▶ Kap. 8.4.8) – ein Kalzium-Sensitizer mit zusätzlichen vasodilatierenden Eigenschaften – wurde bei Patienten mit schwerer Sepsis und septischem Schock berichtet (Morelli et al. 2006, 2010, 2014; Pierrakos et al. 2014), auch bei Dobutamin-refraktärer Myokarddepression (Morelli et al. 2005). Bestandteil der Sepsisleitlinie (Dellinger et al. 2013) ist Levosimendan jedoch nicht.

- **Toxin-/Mediator-Elimination und -Neutralisierung**

Die bisherigen Ergebnisse speziell im Hinblick auf eine Besserung der septischen Kardiomyopathie sind leider enttäuschend (Müller-Werdan et al. 1996; Romero-Bermejo et al. 2011).

- **Verbesserung der kardiovaskulären autonomen Dysfunktion**

Eine Verbesserung der eingeschränkten vagalen Aktivität mit Stärkung des cholinergen antiinflammatorischen Reflexes (▶ Abschn. 9.4.5) wurde bei MODS-Patienten in retrospektiven Analysen für Statine, β-Blocker und ACE-Hemmer beschrieben und mit deren prognostisch günstigen Wirkungen in Verbindung gebracht (Schmidt et al. 2010; Werdan et al. 2009b).

- **Senkung der inadäquat hohen Herzfrequenz mit β-Blockern oder Ivabradin**

Kandidaten in Erprobung sind β-Blocker (Aboab et al. 2011; Morelli et al. 2013) und der I_f-Kanalhemmer Ivabradin (Nuding et al. 2011).

In einer ersten randomisierten prospektiven Studie (Morelli et al. 2013) mit 154 Patienten mit katecholaminpflichtigem septischem Schock und einer Herzfrequenz ≥95/min war es möglich, mit einer kontinuierlichen auftitrierenden Infusion des kurzwirksamen β_1-selektiven β-Blockers **Esmolol** (Dosierung im Median 100 mg/h) während des intensivmedizinischen Aufenthaltes die Herzfrequenz in einen Korridor zwischen 80/min und 94/min zu bringen (◻ Abb. 9.11). Die Frequenzsenkung zeigte keine unerwünschten hämodynamischen Wirkungen. Die niedrigere 28-Tage-Letalität in der Esmolol- vs. Kontrollgruppe (49,4% vs. 80,5%; adjustierte Hazard-Ratio 0,39; 95%-Konfidenzintervall 0,26–0,59; p <0,001) bedarf allerdings noch der Bestätigung.

In der prospektiv-randomisierten MODI_fY-Studie (Studienprotokoll: Nuding et al. 2011) wurde 70 Patienten mit MODS septischer bzw. kardiogener Genese über 4 Tage **Ivabradin** (Procoralan), ein Hemmer des I_f-Kanals (s. oben) zur Senkung eines Sinusrhythmus ≥90/min bei Vorliegen einer Kontraindikation gegen β-Blocker verabreicht. Mit Ivabradin ließ sich eine Frequenzsenkung um ca. 10/min erzielen, ohne die Hämodynamik zu kompromittieren (Studie in Auswertung).

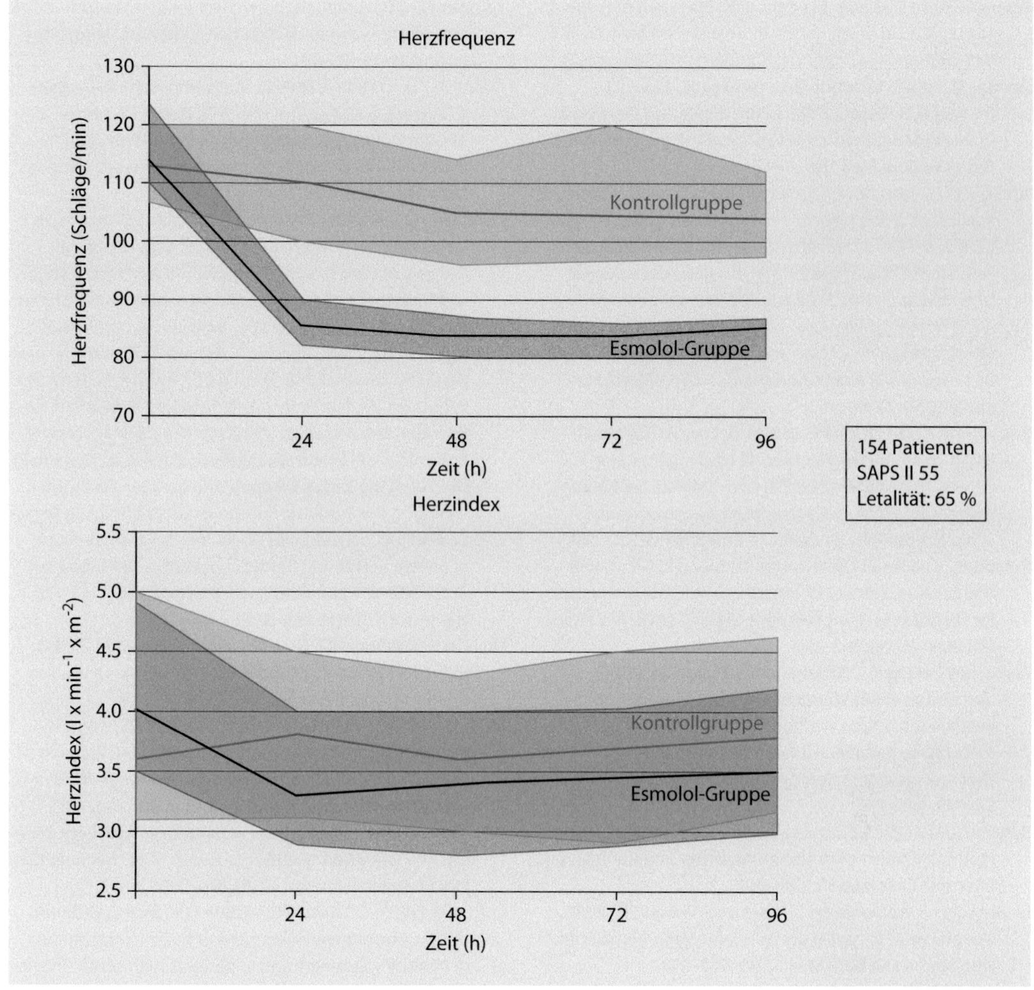

Abb. 9.11a, b Senkung der inadäquat hohen Herzfrequenz (≥95/min) in einen Herzfrequenzkorridor von 80–94/min durch kontinuierliche Esmolol-Infusion bei Patienten mit septischem Schock. Einfluss der Frequenzsenkung auf den Herzindex (Letalität = 28-Tage-Letalität. SAPS II=Simplified Acute Physiology Score II). (Adaptiert nach Morelli et al 2013)

9.4.7 Nicht vergessen: Vor der Therapie steht die Diagnostik!

Die Diagnose »septische Kardiomyopathie« besitzt bisher eine zu geringe Akzeptanz! Ohne Diagnose und v. a. ohne Quantifizierung des Schweregrades einer Organdysfunktion können aber keine standardisierten Therapiekonzepte getestet und validiert werden! Mit der Messung des ACP – des nachlastbezogenen HZV in % der Norm (▶ Abschn. 9.4.2) – besteht die Möglichkeit, den Schweregrad der prognoserelevanten septischen Kardiomyopathie zu quantifizieren. Damit werden wir zukünftig auch in der Lage sein, mögliche Therapieansätze zu validieren und damit vielleicht die Prognose des Sepsispatienten zu verbessern.

Literatur

Aboab J, Sebille V, Jourdain M, Mangalaboyi J, Gharbi M, Mansart A, Annane D (2011) Effects of esmolol on systemic and pulmonary hemodynamics and on oxygenation in pigs with hypodynamic endotoxin shock. Intensive Care Med 37 (8): 1344–1351

Amman P, Fehr T, Minder El et al. (2001) Elevation of troponin I in sepsis and septic shock. Intensive Care Med 27: 965–969

Annane D, Sébille V, Duboc D, Le Heuzey JY, Sadoul N, Bouvier E, Bellissant E (2008) Incidence and Prognosis of Sustained Arrhythmias in Critically Ill Patients. Am J Resp Crit Care Med 178: 20–24

Antonucci E, Fiaccador E, Donadello K, Taccone FS, Franchi F, Scolletta S (2014) Myocardial depression in sepsis: From pathogenesis to clinical manifestations and treatment. Journal of Critical Care 29: 500–511 *[Sehr gute aktuelle Übersichtsarbeit mit Schwerpunkt Pathophysiologie.]* ←

Awan ZA, Wester T, Kvernebo K (2010) Human microvascular imaging: a review of skin and tongue videomicroscopy techniques and analysing variables. Clin Physiol Funct Imaging 30: 79–88

Basu S, Frank LH, Fenton KE, Sable CA, Levy RJ, Berger JT (2012) Two-dimensional speckle tracking imaging detects impaired myocardial performance in children with septic shock, not recognized by conventional echocardiography. Pediatr Crit Care Med 13: 259–264

Beraud AS, Guillamet CV, Hammes JL, Meng L, Nicolls MR, Hsu JL (2014) Efficacy of Transthoracic Echocardiography for Diagnosing Heart Failure in Septic Shock. Am J Med Sciences 347 (4): 295–298

Berrios RAS, O'Horo JC, Velagapudi V, Pulido JN (2014) Correlation of left ventricular systolic dysfunction determined by low ejection fraction and 30-day mortality in patients with severe sepsis and septic shock: A systematic review and meta-analysis. J Crit Care 29: 495–499

Bessiere F, Khenifer S, Dubourg J, Durieu I, Lega JC (2013) Prognostic value of troponins in sepsis: a meta-analysis. Intensive Care Med 39: 1181–1189

Boekstegers P, Weidenhöfer S, Kapsner S, Werdan K (1994) Skeletal muscle partial pressure of oxygen in patients with sepsis. Crit Care Med 22 (4): 640–650

Bouhemad B, Nicolas-Robin A, Arbelot C, Arthaud M, Féger F, Rouby JJ (2009) Acute left ventricular dilatation and shock-induced myocardial dysfunction. Crit Care Med 37: 441–447

Briassoulis G, Narliloglou M, Zavras N, Hatzis T (2001) Myocardial injury in meningococcus-induced purpura fulminans in children. Intensive Care Med 27: 1073–1082

Carre JE, Orban JC, Re L, Felsmann K, Iffert W, Bauer B, Suliman HB, Piantadosi CA, Mayhew TM, Breen P, Stotz M, Singer M (2010) Survival in Critical Illness Is Associated with Early Activation of Mitochondrial Biogenesis. Am J Resp Crit Care Med 382: 745–751

Celes MRN, Prado CM, Rossi MA (2013) Sepsis: Going to the Heart of the Matter. Pathobiology 80: 70–86

Cotter G, Moshkovitz Y, Kaluski E et al. (2003) The role of cardiac power and systemic vascular resistance in the pathophysiology and diagnosis of patients with acute congestive heart failure. Eur J Heart Failure 5: 443–451

Crouser ED (2004) Mitochondrial dysfunction in septic shock and multiple organ dysfunction syndrome. Mitochondrion 4 (5–6): 729–741

De Backer D, Creteur J, Dubois MJ, Sakr Y, Koch M, Verdant C, Vincent JL (2006) The effects of dobutamine on microcirculatory alterations in patients with septic shock are independent of its systemic effects. Crit Care Med 34 (2): 403–408

De Backer D, Creteur J, Preiser JC, et al (2002) Microvascular blood flow is altered in patients with sepsis. Am J Respir Crit Care 166: 98–104 *[Sorgfältige klinische Studie, welche erstmals systematisch die sepsisbedingten Störungen der Mikrozirkulation beschreibt und quantifiziert.]* ←

Dellinger PR, Levy MM, Rhodes A, Annane D, Gerlach H, Opal SM, Sevransky JE, Sprung CL, Douglas IS, Jaeschke R, Osborn TM, Nunnally ME, Townsend SR, Reinhart K, Kleinpell RM, Angus DC, Deutschman CS, Machado FR, Rubenfeld GD, Webb SA, Beale RJ, Vincent JL, Moreno R; the Surviving Sepsis Campaign Guidelines Committee including the Pediatric Subgroup (2013) Surviving Sepsis Campaign: International Guidelines for Management of Severe Sepsis and Septic Shock: 2012. Crit Care Med 41 (2): 580–637 und Intensive Care Med 39 (2): 165–228 (siehe auch Serviceteil S. 376).

Dhainaut JF, Pinsky MR, Nouria S, Slomka F, Brunet F (1997) Right ventricular function in human sepsis – a thermodilution study. Chest 112: 1043–1049

Ebelt H, Geißler I, Ruccius S, Otto V, Hoffmann S, Korth H, Klöckner U, Zhang Y, Li Y, Grossmann C, Rueckschloss U, Gekle M, Stieber J, Frantz S, Werdan K, Müller-Werdan U, Loppnow H (2015) Direct inhibition, but indirect sensitization of pacemkaer activity to sympathetic tone by the interaction of endotoxin with HCN channels. Clin Exp Pharmacol Physiol 42 (8): 874–880

Edul VSK, Enrico C, Laviolle B, Vazquez AR, Ince C, Dubin A (2012) Quantitative assessment of the microcirulation in healthy volunteers and in patients with septic shock. Crit Care Med 40: 1443–1448

Fernandez Jr CJ, de Assuncao MSC (2012) Mycoardial Dysfunction in Sepsis: A Large, Unsoved Puzzle. Critical Care Research and Practice 2012: 896430 *[Der Fokus liegt auf aktuellen Forschungsschwerpunkten.]* ←

Gach O, Lancellotti P, Pierard LA (2001) Acute ST-segment elevation in Neisseria meningitidis. Acta Cardiol 56: 327–329

Gellerich FN, Trumbeckaite S, Opalka JR, Gellerich JF, Chen Y, Neuhof C, Redl H, Werdan K, Zierz S (2002) Mitochondrial dysfunction in sepsis: evidence from bacteraemic baboons and endotoxaemic rabbits. Bioscience Rep 22 (1): 99–113

Hernandez G, Bruhn A, Luengo C, Regueira T, Kattan E, Fuentealba A, Florez J, Castro R, Aquevedo A, Pairumani R, McNab P, Ince C (2013) Effects of dobutamine on systemic, regional and microcirculatory perfusion parameters in septic shock: a randomized, placebo-controlled, double-blind, crossover study. Intensive Care Med 39 (8): 1435–1443

Hoffmann B, Welte T (2002) Der akute Myokardinfarkt – ein unterschätzter und oft unerkannter Mortalitätsfaktor bei septischen Patienten? Intensivmed 39: 677–681

Hoke RS, Müller-Werdan U, Lautenschläger C, Werdan K, Ebelt H (2012) Heart rate as an independent risk factor in patients with multiple organ dysfunction: a prospective observational study. Clin Res Cardiol 101 (2): 139–147

Klöckner U, Rueckschloss U, Grossmann C, Matzat S, Schumann K, Ebelt H, Müller-Werdan U, Loppnow H, Werdan K, Gekle M (2014) Inhibition of cardiac pacemaker channel hHCN2 depends on intercalation of lipopolysaccharide into channel-containing membrane microdomains. J Physiol 592.6: 1199–1211

Krishnagopalan S, Kumar A, Parrillo JE, Kumar A (2002) Myocardial dysfunction in the patient with sepsis. Curr Opin Crit Care 8: 376–388

Kuipers S, Klein Klouwenberg PMC, Cremer OL (2014) Incidence, risk factors and outcomes of new-onset atrial fibrillation in patients with sepsis: a systematic review. Critical Care 18: 688

Kumar A, Haery C, Parrillo JE (2001a) Myocardial dysfunction in septic shock: Part I. Clinical manifestation of cardiovascular dysfunction. J Cardiothorac Vasc Anesth 15 (3): 364–376 *[Ausgezeichnete Übersicht über die Herz-Kreislauf-Veränderungen in der Sepsis, wesentlich erforscht von der Parrillo-Gruppe!]* ←

Kumar A, Krieger A, Symeoneides S, Kuar A, Parrillo JE (2001b) Myocardial dysfunction in septic shock: Part II. Role of cytokines and nitrix oxide. J Cardiothorac Vasc Anesth 15 (4): 485–511 *[Überzeugende Darstellung der Bedeutung dieser Substanzen bei der septischen Myokarddysfunktion, wesentlich erforscht von der Parrillo-Gruppe!]* ←

Landesberg G, Gilon D, Meroz Y, Georgieva M, Levin PD, Goodman S, Avidan A, Beeri R, Weissman C, Jaffe AS, Sprung CL (2012) Diastolic dysfunction and mortality in severe sepsis and septic shock. Eur Heart J 33: 895–903 *[Ausgezeichnete monozentrische Kohortenstudie an 262 Patienten, welche mittels Gewebedoppler-Echokardiographie Häufigkeit und prognostische Relevanz der systolischen und diastolischen Dysfunktion bei schwerer Sepsis und septischem Schock beschreibt!]* ←

Landesberg G, Jaffe AS, Gillon D, Levin PD, Goodman S, Abu-Baih A, Beeri R, Weissman C, Sprung CL, Landesberg A (2014) Troponin Elevation in Severe Sepsis and Septic Shock: The Role of Left Ventricular Diastolic Dysfunction and Right Ventricular Dilatation. Crit Care Med 42: 790–800

Levy RJ (2007) Mitochondrial dysfunction, bioenergetic impairment, and metabolic down-regulation in sepsis. Shock 28 (1): 24–28

Levy RJ, Piel DA, Acton PD, et al (2005) Evidence of myocardial hibernation in the septic heart. Crit Care Med 33: 2752–2756

Lim W, Whitlock R, Khera V, Devereux PJ, Tkaczyk A, Heels-Ansdell D, Jack M, Cook D (2010) Etiology of troponin elevation in critically ill patients. J Crit Care 25: 322–328

Mehta S, Granton J, Lapinsky SE, Newton G, Bandayrel K, Little A, Siau C, Cook DJ, Ayers D, Singer J, Lee TC, Walley KR, Storms M, Cooper J, Holmes CL, Hebert P, Gordon AC, Presneill J, Russell JA, the Vasopressin and Septic Shock Trial (VASST) Investigators (2011) Agreement in electrocardiogram interpretation in patients with septic shock. Crit Care Med 39 (9): 2080–2086. Editorial: van Haren, 2187–2189 *[Systematische Analyse von EKG-Veränderungen bei Patienten mit septischem Schock, zeigt die Schwierigkeiten der Interpretation!]* ←

Meierhenrich R, Steinhilber E, Eggermann C, Weiss M, Voglic S, Bögelein D, Gauss A, Georgieff M, Stahl W (2010) Incidence and prognostic impact of new-onset atrial fibrillation in patients with septic shock: a prospective observational study. Crit Care 14: R108

Morelli A, De Castro S, Teboul JL, Singer M, Rocco M, Conti G, De Luca L, Angelantonio E, Orecchioni A, Pandian NG, Pietropaoli P (2005) Effects of levosimendan on systemic and regional hemodynamics in septic myocardial depression. Intensive Care Med 31 (5): 638–644

Morelli A, Teboul JL, Maggiore SM, Vieillard-Baron A, Rocco M, Conti G, De Gaetano A, Picchini U, Orecchioni A, Carbone I, Tritapepe L, Pietropaoli P, Westphal M (2006) Effects of levosimendan on right ventricular afterload in patients with acute respiratory distress syndrome: a pilot study. Crit Care Med 34 (9): 2287–2293

Morelli A, Donati A, Ertmer C, Rehberg S, Lange M, Orecchioni A, Cecchini V, Landoni G, Pelaia P, Pietropaoli P, Van Aken H, Teboul JL, Ince C, Westphal M (2010) Levosimendan for resuscitating the microcirculation in patients with septic shock: a randomized controlled study. Crit Care 14 (6): R232

Morelli A, Ertmer C, Westphal M, Rehberg S, Kampmeier T, Ligges S, Orecchioni A, D'Egidio A, D'Ippoliti F, Raffone C, Venditti M, Guarracino F, Girardis M, Tritapepe L, Pietropaoli P, Mebazaa A, Singer M, (2013) Effect of Heart Rate Control With Esmolol on Hemodynamic and Clinical Outcomes in Patients With Septic Shock - A Randomized Clinical Trial. JAMA 310 (16): 1683–1691

Morelli A, Passariello M, Singer M (2014) Inotropic Support in the Treatment of Septic Myocardial Dysfunction: Pathophysiological Implications Supporting the Use of Levosimendan. In: Vincent JL (ed.) Annual Update in Intensive Care and Emergency Medicine 2014. Springer International Publishing: Switzerland, S. 407–419

Müller-Werdan U, Reithmann C, Werdan K (1996) Cytokines and the heart: molecular mechanisms of septic cardiomyopathy. Medical Intelligence Unit. Springer: Heidelberg, Germany/RG Landes Company Austin, USA

Nuding S, Ebelt H, Hoke RS, Krummenerl A, Wienke A, Müller-Werdan U, Werdan K (2011) Reducing elevated heart rate in patients with multi organ dysfunction syndrome by the I_f (funny channel current) inhibitor ivabradine. Clin Res Cardiol 100 (10): 915–923

Ouelette DR, Shah SZ (2014) Comparison of outcomes from sepsis between patients with and without pre-existing left ventricular dysfunction: a case-control analysis. Critical Care 18: R79

Parrillo JE (1989) The cardiovascular pathophysiology of sepsis. Ann Rev Med 40: 469–485 *[Ausgezeichnete zusammenfassende Erstbeschreibung der Herzschädigung in der Sepsis. Der Autor und sein Team waren maßgeblich an der Erforschung der Herzschädigung in der Sepsis beteiligt.]* ←

Pierrakos C, Velissaris D, Franchi F, Muzzi L, Karanikolas M, Scoletta S (2014) Levosimendan in Critical Illness: A Literature Review. J Clin Med Res 6 (2): 75–85

Pranskunas A, Koopmans M, Koetsier PM, Pilvinis V, Boerma EC (2013) Microcirculatory blood flow as a tool to select ICU patients eligible for fluid therapy. Intensive Care Med 39: 612–619

Romberg E (1921) Die septische akute Myokarditis. In: Romberg H (Hrsg) Lehrbuch der Krankheiten des Herzens und der Blutgefäße (3. Aufl.) Enke: Stuttgart, S. 494

Romero-Bermejo FJ, Ruiz-Bailen M, Gil-Cebrian J, Huertos-Ranchal MJ (2011) Sepsis-induced Cardiomyopathy. Current Cardiology Reviews 7: 163–183 *[Eine exzellente, umfassende Übersichtsarbeit: beschreibt alle wichtigen Aspekte der Pathophysiologie und Klinik!]* ←

Rossi MA, Celes MRN, Prado CM, Saggioro FP (2007) Myocardial structural changes in long-term severe sepsis/septic shock may be responsible for cardiac dysfunction. Shock 27 (1): 10–18 *[Eine der wenigen histopathologischen Untersuchungen der Herzveränderungen bei an Sepsis verstorbenen Patienten!]* ←

Salman S, Bajwa A, Gajic O, Afessa B (2008) Paroxysmal atrial fibrillation in critically ill patients with sepsis. J Intensive Care Med 23 (3): 178–183

Saugel B, Trepte CJ, Reuter DA (2014) Macro- and Microcirculation in Systemic Inflammation: An Approach to Close the Circle. In: Vincent JL (ed.) Annual Update in Intensive Care and Emergency Medicine 2014. Springer International Publishing: Switzerland, S. 325–339

Scheruebel S, Koyani CN, Hallström S, Lang P, Platzer D, Mächler H, Lohner K, Malle E, Zorn-Pauly K, Pelzmann B (2014) I_f blocking potency of ivabradine is preserved under elevated endotoxin levels in human atrial myocytes. J Mol Cell Cardiol 72: 64–73

Schmidt H, Flieger RR, Hennen R, Tymiec P, Winkler M, Hoyer D, Buerke M, Müller-Werdan U, Werdan K (2005) Reversible autonome Dysfunktion bei einer jungen Patientin mit septischem Multiorgandysfunktionssyndrom. Dtsch Med Wochenschr 130: 648–651

Schmidt H, Hoyer D, Rauchhaus M, Prondzinsky R, Hennen R, Schlitt A, Carter J, Hottenrott K, Müller-Werdan U, Werdan K, Buerke M (2010) ACE-inhibitor therapy and survival among patients with multiorgan dysfunction syndrome (MODS) of cardiac and non-cardiac origin. Int J Cardiol 140: 296–303

Schmittinger CA, Dünser MW, Torgersen C, Luckner G, Lorenz I, Schmid S, Joannidis M, Moser P, Hasibeder WR, Halabi M, Steger CM (2013) Histologic pathologies of the myocardium in septic shock: a prospective, observational study. Shock 39: 329–441

Sturgess DJ, Marwick TH, Joyce C, Jenkins C, Jones M, Masci P, Stewart D, Venkatesh B (2010) Prediction of hospital outcome in septic shock: a prospective comparison of tissue Doppler and cardiac biomarkers. Critical Care 14: R44

Tracey KJ (2007) Physiology and immunology of the cholinergic antiinflammatory pathway. J Clin Invest 117: 289–296 *[Exzellente Darstellung des Zusammenhangs von autonomem Nervensystem und Inflammation durch den Erstbeschreiber des cholinergen antiinflammatorischen Reflexes!]* ←

Trzeciak S, McCoy JV, Phillip Dellinger R, Arnold RC, Rizzuto M, Abate NL, Shapiro NI, Parrillo JE, Hollenberg SM; Microcirculatory Alterations in Resuscitation and Shock (MARS) investigators (2008) Early increases in microcirculatory perfusion during protocol-directed resuscitation are associated with reduced multi-organ failure at 24 h in patients with sepsis. Intensive Care Med 34: 2210–2217

Tsapenko MV, Herasevich V, Mour GK, Tsapenko AV, Comfere TBO, Mankad SV, Cartin-Ceba R, Gajic O, Albright RC (2013) Severe sepsis and septic shock in patients with pre-existing non-cardiac pulmonary hypertension: contemporary management and outcomes. Crit Care Resusc 15: 103–119

V.E. Papaioannou (Editor) Frontiers in Myocardia (Vol 1) „Septic Cardiomyopathy from Bench-to-bedside" (Edited by Bentham Sience Publishers Ltd., Sharjahm U.A.E. 2015

Vignon P (2013) Ventricular diastolic abnormalities in the critically ill. Curr Opin Crit Care 19: 242–249

Walkey AJ, Wiener RS, Ghobrial J, Curtis LH, Benjamin EJ (2011) Incident Stroke and Mortality Associated With New-Onset Atrial Fibrillation in Patients Hospitalized With Severe Sepsis. JAMA 306 (20): 2248–2255. Editorial Comment: Goss CH, Carson SS: 2264–2266 *[Diese retrospektive populationsbezogene Korhortenstudie hat bei 49.082 Sepsispatienten ein 7-fach häufigeres Auftreten von Vorhofflimmern und ein 3-fach höheres daraus resultierendes Schlaganfallrisiko gefunden.]* ←

Werdan K, Hettwer S, Bubel S, Oelke A, Hoke RS, Wimmer R, Ebelt H, Müller-Werdan U (2009a) Septischer Kreislaufschock und septische Kardiomyopathie. Internist 50: 799–809

Werdan K, Nuding S, Müller-Werdan U (2015) Potential Pathophysiological Mechanisms in Septic Cardiomyopathy: an Overview. In: Frontiers in Myocardia (Vol 1) „Septic Cardiomyopathy from Bench-to-bedside" (Edited by V.E. Papaioannou. Bentham Sience Publishers Ltd., Sharjahm U.A.E. 2015, pp 3–40

Werdan K, Oelke A, Hettwer S, Nuding S, Bubel S, Hoke R, Ruß M, Lautenschläger C, Mueller-Werdan U, Ebelt H (2011) Septic cardiomyopathy: hemodynamic quantification, occurrence, and prognostic implications. Clin Res Cardiol 100 (8): 661–668

9

Werdan K, Schmidt H, Ebelt H, Zorn-Pauly K, Koidl B, Hoke RS, Heinroth K, Müller-Werdan U (2009b) Impaired regulation of cardiac function in sepsis, SIRS and MODS. Can J Physiol Pharmacol 87: 266–274

Wilhelm J, Hettwer S, Schuermann M, Bagger S, Gerhardt F, Mundt S, Muschik S, Zimmermann J, Amoury M, Ebelt H, Werdan K. (2014) Elevated troponin in septic patients in the emergency department: frequency, causes, and prognostic implications. Clin Res Cardiol 103 (7): 561–567

Wilhelm J, Hettwer S, Schuermann M, Bagger S, Gerhardt S, Mundt S, Muschik S, Zimmermann J, Bubel S, Amoury M, Klöss T, Finke R, Loppnow H, Mueller-Werdan U, Ebelt H, Werdan K (2013) Severity of cardiac impairment in the early stage of community-acquired sepsis determines worse prognosis. Clin Res Cardiol 102 (10): 735–744

Wu AHB (2001) Increased troponin in patients with sepsis and septic shock: myocardial necrosis or reversible myocardial depression? Intensive Care Med 27: 959–961

Zaky A, Deem S, Bendjelid K, Treggiari MM (2014) Characterization of cardiac dysfunction in sepsis: an ongoing challenge. Shock 2014; 41 (1): 12–24 *[Sehr gute aktuelle Übersichtsarbeit mit Schwerpunkt »klinische Aspekte«.]* ←

Zang QS, Wolf SE, Minei JP (2014) Sepsis-induced Cardiac Mitochondrial Damage and Potential Therapeutic Interventions in the Elderly. Aging Disease 5 (2): 137–149

Zanotti CSL, Gugliehnim, Parrillo JE, Walker T, Dellinger P, Hollenberg SM (2010) Ventricular Dilation Is Associated With Improved Cardiovascular Performance and Survival in Sepsis. Chest 138 (4): 848–855

Zorn-Pauly K, Pelzmann B, Lang P, Mächler H, Schmidt H, Ebelt H, Werdan K, Koidl B, Müller-Werdan U (2007) Endotoxin impairs the human pacemaker current I_f. Shock 28 (6): 655–661

Acute Respiratory Distress Syndrome (ARDS)

C. Putensen

K. Werdan et al. (Hrsg.), *Sepsis und MODS*,
DOI 10.1007/978-3-662-45148-9_10, © Springer-Verlag Berlin Heidelberg 2016

10.1 Grundlagen

Das akute Lungenversagen ist eine entzündliche Erkrankung der Lunge, die sich klinisch in bilateralen Infiltraten, einer erhöhten pulmonalen Elastance und in einer arteriellen Hypoxämie manifestiert (Ashbaugh et al. 1967; Milberg et al. 1995).

> **Abhängig vom Schweregrad der Hypoxämie wird anhand des p_aO_2/F_iO_2 zwischen mildem, moderatem und schwerem »acute respiratory distress syndrome« (ARDS) unterschieden (ARDS Definition Task Force 2012) (◘ Tab. 10.1).**

Die entzündlichen Veränderungen der Lunge führen zu einer erhöhten Permeabilität der pulmonalen Gefäße mit einem Übertritt von Flüssigkeit aus dem pulmonalen Kapillarbett in das Gewebe und zu Störungen des pulmonalen Surfactant. Daraus resultieren

- ein ausgeprägter Alveolarkollaps (Atelektasen),
- eine Konsolidierung von Lungengewebe durch alveoläre Flüssigkeitsansammlung oder strukturelle Schädigung des Lungenparenchyms und
- eine Reduktion des endexspiratorischen Lungenvolumens (EELV) mit deutlicher Abnahme der alveolären Gasaustauschfläche (◘ Abb. 10.1).

10

Dadurch kommt es zu regional unterschiedlich stark ausgeprägten Störungen der Ventilations-Perfusions-Verhältnisse ($\dot{V}/\dot{Q}$), einer Zunahme der intrapulmonalen venösen Beimischung und der arteriellen Hypoxämie (Bernard et al. 1994). Dies wird durch die Beobachtung gestützt, dass bei Patienten mit ARDS das Ausmaß des intrapulmonalen Rechts-links-Shunts mit der Größe der Atelektasen korreliert (Gattinoni et al. 1988).

10.1.1 Pathophysiologische Grundlagen der Beatmung bei ARDS

Bei Applikation des Tidalvolumens (V_T) wird Lunge gedehnt, und es resultiert eine Zunahme der Spannung. Erlangt ein nicht belüfteter Anteil der Lunge die Belüftung wieder, so liegt eine Rekrutierung vor. Kommt es während der Applikation des V_T zur Belüftung nicht belüfteter Anteile der Lunge, so liegt eine »tidale Rekrutierung« vor.

In der erkrankten Lunge ist die Verteilung von Dehnung und Spannung, den Auslösern der beatmungsassoziierten Lungenschädigung, nicht homogen (Marini u. Gattinoni 2004; Chiumello et al. 2008).

- »Dehnung« ist definiert als Elongation der Lungenstrukturen, verglichen mit der Atemruhelage. Ein Surrogatparameter für die Lungendehnung ist der Quotient von V_T zu EELV, der infolge nicht belüfteter Lungenareale durch Reduktion des EELV zunimmt (Marini u. Gattinoni 2004; Chiumello et al. 2008).
- »Spannung« wird definiert als Krafteinwirkung pro Fläche, also als Druck oder Zug, auf das Lungenfasergerüst. Indikator für die Spannung, die auf das Lungengewebe einwirkt, ist der transpulmonale Druck p_{TP}, welcher der Differenz zwischen Atemwegsdruck (p_{AW}) und Pleuradruck (p_{PL}) entspricht ($p_{TP} = p_{AW} - p_{PL}$) (Marini u. Gattinoni 2004; Chiumello et al. 2008).

Spannung und Dehnung sollten in belüfteten Lungenregionen höher als in nicht ventilierten Lungenarealen sein, da auf nicht ventilierte Lungenareale zwar eine Spannung einwirkt, aber keine Dehnung erfolgt. Einige Arbeitsgruppen vertreten daher die Auffassung, dass nicht ventilierte Lungenareale deshalb durch maschinelle Beatmung nicht geschädigt werden können.

Kommt es zur tidalen Rekrutierung, erfolgt ein zyklisches Kollabieren und eine Wiedereröffnung von Alveolen. Zyklisches Kollabieren und Wiedereröffnung der Alveolen verursachen regional eine Zunahme des p_{TP} und von Scherkräften, wobei auf Alveolarzellen respektive andere Lungenstrukturen transpulmonale Drücke (p_{TP}) von bis zu 100 cm H_2O/74 mm Hg ausgeübt werden können (Mead et al. 1970).

In einer eröffneten, homogen belüfteten Lunge sollte die Spannung gleichmäßig auf das Lungenparenchym verteilt, die Lungendehnung reduziert und eine inflammatorische Reaktion respektive beatmungsassoziierte Lungenschädigung vermeidbar sein (Gattinoni u. Caironi 2008). Kritiker des

Tab. 10.1 Berliner Definition des »acute repiratory distress syndrome« (ARDS). (ARDS Definition Task Force 2012)

	ARDS		
	Mildes	Moderates	Schweres
Zeitlicher Verlauf	Akuter Beginn innerhalb 1 Woche nach einem Insult oder neu auftretende sich verschlechternde Symptome		
Hypoxie	p_aO_2/F_iO_2 <300 mm Hg mit PEEP ≥5 cm H_2O	p_aO_2/F_iO_2 <200 mm Hg mit PEEP ≥5 cm H_2O	p_aO_2/F_iO_2 <100 mm Hg mit PEEP ≥5 cm H_2O
Ursache des Lungenödems	Respiratorisches Versagen, das nicht allein durch kardiales Versagen oder Volumenüberladung erklärbar ist Erfordert Diagnostik (z. B. Echokardiographie) zum Ausschluss eines hydrostatischen Lungenödems, wenn Risikofaktoren nicht vorhanden sind		
Radiologische Veränderungen	Verschattungen bilateral, die nicht allein durch Pleuraerguss, lobären Lungenkollaps oder Herde erklärbar sind		

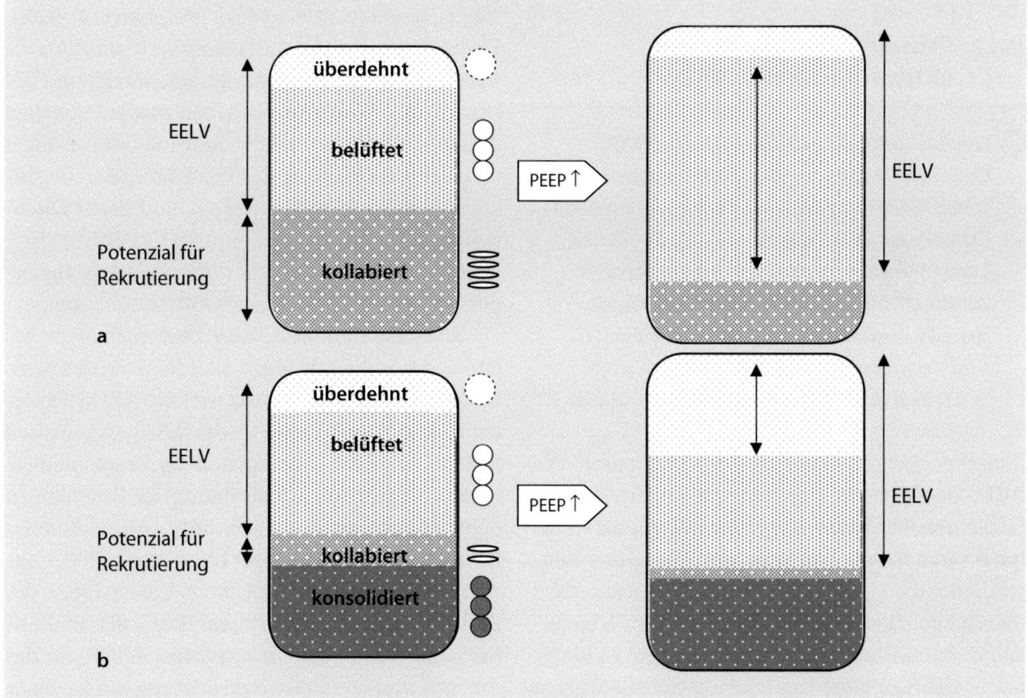

Abb. 10.1a, b ARDS und Rekrutierungspotenzial. **a** ARDS mit überwiegend kollabierter Lunge: hohes Potenzial für Rekrutierung; Verwendung eines höheren PEEP erhöht das endexspiratorische Lungenvolumen (EELV) durch Eröffnung von zuvor nicht belüftetem Lungengewebe und Verminderung des zyklischen Alveolarkollapses. Somit geringeres Risiko für eine beatmungsassoziierte Lungenschädigung (»ventilator-associated lung injury«, VALI). **b** ARDS mit hohem Anteil an konsolidierter Lunge: niedriges Potenzial für Rekrutierung; Verwendung eines höheren PEEP erhöht das EELV durch Überblähung von bereits belüftetem Lungengewebe; daher erhöhtes Risiko für VALI

Konzeptes führen hingegen an, dass der zur Rekrutierung erforderliche p_{AW} initial gut belüftete Alveolen einer hohen mechanischen Belastung aussetzt, diese dadurch schädigt und dem potenziellen Vorteil einer eröffneten, homogen belüfteten Lunge entgegenwirkt.

Praxistipp

Derzeit besteht kein Konsens, ob – und um welchen Preis – eine alveoläre Rekrutierung mit hohem p_{AW} angestrebt werden sollte (»open up the lung«), oder ob es wichtiger ist, die Lunge möglichst wenig mechanisch zu belasten (»keep the lung closed«).

10.1.2 Primär pulmonales und extrapulmonales ARDS

Obwohl die Berliner ARDS-Definition (ARDS Definition Task Force et al. 2012) nicht zwischen direkter (»primärer« oder »pulmonaler«) Schädigung (z. B. Pneumonie), die direkt das Lungengewebe betrifft, und indirekter (»sekundärer« oder »extrapulmonaler«) Schädigung (z. B. abdominelle Sepsis) differenziert, sind die atemmechanischen Eigenschaften von Lunge und Thoraxwand unterschiedlich.

Morphologisch zeichnet sich das primär pulmonale ARDS häufig durch diffus über einen Großteil der Lunge verteilte, fleckförmige Infiltrate aus, die strukturell verändertem Lungenparenchym – also Konsolidierungen – entsprechen. Im Gegensatz dazu führen interstitielles Ödem und häufig auch ein erhöhter intraabdomineller Druck beim extrapulmonalen ARDS zu einer mehr schwerkraftabhängigen Verteilung der Belüftungsstörungen mit Atelektasen vorwiegend in dorsalen, abhängigen und zwerchfellnahen Lungenarealen (Pelosi u. Gattinoni 2001; Gattinoni et al. 1986; Puybasset et al. 1998).

Diese zwei verschiedenen pathophysiologischen und morphologischen Formen des ARDS korrelieren nach ersten Untersuchungen mit Unterschieden in atemmechanischen Eigenschaften von Lunge und Thoraxwand und, wie zunächst nur postuliert wurde, dem Ansprechen auf therapeutische Interventionen, z. B. zur Rekrutierung.

Beim pulmonalen ARDS ist die Elastizität (»Elastance«) der Lunge (E_L) höher und die Elastizität der Thoraxwand (E_{TW}) niedriger als beim extrapulmonalen ARDS (▣ Abb. 10.2). Daher soll bei einem vorgegebenen p_{AW} der dabei resultierende p_{TP} bei pulmonalem ARDS höher als bei extrapulmonalem ARDS sein. Eine Steigerung des p_{AW} wirkt daher bei extrapulmonalem ARDS der erhöhten E_{TW} entgegen und resultiert in einem p_{TP}, der zur Rekrutierung respektive zum Offenhalten der Alveolen erforderlich ist.

Daher sollten Interventionen zur Rekrutierung bei einem primär pulmonalen ARDS mit dem Ziel einer Verbesserung des Gasaustausches weniger erfolgreich sein (Gattinoni et al. 1993; Lim et al. 2001). Demzufolge wird die Auffassung vertreten, dass die Verwendung von Rekrutierungsmanövern und höherer PEEP-Werte bei Patienten mit pulmonalem ARDS in der Regel nicht indiziert sei, weil es nicht zu einer Rekrutierung der konsolidierten Lungenareale durch einen höheren p_{TP} und deren Offenhalten durch PEEP käme, sondern lediglich zu einer steigenden Gefahr der Überdehnung und Minderperfusion bereits initial gut belüfteter Alveolen.

Aktuelle, multizentrische Untersuchungen relativieren oder widerlegen allerdings diese Ergebnisse: Zunächst waren ausgewiesene ARDS-Experten retrospektiv bei etwa 1/3 der ihnen vorgestellten Fälle nicht in der Lage, anhand der Krankenunterlagen eine eindeutige Zuordnung der Patienten zu den Gruppen »pulmonales« oder »extrapulmonales ARDS« vorzunehmen (Thille et al. 2007). Zudem gab es keine signifikanten Unterschiede der drei Patientengruppen (pulmonales, extrapulmonales oder nicht exakt definierbares ARDS) für das Ausmaß von alveolärer Rekrutierung infolge einer PEEP- und damit auch Plateaudruckerhöhung (Thille et al. 2007).

Eine prospektive, multizentrische Untersuchung konnte mittels thorakaler Computertomographie (CT) an mehr als 60 Patienten mit ARDS zeigen, dass die alveoläre Rekrutierung auf eine zwischenzeitliche Erhöhung des Atemwegsdruckes auf 45 cm H_2O/33 mm Hg individuell sehr unter-

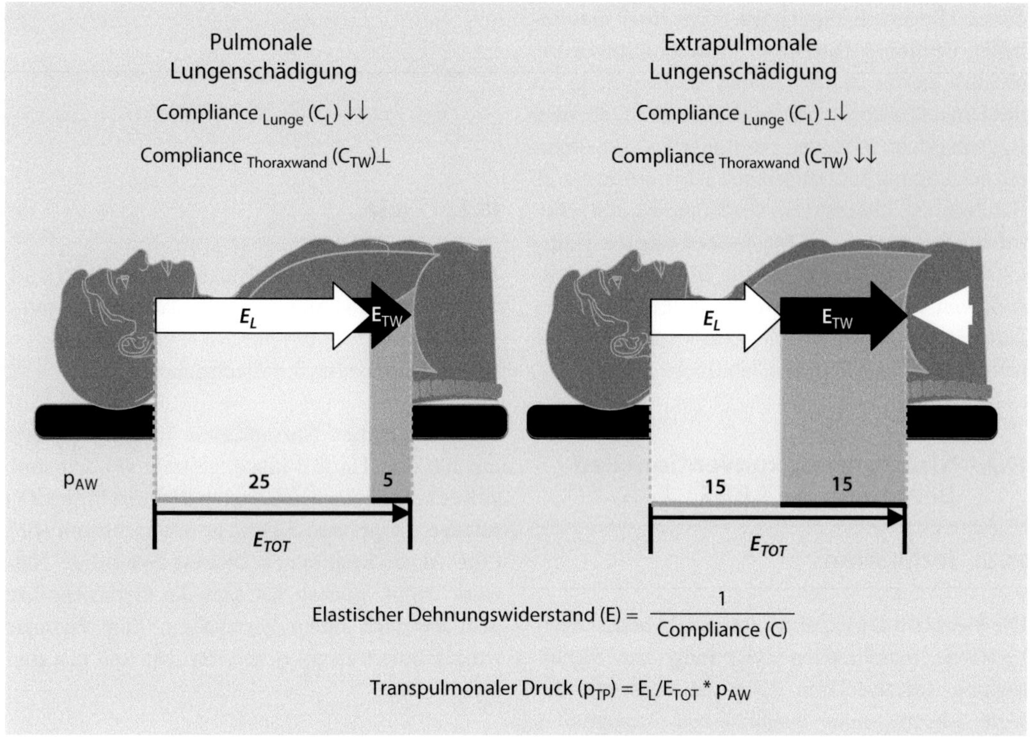

Abb. 10.2 Formen der Lungenschädigung (Erklärung der Symbole: ↑ = erhöht, ↓ = erniedrigt, ⊥ = unverändert)

schiedlich ist und statistisch kein Zusammenhang mit der Gruppeneinteilung nach Pathogenese des ARDS nachweisbar ist (Gattinoni et al. 2006). Die Untersuchung zeigte auch, dass das Ausmaß an durch erhöhte Atemwegsdrücke rekrutierbarem Lungengewebe mit der Letalität der Patienten assoziiert war: So war die Letalität von »Rekrutierern«, also Patienten mit deutlicher Zunahme der belüfteten Lungenareale bei Atemwegsdruckerhöhung, deutlich höher als bei Patienten, die nur eine geringe Tendenz zur alveolären Rekrutierung zeigten (Gattinoni et al. 2006).

Hingegen zeigt eine aktuelle Metaanalyse von Studien, welche Überlebensdaten für das ARDS sowie eine Einteilung in pulmonales und extrapulmonales ARDS berichten, keine signifikanten Unterschiede in der Letalität dieser Patienten, wenn diese lediglich nach Pathogenese den Gruppen »pulmonales« oder »extrapulmonales ARDS« zugeordnet werden (Agarwal et al. 2008).

Beatmungstherapie bei ARDS

Diese Studienergebnisse suggerieren,

- dass die Beatmungstherapie des ARDS offenbar mehr nach individuellen Gesichtspunkten ausgerichtet werden müsste,
- dass eine simple Einteilung in die beiden Gruppen pulmonales oder extrapulmonales ARDS diesem komplexen und heterogenen Krankheitsbild offensichtlich nicht gerecht wird und daher auch keine pauschalisierte Empfehlung zur Therapie dieser Gruppen gegeben werden kann.

10.1.3 Beatmungsassoziierte Lungenschädigung

Unter der beatmungsassoziierten Lungenschädigung versteht man die Progression der vorhandenen Lungenschädigung als Folge einer maschinellen Beatmung (Marini u. Gattinoni 2004). Ursächlich hierfür ist die während der Beatmung auf das Lungenparenchym einwirkende Kraft, die dem P_{TP} entspricht. Während ein hoher P_{TP} zur direkten Schädigung des Lungenparenchyms führt (z. B. Barotrauma), induziert ein moderater P_{TP} die systemische Freisetzung von Mediatoren und die Translokation von Bakterien, die für eine Verschlechterung von Organversagen und eine Erhöhung der Letalität bei Patienten mit ARDS verantwortlich gemacht werden (Marini u. Gattinoni 2004).

10.2 Strategie der konventionellen Beatmung bei ARDS

10.2.1 Indikation

Die Mehrzahl der Patienten mit ARDS bedarf einer invasiven maschinellen Beatmung zur Sicherstellung des alveolären Gasaustausches und zur Unterstützung einer insuffizienten Atempumpe. Die Evidenz für die Anwendung einer nichtinvasiven Beatmung (NIV) bei hypoxämischer akuter respiratorischer Insuffizienz (ARI), also auch bei ARDS, ist im Gegensatz zur hyperkapnischen ARI aufgrund der hohen NIV-Versagerquote deutlich geringer. Bei gemischt hypoxämisch-hyperkapnischer ARI infolge von Pneumonien und ARDS bei Patienten mit chronisch obstruktiver Lungenerkrankung und insuffizienter Atempumpe wurde NIV erfolgreich eingesetzt (Confalonieri et al. 1999; Domenighetti et al. 2002). Besonders für den pH-Bereich zwischen 7,2 und 7,35 ist die Effektivität der NIV nachgewiesen. Bei ARDS kann aber eine nicht erfolgreiche NIV und dadurch eine verspätete invasive Beatmung den Behandlungserfolg verschlechtern (Schönhofer et al. 2008).

Indikationen zur invasiven Beatmung

Indikationen zur invasiven Beatmung sind u. a. (Schönhofer et al. 2008):

- schwere Tachypnoe (Atemfrequenz >35/min),
- klinische Zeichen der muskuläre Erschöpfung (z. B. Einsatz der Atemhilfsmuskulatur),
- pH-Wert <7,20,
- eingeschränkte Vigilanz,
- S_aO_2 <90% trotz Sauerstoffgabe.

10.2.2 Ziele

Therapeutische Ziele bei Patienten mit ARDS sind

- die Sicherstellung eines adäquaten Gasaustausches und
- eine Entlastung der Atempumpe.

Während früher Normokapnie und p_aO_2-Werte um 100 mm Hg/13,3 kPa angestrebt worden sind, gibt es heute keinen definierten Zielwert für p_aCO_2, solange ein pH von 7,15 nicht unterschritten wird (The Acute Respiratory Distress Syndrome Network 2000). Ebenso hat sich die Hypoxiegrenze deutlich nach unten verschoben. Eine Hypoxie wird definiert als p_aO_2 <50 mm Hg/6,65 kPa und S_aO_2 <85%.

Lungenprotektive Beatmung

Konsentierte therapeutische Ziele bei ARDS sind aufgrund der Ergebnisse multizentrischer randomisierter kontrollierter Studien (RCT) und unter Beachtung der Grunderkrankung (The Acute Respiratory distress Syndrome Network 2000) die in ◻ Tab. 10.2 dargestellten Werte.

Die Akzeptanz dieser therapeutischen Ziele erfolgt aufgrund der Ansicht, dass eine Beatmung bei ARDS zwar notwendig ist, aber gleichzeitig den Prozess der Lungenschädigung unterhalten kann. Eine Beatmung mit diesen therapeutischen Zielen wird als lungenprotektive Beatmung bezeichnet.

10.2.3 Niedriges Tidalvolumen (Atemzugvolumen) V_T

Ein V_T >7 ml/kg KG dürfte bei den meisten Patienten mit ARDS eine Überdehnung von Lungenarealen bedingen (Roupie et al. 1995). Zahlreiche RCTs haben die Auswirkung der Größe des V_T auf die Letalität bei Patienten mit ARDS untersucht (The Acute Respiratory Distress Syndrome Network 2000; Amato et al. 1998; Brower et al. 1999;

10

Tab. 10.2 Konsentierte therapeutische Ziele bei ARDS. (Nach The Acute Respiratory Distress Syndrome Network 2000)

Parameter	Therapeutisches Ziel
Tidalvolumen (V_T)	6 ml/kg Standardkörpergewicht (KG)
End-inspiratorischer Druck (P_{EI})	≤30 cm H_2O/26 mm Hg
Beatmungsfrequenz	≤35/min
pH-Wert	>7,15
S_aO_2	>85%

Brochard et al. 1998; Stewart et al. 1998). Studien, die ein V_T ≤6 ml/kg KG mit einem V_T ≥12 ml/kg KG verglichen, beobachteten bei V_T ≤6 ml/kg KG eine Reduktion der systemischen Inflammation und der Letalität (The Acute Respiratory Distress Syndrome Network 2000; Amato et al. 1998).

Bei der ARDSnet-Studie (2000) wurde das Körpergewicht nicht gemessen, sondern das Standard-KG aufgrund der Körpergröße berechnet:

$$\text{KG}(\text{Frau}) = 45{,}5 + 0{,}91\left[\text{Größe}(\text{cm})\right] - 152{,}4] \text{ und}$$

$$\text{KG}(\text{Mann}) = 50 + 0{,}91\left[\text{Größe}(\text{cm}) - 152{,}4\right]$$

Die durch die Reduktion des V_T bedingte Steigerung des p_aCO_2 wurde in den RCTs unterschiedlich gehandhabt (The Acute Respiratory Distress Syndrome Network 2000; Amato et al. 1998; Brower et al. 1999; Brochard et al. 1998; Stewart et al. 1998). Ob und wenn mit welcher Substanz bei welchem pH-Wert eine Pufferung erfolgen soll, wird kontrovers diskutiert. In der ARDSnet-Studie (2000) erfolgte die Pufferung mit $NaHCO_3$ bei einem pH-Wert <7,15 (The Acute Respiratory distress Syndrome Network 2000); zur Stabilisierung des pH-Wertes >7,15 wurde zuvor aber eine Erhöhung der Beatmungsfrequenz auf bis zu 35/min zugelassen.

Metaanalysen zeigen, dass bei einem p_{EI} >32 cm H_2O ein V_T <6 ml/kg KG mit einer Reduktion der Letalität verbunden ist (Putensen et al. 2009).

Die aktuelle internationale Leitlinie der Surviving Sepsis Campaign (Dellinger et al. 2013) empfiehlt zum Management der schweren Sepsis und des septischen Schocks ein V_T ≤6 ml/kg Standard-KG, um einen p_{EI} <30 cm H_2O zu erreichen, und Beatmungsfrequenzen von 6–35/min, um den pH über 7,15 zu halten. Die Pufferung mit $NaHCO_3$ bei einem pH-Wert <7,15 wird aufgrund der vorhandenen Datenlage bei Patienten mit schwere Sepsis und des septischen Schocks nicht empfohlen, um die Herz-Kreislauf-Funktion zu stabilisieren.

10.2.4 Positiv endexspiratorischer Druck (PEEP)

PEEP soll einerseits die initial nicht ventilierten Lungenabschnitte rekrutieren und dadurch das EELV und den Gasaustausch verbessern (Gattinoni et al. 1988). Zum anderen verhindert PEEP den endexspiratorischen Kollaps derjenigen Alveolen, welche erst durch höhere Atemwegsdrücke während der Inspiration eröffnet werden (Gattinoni et al. 1995). Dadurch soll eine durch tidale Rekrutierung verursachte Lungenschädigung vermieden werden.

Einstellung des adäquaten PEEP

In der Praxis erweist sich die Einstellung des adäquaten PEEP oft schwierig. Die alleinige Verwendung von p_aO_2 zur Beurteilung des adäquat eingestellten PEEP muss als problematisch gewertet werden, da der p_aO_2 auch durch die Herz-Kreislauf-Funktion determiniert wird. Sinnvoller ist die Berücksichtigung von p_aO_2 und p_aCO_2 zur Ermittlung des adäquaten PEEP (Gattinoni et al. 2006; Pelosi et al. 1999). Ein steigender p_aO_2 bei gleichbleibendem oder sinkendem p_aCO_2 weist auf eine Rekrutierung von Lungenarealen hin, während ein steigender p_aCO_2 bei gleichbleibendem oder sinkendem p_aO_2 auf eine Überdehnung von Lungenarealen mit Kompression der perialveolären Blutgefäße und einer Totraumventilation schließen lässt.

Die internationale Sepsisleitlinie (Dellinger et al. 2013, s. ► Serviceteil) empfiehlt die Einstellung des PEEP-Wertes, um einen endexspiratorischen Kollaps der Lunge zu vermeiden. Hierzu werden bei Patienten mit schwerer Sepsis höhere PEEP-Werte empfohlen. Dazu wird die PEEP-Einstellung anhand eines fixierten Verhältnisses von inspiratorischer Sauerstoffkonzentration (F_iO_2) und PEEP titriert, um zu niedrige PEEP-Werte bei hohem F_iO_2-Bedarf zu vermeiden. Dies ist als minimale Anforderung an eine PEEP-Einstellung zu sehen.

Praxistipp

Obgleich eine rationale PEEP-Einstellung primär nach lungenmechanischen Gesichtspunkten erfolgen sollte, um insbesondere den endexspiratorischen Kollaps der Lunge zu vermeiden, dürfen Nebenwirkungen auf das Herz-Kreislauf-System nicht vernachlässigt werden. Hypovolämie und die Verwendung hoher V_T sind die Hauptursachen für eine Herz-Kreislauf-Depression infolge Steigerung des PEEP!

RCTs zeigten, dass ein höherer PEEP bei der Mehrzahl der Patienten die Oxygenierung verbessert (Amato et al. 1998; Mercat et al. 2008; Maede et al. 2008; Villar et al. 2006; Brower et al. 2004). In einer RCT führte ein nach der Druck-Volumen-Kurve optimierter PEEP bei Patienten mit ARDS zu höheren PEEP-Werten, einer besseren Oxygenierung und einer Reduktion der Letalität verglichen mit einem nach der S_aO_2 optimierten PEEP (Amato et al. 1998; Villar et al. 2006). 3 andere RCTs konnten durch die Verwendung höherer PEEP-Werte, welche anhand einer fixen Kombination aus F_iO_2 und PEEP eingestellt wurden, zwar eine bessere Oxygenierung, aber keine Reduktion der Letalität beobachten (Mercat et al. 2008; Maede et al. 2008; Brower et al. 2004).

Gemeinsam war allen Studien die Verwendung kleiner V_T von 6–8 ml/kg standardisiertem KG, die in der Gruppe mit hohem PEEP regelhaft zu höheren p_{EI} führten (Mercat et al. 2008; Maede et al. 2008; Brower et al. 2004). Unter Anwendung höherer PEEP-Werte traten seltener therapierefraktäre Hypoxien auf, welche adjunktive Therapien (z. B. NO-Inhalation, Hochfrequenzoszillation) erforderten, (Mercat et al. 2008; Maede et al. 2008). Zudem war die Letalität der Patienten mit therapierefraktärer Hypoxie unter Anwendung höherer PEEP-Werte niedriger (Mercat et al. 2008; Maede et al. 2008).

Aufgrund der vorliegenden Studienergebnisse und aufgrund der Metaanalysen kann aber kein Vorteil für die routinemäßige Verwendung höherer PEEP-Werte im Hinblick auf die Letalität von Patienten mit ARDS belegt werden (Putensen et al. 2009).

Die internationale Sepsisleitlinie (Dellinger et al. 2013) empfiehlt daher höhere PEEP-Werte bei Patienten mit moderatem und schwerem ARDS (p_aO_2/F_iO_2 <200 mm Hg) und bei refraktärer Hypoxämie.

10.3 Adjunktive Verfahren

10.3.1 Optimierung der Rekrutierung

Erhaltene Spontanatmung

Da sich bei Spontanatmung die posterioren, muskulären Anteile des Zwerchfells stärker als die anterior gelegene Sehnenplatte kontrahieren, sollte die Senkung des p_{PL} und der damit verbundene Anstieg des p_{TP} in den abhängigen zwerchfellnahen Lungenregionen maximal sein. Dieser regionale Anstieg des p_{TP} ist für die Rekrutierung der nicht belüfteten zwerchfellnahen Lungenareale unter Spontanatmung verantwortlich (Hedenstierna et al. 1994).

Erhaltene Spontanatmung führt bei ARDS zu einer signifikanten Verbesserung des EELV und des Gasaustausches bei Zunahme des Herzzeitvolumens und Reduktion der Beatmungsdauer (Putensen et al. 1999; Putensen et al. 2001).

CT-Untersuchungen belegen, dass durch Spontanatmung ein großer Anteil des V_T zu den abhängigen initial kollabierten Lungenarealen verteilt wird und dadurch die tidale Rekrutierung reduziert wird (Wrigge et al. 2005).

Demgegenüber weist eine RCT darauf hin, dass bei schwerem ARDS (p_aO_2/F_iO_2 <150 mm Hg) in den ersten beiden Behandlungstagen eine Muskelrelaxierung bei tiefer Sedierung mit einer Reduktion der Letalität assoziiert ist (Papazian et al. 2010).

Ob auch Patienten mit schwerer Sepsis von einer Muskelrelaxierung bei tiefer Sedierung profitieren, ist unklar, da frühere Untersuchungen keinen Vorteil der Muskelrelaxierung bei tiefer Sedierung, z. B. auf die O_2-Transportkapazität, belegen konnten (Freebairn et al. 1997).

Die internationale Sepsisleitlinie (Dellinger et al. 2013) empfiehlt, die Anwendung von Muskelrelaxanzien wann immer möglich zu vermeiden, und wenn nicht vermeidbar, nur bei schwerem bis moderatem ARDS (p_aO_2/F_iO_2 <150 mm Hg) möglichst kurzfristig (<48 h) unter neuromuskulärem Monitoring einzusetzen.

Bauchlagerung

Die bedeutsamen physiologischen Effekte der Bauchlage sind die Abnahme der Thoraxwand-Compliance infolge eingeschränkter Beweglichkeit der ventralen Thoraxwand und eine Reduktion des p_{PL}-Gradienten durch eine schwerkraftabhängige Umverteilung des extravaskulären Lungenwassers und der intrapulmonalen hydrostatischen Druckverhältnisse, wodurch die in Rückenlage dorsal gelegenen Lungenareale leichter rekrutierbar werden (Pelosi et al. 1998).

Drei RCTs konnten durch die Verwendung der Bauchlagerung zwar eine bessere Oxygenierung, aber keine Reduktion der Letalität beobachten (Gattinoni et al. 2001; Guerin et al. 2004; Mancebo et al. 2006; Taccone et al. 2009). Metaanalysen dieser RCTs weisen darauf hin, dass Bauchlagerung bei Patienten mit schwerem ARDS und einem p_aO_2/F_iO_2 <100 vorteilhaft sein könnte (Gattinoni et al. 2010; Sud et al. 2010a). Ein neues RCT konnte bei Patienten mit schwerem ARDS (p_aO_2/F_iO_2 <100 mm Hg) unter Anwendung der Bauchlage eine Reduktion der Letalität zeigen (Guerin et al. 2013). Basierend auf den vorliegenden Daten empfiehlt die internationale Sepsisleitlinie (Dellinger et a. 2013) bei Patienten mit schwerem ARDS (p_aO_2/F_iO_2 <100 mm Hg) die Anwendung der Bauchlage, sofern das Zentrum genügend Erfahrung in deren Anwendung hat.

Praxistipp

Basierend auf den vorliegenden Daten ist daher bei Patienten mit schwerem ARDS (p_aO_2/F_iO_2 <100 mm Hg) und einem adäquat eingestellten PEEP die Bauchlagerung gerechtfertigt.

Rekrutierungsmanöver (RM)

Verschiedene RM erhöhen auf unterschiedliche Weise und für unterschiedliche Dauer den P_{AW} mit dem Ziel der Rekrutierung (Tab. 10.3). Bei fehlenden RCTs zeigt eine Metaanalyse kleinerer Studien keinen Vorteil des RM für den Behandlungserfolg und die Letalität bei ARDS (Hodgson et al. 2009). Basierend auf den vorliegenden Daten empfiehlt die internationale Sepsisleitlinie (Dellinger et al. 2013) Rekrutierungsmanöver nur bei Patienten mit einer schweren therapierefraktären Hypoxämie.

Hochfrequenzoszillation (HFO)

Die HFO erzeugt in einem offenen Beatmungssystem mit Hilfe eines hohen Gasflusses einen kontinuierlichen p_{AW} und dadurch p_{TP}, der die Rekrutierung erreichen soll. Ein an dieses System gekoppelter Oszillator, der den Gasstrom in hochfrequente Schwingungen versetzt, soll den Gasaustausch sicherstellen, ohne dadurch zu einer signifikanten Erhöhung des p_{AW} und konsekutiv zur beatmungsassoziierten Lungenschädigung zu führen. Frühere RCTs und Metaanalysen belegen, dass HFO bei Patienten mit schwerem ARDS und hohem Rekrutierungspotenzial die Oxygenierung, nicht aber die Letalität verbessern kann (Mentzelopoulos et al. 2010; Sud et al. 2010b; Derdak et al. 2002). Ein neueres RCT zeigt eine erhöhte Letalität unter HFO im Vergleich zur konventionellen Beatmung (Ferguson et al. 2013), während eine weitere neue RCT keinen Unterschied bezogen auf die Letalität nachweisen konnte (Young et al. 2013). Eine aktuelle Metaanalyse belegt, dass HFO bei Patienten mit ARDS die Letatlität nicht verbessert, aber mit einem höheren Risiko für Barotrauma und Hypotension einhergeht (Sud et al. 2013). Basierend auf dieser Datenlage ist die Anwendung von HFO bei Patienten mit ARDS nicht gerechtfertigt.

Tab. 10.3 Rekrutierungsmanöver

Methode	Atemwegsdrücke (cm H_2O)	Zeit (s)	Patienten
CPAP	30–45	15–20	Gesund
	30–45	4–40	ARDS
PCV	p_{ins} 30–40, PEEP 10–20	60	Gesund
	p_{ins} 40–60, PEEP 10–30	30–120	ARDS
Seufzer	Volumen gesteuert, druckbegrenzt bei p_{EI} 45	3 Atemzüge	ARDS
Verlängerte Seufzerbeatmung	Volumen gesteuert, druckbegrenzt bei p_{EI} 40, PEEP 35	60	ARDS
PSV	p_{EI} 40, PEEP 40	30	ARDS

Abkürzungen:
ARDS = »adult respiratory distress syndrome«
CPAP = »continuous positive airway pressure«
PCV = »pressure-controlled ventilation«
p_{EI} = endinspiratorischer Druck
p_{ins} = inspiratorischer Druck
PEEP = »positive end-expiratory pressure«
PSV = »pressure support ventilation«.

10

10.3.2 Optimierung der Lungenprotektion

Extrakorporale Membranoxygenierung (ECMO)

Bei ECMO wird das Blut über einen venovenösen, präpulmonalen, extrakorporalen Kreislauf mittels eines Membranoxygenators bei Blutflüssen von 3–6 l/min oxygeniert und von CO_2 befreit (Combes et al. 2012). Bei Blutflüssen von 0,5–2,5 l/min erfolgt hingegen ausschließlich eine CO_2-Elimination. Die ECMO dient dazu, eine protrahierte Hypoxie zu vermeiden und die Zeit zu überbrücken, um das ARDS zu therapieren und weitere Schäden durch invasive Beatmung zu vermeiden. Heparinbeschichtete, miniaturisierte und biokompatiblere Systeme erlauben eine sicherere Anwendung der ECMO.

Praxistipp

Ein RCT und zahlreiche Kohortenanalysen, insbesondere bei H1N1-bedingtem ARDS, belegen den Nutzen der ECMO als Rescue-Verfahren (Davies et al. 2009; Peek et al. 2009).

Medikamentöse Therapie

Kleine kontrollierte Studien beobachteten bei niedrig dosierter **Kortikoidtherapie** (1–2 mg/kg KG Methylprednisolon/Tag) bei therapierefraktärem ARDS eine Verbesserung der Oxygenierung sowie eine Reduktion der Multiorganmorbidität und der Dauer der Beatmung (Meduri et al. 2007; Meduri et al. 1998). Hydrokortison und Methylprednisolon in Dosierungen zwischen 200 und 750 mg Hydrokortisonäquivalente werden eingesetzt.

Ein RCT konnte keine Verbesserung der Letalität durch eine niedrig dosierte Kortikoidtherapie bei ARDS beobachten. Eine Metaanalyse von 2008 zeigte eine geringere Letalität bei niedrig dosierter Kortikoidtherapie vor dem 14. Erkrankungstag (Tang et al. 2009). Eine intensive Überwachung möglicher neuer Infektionen, die Vermeidung von Muskelrelaxanzien und engmaschige Blutzuckerkontrollen sind erforderlich.

Die Gabe von antiinflammatorischen Substanzen wie des Statins Simvastatin oder Rosuvastatin zeigte in kleineren Studien einen Behandlungsvorteil bei ARDS. Zwei RCTs bei Patienten mit schwerem bis mildem ARDS (p_aO_2/F_iO_2 <300) konnten weder für Simvastatin (McAuley et al. 2014) noch für Rosuvastatin (National Heart, Lung, and Blood Institute ARDS Clinical Trials Network 2014) einen Überlebensvorteil und verbesserten Behandlungserfolg zeigen.

10.4 Entwöhnung von der maschinellen Beatmung

Die Entwöhnung von der maschinellen Beatmung (Weaning) beansprucht 25–60% der gesamten Beatmungszeit und gestaltet sich bei 25% aller Beatmungspatienten als schwierig (Brochard et al. 1994; Esteban et al. 1995; Ely et al. 1996).

Zahlreiche RCTs belegen, dass die Implementierung eines Weaning-Protokolls die Beatmungsdauer und das Weaning-Versagen reduziert (Girard et al. 2008; Kollef et al. 1997). Ein RCT konnte durch die Implementierung eines Weaning-Protokolls in Kombination mit einem Sedierungsprotokoll darüber hinaus auch die Langzeitletalität senken (Girard et al. 2008). Zudem belegen Metaanalysen die Reduktion von Beatmungsdauer und Weaning-Versagen mit Hilfe eines Weaning-Protokolls bei allen außer neurochirurgischen Patienten (Blackwood et al. 2011).

Die Anwendung eines Weaning-Protokolls in Kombination mit einem Sedierungsprotokoll muss daher als Standard gelten.

Literatur

Agarwal R, Srinivas R, Nath A, Jindal SK (2008) Is the mortality higher in the pulmonary vs the extrapulmonary ARDS? A meta analysis. Chest 133 (6): 1463–1473

Amato MB, Barbas CS, Meddeiros DM, Magaldi RB, Schettino GP, Lorenzi-Fiho G, Kairalla RA, Deheinzellin D, Munzo C, Oliveira R, Talagalo TY, Carvalho CR (1998) Effect of protective-ventilation strategy on mortality in the adult respiratory distress syndrome. New Engl J Med 338: 347–354

ARDS Definition Task Force, Ranieri VM, Rubenfeld GD, Thompson BT, Ferguson ND, Caldwell E, Fan E, Camporota L, Slutsky AS (2012) Acute respiratory distress syndrome: the Berlin Definition. JAMA 307 (23): 2526–2533 *[Definition des ARDS unter Berücksichtigung der Pathophysiologie und Epidemiologie. Muss als Standartwerk gelten.]* ←

Ashbaugh DG, Bigelow DB, Petty TL, Levine BE (1967) Acute respiratory distress in adults. Lancet 2 (7511): 319–323

Bernard GR, Artigas A, Brigham KL, Carlet J, Falke K, Hudson L, Lamy M, Legall JR, Morris A, Spragg R (1994) The American-European Consensus Conference on ARDS. Definitions, mechanisms, relevant outcomes, and clinical trial coordination. Am J Respir Crit Care Med 149: 818–824

Blackwood B, Alderdice F, Burns K, Cardwell C, Lavery G, O'Halloran P (2011) Use of weaning protocols for reducing duration of mechanical ventilation in critically ill adult patients: Cochrane systematic review and meta-analysis. BMJ 342: c7237

Brochard L, Rauss A, Benito S, Conti G, Mancebo J, Rekik N, Gasparetto A, Lemaire F (1994) Comparison of three methods of gradual withdrawal from ventilatory support during weaning from mechanical ventilation. Am J Respir Crit Care Med 150 (4): 896–903

Brochard L, Roudot-Thoraval F, Roupie E, Delclaux C, Chastre J, Fernandez-Mondejar E, Clementi E, Mancebo J, Factor P, Matamis D, Ranieri M, Blanch L, Rodi G, Mentec H, Dreyfuss D, Ferrer M, Brun-Buisson C, Tobin M, Lemaire F (1998) Tidal volume reduction for prevention of ventilator-induced lung injury in acute respiratory distress syndrome. The Multicenter Trial Group on Tidal Volume reduction in ARDS. Am J Respir Crit Care Med 158 (6): 1831–1838

Brower RG, Shanholtz CB, Fessler HE, Shade DM, White P Jr, Wiener CM, Teeter JG, Dodd-o JM, Almog Y, Piantadosi S (1999) Prospective, randomized, controlled clinical trial comparing traditional versus reduced tidal volume ventilation in acute respiratory distress syndrome patients. Crit Care Med 27 (8): 1492–1498

Brower RG, Lanken PN, MacIntyre N, Matthay MA, Morris A, Ancukiewicz M, Schoenfeld D, Thompson B T (2004) Higher versus lower positive end-expiratory pressures in patients with the acute respiratory distress syndrome. N Engl J Med 351 (4): 327–336

Chiumello D, Carlesso E, Cadringher P, Caironi P, Valenza F, Polli F, Tallarini F, Cozzi P, Cressoni M, Colombo A, Marini JJ, Gattinoni L (2008) Lung stress and strain during mechanical ventilation for acute respiratory distress syndrome. Am J Respir Crit Care Med 178 (4): 346–355 *[Darstellung der Mechanismen der beatmungsassoziierten Lungenschädigung.]* ←

Combes A, Bacchetta M, Brodie D, Muller T, Pellegrino V (2012) Extracorporeal membrane oxygenation for respiratory failure in adults. Curr Opin Crit Care 18 (1): 99–104

Confalonieri M, Potena A, Carbone G, Porta RD, Tolley EA, Umberto MG (1999) Acute respiratory failure in patients with severe community-acquired pneumonia. A prospective randomized evaluation of noninvasive ventilation. Am J Respir Crit Care Med 160(5 Pt 1): 1585–1591

Davies A, Jones D, Bailey M, Beca J, Bellomo R, Blackwell N, Forrest P, Gattas D, Granger E, Herkes R, Jackson A, McGuinness S, Nair P, Pellegrino V, Pettila V, Plunkett B, Pye R, Torzillo P, Webb S, Wilson M, Ziegenfuss M (2009) Extracorporeal Membrane Oxygenation for 2009

Influenza A (H1N1) Acute Respiratory Distress Syndrome. JAMA 302 (17): 1888–1895

Dellinger RPI, Levy MM, Rhodes A, Annane D, Gerlach H, Opal SM, Sevransky JE, Sprung CL, Douglas IS, Jaeschke R, Osborn TM, Nunnally ME, Townsend SR, Reinhart K, Kleinpell RM, Angus DC, Deutschman CS, Machado FR, Rubenfeld GD, Webb S, Beale RJ, Vincent JL, Moreno R; Surviving Sepsis Campaign Guidelines Committee including The Pediatric Subgroup Sepsis Campaign; Surviving Sepsis Campaign (2013) International guidelines for management of severe sepsis and septic shock, 2012. Intensive Care Med 39: 165–228

Derdak S, Mehta S, Stewart TE, Smith T, Rogers M, Buchman TG, Carlin B, Lowson S, Granton J (2002) High-frequency oscillatory ventilation for acute respiratory distress syndrome in adults: a randomized, controlled trial. Am J Respir Crit Care Med 166 (6): 801–808

Domenighetti G, Gayer R, Gentilini R (2002) Noninvasive pressure support ventilation in non-COPD patients with acute cardiogenic pulmonary edema and severe community-acquired pneumonia: acute effects and outcome. Intensive Care Med 28 (9): 1226–1232

Ely EW, Baker AM, Dunagan DP, Burke HL, Smith AC, Kelly PT, Johnson MM, Browder RW, Bowton DL, Haponik EF (1996) Effect on the duration of mechanical ventilation of identifying patients capable of breathing spontaneously. N Engl J Med 335 (25): 1864–1869 *[Dieses RCT zeigt die Vorteile eines Weaning-Protokolls in Bezug auf den Weaning-Erfolg.]* ←

Esteban A, Frutos F, Tobin MJ, Alia I, Solsona JF, Valverdu I, Fernandez R, de la Cal MA, Benito S, Tomas R (1995) A comparison of four methods of weaning patients from mechanical ventilation. Spanish Lung Failure Collaborative Group. N Engl J Med 332 (6): 345–350

Ferguson ND, Cook DJ, Guyatt GH, Mehta S, Hand L, Austin P, Zhou Q, Matte A, Walter SD, Lamontagne F, Granton JT, Arabi YM, Arroliga AC, Stewart TE, Slutsky AS, Meade MO (2013) High-frequency oscillation in early acute respiratory distress syndrome. N Engl J Med 2013;368: 795–805 *[Dieses RCT zeigt eine erhöhte Letalität bei HFO im Vergleich zur konventionellen Beatmung.]* ←

Freebairn RC, Derrick J, Gomersall CD et al. (1997) Oxygen delivery, oxygen consumption, and gastric intramucosal pH are not improved by a computer-controlled, closed-loop, vecuronium infusion in severe sepsis and septic shock. Crit Care Med 25: 72–77

Gattinoni L, Caironi P (2008) Refining ventilatory treatment for acute lung injury and acute respiratory distress syndrome. JAMA 299 (6): 691–693

Gattinoni L, Presenti A, Torresin A, Baglioni S, Rivolta M, Rossi F, Scarani F, Marcolin R, Cappelletti G (1986) Adult respiratory distress syndrome profiles by computed tomography. J Thorac Imaging 1 (3): 25–30

Gattinoni L, Pesenti A, Baglioni S, Vitale G, Rivolta M, Pelosi P (1988) Inflammatory pulmonary edema and positive end-expiratory pressure: correlations between imaging and physiologic studies. J Thorac Imaging 3 (3): 59–64

Gattinoni L, D'Andrea L, Pelosi P, Vitale G, Pesenti A, Fumagalli R (1993) Regional effects and mechanism of positive end-expiratory pressure in early adult respiratory distress syndrome. JAMA 269 (16): 2122–2127 *[Diese Untersuchung erklärt die regionalen Effekte der Anwendung von PEEP.]* ←

Gattinoni L, Pelosi P, Crotti S, Valenza F (1995) Effects of positive end-expiratory pressure on regional distribution of tidal volume and recruitment in adult respiratory distress syndrome. Am J Respir Crit Care Med 151 (6): 1807–1814

Gattinoni L, Tognoni G, Pesenti A, Taccone P, Mascheroni D, Labarta V, Malacrida R, Di GP, Fumagalli R, Pelosi P, Brazzi L, Latini R (2001) Effect of prone positioning on the survival of patients with acute respiratory failure. N Engl J Med 345 (8): 568–573

Gattinoni L, Caironi P, Cressoni M, Chiumello D, Ranieri VM, Quintel M, Russo S, Patroniti N, Cornejo R, Bugedo G (2006) Lung recruitment in patients with the acute respiratory distress syndrome. N Engl J Med 354 (17): 1775–1786

Gattinoni L, Carlesso E, Taccone P, Polli F, Guerin C, Mancebo J (2010) Prone positioning improves survival in severe ARDS: a pathophysiologic review and individual patient meta-analysis. Minerva Anestesiol 76 (6): 448–454

Girard TD, Kress JP, Fuchs BD, Thomason JW, Schweickert WD, Pun BT, Taichman DB, Dunn JG, Pohlman AS, Kinniry PA, Jackson JC, Canonico AE, Light RW, Shintani AK, Thompson JL, Gordon SM, Hall JB, Dittus RS, Bernard GR, Ely EW (2008) Efficacy and safety of a paired sedation and ventilator weaning protocol for mechanically ventilated patients in intensive care (Awakening and Breathing Controlled trial): a randomised controlled trial. Lancet 371 (9607): 126–134 *[Dieses RCT zeigt die Vorteile eines kombinierten Sedierungs- und Weaning-Protokolls auf die Langzeitletalität.]* ←

Guerin C, Gaillard S, Lemasson S, Ayzac L, Girard R, Beuret P, Palmier B, Le QV, Sirodot M, Rosselli S, Cadiergue V, Sainty JM, Barbe P, Combourieu E, Debatty D, Rouffineau J, Ezingeard E, Millet O, Guelon D, Rodriguez L, Martin O, Renault A, Sibille JP, Kaidomar M (2004) Effects of systematic prone positioning in hypoxemic acute respiratory failure: a randomized controlled trial. JAMA 292 (19): 2379–2387

Guerin C, Reignier J, Richard JC, Beuret P, Gacouin A, Boulain T, Mercier E, Badet M, Mercat A, Baudin O, Clavel M, Chatellier D, Jaber S, Rosselli S, Mancebo J, Sirodot M, Hilbert G, Bengler C, Richecoeur J, Gainnier M, Bayle F, Bourdin G, Leray V, Girard R, Baboi L, Ayzac L (2013) Prone positioning in severe acute respiratory distress syndrome. N Engl J Med 368: 2159–2168 *[Dieses RCT zeigt eine Reduktion der Letalität bei Anwendung der Bauchlage bei Patienten mit schwerem ARDS.]* ←

Hedenstierna G, Tokics L, Lundquist H, Andersson T, Strandberg A, Brismar B (1994) Phrenic nerve stimulation during halothane anesthesia. Effects of atelectasis. Anesthesiology 80 (4): 751–760

Hodgson C, Keating JL, Holland AE, Davies AR, Smirneos L, Bradley SJ, Tuxen D (2009) Recruitment manoeuvres for adults with acute lung injury receiving mechanical ventilation. Cochrane Database Syst Rev (2): CD006667

Kollef MH, Shapiro SD, Silver P, St John RE, Prentice D, Sauer S, Ahrens TS, Shannon W, Baker-Clinkscale D (1997) A randomized, controlled trial of protocol-directed versus physician-directed weaning from mechanical ventilation. Crit Care Med 25 (4): 567–574

Lim CM, Kim EK, Lee JS, Shim TS, Lee SD, Koh Y, Kim WS, Kim DS, Kim WD (2001) Comparison of the response to the prone position between pulmonary and extrapulmonary acute respiratory distress syndrome. Intensive Care Med 27 (3): 477–485

Mancebo J, Fernandez R, Blanch L, Rialp G, Gordo F, Ferrer M, Rodriguez F, Garro P, Ricart P, Vallverdu I, Gich I, Castano J, Saura P, Dominguez G, Bonet A, Albert RK (2006) A multicenter trial of prolonged prone ventilation in severe acute respiratory distress syndrome. Am J Respir Crit Care Med 173 (11): 1233–1239

Marini JJ, Gattinoni L (2004) Ventilatory management of acute respiratory distress syndrome: a consensus of two. Crit Care Med 32 (1): 250–255

McAuley DF1, Laffey JG, O'Kane CM, Perkins GD, Mullan B, Trinder TJ, Johnston P, Hopkins PA, Johnston AJ, McDowell C, McNally C; HARP-2 Investigators; Irish Critical Care Trials Group (2014)) Simvastatin in the acute respiratory distress syndrome. N Engl J Med 371: 1695–1703

Mead J, Takishima T, Leith D (1970) Stress distribution in lungs: a model of pulmonary elasticity. J Appl Physiol 28 (5): 596–608

Meade MO, Cook DJ, Guyatt GH, Slutsky AS, Arabi YM, Cooper DJ, Davies AR, Hand LE, Zhou Q, Thabane L, Austin P, Lapinsky S, Baxter A, Russell J, Skrobik Y, Ronco JJ, Stewart TE (2008) Ventilation strategy using low tidal volumes, recruitment maneuvers, and high positive end-expiratory pressure for acute lung injury and acute respiratory distress syndrome: a randomized controlled trial. JAMA 299 (6): 637–645

Meduri GU, Headley AS, Golden E, Carson SJ, Umberger RA, Kelso T, Tolley EA (1998) Effect of prolonged methylprednisolone therapy in unresolving acute respiratory distress syndrome: a randomized controlled trial. JAMA 280 (2): 159–165

Meduri GU, Golden E, Freire AX, Taylor E, Zaman M, Carson SJ, Gibson M, Umberger R (2007) Methylprednisolone infusion in early severe ARDS: results of a randomized controlled trial. Chest 131 (4): 954–963

Mentzelopoulos SD, Malachias S, Kokkoris S, Roussos C, Zakynthinos SG (2010) Comparison of high-frequency oscillation and tracheal gas insufflation versus standard high-frequency oscillation at two levels of tracheal pressure. Intensive Care Med 36 (5): 810–816

Mercat A, Richard JC, Vielle B, Jaber S, Osman D, Diehl JL, Lefrant JY, Prat G, Richecoeur J, Nieszkowska A, Gervais C, Baudot J, Bouadma L, Brochard L (2008) Positive end-expiratory pressure setting in adults with acute lung injury and acute respiratory distress syndrome: a randomized controlled trial. JAMA 299 (6): 646–655

Milberg JA, Davis DR, Steinberg KP, Hudson LD (1995) Improved survival of patients with acute respiratory distress syndrome (ARDS): 1983–1993. JAMA 273 (4): 306–309

National Heart, Lung, and Blood Institute ARDS Clinical Trials Network, Truwit JD, Bernard GR, Steingrub J, Matthay MA, Liu KD, Albertson TE, Brower RG, Shanholtz C, Rock P, Douglas IS, deBoisblanc BP, Hough CL, Hite RD, Thompson BT (2014) Rosuvastatin for sepsis-associated acute respiratory distress syndrome. N Engl J Med 370: 2191–2200

Papazian L, Forel JM, Gacouin A, Penot-Ragon C, Perrin G, Loundou A, Jaber S, Arnal JM, Perez D, Seghboyan JM, Constantin JM, Courant P, Lefrant JY, Guerin C, Prat G, Morange S, Roch A (2010) Neuromuscular blockers in early acute respiratory distress syndrome. N Engl J Med 363 (12): 1107–1116

Peek GJ, Mugford M, Tiruvoipati R, Wilson A, Allen E, Thalanany MM, Hibbert CL, Truesdale A, Clemens F, Cooper N, Firmin RK, Elbourne D (2009) Efficacy and economic assessment of conventional ventilatory support versus extracorporeal membrane oxygenation for severe adult respiratory failure (CESAR): a multicentre randomised controlled trial. Lancet 374 (9698): 1351–1363 *[Diese Untersuchung zeigt die Vorteile der ECMO als Rescue-Therapie.]* ←

Pelosi P, Cadringher P, Bottino N, Panigada M, Carrieri F, Riva E, Lissoni A, Gattinoni L (1999) Sigh in acute respiratory distress syndrome. Am J Respir Crit Care Med 159 (3): 872–880

Pelosi P, Gattinoni L (2001) Acute respiratory distress syndrome of pulmonary and extra-pulmonary origin: fancy or reality? Intensive Care Med 27 (3): 457–460 *[Diese Untersuchung erklärt die atemmechanischen Unterschiede von pulmonalem und extrapulmonalem ARDS.]* ←

Pelosi P, Tubiolo D, Mascheroni D, Vicardi P, Crotti S, Valenza F, Gattinoni L (1998) Effects of the prone position on respiratory mechanics and gas exchange during acute lung injury. Am J Respir Crit Care Med 157 (2): 387–393

Putensen C, Mutz NJ, Putensen-Himmer G, Zinserling J (1999) Spontaneous breathing during ventilatory support improves ventilation-perfusion distributions in patients with acute respiratory distress syndrome. Am J Respir Crit Care Med 159(4 Pt 1): 1241–1248

Putensen C, Zech S, Wrigge H, Zinserling J, Stüber F, Von Spiegel T, Mutz N (2001) Long-term effects of spontaneous breathing during ventilatory support in patients with acute lung injury. Am J Respir Crit Care Med 164 (1): 43–49

Putensen C, Theuerkauf N, Zinserling J, Wrigge H, Pelosi P (2009) Meta-analysis: ventilation strategies and outcomes of the acute respiratory distress syndrome and acute lung injury. Ann Intern Med 151 (8): 566–576

Puybasset L, Cluzel P, Chao N, Slutsky AS, Coriat P, Rouby JJ (1998) A computed tomography scan assessment of regional lung volume in acute lung injury. The CT Scan ARDS Study Group. Am J Respir Crit Care Med 158 (5 Pt 1): 1644–1655

Roupie E, Dambrosio M, Servillo G, Mentec H, Beydon L, Brun-Buisson C, Lemaire F, Brochard L (1995) Titration of tidal volume and induced hypercapnia in acute respiratory distress syndrome. Am J Respir Crit Care Med 152 (1): 121–128

Schönhofer B, Kuhlen R, Neumann P, Westhoff M, Berndt C, Sitter H (2008) Nichtinvasive Beatmung als Therapie der akuten respiratorischen Insuffizienz. S3 Leitlinie herausgegeben von der Deutschen Gesellschaft für Pneumologie und Beatmungsmedizin. Pneumologie 62 (8): 449–479

Stewart TE, Meade MO, Cook DJ, Granton JT, Hodder RV, Lapinsky SE, Mazer CD, McLean RF, Rogovein TS, Schouten BD, Todd TR, Slutsky AS (1998) Evaluation of a ventilation strategy to prevent barotrauma in patients at high risk for acute respiratory distress syndrome. Pressure- and Volume-Limited Ventilation Strategy Group. N Engl J Med 338 (6): 355–361

Sud S, Friedrich JO, Taccone P, Polli F, Adhikari NK, Latini R, Pesenti A, Guerin C, Mancebo J, Curley MA, Fernandez R, Chan MC, Beuret P, Voggenreiter G, Sud M, Tognoni G, Gattinoni L (2010a) Prone ventilation reduces mortality in patients with acute respiratory failure and severe hypoxemia: systematic review and meta-analysis. Intensive Care Med 36 (4): 585–599

Sud S, Sud M, Friedrich JO, Meade MO, Ferguson ND, Wunsch H, Adhikari NK (2010b) High frequency oscillation in patients with acute lung injury and acute respiratory distress syndrome (ARDS): systematic review and meta-analysis. BMJ 340: c2327

Sud S, Sud M, Friedrich JO, Wunsch H, Meade MO, Ferguson ND, Adhikari NK (2013) High-frequency ventilation versus conventional ventilation for treatment of acute lung injury and acute respiratory distress syndrome. Cochrane Database Syst Rev 2: CD004085

Taccone P, Pesenti A, Latini R, Polli F, Vagginelli F, Mietto C, Caspani L, Raimondi F, Bordone G, Iapichino G, Mancebo J, Guerin C, Ayzac L, Blanch L, Fumagalli R, Tognoni G, Gattinoni L (2009) Prone positioning in patients with moderate and severe acute respiratory distress syndrome: a randomized controlled trial. JAMA 302 (18): 1977–1984

Tang BM, Craig JC, Eslick GD, Seppelt I, McLean AS (2009) Use of corticosteroids in acute lung injury and acute respiratory distress syndrome: a systematic review and meta-analysis. Crit Care Med. 37 (5): 1594–1603

The Acute Respiratory Distress Syndrome Network (2000) Ventilation with lower tidal volumes as compared with traditional tidal volumes for acute lung injury and the acute respiratory distress syndrome. [see comments]. N Engl J Med 342 (18): 1301–1308 *[Dieses RCT zeigt die Vorteile der lungenprotektiven Beatmung mit niedrigem V_T (6 ml/kg standardisiertes KG).]* ←

Thille AW, Richard JC, Maggiore SM, Ranieri VM, Brochard L (2007) Alveolar recruitment in pulmonary and extrapulmonary acute respiratory distress syndrome: comparison using pressure-volume curve or static compliance. Anesthesiology 106 (2): 212–217

Villar J, Kacmarek RM, Perez-Mendez L, Aguirre-Jaime A (2006) A high positive end-expiratory pressure, low tidal volume ventilatory strategy improves outcome in persistent acute respiratory distress syndrome: a randomized, controlled trial. Crit Care Med 34 (5): 1311–1318

Wrigge H, Zinserling J, Neumann P, Muders T, Magnusson A, Putensen C, Hedenstierna G (2005) Spontaneous breathing with airway pressure release ventilation favors ventilation in dependent lung regions and counters cyclic alveolar collapse in oleic-acid-induced lung injury: a randomized controlled computed tomography trial. Crit Care 9 (6): R780–R789

Young D, Lamb SE, Shah S, MacKenzie I, Tunnicliffe W, Lall R, Rowan K, Cuthbertson BH (2013) High-frequency oscillation for acute respiratory distress syndrome. N Engl J Med 368: 806–813 *[Dieses RCT zeigt eine Reduktion der Letalität bei Anwendung der Bauchlage bei Patienten mit schwerem ARDS.]* ←

10

Akutes Nierenversagen

S. John

K. Werdan et al. (Hrsg.), *Sepsis und MODS*,
DOI 10.1007/978-3-662-45148-9_11, © Springer-Verlag Berlin Heidelberg 2016

11.1 Einleitung

Das akute Nierenversagen (ANV, »acute kidney injury«, AKI) tritt in mehr als 50% aller Fälle als Folge einer Sepsis oder eines septischen Schocks auf und hat dann eine exzessive Mortalität von 30–70%. Dabei stellt das AKI ein für die Prognose des septischen Patienten entscheidendes Organversagen dar. Neue Vorstellungen in der Pathophysiologie sowie eine einheitliche Definition sollen in der Zukunft zu besseren Behandlungsoptionen führen. Ein frühzeitiges Erkennen, eine rasche zielgerichtete Kreislauftherapie mit kristalloidem Volumenersatz und, falls erforderlich, Vasopressoren, sowie das Vermeiden nephrotoxischer Substanzen stellen die wichtigsten Bausteine in Prävention und Therapie dar.

Ist eine Nierenersatztherapie notwendig, sollte diese frühzeitig nach Intensivaufnahme begonnen werden. Verschiedene Verfahren mit verschiedenen Vor- und Nachteilen stehen zur Verfügung, die im Sinne einer Differentialtherapie eingesetzt werden sollten, um die negativen Folgen eines ANV, aber auch das »Trauma« einer Nierenersatztherapie selbst, möglichst gering zu halten. Eine ausreichend hohe Dosis des Nierenersatzes ist wichtig.

11.2 Epidemiologie

Der Terminus »akutes Nierenversagen« (ANV) beschreibt eine abrupte und schwere Verschlechterung der Nierenfunktion und damit der glomerulären Filtrationsrate (GFR) bis hin zur Notwendigkeit einer Nierenersatztherapie. In den letzten Jahren wurde jedoch zunehmend klar, dass bereits relativ geringe Einschränkungen der Nierenfunktion zu mehr Komplikationen und damit zu einer erheblichen Senkung der Überlebensrate führen (Oppert et al. 2008). Da also bereits eine »Verletzung« der Niere weitreichende Konsequenzen für den Patienten haben kann, wird der Begriff »acute renal failure« zunehmend durch den Begriff »acute kidney injury« (AKI) ersetzt, der im Deutschen aber noch keine Entsprechung gefunden hat.

Das AKI ist ein zunehmend häufiger anzutreffendes komplexes Krankheitsbild, welches insbesondere auf der Intensivstation (ITS) auftritt. Je nach Definition sind zwischen 10% und 20% der hospitalisierten Patienten betroffen. Auf der ITS ist die Prävalenz je nach fachlicher Ausrichtung deutlich höher und liegt bei >30% (Susantitaphong et al. 2013). Die mit Abstand häufigste Ursache (>50%) für das ANV auf der ITS ist die schwere Sepsis und der septische Schock. Umgekehrt erleiden über 40% der septischen Patienten ein AKI. Ein AKI selbst ist wiederum mit einem hohen Risiko für infektiöse bzw. septische Komplikationen (>40%) verbunden.

Jede Nierenfunktionsverschlechterung führt zu komplexen extrarenalen Störungen verschiedener Organsysteme (■ Tab. 11.1), die ihren Niederschlag in erhöhten Komplikations- und Sterblichkeitsraten quer durch alle betroffenen Kollektive finden. Die mit 50–70% höchste Sterblichkeit weisen Patienten mit septischen ANV auf (Schrier u. Wang 2004).

Das akute Nierenversagen stellt stellt eine »Systemerkrankung« und damit einen unabhängigen prädiktiven Faktor für eine höhere Sterblichkeit dar: »Patienten sterben nicht nur mit, sondern an einem akuten Nierenversagen«!

11.3 Pathophysiologie

Ein AKI ist ein dynamischer Prozess, der von einer leichten Reduktion der glomerulären Filtrationsrate bis zum Funktionsverlust der Niere reichen kann. Ursächlich liegt meist entweder eine **Ischämie** oder eine **toxische Schädigung** der Niere vor. Für ein ischämisches Ereignis ist die Niere prädisponiert, da schon physiologischerweise ein zur Medulla hin zunehmender niedriger Sauerstoffpartialdruck (10–20 mm Hg!) besteht, der dann bei einem kritischen Unterschreiten des Perfusionsdrucks rasch zur Ischämie und Schädigung (**akute Tubulusnekrose**) des Nierenepithels führt. Prädisponiert sind hier vor allem die als stoffwechselaktiv und damit sauerstoffabhängig geltenden Abschnitte des proximalen Tubulus und des dicken Teils der aufsteigenden Henle-Schleife (TAL) in der äußeren Medulla. Auch ein AKI bei septischem Schock wurde in der Vergangenheit durch eine durch intrarenale

Tab. 11.1 Mögliche Folgen eines akuten Nierenversagens auf andere Organfunktionen

Organsystem	Extrarenale Folgen eines akuten Nierenversagens
Herz	Perikarditis Druck- und Volumenbelastung
Leber	Hepatische Kongestion
Magen-Darm-Trakt	Urämische Gastritis und Enteropathie Blutungen
Lunge	Lungenödem »fluid lung«
Gehirn	Urämische Enzephalopathie Bewusstseinsstörungen, Delir
Blutbildung	Reduzierte Blutbildung bei Erythropoietinmangel
Knochen	Vitamin-D-Hydroxylierung gestört mit sekundärem Hyperparathyreoidismus Knochenentkalkung Renale Osteopathie
Säure-Basen-Haushalt	Akkumulation renal eliminierter Protonen mit metabolischer Azidose Azidose induziert Katabolie und Muskelabbau Einfluss auf jedes pH-abhängige enzymatische System
Volumenhaushalt	Fehlende Volumenregulation prädisponiert zu Überwässerung mit Lungenödem, serösen Ergüssen, venöser Kongestion
Elektrolythaushalt	Hyperkaliämie Hyperphosphatämie Gestörte Natriumregulation
Medikation	Verlängerte Halbwertszeiten renal eliminierter oder glukoronidierter Substanzen
Proteinmetabolismus	Akkumulation von stickstoffreichen Proteinstoffwechselprodukten Harnstoff wirkt als Osmolyt und kann transporterunabhängig in Zellen übertreten
Glukosemetabolismus	Reduzierte Insulinelimination Mangelnde Glukoserückresorption
Immunsystem	Störung der zellulären und humoralen Immunantwort erhöhte Infektanfälligkeit

Vasokonstriktion vermittelte kritische Sauerstoffminderversorgung der Tubuluszellen erklärt.

Allerdings ist unser genaues Verständnis der Pathophysiologie des septischen Nierenversagens noch immer sehr limitiert. Gerade bei einer hyperdynamen Kreislaufsituation scheint häufig ein auch hyperämisches akutes Nierenversagen vorliegen zu können. Vasodilatation mit intrarenaler Fehlverteilung des Blutflusses spielt hier möglicherweise eine Rolle. Auch Mechanismen einer interstitiellen Ödembildung in der Niere mit Erhöhung des intrarenalen Druckes sowie auch eine Erhöhung des intraabdominellen Druckes (abdominelles Kompartment) können zu einer Verschlechterung des glomerulären Filtrationsdruckes und damit der Nierenfunktion führen.

Neben einer Tubulusnekrose haben Apoptose und tubuläre Zelldysfunktion eine mindestens ebenso wichtige Bedeutung. Auch Inflammation, oxidativer Stress und endotheliale Dysfunktion sind von großer Bedeutung in der Entstehung des Nierenversagens (Wan et al. 2008). So kann eine Inflammation anderer Organe (z. B. Pneumonie) über die Freisetzung systemischer Entzündungsmediatoren »in die Niere hinein« ein AKI auslösen. Umgekehrt spielen bei Vorliegen eines AKI Ent-

Tab. 11.2 Neue Klassifikation des akuten Nierenversagens gemäß KDIGO AKI Guidelines (2012)

Stadium	Serumkreatinin (Anstieg vom Ausgangswert)	Urinausscheidung
1	≥ 0,3 mg/dl in 48 h oder ≥ 1,5-fach in 7 Tagen	<0,5 ml/kg KG/h ≥ 6 h
2	≥2,0- bis 2,9-fach	<0,5 ml/kg KG/h ≥12 h
3	≥3,0-fach oder ≥ 4,0 mg/dl mit aktuellem Anstieg ≥0,5 mg/dl oder Notwendigkeit zum Nierenersatz	<0,3 ml/kg KG/h ≥ 24 h oder Anurie ≥12 h

zündungsvorgänge in der Niere mit Freisetzung entsprechender Mediatoren »aus der Niere heraus« eine wichtige Rolle bei der Entstehung anderer Organversagen (z. B. ARDS).

> **Die Niere ist damit an Mechanismen eines sog. »organ cross talk« häufig entscheidend mitbeteiligt.**

11.4 Definition und Klassifikation

Lange bestand keine einheitliche Definition eines AKI. Mit der RIFLE-Klassifikation (2004) und den AKIN-Kriterien (2007) wurden erstmals Kriterien definiert, mit denen ein AKI anhand von **Kreatininanstieg** und **Urinausscheidung** in verschiedene Schweregrade eingeteilt werden kann. Beide Klassifikationen und ihre Stadien sind inzwischen bezüglich ihrer prognostischen Vorhersagekraft sehr gut validiert und ergänzen sich. Daher wurden beide in den neuesten Leitlinien zum AKI zusammengeführt (Tab. 11.2) (KDIGO AKI Guidelines 2012).

Limitationen im raschen Erkennen eines AKI bestehen allerdings noch immer aufgrund der zur Definition herangezogenen Parameter »Serumkreatinin« und »Urinfluss«:

- Serumkreatinin zeigt nicht die Nierenschädigung, sondern erst den Funktionsverlust der Nieren an, ist in seiner Konzentration stark abhängig von Alter, Geschlecht, Muskelmasse und Hydratationszustand des Patienten und steigt meist erst langsam und spät nach Stunden oder Tagen an.
- Der Urinfluss muss über mindestens 6 h gemessen werden und verhindert damit ein rasches Erkennen eines AKI. Auch kann der Urinfluss bei prärenalem Nierenversagen stark erniedrigt sein, obwohl die Niere gerade dann eben noch gut funktioniert (maximale Rückresorption von Natrium und Wasser!). Umgekehrt macht der Einsatz von Diuretika das Urinflusskriterium zunichte, da spätestens dann der erzeugte Fluss keinerlei Korrelation zur Nierenfunktion mehr aufweist.

Große Hoffnung für ein rascheres Erkennen eines AKI wird auf den Einsatz **neuer Biomarker** gesetzt, welche möglicherweise früh eine Schädigung der Niere und nicht erst den späten Funktionsverlust anzeigen können. Noch sind diese Marker jedoch nicht ausreichend evaluiert und etabliert, und ihr Einsatz kann in der klinischen Routine nicht empfohlen werden.

> **Serumkreatinin und Urinfluss sind späte Marker eines bereits eingetretenen Nierenfunktionsverlustes!**

11.5 Prävention und Therapie

Trotz großer wissenschaftlicher Bemühungen gibt es letztlich nur wenige therapeutische Strategien, ein drohendes AKI abzuwenden:

11.5.1 Diuretika und Volumentherapie

Da das nicht oligurische Nierenversagen eine bessere Prognose als das oligurische besitzt, wurde angenommen, dass eine mit Hilfe von Diuretika induzierte Flusserhöhung in den Tubuli hilfreich zur Prävention eines AKI sein könnte. Ein gängiger klinischer Reflex ist es daher, einer zunehmenden Oligurie mit gesteigerten Dosen an Diuretika zu begegnen. Da Diuretika jedoch nicht die GFR, sondern ausschließlich die tubuläre Natrium- und Wasserrückresorption beeinflussen, haben sie keinen Einfluss auf die Nierenfunktion und den Verlauf eines Nierenversagens (KDIGO AKI Guidelines 2012). Sie können jedoch zu Nebenwirkungen wie Tinnitus oder Taubheit führen. Schleifendiuretika können aber bei noch erhaltener Diurese zur Volumenkontrolle eingesetzt werden.

Bestehen Oligurie und ein Anstieg der Nierenfunktionsparameter, sollte das Erkennen eines AKI und der Beginn einer adäquaten Nierenersatztherapie jedoch nicht durch Diuretikaversuche verzögert werden.

> **Diuretika haben keinen Einfluss auf die Nierenfunktion und den Verlauf eines Nierenversagens, können aber das Erkennen eines AKI verzögern!**

Bei der schweren Sepsis hat sich eine rasche und an hämodynamischen Zielen orientiert durchgeführte Volumenersatztherapie als oft erfolgreich erwiesen. Auch die Rate an Nierenversagen scheint durch eine protokollgesteuerte Volumentherapie gesenkt werden zu können. Grundlage stellt hier die sog. »early goal directed therapy« dar, die die Letalität in der schweren Sepsis deutlich senken konnte (Rivers et al. 2001). Die Ergebnisse der Rivers-Studie werden jedoch durch neuere, große multizentrische Studien in Frage gestellt (ProCESS-Studie 2014; ARISE-Studie 2014). So sind hämodynamischem Zielwerte aktuell weniger klar zu definieren, unbestritten bleibt jedoch die Bedeutung einer raschen Voluementherapie (s. hierzu auch ▶ Kap. 8.2).

Immer wieder diskutiert wurde, ob kolloidale Volumenersatzmittel einen Vorteil gegenüber kristalloiden Lösungen bieten können. Höhergradig substituierte HES-Lösungen (HES 200/0.6 oder HES 10% 200/0.5) weisen jedoch ein signifikant erhöhtes renales Risiko auf, v. a. bei Patienten mit septischem Schock (Brunkhorst et al. 2008). Auch »modernere« isoonkotische HES-Lösungen (z. B. 6% HES 130/0.4) waren in großen randomisierten multizentrischen Studien mit einem deutlich erhöhten renalen Risiko verbunden (Myburgh et al. 2012, Perner et al. 2012, Annane et al. 2013). Da noch nicht einmal Daten zu ihrer Unbedenklichkeit vorliegen, sollten auch diese Lösungen bei Patienten mit drohendem septischem ANV nicht mehr eingesetzt werden (Reinhart et al. 2010). Auch Einzelfallberichte zeigen immer wieder, dass alle HES-Lösungen zu einem schweren akuten Nierenversagen bis hin zu osmotischen Nephrosen mit Speicherung von HES in Tubuluszellen und Zellen des RES führen können.

Dagegen scheinen hypoonkotische Humanalbuminlösungen (4–5%) zumindest ebenso sicher zu sein wie kristalloide Lösungen. Diskutiert wird, ob hyperonkotisches Albumin (20%) sogar nephroprotektive Eigenschaften besitzt. In einer großen randomisierten Studie zum Einsatz von HA 20% im Vergleich zu kristalloiden Lösungen bei Patienten mit schwerer Sepsis oder septischem Schock fand sich jedoch kein zusätzlicher Nutzen einer Albumingabe (Caironi et al. 2014; s. auch ▶ Kap. 8.2).

> **Kolloidaler Volumenersatz mit HES oder Gelatinelösungen sollte bei Patienten mit septischem Schock v.a. auch aufgrund eines erhöhten renalen Risikos nicht eingesetzt werden! Humanalbumin scheint dagegen sicher zur sein und kann in einzelnen Fällen eingesetzt werden.**

11.5.2 Medikamentöse Ansätze

Physiologischerweise unterliegt die Niere einer Autoregulation ihres Perfusionsdruckes durch Steuerung des Gefäßtonus, insbesondere der glomerulären Versorgungsgefäße. Bei Sepsis ist diese Autoregulation jedoch massiv gestört. Damit führt jeder Abfall des Perfusionsdruckes direkt zu einem

Abfall der glomerulären Filtration und damit der Nierenfunktion.

Katecholamine

Noradrenalin Da Noradrenalin zur Vasokonstriktion im Splanchnikusgebiet und bei Gesunden zur Minderung des renalen Blutflusses führen kann, wurde seine Verwendung oft kritisch diskutiert. Bei septischem AKI scheint Noradrenalin jedoch am besten geeignet, die renale Perfusion und Nierenfunktion zu verbessern (Reinhart et al. 2010).

Eine Erhöhung des mittleren arteriellen Blutdruckes (MAP) scheint hier den entscheidenden Mechanismus darzustellen. Eine absolute Höhe eines Ziel-MAP ist nicht ausreichend wissenschaftlich gesichert. Vielfach wird auf die in der Early-goal-therapy-Studie angegebenen 65 mm Hg als Ziel (Rivers et al. 2001) verwiesen. Dieser Wert hat mutmaßlich positive Effekte auf die renale Perfusion. In Abhängigkeit vom Ausgangsblutdruck eines Patienten (Hypertoniker vs. Normotoniker) können auch höhere MAP-Werte bis 75 mm Hg die GFR möglicherweise günstig beeinflussen.

In einer randomisierten Studie bei Patienten mit septischem Schock zu verschiedenen Blutdruckzielen (65–70 mm Hg vs. 80–85 mm Hg) fand sich kein Unterschied in der Mortalität oder im Auftreten eines ANV im Gesamtkollektiv (Asfar et al. 2014). Interessanterweise profitierten jedoch Patienten mit einer vorbestehenden arteriellen Hypertonie bezüglich ihrer Nierenfunktion signifikant durch die höheren Blutdruckziele. Dies unterstreicht, dass gerade für die Nierenfunktion Blutdruckwerte auch individuell in Abhängigkeit der vorbestehenden Werte gewählt werden sollten.

Dopamin Die Verwendung von renalen Vasodilatatoren wie Dopamin »in Nierendosis« hat sich als nicht sinnvoll herausgestellt. Dopamin führt eher zu deletären Nebenwirkungen wie Herzrhythmusstörungen, intestinalen Ischämien, koronarer Minderperfusion und immunologischen Nebenwirkungen.

Inotropika Weniger gesicherte Daten gibt es hinsichtlich der Verwendung von positiv-inotropen Substanzen wie **Dobutamin**. Im Zusammenhang mit einem Low-output-Syndrom erscheint nach erfolgtem Volumenausgleich Dobutamin geeignet, auch die renale Perfusion zu steigern. Vielversprechend sind auch erste Ergebnisse mit neueren Inotropika wie **Levosimendan**. (siehe auch ▶ Kap. 8.4)

Maßnahmen beim akuten Nierenversagen (AKI) im septischen Schock

Als **gesicherte Maßnahmen** gelten bei AKI im septischen Schock:

- Rasche Volumentherapie (»early«) mit kristalloidem Volumenersatz (und/oder Humanalbumin).
- Herstellung eines hinreichenden Perfusiondruckes (MAP >65 mm Hg) mit Noradrenalin (bei vorbestehender arterieller Hypertonie evtl. auch höher, z.B >75 mm Hg).
- Meiden nephrotoxischer Substanzen (v. a. Aminoglykoside, NSAID und Kontrastmittel).

Nicht sinnvoll sind folgende Maßnahmen:

- Dopamin »in Nierendosis«.
- Diuretika zur Therapie eines ANV (können aber zum Volumenmanagement eingesetzt werden).

11.5.3 Nierenersatztherapie

Zeitpunkt des Beginns

Die Frage, wann eine Nierenersatztherapie bei Patienten mit ANV begonnen werden sollte, wird sehr unterschiedlich behandelt und ist häufig empirisch bzw. abhängig von der jeweiligen institutionellen Praxis. Der klinische Untersuchungsbefund in Kombination mit Laborwerten, Krankheitsverlauf und Grunderkrankung sollte über die Einleitung einer Nierenersatztherapie entscheiden. Spätestens bei Vorliegen »absoluter« Dialyseindikationen (◘ Tab. 11.3) muss ein Nierenersatzverfahren begonnen werden.

Da das akute Nierenversagen ausgeprägte Effekte auf verschiedene biologische Funktionen ausübt (◘ Tab. 11.1), könnte gerade ein **früher Beginn** – vor

Tab. 11.3 Klassische renale und nicht renale Indikationen zum Nierenersatz

Renal	**Urämie** - Azotämie - Neuropathie, Myopathie - Enzephalopathie (Verschlechterung des mentalen Status) - Perikarditis
	Volumenüberladung (»overload of fluids«) - Ödeme - Lungenödem - Oligurie <200 ml Urinvolumen in 12 h - Anurie <50 ml in 12 h)
	Elektrolyte - Hyperkaliämie (K+ >6.5 mmol/l) - Na^+-Störungen
	Säure-Basen-Haushalt (»acid-base«) - metabolische Azidose (pH <7,0)
Nicht renal	Intoxikationen - mit dialysierbarem Toxin

Eintreten einer absoluten Indikation zum Nierenersatz – schwere Entgleisungen des Stoffwechsels und die damit verbundenen negativen Konsequenzen eines akuten Nierenversagens vermeiden helfen. Dies gilt besonders in der Situation des septischen Organversagens. Auf der anderen Seite kann Nierenersatz selbst negative Folgen haben, da auch hierdurch z. B. das Immunsystem beeinflusst wird oder Blutungskomplikationen ausgelöst werden können (»Dialyt-« oder »Filtrationstrauma«).

Eine Reihe kleiner retrospektiver Studien und Beobachtungsstudien legen nahe, dass ein früherer Beginn einer Hämodialysebehandlung (meist Serumharnstoff <150 mg/dl) mit einer höheren Überlebenswahrscheinlichkeit und rascheren Erholung der Nierenfunktion verbunden war als ein späterer Beginn (John u. Eckardt 2007). Ob Serumharnstoff hier überhaupt einen geeigneten »Biomarker« zum Beginn eines Nierenersatzverfahrens darstellt, ist zumindest fraglich. Auch andere Parameter wie Ursache des AKI, Krankheitsschwere, vorhandene Komplikationen, Zeitpunkt der ITS-Aufnahme, Volumenhaushalt, Vorliegen einer Sepsis etc. sollten bei einer Entscheidung zum Therapiebeginn herangezogen werden. Gerade nach Aufnahme auf eine ITS scheinen Patienten mit AKI vom Beginn eines Nierenersatzverfahrens innerhalb der ersten 2 Tage zu profitieren (KDIGO AKI Guidelines 2012).

Ein rein »prophylaktischer« Beginn eines Nierenersatzes bei Patienten noch ohne erkennbares ANV scheint umgekehrt bei Patienten mit septischem Schock nicht sinnvoll zu sein (Jörres et al. 2013). Vor Auftreten eines Anstieges von Serumkreatinin oder Harnstoff bzw. ohne Oligurie sollte ein Nierenersatzverfahren nicht begonnen werden.

Empfehlungen zum Beginn Nierenersatz

- Vorliegen eines AKI.
- »Früher« Beginn des Nierenersatzes. Das Auftreten klassischer absoluter Dialyseindikationen wie Urämie, Hypervolämie, Hyperkaliämie oder metabolische Azidose sollte auf keinen Fall abgewartet werden.
- Eine klare Regel, was »früh« bedeutet, gibt es mangels klarer Daten jedoch nicht.
- Startkriterien – wie Serumharnstoff >150 mg/dl und Beginn <2 Tage nach ITS-Aufnahme – müssen immer in einem klinischen Gesamtkontext angewendet werden!

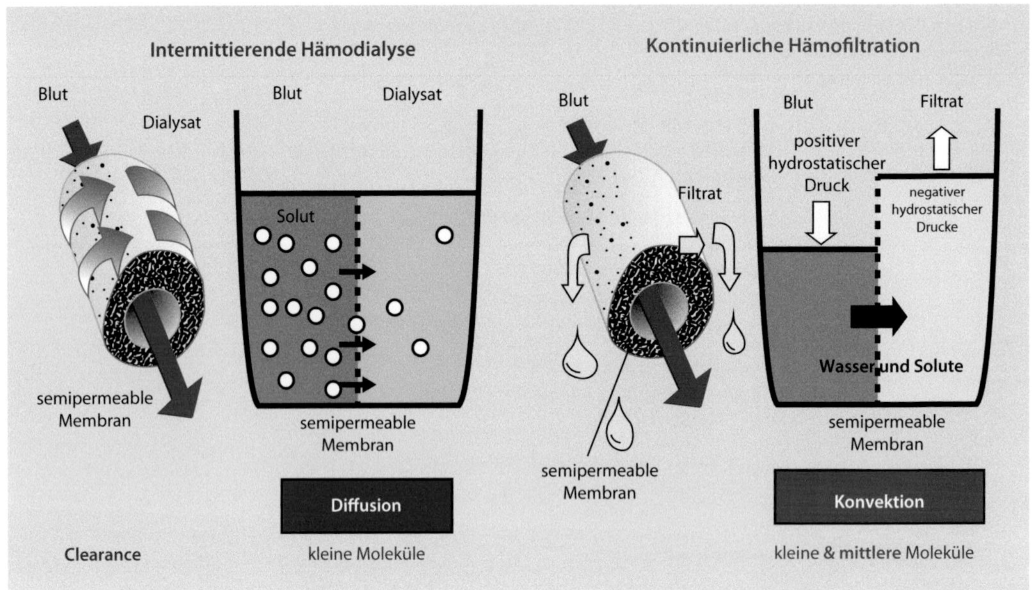

Abb. 11.1 Unterschiedliche Prinzipien des Stofftransportes bei Hämodialyse und Hämofiltration

Verfahrenswahl

Prinzipiell sind Dialyseverfahren von Filtrationsverfahren zu unterscheiden. Benutzen Dialyseverfahren als treibende Kraft zur Entfernung von Stoffen aus dem Blut die Diffusion, kommt bei Filtrationsverfahren der Konvektion die entscheidende Bedeutung zu (Abb. 11.1). Beide Prinzipien können aber auch in Hybridverfahren kombiniert werden.

Bei Patienten mit AKI, auch im Rahmen einer schweren Sepsis oder eines septischen Schocks, ist ein kontinuierliches, **konvektives** venovenöses Nierenersatzverfahren (z. B. CVVH) einem intermittierendem diffusivem Verfahren (intermittierende Hämodialyse, IHD) prinzipiell als gleichwertig anzusehen. Metaanalysen zeigten keinen signifikanten Unterschied bezüglich der Letalität von Patienten, die mit kontinuierlichen vs. intermittierenden Nierenersatzverfahren behandelt worden waren (KDIGO AKI Guidelines 2012; Reinhart et al. 2010; John u. Eckardt 2007).

Bei hämodynamisch instabilen septischen Patienten kann eine CVVH im Vergleich zu einer konventionellen IHD allerdings besser verträglich sein (Reinhart et al. 2010) und die Flüssigkeitsbilanzierung erleichtern. Durch Modifikation einer IHD (z. B. längere Dialysezeiten, gekühltes Dialysat, reduzierter Blut- und Dialysatfluss) kann aber eine einer CVVH gleichwertige hämodynamische Stabilität erreicht werden.

Letztendlich ist es die Aufgabe des behandelnden Intensivmediziners im Sinne einer **Differenzialtherapie des ANV**, das jeweilige Verfahren einzusetzen, das zugeschnitten auf den individuellen Patienten und seine aktuelle klinische Situation die größtmöglichen Vorteile bietet (Jörres et al. 2013). Auch der Einsatz von Hybridverfahren (z. B. »slow low efficient daily dialysis«, SLEDD-Verfahren), die die verschiedenen Vorteile kombinieren, ist hier oft sinnvoll. Tab. 11.4 gibt einen Überblick über verschiedene Vor- bzw. Nachteile der Verfahren, bezogen auf die grundlegenden Verfahren Hämodialyse und Hämofiltration.

Antikoagulation

Um das »Trauma« einer Nierenersatztherapie zu verringern, kommt auch der benötigten Antikoagulation eine große Rolle zu (Vermeiden von Blutungen, »clotting« des extrakorporalen Kreislaufes etc.). Den Standard stellt hier nach wie vor **unfraktioniertes Heparin** dar.

Tab. 11.4 Potenzielle Vor- und Nachteile der zwei häufigsten Nierenersatzverfahren IHD und CVVHF, um eine Differenzialindikation des Nierenersatzes in Abhängigkeit des individuellen Patienten, seiner Grunderkrankung, möglicher Komplikationen und des Zeitpunktes im Verlauf seiner Erkrankung durchführen zu können. Hybridverfahren (z. B. SLEDD) sind nicht dargestellt, oft liegen Vor- und Nachteile zwischen denen von IHD und CVVHF, oder Vorteile lassen sich kombinieren

	Intermittiernde Hämodialyse (IHD)	Kontinuierliche Hämofiltration (CVVHF)
Geringe osmotische Verschiebungen/Indikation bei Hirnödem	– –	++
Hämodynamische Toleranz	– (gleichwertig bei längeren Dialysezeiten, Dialysatkühlung etc.)	++
Volumen- und Elektrolyt-Balance über 24 h	–	++
Kontinuierliche Ernährungstherapie	–	+
Entfernung von Zytokinen	–	– (im StandardVerfahren ohne klinische Bedeutung)
Hyperkaliämie, akut	++	–
Nierenersatzdosis/adäquate Urämiekontrolle	++ (Kt/V >1,2 mindestens 2-tägig notwendig)	+ (>20 ml/kg KG/h notwendig, keine längeren Unterbrechungen)
Antikoagulation/Blutungskomplikationen	++	– –
»Filter clotting«	++	– –
Mobilität, Zeit für therapeutische oder diagnostische Interventionen	++	– –
Verlust von Nährstoffen, Vitaminen, Spurenelementen	+	–
Medikamenten-/Antibiotikadosierung	++ (bei verlängerter HD oder SLEDD oft deutlich höhere Eliminationsraten!, dann wenig gute Daten)	– – (wenig gute Daten, v.a. bei hohen UF-Raten ! Unterbrechungen (»filter downtimes«) berücksichtigen!
Kosten	++	– –
Outcome -Erholung der Nierenfunktion	–	(+) hier möglicherweise Vorteil kontinuierlicher Verfahren
Outcome - Mortalität	Kein Unterschied	Kein Unterschied

+ = Vorteil, ++ = großer Vorteil, – = Nachteil, – – = großer Nachteil, UF = Ultrafiltration.

Cave
Fraktionierte Heparine sollten aufgrund starker Kumulation bei septischen Patienten mit AKI nicht angewendet werden!

Das Verfahren einer nur regionalen Antikoagulation mittels **Zitrat** findet dagegen eine zunehmende Verbreitung. Bei den verschiedenen Verfahren einsetzbar, scheint die regionale Zitratantikoagulation sicher, und sie kann systemische Blutungskomplikationen vermeiden sowie Filterstandzeiten verlängern. Auch antiinflammatorische Effekte einer Zitratgabe bis hin zu einer positiven Beeinflussung des Outcome septischer Patienten werden diskutiert.

Dosis

Lange galt eine ausreichend hohe Dosis von mindestens 35 ml/kg KG/h an CVVH bzw. die tägliche Hämodialyse als Goldstandard gerade bei septischen Patienten (John u. Eckardt 2007). Neuere Studien konnten einen Überlebensvorteil einer höheren Dosis als 20–25 ml/kg KG/h jedoch nicht mehr nachweisen (Kellum u. Ronco 2011).

Aktuell muss bei kritisch kranken Patienten mit ANV eine ausreichend hohe Dosis eines Nierenersatzverfahrens (CVVH oder CVVHDF: 20–25 ml/kg KG/h Gesamteffluatraterate) empfohlen werden (Jörres et al. 2013). Allerdings muss bei der Verschreibung der Dosis berücksichtigt werden, dass diese oft unter klinischen Bedingungen nicht erreicht werden (Unterbrechung der Behandlung durch Untersuchungen, Transporte, Filterprobleme, Blutungen etc.).

11

Praxistipp

Um eine empfohlene CVVH-Dosis von 20–25 ml/kg KG/h zu erreichen, müssen oft 30–35 ml/kg KG/h verschrieben werden!

Nicht renale Indikation

Konventionelle Nierenersatzverfahren (CVVH und IHD) sind nicht geeignet, die Plasmakonzentrationen von Entzündungsmediatoren bei Patienten mit schwerer Sepsis bzw. septischem Schock signifikant zu beeinflussen. Auch eine erhebliche Dosissteigerung (»high volume hemofiltration«, HVHF) führt nicht zu einem verbessertem Überleben der Patienten (Joannes-Boyau et al. 2013), kann aber das potentielle »Trauma« einer Nierenersatztherapie erheblich erhöhen. Hier ist v.a. eine massive Zunahme der unerwünschten Entfernung anderer Substanzen wie von Phosphat oder von Antiinfektiva zu befürchten (John 2014). Über eine renale Indikation hinaus kann ihr Einsatz daher **nicht empfohlen** werden (Reinhart et al. 2010).

Neuere extrakorporale Verfahren mit dem Ziel einer gesteigerten Elimination von Entzündungsmediatoren [z. B. High-cut-off-Hämofiltration, Endotoxinadsorbtion, Immunadsorption], sind prinzipiell geeignet, die Plasmakonzentrationen bestimmter Mediatoren zu beeinflussen. Nutzen und Gefahren dieser Methoden für den septischen Patienten müssen jedoch in randomisierten Outcome-Studien überprüft werden. Außerhalb von Studien kann der Einsatz dieser Verfahren zur Therapie der schweren Sepsis bzw. des septischen Schocks derzeit nicht empfohlen werden.

Literatur

Annane D, Siami S, Jaber S et al. (2013) Effects of fluid resuscitation with colloids vs crystalloids on mortality in critically ill patients presenting with hypovolemic shock: the CRISTAL randomized trial. JAMA 310 (17): 1809–1817

ARISE Investigators (2014) Goal-directed resuscitation for patients with early septic shock. N Engl J Med 371 (16):1496–1506

Asfar P, Meziani F, Hamel JF et al. (2014) High versus low blood-pressure target in septic shock. N Engl J Med 370: 1583–1593

Brunkhorst FM, Engel C, Bloos F et al. (2008) Intensive insulin therapy and pentastarch resuscitation in severe sepsis. N Engl J Med 358: 125–139

Caironi P, Tognoni G, Masson S et al. (2014) Albumin replacement in patients with severe sepsis or septic shock. N Engl J Med 370: 1412–1421

Joannes-Boyau, Honore PM, Perez P et al. (2013) High-volume versus standard-volume haemofiltration for septic shock patients with acute kidney injury (IVOIRE study): a multicentre randomized controlled trial. Intensive Care Med 39: 1535–1546

John S (2014) Nierenersatztherapie als mögliches Trauma im akuten Nierenversagen. Med Klin Intensivmed Notfmed 109: 342–347

John S, Eckardt KU (2007) Renal replacement strategies in the ICU. Chest 132: 1379–1388

Jörres A, John S, Lewington A et al. (2013) A European Best Practice (ERBP) position statement on the Kidney Disease Improving Global Outcomes (KDIGO) clinical practice guidelines on acute kidney injury: part 2: renal replacement therapy. Nephrol Dial Transplant 28 (12): 2940–2945

KDIGO Clinical Practice Guidelines for Acute Kidney Injury (2012) Kidney inter Suppl 2:1-138 [▶ http://www.kdigo.org/clinical_practice_guidelines/pdf/KDIGO%20AKI%20Guideline.pdf] *[Aktuellste Guideline zum akuten Nierenversagen.]* ←

Kellum JA, Ronco C (2011) Results of RENAL – What is the optimal CRRT target dose? Nat Rev Nephrol 6: 191–192

Myburgh JA, Finfer S, Bellomo R. et al. (2012) Hydroxyethyl Starch or Saline for Fluid Resuscitation in Intensive Care. N Engl J Med 367: 1901–1911

Oppert M, Engel C, Brunkhorst FM et al. (2008) Acute renal failure in patients with severe sepsis and septic shock–a significant independent risk factor for mortality: results from the German Prevalence Study. Nephrol Dial Transplant 23: 904–909

Perner A, Haase N, Guttormsen AB et al. (2012) Hydroxyethyl starch 130/0.4 versus Ringer's acetate in severe sepsis. N Engl J Med 367: 124–134

ProCESS Investigators (2014) A randomized trial of protocol-based care for early septic shock. N Engl J Med. 2014; 370:1683–1693

Reinhart K, Brunkhorst FM, Bone HG, Bardutzky J, Dempfle CE, Forst H, Gastmeier P, Gerlach H, Grundling M, John S, Kern W, Kreymann G, Kruger W, Kujath P, Marggraf G, Martin J, Mayer K, Meier-Hellmann A, Oppert M, Putensen C, Quintel M, Ragaller M, Rossaint R, Seifert H, Spies C, Stuber F, Weiler N, Weimann A, Werdan K, Welte T (2010) Prävention, Diagnose, Therapie und Nachsorge der Sepsis 1. Revision der S-2k Leitlinien der Deutschen Sepsis-Gesellschaft e.V. (DSG) und der Deutschen Interdisziplinären Vereinigung für Intensiv- und Notfallmedizin (DIVI). Anaesthesist 59: 347–70

Rivers E, Nguyen B, Havstad S et al. (2001) Early goal-directed therapy in the treatment of severe sepsis and septic shock. N Engl J Med 345: 1368–1377

Schrier RW, Wang W (2004) Acute renal failure and sepsis. N Engl J Med 351: 159–169

Susantitaphong P, Cruz DN, Cerda J et al. (2013) World incidence of AKI: a metaanalysis. Clin J Am Soc Nephrol 8:1482–1493

Wan L, Bagshaw SM, Langenberg C (2008) Pathopysiology of septic acute kidney injury: What do we really know? Crit Care Med 36: 198–S203

Ernährung und Dysfunktion von Leber und Magen-Darm-Trakt

M. Bauer, K. Werdan, K. Mayer, M. Hecker, M.A. Weigand

K. Werdan et al. (Hrsg.), *Sepsis und MODS*,
DOI 10.1007/978-3-662-45148-9_12,

12.1 Leberdysfunktion

M. Bauer

12.1.1 Störungen der Syntheseleistung und der exkretorischen Funktion bestimmen das Leberversagen

Der Leber kommt aufgrund ihrer vielfältigen Stoffwechsel- und Immunfunktionen eine zentrale Rolle in der Pathogenese des Multiorgandysfunktions-Syndroms zu. Vor diesem Hintergrund sind die Beurteilung der Funktion und die Erfassung der Partialdysfunktionen beim kritisch kranken Intensivpatienten von außerordentlicher Bedeutung.

Leberversagen

Ein Leberversagen sui generis, z. B. im Rahmen einer Vergiftung oder einer Hepatitis, ist definiert durch den Symptomenkomplex Koagulopathie, Ikterus und hepatische Enzephalopathie (HE). Mithin definieren Störungen der Syntheseleistung und der exkretorischen Funktion, die in eine extrahepatische Organdysfunktion münden, das Krankheitsbild.

Die pathophysiologischen Manifestationen der Leberdysfunktion bei Sepsis stellen letztlich mehr oder minder schwer ausgeprägte Varianten dieses Krankheitsbildes dar, wobei die exkretorische Dysfunktion im Vordergrund steht. Bei vorbestehender chronischer Lebererkrankung lösen Stressereignisse wie Infektion und Sepsis häufig eine akute Verschlechterung aus. Andererseits prädestiniert eine Leberzirrhose für Infektionen und ist darüber hinaus dann mit einem ungünstigen Verlauf der Sepsis bei diesem Hochrisikokollektiv vergesellschaftet (Merli et al. 2010; Viasus et al. 2011).

12.1.2 Leberdysfunktion bei Sepsis – Pathophysiologie

Funktionell lassen sich parenchymatöse und nichtparenchymatöse Zellpopulationen unterscheiden, die die vielfältigen Aufgaben der Leber im Intermediärstoffwechsel sowie als Immun- und Filterorgan übernehmen. Den überwiegenden Anteil stellen Hepatozyten, die neben Stoffwechselfunktionen (Protein-, Kohlehydrat-, Lipidstoffwechsel, Harnstoffsynthese usw.) wichtige Exkretionsleistungen (Gallensäuren, Bilirubin, Steroidhormone, Xenobiotika) übernehmen.

Im Rahmen einer Sepsis und unter dem Einfluss von Zytokinen kommt es zu einer Reorganisation vieler Stoffwechselwege, wobei die »Akut-Phase-Reaktion« mit gesteigerter Synthese von z. B. C-reaktivem Protein und Fibrinogen (sog. »positive Akut-Phase-Proteine«) bei gleichzeitig verminderter Synthese von Albumin (sog. »negative Akut-Phase-Proteine«) die am besten charakterisierte Antwort darstellt und durch Entzündungsmediatoren, insbesondere IL-6, getriggert wird. Die Ausschüttung von Entzündungsmediatoren (einschließlich IL-6) erfolgt maßgeblich lokal durch Makrophagen der Leber (Kupffer-Zellen), welche damit nicht nur eine wichtige bakterielle Clearance-Funktion, sondern auch die parakrine Regulation der Parenchymfunktion übernehmen (Bauer et al. 2004).

Störungen der Leberperfusion bei Sepsis und Schock betreffen die Makro- und Mikrozirkulation. Etwa 25% des Herzzeitvolumens gelangen via Pfortader (normalerweise ca. 70% Anteil am Gesamtleberblutfluss) und A. hepatica zur Leber. Der relative Anteil beider Gefäße an der Leberperfusion kann dabei erheblich variieren, da der Fluss in der Pfortader von der Durchblutung der Splanchnikusorgane abhängig ist und damit vom Widerstand in den dem Magen-Darm-Trakt vorgeschalteten Arteriolen.

Außerdem stehen terminale Pfortadervenolen und Leberarteriolen unter dem Einfluss des autonomen Nervensystems. Über intrinsische Faktoren wird bei akuten Veränderungen des Pfortaderblutflusses der leberarterielle Blutfluss in der Regel gegenläufig reguliert (»hepatic arterial buffer response«) und bei Erhöhung des Pfortaderdrucks der mesenterialarterielle Widerstand erhöht (»veno-arterial response«), um so den Druck über den reduzierten Zustrom zu senken. Auch im Bereich der Mikrohämodynamik existieren Regulationsmechanismen auf sinusoidaler Ebene, die durch reversible und graduelle Sinuskontraktion unter dem Einfluss endothelialer Mediatoren, z. B. Endothelin-1, durch perisinusoidal gelegene Zellen die lokale Durchblutung beeinflussen (Kortgen et al. 2010).

Bei Sepsis können die beschriebenen Regulationsmechanismen erheblich beeinträchtigt sein.

Praxistipp

So kann trotz ausreichendem globalem Sauerstoffangebot an die Leber unter pathophysiologischen Bedingungen ein funktioneller Shunt entstehen, der zu lokaler hepatozellulärer Hypoxie insbesondere im Bereich der »letzten Wiese«, d. h. im Bereich der Perizentralvene, führt. Charakteristisch hierfür ist eine hohe venöse Sättigung bei eingeschränkter Farbstoffclearance.

12.1.3 Septische Cholestase und akalkulöse Cholezystitis

Durch die systemische Inflammationsreaktion kommt es bei Sepsis häufig zu hepatozellulären Funktionsstörungen membranöser Transportprozesse mit konsekutiver Störung der biliären Exkretion (Zollner u. Trauner 2008).

Klinisch manifestiert sich – meist nach einigen Tagen – ein Ikterus mit einem überwiegenden Anteil konjugierten Bilirubins. Die Synthesekapazität ist in der Regel wenig beeinträchtigt. Relativ zum Bilirubin ist die Erhöhung der AP und γ-GT geringer ausgeprägt. Tatsächlich lässt sich eine Störung des Membrantransports aber bereits in der Frühphase der Erkrankung nachweisen. Gallepflichtige Substanzen können somit im Blut und in den Hepatozyten akkumulieren und damit zu weiteren Funktionsbeeinträchtigungen der Leber und anderer Organe führen.

Die Cholestase ist überwiegend kanalikulär lokalisiert und prinzipiell reversibel; sie kann aber auch duktulär und im Bereich der Gallengänge auftreten. Die Cholestase betrifft dabei alle Phasen der Biotransformation endogener und exogener Liganden, sodass die Pharmakokinetik bei diesen Patienten unkalkulierbar verändert wird; viele Pharmaka können darüber hinaus im Sinne eines »drug induced liver injury« die Leberschädigung aggravieren.

Praxistipp

Die Vermeidung respektive strenge Indikationsstellung von (hepatotoxischen) Pharmaka stellt ein wichtiges Prinzip in der Behandlung septischer Patienten mit Cholestase dar.

Neben diesen frühen und häufigen – teils subklinischen – Störungen des hepatobiliären Transports, entwickeln einige Patienten eine signifikante Cholezystitis, die klinisch beim beatmeten und analgosedierten Patienten erhebliche diagnostische Probleme aufwirft. Oft erfolgt die Diagnose im Rahmen der abdominellen Sonographie oder CT des Abdomens zur Fokussuche bei persistierend hohen Entzündungszeichen unter Antibiotikatherapie.

Richtungsweisend ist ein Hydrops der Gallenblase, häufig mit Dreischichtung der Wand und echodichterer Galle (»sludge«) (Huffman u. Schenker 2010).

Cave

Hepatobiliäre Funktionsstörung, Cholestase und Entzündungen der Gallenwege bei Sepsis können in das Bild der »sekundär sklerosierenden Cholangitis« mit schlechter Prognose münden (▶ Abschn. 27.4**).**

12.1.4 Leberdysfunktion als Trigger der Multiorgandysfunktion

Vom »klassischen« Leberversagen ist bekannt, das die Beeinträchtigung der vielfältigen Stoffwechselfunktionen und der Exkretionsleistung zahlreiche andere Organsysteme schädigt. Wesentliche extrahepatische Komplikationen des (chronischen) Leberversagens sind

- das hepatorenale Syndrom und
- die hepatische Enzephalopathie (HE).

Letztendlich können aber fast alle Organe, wie Lunge, Herz-Kreislauf-System, Gerinnungssystem, aber auch weniger offensichtliche Organe, wie Schilddrüse oder Nebenniere, in ihrer Funktion betroffen sein. Viele dieser Organdysfunktionen finden sich in ähnlicher Weise auch bei der schweren Sepsis, wie etwa eine Enzephalopathie, eine Kardiomyopathie oder eine hyperdyname Kreislaufsituation bei erniedrigtem peripherem Widerstand, sodass bei Patienten mit vorbestehender Lebererkrankung eine Differenzierung zwischen Sepsis und sich verschlechternder Leberfunktion oft nicht gelingt.

12.1.5 Diagnostische Einschätzung der Leberfunktion

Aufgrund der vielfältigen Aufgaben der Leber erlauben einzelne Tests allein in der Regel keine hinreichende Einschätzung der Leberfunktion. Statische Tests, insbesondere die Bestimmung leberspezifischer Enzyme, von Proteinen oder von Bilirubin stehen hierbei dynamischen Funktionstests gegenüber, die z. B. eine spezifische Clearance-Leistung (z. B. Indozyaningrün; ICG) und damit eine kombinierte Größe aus Perfusion und hepatozellulärer Funktion beurteilen.

Leberenzyme

Leberenzyme

Generell lassen sich hier zwei Klassen von Markern unterscheiden:

- zum einen **Schädigungsparameter**, welche eine Störung der hepatozellulären Integrität (z. B. Transaminasen) anzeigen,
- zum anderen **Cholestaseparameter**, wie z. B. die alkalische Phosphatase oder die γ-Glutamyl-Transferase, welche eine hepatobiliäre Funktionsstörung signalisieren.

Die häufig gemessenen Transaminasen Alanin-Aminotransferase (ALT) und Aspartat-Aminotransferase (AST) kommen in unterschiedlicher Konzentration in verschiedenen Geweben vor: Die ALT findet sich in hohen Konzentrationen nur in der Leber, während die AST auch in anderen Organen, wie z. B. in Herzmuskel, Niere oder Pankreas vorkommt. Während die ALT sich im Zytoplasma von Hepatozyten findet, kommt die AST zu 30% im Zytoplasma und zu 70% in Mitochondrien vor; das Verhältnis des Anstiegs der beiden Enzyme lässt damit mitunter Rückschlüsse auf die Schwere der zellulären Schädigung zu.

Allerdings sind die Serumaktivitäten von Aminotransferasen bei Sepsis verglichen mit anderen Lebererkrankungen – und im Gegensatz zu den Cholestaseparametern – meist nur moderat erhöht und erlauben praktisch keine prognostischen Rückschlüsse.

Als Cholestase anzeigende Parameter werden häufig die alkalische Phosphatase (AP) und die γ-Glutamyltransferase (γ-GT) bestimmt. AP und γ-GT eignen sich zur Verlaufskontrolle bei Lebererkrankungen, welche mit einer Cholestase einhergehen, einschließlich der typischen Exkretionsstörung bei Sepsis.

Bilirubin

Bilirubin entsteht beim Abbau von Häm. Es wird albumingebunden zur Leber transportiert, hier wird es enzymatisch mit Glucuronsäure zur wasserlöslichen Form (direktes Bilirubin) konjugiert und anschließend über die Galle in den Darm ausgeschieden. Man unterscheidet prähepatische (z. B. Hämolyse), intrahepatische (Parenchymschaden) oder posthepatische (Cholestase) Ursachen.

Praxistipp

Für eine septisch bedingte Hyperbilirubinämie ist ein hoher Anteil des direkten Bilirubins typisch.

Syntheseparameter

Typische Parameter, die häufig zur Einschätzung der Syntheseleistung bestimmt werden, sind die Serumalbuminkonzentration und die Aktivität der Serum-Cholinesterase (CHE) sowie Globaltests der Blutgerinnung bzw. Bestimmungen der Einzelfaktoren. Die Aussagekraft der gemessenen Werte bei Intensivpatienten und insbesondere in der Sepsis ist aber deutlich eingeschränkt. Die typische Akut-Phase-Reaktion führt zur oben beschriebenen Reorganisation der Syntheseleistung. Außerdem verändern viele intensivmedizinische Interventionen die Werte der genannten Syntheseparameter.

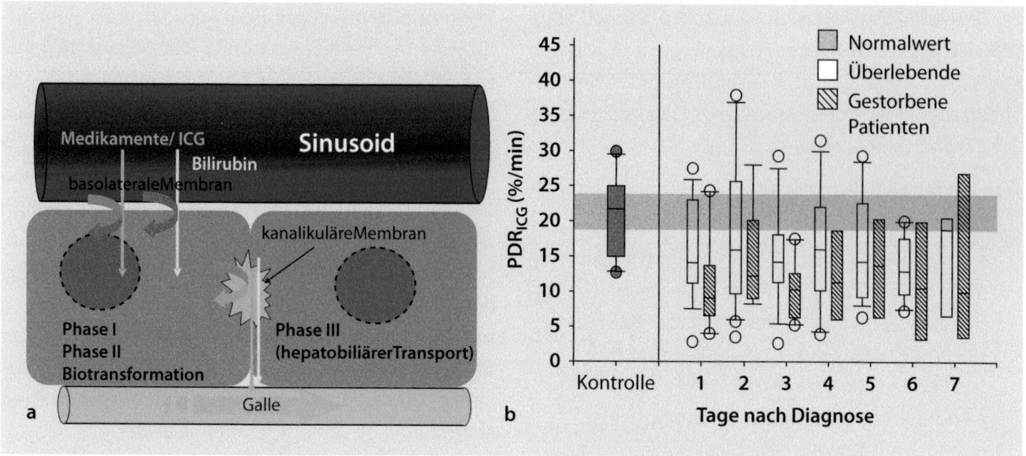

Abb. 12.1a, b Schema des basolateralen (Blut → Hepatozyt) und kanalikulären (Hepatozyt → Galle) Transports von Bilirubin und Xenobiotika, z. B. des diagnostisch genutzten Farbstoffs Indozyaningrün (ICG; **a**). **b** Plasmaverschwinderate von ICG bei Patienten mit großem chirurgischem Eingriff und SIRS (»Kontrolle«) vs. septische Patienten, stratifiziert nach der Prognose (PDR_{ICG} = Plasmaverschwinderate für Indozyaningrün)

12.1.6 Dynamische Funktionstests – Plasmaverschwinderate von ICG und MEGX-Test

Die verschiedenen dynamischen Testverfahren sind bezüglich Praktikabilität und insbesondere bettseitiger Verfügbarkeit sehr unterschiedlich einzuordnen. Für die tägliche klinische Praxis eignen sich v. a. die Bestimmung der Indozyaningrün-Elimination und – bedingt – die Messung der Lidocainmetabolisierung (Monoethylglycinxylidid-Test; MEGX-Test).

Indozyaningrün-Elimination

Die Plasmaverschwinderate von ICG (»plasma disappearance rate«; PDR_{ICG}) kann bettseitig, nichtinvasiv, transkutan pulsdensitometrisch gemessen werden. Der Normalwert der PDR_{ICG} wird mit 18–25%/min angegeben. Der ermittelte Wert ist abhängig von sinusoidaler Perfusion und basolateraler Aufnahme in den Hepatozyten (Abb. 12.1).

> **In klinischen Studien zeigte sich die gemessene Elimination des ICG als guter prognostischer Parameter.**

Hier findet sich in verschiedenen Studien eine gute Korrelation zwischen PDR_{ICG} und Sterblichkeit (PDR_{ICG} 16,5%/min bei Überlebenden vs. 6,4%/min bei sterbenden Patienten) (Sakka et al. 2002). Auch in einer prospektiven Untersuchung an 48 Patienten mit schwerer Sepsis war eine PDR_{ICG} <8%/min mit der Sterblichkeit assoziiert (Recknagel et al. 2012).

Darüber hinaus ist die bettseitige Verfügbarkeit der PDR_{ICG} Voraussetzung für den Einsatz zur kurzfristigen Verlaufsbeurteilung und damit zur Überwachung therapeutischer Interventionen geeignet (Kimura et al. 2001; Kortgen et al. 2009).

MEGX-Test

Eine weitere funktionelle Messmethode stellt der MEGX-Test (Monoethylglycinxylidid-Test) dar, mit dem die Metabolisierungskapazität der Leber gemessen werden kann. Der Test beruht auf der zytochromabhängigen, hepatischen Konversion von Lidocain zu Monoethylglycinxylidid (MEGX).

Vor sowie 15 und/oder 30 min nach intravenöser Injektion von Lidocain werden Blutproben zur Bestimmung der MEGX-Konzentration entnommen. Alternativ können zwischenzeitlich auch Abbauprodukte, die Zytochrom-P-450-abhängig metabolisiert werden, in der Ausatemluft bestimmt werden. Verschiedene Pharmaka können die zytochromabhängige Metabolisierung von Lidocain beeinflussen; so können bestimmte Antibiotika und Antidepressiva das entsprechende Zytochrom-P-450-Isoenzym inhibieren und damit die MEGX-Bildung hemmen, während andere Pharmaka dieses induzieren.

Auch bei Patienten im septischen Schock zeigten sich die dynamischen Tests verglichen mit den statischen Tests als zur Beurteilung einer hepatozellulären Dysfunktion überlegen (Recknagel et al. 2012; Kimura et al. 2001).

Praxistipp

Konventionelle statische Parameter werden den raschen Veränderungen bei kritisch kranken Intensivpatienten nicht ausreichend gerecht. Daher werden Häufigkeit und Ausmaß einer Leberdysfunktion bei Sepsis bei alleiniger Betrachtung der konventionellen statischen Parameter erheblich unterschätzt.

12.1.7 Therapie der sepsisinduzierten Leberdysfunktion

Standardtherapie

Wichtigste Säulen der Prophylaxe und kausalen Therapie der sepsisinduzierten Leberdysfunktion sind selbstverständlich

- eine adäquate Antibiotikatherapie und
- die Fokussanierung.

Eine rasche und adäquate Volumen- und Kreislauftherapie mit Aufrechterhaltung bzw. Wiederherstellung der Durchblutung und Sauerstoffversorgung der Leber sind ebenfalls von grundlegender Bedeutung. Hier können die dynamischen Funktionstests als Surrogatparameter für das Ansprechen der Kreislauftherapie genutzt werden. Auch eine Messung des intraabdominellen Drucks sollte bei Hinweisen auf eine beeinträchtigte Perfusion des Hepatosplanchnikus erfolgen.

Praxistipp

Zur Verlaufsbeurteilung und Einschätzung der Effektivität der durchgeführten Therapiemaßnahmen zur Verbesserung der gastrointestinalen Perfusion bieten sich die beschriebenen dynamischen Leberfunktionstests an (▶ Abschn. 12.1.6; Recknagel et al. 2012; Kimura et al. 2001).

Weitere Therapieoptionen speziell zur Behandlung der Leberdysfunktion in der Sepsis sind wenig untersucht. In einer randomisierten Studie an 60 Patienten im septischen Schock konnte nach Kreislaufstabilisierung mittels Volumen- und Inotropikatherapie mit der hochdosierten Gabe von N-Azetylzystein innerhalb von 24 h nach Beginn des septischen Schocks eine Verbesserung des Leberblutflusses und des MEGX-Wertes erzielt werden. Die Gabe von Iloprost führt bei Patienten mit septischem Schock zu einer Verbesserung der PDR_{ICG}, einer Zunahme des Leberblutflusses, des Sauerstoffangebots und der Glukoseproduktion (Lehman et al. 2000; Kiefer et al. 2001).

Letztendlich existieren keine Untersuchungen, die über die Beeinflussung von Surrogatparametern hinaus valide Prognoseparameter untersucht haben.

Insbesondere bei septischen Patienten mit vorbestehender Leberzirrhose und akuter Verschlechterung der Leberfunktion (akut-auf-chronisches Leberversagen), aber auch bei Patienten mit persistierender septischer Cholestase können Therapiestrategien sinnvoll sein, die auch beim akuten und/oder chronischen Leberversagen eingesetzt werden, wie etwa eine selektive Darmdekontamination, die Gabe von Laktulose oder L-Ornithin-L-Aspartat bei hohen Ammoniakwerten oder die Therapie mit Ursodeoxycholsäure.

Extrakorporale Leberersatztherapie

Mit extrakorporalen Leberersatzverfahren können prinzipiell zwei Therapieziele verfolgt werden:

- Die Entgiftungsfunktion kann zumindest partiell ersetzt werden, z. B. durch Elimination albumingebundener Stoffe.
- Es kann versucht werden, mit sog. »Bioreaktoren«, die homologe oder heterologe Leberzellen enthalten, einen globaleren Ersatz der Funktion des Leberparenchyms zu erreichen.

Im Vordergrund der Therapie steht dabei wohl die Übernahme der Entgiftungsfunktion, da die Akkumulation toxischer Substanzen einer weiteren Verschlechterung der Leberfunktion ebenso Vorschub leistet wie der zusätzlichen Beeinträchtigung anderer Organsysteme.

Evidenzbasierte Daten liegen allerdings nicht vor. In jedem Fall muss beachtet werden, dass albumingebundene Stoffe, wie z. B. viele Antibiotika, in relevantem Ausmaß aus dem Körper entfernt werden können. Dies kann bei nicht ausbehandelten Infektionen den therapeutischen Einsatz limitieren.

Ein Einsatz der extrakorporalen Leberersatztherapie erscheint daher derzeit nur im Rahmen klinischer Studien gerechtfertigt!

Fazit für die Praxis

- Für die Diagnose des Leberversagens im engeren Sinne ist, neben Koagulopathie und Ikterus, das Vorliegen einer hepatischen Enzephalopathie (HE) ausschlaggebend. Hieraus erklärt sich eine diagnostische Unschärfe bei kritisch Kranken, insbesondere septischen Patienten, sodass die Leberdysfunktion bei diesen Patientenkollektiven isoliert an der exkretorischen Dysfunktion festgemacht wird.
- Daneben muss das »akut-auf-chronische« Leberversagen bei vorbestehendem Leberparenchymschaden vom akuten Leberversagen ohne vorbestehende schwere Leberschädigung abgegrenzt werden, wobei die Verschlechterung einer chronischen Lebererkrankung im Rahmen lebensbedrohlicher Infektionen als typisches Problem der Intensivmedizin angesehen werden kann.
- »Dynamische« Tests, wie Clearance-Bestimmungen, dienen der Beurteilung des aktuellen Funktionszustands der Leber im Hinblick auf die untersuchten Partialfunktionen sowie die Durchblutungssituation zum jeweiligen Untersuchungszeitpunkt und eignen sich gut zur kurzfristigen Verlaufs- und Therapiekontrolle. Traditionelle »statische« Tests sind dagegen weniger sensitive und nur träge reagierende Parameter für die Beurteilung der Leberfunktion und eignen sich besser zur Prognosebeurteilung chronischer Lebererkrankungen, insbesondere im Rahmen von Score-Systemen.
- Die Verfügbarkeit der Leberdialyse hat in einigen Zentren dabei auch zum Einsatz im Rahmen eines MODS und bei Sepsis geführt. Diese Indikation ist im Sinne der evidenzbasierten Medizin nicht belegt und sollte nur in Studien erfolgen.

12.2 Störungen der Gastrointestinalfunktion

K. Werdan

Dysfunktionen und Schäden des Magen-Darm-Trakts (»gastrointestinal failure«, GIF; »acute gastrointestinal injury«, AGI) finden sich häufig bei schwerer Sepsis und septischem Schock sowie bei nichtseptischen MODS- und Schockzuständen. Unabhängige Prädiktoren für die GIF-Entwicklung sind:

- Schweregrad der Erkrankung (APACHE II-Score),
- Schweregrad der Sepsis (SOFA-Score),
- Notfallsituationen und
- Katecholamingabe.

GIF-Patienten haben ein mehrfach erhöhtes Letalitätsrisiko (Reintam Blaser et al. 2006).

12.2.1 Häufigkeit der gastrointestinalen Dysfunktion (»gastrointestinal failure«, GIF) bei Intensivpatienten

Bei 10% der internistischen und chirurgischen Intensivpatienten treten folgende Störungen bzw. Schäden der Gastrointestinalfunktion (GIF) auf, verbunden mit einer Verlängerung der Dauer der maschinellen Beatmung und der Intensivstationsbehandlung sowie der Letalität (Reintam Blaser et al. 2006):

- ausreichende enterale Ernährung nicht möglich (wegen Erbrechens oder Volumina der nasogastrischen Aspiration größer als enteral applizierte Volumina),

Tab. 12.1 Schweregradklassifizierung der akuten gastrointestinalen Dysfunktion (»acute gastrointestinal injury«, AGI) der Europäischen Intensivmedizinischen Gesellschaft (Reintam Blaser et al. 2012)

AGI-Grad	Kennzeichen	Beispiele
AGI Grad I	Risiko der Entwicklung einer gastrointestinalen Dysfunktion oder eines Versagens, mit partieller Funktionseinschränkung und potenzieller Reversibilität	Übelkeit und/oder Erbrechen fehlende Darmgeräusche oder eingeschränkte Darmmotilität in den ersten Tagen nach abdominalchirurgischen Eingriffen
AGI Grad II	Gastrointestinale Dysfunktion – der Magen-Darm-Trakt ist nicht in der Lage, Verdauung und Absorption adäquat zu bewerkstelligen, um den Nahrungs- und Flüssigkeitsbedarf des Patienten zu decken; das Allgemeinbefinden des Patienten ist dadurch nicht beeinträchtigt	Gastroparese mit ausgeprägtem Reflux Paralyse des unteren Magen-Darm-Trakts Durchfall Intraabdominelle Hypertension Grad I (12–15 mm Hg) Sichtbares Blut in der Magensonde oder im Stuhl Innerhalb von 72 h keine enterale Ernährung von mindestens 20 kcal/kg KG/Tag möglich)
AGI Grad III	Gastrointestinales Versagen – Verlust der Gastrointestinalfunktion: eine Wiederherstellung der Funktion kann trotz Interventionen nicht erreicht werden, keine Besserung des Allgemeinzustandes	Persistierende gastrointestinale Paralyse Auftreten oder zunehmende Verschlimmerung der Darmdilatation Zunehmende intraabdominelle Hypertension bis Grad II (15–20 mm Hg) Niedriger abdomineller Perfusionsdruck (<60 mm Hg) Unmöglichkeit der enteralen Ernährung, möglicherweise assoziiert mit Persistenz oder Verschlimmerung eines MODS
AGI Grad IV	Gastrointestinales Versagen mit gravierenden Auswirkungen auf weitere Organfunktionen, mit direkter und unmittelbarer Lebensgefahr und Verschlimmerung von MODS und Schock	Darmischämie mit Nekrose Zum hämorrhagischen Schock führende Magen-Darm-Blutung Ogilvie-Syndrom Abdominelles Kompartmentsyndrom mit Notwendigkeit zur Dekompression

- gastrointestinale Blutung (sichtbares Blut in der Magensonde oder im Stuhl trotz prophylaktischer Antazidagabe),
- Ileus (Darmobstruktion infolge verminderter Darmmotilität trotz prophylaktischer Prokinetikagabe).

12.2.2 Schweregradklassifizierung der akuten gastrointestinalen Dysfunktion (»acute gastrointestinal injury«, AGI) im Rahmen der Akuterkrankung

Eine Arbeitsgruppe der Europäischen Intensivmedizinischen Gesellschaft (Reintam Blaser et al. 2012) hat die in Tab. 12.1 dargestellte Klassifizierung der AGI vorgeschlagen.

12.2.3 Diagnose und Therapie der gastrointestinalen Dysfunktionen AGI I–IV (»acute gastrointestinal injury« I–IV)

Die Empfehlungen der Europäischen Intensivmedizinischen Gesellschaft (»ESICM Working Group on Abdominal Problems«) zur Diagnose und Therapie der gastrointestinalen Dysfunktionen/Schädigungen AGI I – IV (»Acute Gastrointestinal Injury I – IV) finden sich in (Reintam Blaser et al 2012), inklusive eines entsprechenden Algorithmus (dort: Fig. 1 »Guideline for diagnosis and management of AGI«).

Die folgenden Behandlungskonzepte je nach Schweregrad der akuten gastrointestinalen Dysfunktionen/Schädigungen (AGI I–IV) werden empfohlen (Reintam Blaser et al. 2012).

Behandlungskonzepte der gastrointestinalen Dysfunktionen AGI I–IV

AGI I

- Der Zustand bessert sich in der Regel, sodass keine spezifische Behandlung erforderlich ist, allenfalls muss der Flüssigkeitsbedarf durch intravenöse Infusionen sichergestellt werden.
- Empfohlen wird die frühe enterale Ernährung innerhalb von 24–48 h.
- Auf den Einsatz von Medikamenten, welche die gastrointestinale Motilität beeinträchtigen können (z. B. Katecholamine, Opioide), sollte möglichst verzichtet werden.

AGI II

- Maßnahmen zur Behandlung der Dysfunktion und zur Progressionsverhinderung müssen eingeleitet werden:
  - Verbesserung der Magen-Darm-Motilität, z. B. durch Prokinetika.
  - Messung des intraabdominellen Drucks und Behandlung einer manifesten intraabdominellen Hypertonie.
- Beginn oder Fortsetzung einer enteralen Ernährung.
  - Bei Reflux oder Intoleranz Beginn mit kleinen Mengen enteraler Portionen.
  - Bei Gastroparese und Erfolglosigkeit von Prokinetika Beginn einer postpylorischen Ernährung via perkutane endoskopische Gastrostomie.

AGI III

- Präventionsmaßnahmen zur Progressionsverhinderung der gastrointestinalen Dysfunktion sind erforderlich,
  - z. B. Monitoring und gezielte Behandlung einer intraabdominellen Hypertonie.
- Unerkannte gastrointestinale Probleme (Cholezystitis, Peritonitis, Darmischämie) müssen ausgeschlossen werden.
- Zur Magen-Darm-Paralyse führende Medikamente müssen weitestmöglich abgesetzt werden.
- Frühe parenterale Ernährung (innerhalb der ersten 7 Tage der Intensivstationsbehandlung) zusätzlich zur ungenügenden enteralen Ernährung ist mit einer erhöhten Rate an Krankenhausinfektionen assoziiert und sollte deshalb vermieden werden.
- Geringe enterale Ernährungsportionen sollten regelhaft versucht werden.

AGI IV

- Es gibt kein validiertes konservatives Vorgehen, um diese Situation zu meistern!
- Der Zustand erfordert lebenserhaltende Maßnahmen wie Laparotomie oder andere Notfallinterventionen (Koloskopie zur Darmdekompression).

Fazit für die Praxis

- Dysfunktionen und Schäden des Magen-Darm-Trakts (»gastrointestinal failure«, GIF, »acute gastrointestinal injury«, AGI) finden sich häufig bei kritisch kranken Intensivpatienten und besitzen prognostische Bedeutung.
- Entscheidend sind die rasche Schweregradklassifizierung (AGI I– IV) und das konsensbasierte Behandeln.

12.3 Ernährung bei Sepsis

K. Mayer, M. Hecker, M.A. Weigand

12.3.1 Ernährung als supportives Prinzip

Die Ernährungstherapie hat sich in den letzten Jahren in ihrer Wahrnehmung fortentwickelt: Sie ist mehr als ein reiner Kalorienlieferant, sondern mittlerweile eine akzeptierte supportive Therapieform.

Im Mittelpunkt des Interesses stehen Fragen nach dem richtigen Zeitpunkt des Beginns der Ernährungstherapie, der Nutzung enteraler und parenteraler Prinzipien und der Höhe der Kalorienzufuhr.

Nicht alle Fragen können aufgrund von Studien für septische Patienten sicher beantwortet werden, sodass oftmals Empfehlungen auf Erfahrungen an kritisch Kranken und in Leitlinien fixierten Expertenmeinungen beruhen.

12.3.2 Ernährung als präventive Strategie

Ernährung per se kann zu einer **Verminderung von Infektionen** führen. Diese Erkenntnis beruht v. a. auf Untersuchungen an postoperativen Patienten, bei denen eine **frühe orale bzw. enterale Ernährung** zu einer Reduktion von Infektionen und der Liegedauer im Krankenhaus führte. Ernährung sollte innerhalb von 24 h nach einer Operation beginnen und wird durch die Toleranz des Patienten reguliert.

Praxistipp

Merksatz für den Gastrointestinaltrakt: »use it or loose it.«

Eine enterale Ernährung ist nur notwendig, falls eine orale Nahrungszufuhr nicht (ausreichend) gelingt. Dabei genügen in den ersten Tagen bereits geringe Mengen an Nahrung, um zu einer Verbesserung zu führen. Aus retrospektiven Daten von beatmeten Intensivpatienten kann der gleiche Schluss gezogen werden: Auch diese Patienten zeigen bei früher enteraler Kalorienzufuhr eine verminderte Sterblichkeit (Artinian et al. 2006). Die größten Effekte der frühen enteralen Ernährung waren sogar bei den Patienten mit hohem Risiko – gemessen am APACHE-II-Score – zu finden.

Als ein weiteres Prinzip konnte in den letzten Jahren die Bestimmung des **Kaloriendefizits** etabliert werden. Das Kaloriendefizit berechnet sich aus dem Kalorienbedarf abzüglich der Kalorienzufuhr des Patienten.

Ein in der ersten Woche des Intensivaufenthaltes der Patienten erzeugtes Kaloriendefizit korrelierte in retrospektiven Analysen an schwer kranken Patienten mit sekundären Infektionen, der Behandlungs- und Beatmungsdauer auf der Intensivstation und weiteren Komplikationen (Villet et al. 2005).

Auswertungen einer großen multinationalen Datenbank weisen zusätzlich, neben einer zu geringen Kalorienzufuhr, auf eine mangelnde Proteingabe in den ersten 12 Tagen des Intensivaufenthaltes hin (Alberda et al. 2009). Im Mittel erhielten die Patienten etwa 1000 kcal/Tag und 47 g Protein/Tag entsprechend etwa 12,5 kcal/kg/Tag und einer Proteinmenge von 0,6 g/kg KG/Tag. Eine Steigerung der Kalorien- oder der Proteinzufuhr korrelierte in dieser Auswertung mit einer deutlich verbesserten Prognose des Patienten. Diese Hypothese wird derzeit in einer multinationalen Studie untersucht.

Auf der anderen Seite konnte eine große multizentrische Studie des ARDSnet an Patienten mit Lungenversagen keinen positiven Effekt einer Reduktion der enteralen Kalorienzufuhr von ca. 1400 kcal/Tag auf 500 kcal/Tag finden (Rice et al. 2012). Die untersuchten Patienten waren allerdings in einem sehr guten Ernährungszustand (∅ BMI ca. 30 kg/m^2), jung (∅ Alter ca. 50 Jahre), die mittlere Interventionszeit betrug nur etwa 5 Tage, und die Sterblichkeit in der Studie lag unter 20%. Somit kann für Patienten mit einer erwarteten kurzen Liegezeit auf der Intensivstation und einer geringen Sterblichkeit eine geringe Kalorienzufuhr ausreichend sein.

12.3.3 Ernährung septischer Patienten

Spezielle Pathophysiologie des Metabolismus

In der Sepsis kommt es zu einer akuten Umstellung der Stoffwechselwege im Sinne einer »stress response«. Durch den Anstieg proinflammatorischer Zytokine, die Freisetzung endogener (und Zufuhr exogener) Katecholamine, die Ausschüttung von Kortison und Glukagon wird tiefgreifend die Regulation des Glukosemetabolismus verändert. Proinflammatorische Zytokine und Katecholamine können die Freisetzung von Insulin aus dem Pankreas vermindern.

> **Neben einer gesteigerten Glukoneogenese und verminderten Glykogenproduktion werden eine Insulinresistenz und eine Hyperglykämie induziert.**

Molekularer Hintergrund ist u. a. eine Störung der insulinabhängigen Signaltransduktion und des insulingesteuerten Glukosetransporters GLUT4, der sowohl geringer exprimiert als auch weniger an die Membran verlagert wird. Daneben sind sepsisinduzierte Störungen der Atmungskette (► Abschn. 9.3 »Zytopathische Hypoxie«) und eine Metabolisierung von Glukose via Pyruvat zu Laktat beschrieben (Review in Mayer et al. 2011). In der Summe kann aus einer gesteigerten anaeroben Glykolyse und einem verminderten Laktatabbau eine Hyperlaktämie entstehen.

Ältere Daten septischer Patienten zeigen eine verminderte Glukoseoxidation und eine gesteigerte Lipidoxidation (Stoner et al. 1983). Neben den Lipidreserven werden auch die Proteinspeicher des Körpers angegriffen und führen zu

- Proteinolyse,
- verminderter Muskelmasse und
- einer negativen Stickstoffbilanz.

Klinische Studien mit dem Ziel, die Muskelmasse durch hyperkalorische Ernährung zu erhalten, waren nicht erfolgreich. In Tierversuchen konnte sogar eine erhöhte Sterblichkeit beschrieben werden. Die metabolischen Vorgänge am Beginn einer Sepsis sind wahrscheinlich adaptive Prozesse während einer allgemeinen Antwort auf Stress, Trauma und Infektionen.

Am Ende der septischen Erkrankung steht eine **anabole Phase**, in der Reparatur und Regeneration im Vordergrund stehen. In dieser Phase überwiegen die anabolen Hormone, und diese führen zu einer Rekonstitution des Patienten. Muskelaufbau, Aufbau der Lipidspeicher und Reparatur der geschädigten Strukturen stehen im Vordergrund, hierfür muss die Energie bereitgestellt werden.

Metabolisches Monitoring

Der Energiebedarf des septischen Patienten ist keine Konstante, sondern unterliegt krankheitsbedingten und phasenhaften Schwankungen. Am Anfang einer schweren Erkrankung werden zunächst die endogenen Energiereserven freigesetzt und decken den Energiebedarf. Eine Messung des Ruheenergieumsatzes (»resting energy expenditure«, REE) wird von den Leitlinien der europäischen Ernährungsgesellschaft zwar empfohlen, findet in der Praxis aber nicht immer Anwendung. Eine monozentrische Studie bei Intensivpatienten wies auf einen möglichen Nutzen hin (Singer et al. 2011). Zudem ist unklar, ob der REE auch dem aktuellen Kalorienbedarf entspricht, da die endogene Generierung von Energie nicht gemessen wurde.

Die Steuerung der Ernährung und der Kalorienzufuhr kann mit dem **Konzept der metabolischen Toleranz** erfolgen. Als ein Marker des Überwiegens der endogenen Freisetzung (und exogener Zufuhr) von Glukose über den nutzbaren Bedarf kann klinisch die Hyperglykämie dienen.

Praxistipp

Eine Ernährungstherapie, die trotz Insulintherapie zu einer Hyperglykämie führt, übersteigt den aktuellen Glukose- und möglicherweise auch den Kalorienbedarf des Patienten und sollte reduziert werden.

Die obere Grenze der Insulintherapie wird zurzeit bei fehlender Evidenz von Ernährungsexperten bei 4–6 IE/h gesehen. Die **obere Grenze der Glukosekonzentration** hat sich in den letzten Jahren wieder nach oben verschoben.

Während die bahnbrechende Arbeit aus Leuwen zur Insulintherapie bei kardiochirurgischen Patienten noch einen Zielbereich von 80–110 mg/dl (4,4–6,1 mmol/l) nahelegte (van den Berghe et al. 2001), konnten die VISEP- (Brunkhorst et al. 2008) und die COIItSS-Studie (Annane et al. 2010) an septischen Patienten dies nicht bestätigen, die VISEP-Studie wurde wegen kritischer Hypoglykämien abgebrochen (Brunkhorst et al. 2008). Die NICE-SUGAR-Studie zeigten eine Verbesserung des Überlebens von Intensivpatienten, deren Glukosekonzentration (auch unter Einsatz von Insulin) im Mittel bei etwa 150 mg/dl (8,3 mmol/l) im Vergleich zu der Gruppe mit einem Mittel von etwa 115 mg/dl (6,4 mmol/l) lag (Finfer et al. 2009).

Praxistipp

Die deutschen Sepsisleitlinien (Reinhart et al. 2010) raten **zur Begrenzung der Hyperglykämie** auf Werte von <**150 mg/dl** (<8,3 mmol/l), während amerikanische Leitlinien (Moghissi et al. 2009; Dellinger et al. 2013) eine **obere Grenze von 180 mg/dl** (9,99 mmol/l) anstreben. Die Empfehlungen stellen Expertenmeinungen dar!

Zusätzlich wurde die Glukosevariabilität als Risikofaktor für Intensivpatienten entdeckt, dabei korrelierte die Spannweite der Glukosemessungen mit der Sterblichkeit der Patienten (Egi et al. 2006). Ein Beweis für einen positiven Effekt durch Begrenzung der Variabilität steht allerdings aus. Auf der anderen Seite haben an die lokalen Strukturen angepasste Protokolle für die Insulintherapie einen positiven Effekt. Diese Protokolle (»standard operating procedures«, SOP) sollten Anleitungen zur Insulintherapie, Glukoseinfusion, Durchführung der Glukosemessungen (Geräte, Abstände) und Anweisungen im Falle von Hypoglykämien enthalten.

Ähnliche Überlegungen wie für Glukose gelten für die Zufuhr von Lipiden und Protein. Bei mangelnder Evidenz gelten obere Grenzwerte von **Triglyzeriden** von etwa 400 mg/dl und rasche Anstiege des **Harnstoffs**, die nicht durch Störungen der Nierenfunktion oder Katabolie erklärbar sind, als Indikatoren für eine zu hohe Kalorienzufuhr. Weiterhin sollten regelmäßig neben **Natrium** und **Kalium** auch **Phosphat** und **Magnesium** bestimmt werden, da bei längerfristiger mangelhafter Kalorienzufuhr ein zu rascher Aufbau der Ernährungstherapie in ein Refeeding-Syndrom (Abfall des Serumphosphats und -magnesiums) mit Störungen der kardialen, neurologischen und muskulären Funktion münden kann.

Gastrointestinales Monitoring

Neben den metabolischen Veränderungen stehen auch Störungen des Transports, der Digestion und Resorption im Gastrointestinaltrakt im Vordergrund. Diese Veränderungen können prinzipiell Teil des Multiorganversagens des Patienten sein. Bisher war die **Messung des gastralen Residualvolumens** (GRV) ein Standardvorgehen während des Aufbaus der enteralen Ernährung. Überschritt das GRV eine vordefinierte Grenze, erfolgte je nach Protokoll eine Reduktion bis zum Pausieren der Sondennahrung. Zusätzlich wurden motilitätssteigernde Pharmaka wie Metoclopramid oder Erythromycin eingesetzt, und es erfolgte der Ersatz einer gastralen durch eine postpylorische Sonde. Wurden diese Maßnahmen in einem Protokoll (SOP) vereinigt, konnte die enterale Ernährung schneller zum Ernährungsziel gesteigert werden.

Neuere Arbeiten zeigen, dass bei Intensivpatienten die **Toleranz höherer GRV** (bis zu 500 ml, (Montejo et al. 2010) oder der **gänzliche Verzicht** auf die Messung des GRV (Poulard et al. 2010; Reignier et al. 2013) zu einem schnelleren Aufbau der Ernährungstherapie führten. Allen Studien lag ein ausgefeiltes Protokoll zugrunde, wie Problemen – beispielsweise Erbrechen – oder einem hohen GRV begegnet wurde. Klare Handlungsanweisungen zu motilitätssteigernden Pharmaka und Sonden begründeten den Erfolg. Durch die neueste Studie (Reignier et al. 2013) konnte zudem belegt werden, dass ein Verzicht auf die Messung des GRV in hoch selektierten Patientengruppen keine Steigerung der beatmungsassoziierten Pneumonien zur Folge hatte.

Bisher fehlen Daten, die spezifisch den Einfluss des GRV auf die Ernährung und die Sterblichkeit bei septischen Patienten untersuchen.

Enterale Ernährung

Frühe enterale Ernährung erhält die Struktur und Integrität des Darmes. Dabei scheint in den ersten Tagen eine minimale enterale Ernährung bereits auszureichen. Eine Verzögerung dieser minimalen Kalorienzufuhr um 48 h steigerte die sekundären Septikämien erheblich (Rubinson et al. 2004). Am Beginn einer schweren Erkrankung werden zunächst endogene Reserven mobilisiert, ohne dass eine exogene Zufuhr dies beeinflussen kann.

> **Eine enterale Ernährung sollte am Anfang auch nichtnutritive Ziele wie den »Zottenschutz« verfolgen und zudem hypokalorisch erfolgen!**

In Auswertungen der in einer Stichpunktanalyse des SepNet und in der VISEP-Studie erhobenen

Daten hatten Patienten mit enteraler Ernährung die geringste Sterblichkeit (Elke et al. 2008, 2013).

Prinzipien

- Alle Patienten, die nicht innerhalb von 3 Tagen ausreichend oral ernährbar sind, sollten einer Ernährungstherapie zugeführt werden.
- Nach der oralen Ernährung stellt die enterale Ernährung die zu bevorzugende Form dar.
- Bei ausreichender oraler oder enteraler Ernährung ist eine parenterale Ernährung überflüssig. Dabei stellen ein früher Beginn und das Vorliegen eines lokalen Konzeptes (»SOP«) Bausteine des Erfolges zur Vermeidung der parenteralen Ernährung dar.

Parenterale Ernährung

Eine parenterale Ernährung stellt eine Ergänzung oder den Ersatz der enteralen Ernährung dar. Die Indikation zu dem Einsatz muss nach neuen Daten eng gestellt werden. In einer großen Studie erlitten Patienten mit früher parenteraler Ernährung beispielsweise mehr sekundäre Infektionen und hatten eine längere Liegezeit (Casaer et al. 2011). Ursächlich erscheinen hierbei

- eine hyperkalorische Ernährung zu Beginn,
- eine zu weite Indikationsstellung – Patienten, die am 3. Tag von der Intensivstation verlegt wurden, erhielten ab dem 2. Tag eine hochkalorische parenterale Ernährung – und
- ein zurückhaltender Aufbau der enteralen Ernährung.

Praxistipp

Eine parenterale Ernährung sollte nur erfolgen, wenn der Aufbau der enteralen Ernährung nach etwa 3 Tagen nicht zu einer ausreichenden Kalorienzufuhr führt (Singer et al. 2009)!

Dabei sollte die parenterale Kalorienzufuhr nur das nicht durch enterale Ernährung gedeckte Kaloriendefizit als Ziel haben. Die Indikation zum Einsatz und die Höhe der Kalorienzufuhr durch parenterale Ernährung sollten täglich überprüft werden.

Eine Metaanalyse weist auf den Nutzen der parenteralen Kalorienzufuhr bei unzureichender enteraler Ernährung hin (Simpson u. Doig 2005). Dies konnte zuletzt mit weiteren Studien untermauert werden. Falls eine Kontraindikation für die enterale Ernährung besteht, können durch eine parenterale Ernährung, die ähnlich wie die enterale Ernährung über mehrere Tage aufgebaut wird, Vorteile für den Patienten wie eine verringerte Beatmungszeit erzielt werden (Doig et al. 2013a). Diese Intervention war mit einer erheblichen Kostenreduktion verbunden (Doig et al. 2013b).

Die Einführung einer supplementierenden parenteralen Ernährung nach dem 3. Tag, falls keine ausreichende enterale Ernährung erreicht werden konnte, führte zu einer Verminderung sekundärer Infektionen (Heidegger et al. 2013).

Zuletzt konnte in der großen multizentrischen CALORIES-Studie nachgewiesen werden, dass eine frühe parenterale Ernährung genauso gut wie eine frühe enterale Ernährung sein kann (Harvey et al. 2014). Weder für die frühe enterale noch für die frühe parenterale Ernährung konnte ein entscheidender Vorteil gezeigt werden. In der parenteralen Gruppe konnten keine vermehrten Infektionen nachgewiesen werden, in der enteralen Gruppe allerdings mehr Hypoglykämien und Erbrechen. Diese Studie kann als Bestätigung des bisherigen Konzepts gesehen werden, eine enterale Ernährung anzustreben und, falls notwendig, bei den Patienten eine volle oder supplementierende parenterale Ernährung zu geben.

■ Glutamin

Glutamin stellt für den kritisch Kranken eine semiessenzielle Aminosäure für die Funktion der Leukozyten und die Darmbarriere dar, darüber hinaus scheint diese Aminosäure auch regulativ mittels Heat-shock-Proteinen in Entzündungsvorgänge einzugreifen. Kommerziell erhältliche Ernährungslösungen für den parenteralen Einsatz enthalten kein Glutamin, da diese Aminosäure in Lösung nicht stabil ist. Als Dipeptid ist Glutamin in Lösung stabil und für den klinischen Gebrauch erhältlich.

2 große multizentrische Studien haben die bisherige positive Einschätzung zur Anwendung von Glutamin in Frage gestellt. In der SIGNET-Studie konnte kein Vorteil für die intravenöse Zufuhr von

Glutamin gefunden werden (Andrews et al. 2011). Die REDOXS-Studie fand sogar eine Übersterblichkeit bei Patienten mit Schock und Multiorganversagen (Heyland et al. 2013), wobei das Design der Studie (beispielsweise Nutzung von Glutamin als größter Eiweißlieferant) nicht unumstritten ist. In der Folge wurde die Empfehlung zur Nutzung von Glutamin auf 2 Gruppen eingegrenzt:

- intravenöse Verwendung bei rein parenteral ernährten und stabilen Patienten ohne Multiorganversagen und ohne Schock sowie
- enterale Zufuhr bei Patienten mit Trauma und Verbrennung (Heyland u. Dhaliwal 2013).

> **Bei ausschließlicher parenteraler Ernährung hatten stabile Patienten ohne Schock und ohne Multiorganversagen mit zusätzlicher Zufuhr von Glutamin einen Überlebensvorteil, sodass bei diesen Patienten das Dipeptid zum Einsatz kommen sollte (Reinhart et al. 2010)!**

Lipide

Lipide sind notwendige Bestandteile der parenteralen Ernährung. Durch die parenterale Zufuhr von n-6-Lipiden können Arachidonsäure-Metabolite wie Prostaglandine oder Leukotriene mit negativen Folgen für ein akutes Lungenversagen und die Entzündungsreaktion entstehen. Neuere Lipidpräparate für die parenterale Ernährung enthalten reduzierte Mengen an n-6-Lipiden und z. T. geringe Mengen an n-3-Fettsäuren. n-3-Fettsäuren können zu alternativen Lipidmediatoren metabolisiert werden, die geringere proinflammatorische Effekte im Vergleich zu den korrespondierenden n-6-Mediatoren besitzen. Zusätzlich kann es durch eine zu schnelle Infusion von Lipiden zu einer Überlastung der Lipidklärung und einer zusätzlichen Verschlechterung des Lungenversagens kommen (Suchner et al. 2001; Lekka et al. 2004).

Praxistipp

Zum Einsatz sollten nur neuere Lipidpräparate kommen unter der Einhaltung einer Infusionsdauer von 12–24 h (Reinhart et al. 2010)!

Bei postoperativen Patienten und bei kritisch Kranken weisen Metaanalysen auf mögliche Vorteile eines geringen Anteils von n-3-Lipiden in der Lipidpräparation hinsichtlich der Liegezeiten, Reduktion sekundärer Infektionen, aber nicht hinsichtlich der Sterblichkeit hin (Chen et al. 2010; Pradelli et al. 2012). Ähnliche Untersuchungen bei septischen Patienten liegen nicht vor.

Immunmodulierende Strategien

Die Nutzung immunmodulierender Substanzen zur Verbesserung der Prognose der Sepsis hat auch in der Ernährungstherapie eine lange Tradition.

Arginin, Nukleotide, n-3-Fette

Praxistipp

Ernährungslösungen mit Arginin, Nukleotiden und n-3-Fetten: die Deutschen Sepsisleitlinien raten nicht zum Einsatz!

Der Einsatz einer mit Arginin, Nukleotiden und n-3-Fetten angereicherten Ernährung bei septischen Patienten in einer multizentrischen Untersuchung führte zu einer signifikanten Senkung der Sterblichkeit. Bei genauerer Betrachtung der Daten war der Effekt v. a. bei Patienten mit geringem APACHE-II-Score zu finden, während bei schwer kranken Patienten eher ein umgekehrter Effekt zu verzeichnen war.

Im Gegensatz zu den europäischen Leitlinien (Singer et al. 2009) raten die deutschen und internationalen Sepsisleitlinien (Reinhart et al. 2010; Dellinger et al. 2013) nicht zu einem Einsatz dieser Ernährungslösung, da a priori nicht abzuschätzen ist, ob ein »leicht« kranker Patient nicht schwerer krank werden kann!

Eine weitere Ernährungslösung, die mit Arginin, Antioxidanzien und n-3-Lipiden angereichert war, führte im Vergleich zu einer parenteral ernährten Kontrollgruppe sogar zu einer erhöhten Sterblichkeit (Bertolini et al. 2003).

Eicosapentaensäure (EPA), γ-Linolensäure (GLA) und Antioxidanzien

> **Ernährungslösung mit Eicosapentaensäure (EPA), γ-Linolensäure (GLA) und Antioxidanzien: für die Praxis noch nicht ausreichend validiert!**

12

Eine andere Ernährungslösung, die Eicosapentaensäure (EPA, eine n-3-Fettsäure), γ-Linolensäure (GLA) und Antioxidanzien enthielt, wurde in mehreren Studien bei Patienten mit akutem Lungenversagen, Sepsis oder bei Intensivpatienten eingesetzt. Metaanalysen konnten einen deutlichen Vorteil hinsichtlich des Überlebens, der Liegezeit und der Verbesserung der Oxygenierung für diese Lösung nachweisen (Marik u. Zaloga 2008). Allerdings waren die eingeschlossenen Patienten der Studien unter kontinuierlicher Zufuhr voll enteral ernährbar, und die Kontrolllösung enthielt sehr viel – möglicherweise schädliche – n-6-Lipide.

> **Unklar bleibt somit, ob der gleiche positive Effekt im Vergleich mit einer Standardernährung möglich wäre.**

Eine große Studie des ARDSnet untersuchte erneut diesen Aspekt bei Patienten mit akutem Lungenversagen. Sie verfolgte zusätzlich das Ziel, die aktiven Bestandteile (»Pharmakonutrition«) von der eigentlichen Ernährung zu trennen und kondensierte die aktiven Bestandteile, um sie 2× täglich als Bolus zuzuführen (Rice et al. 2011). Die Studie wurde wegen fehlender Wirksamkeit abgebrochen. Möglicherweise hat auch hier das Design eine klare Aussage verhindert. Die Kontrolllösung enthielt sehr viel mehr Protein und kein neutrales Lipid und wird deshalb ebenfalls als pharmakonutritives Prinzip eingeschätzt.

Da die abgebrochene Studie Teil einer 4-armigen Studie war, die gleichzeitig den Aspekt der geringen frühen enteralen Ernährung gegenüber einer minimalen enteralen Ernährung testete (Rice et al. 2012), bleibt unklar, ob die aktiven Bestandteile ausreichend resorbierbar waren, nicht als Energiesubstrat verwendet wurden und somit als Immunmodulatoren nutzbar bleiben (Felbinger et al. 2012). Leider liegen auch keine Daten aus Pilotstudien vor, die dies stützen.

So bleibt festzuhalten, dass bei voll enteral ernährbaren Patienten die kontinuierliche Zufuhr von EPA, GLA und Antioxidanzien Vorteile gegenüber einer mit n-6-Lipiden angereicherten Ernährung bietet, aber bisher nicht gegenüber einer Standardernährung. Eine Boluszufuhr einer proteinhaltigen Lösung hatte Vorteile gegenüber der Boluszufuhr von EPA, GLA und Antioxidanzien vor dem Hintergrund einer geringen Kalorienzufuhr bei Patienten mit akutem Lungenversagen.

Ein weiteres untersuchtes Konzept war der sehr frühe Einsatz einer Ernährung immunmodulierender Substanzen zur Verhinderung eines Voranschreitens der septischen Erkrankung und der Entwicklung einer schweren Sepsis oder eines septischen Schocks (Pontes-Arruda et al. 2011). Die Nutzung einer kontinuierlichen Ernährung mit EPA, GLA und Antioxidanzien wurde verglichen mit einer Standardernährung. In der Interventionsgruppe entwickelten sich weniger zusätzliche Organversagen, und die Patienten benötigten weniger Ressourcen. Kein Unterschied zeigte sich allerdings in der Sterblichkeit der behandelten Gruppen.

Bevor dieses Konzept in der Praxis Anwendung findet, sollte es durch weitere Daten untermauert werden!

■ Probiotika

> **Probiotika: Einsatz derzeit nur im Rahmen kontrollierter Studien!**

Lebende Bakterien zur Wiederherstellung des verschobenen Gleichgewichts im Gastrointestinaltrakt stellen das Prinzip der Probiotika dar. Eine gestörte Schrankenfunktion des Darms soll verbessert, eine bakterielle Fehlbesiedlung soll vermindert und das Immunsystem moduliert werden. Bisherige Daten bei postoperativen Patienten legten ein gutes Sicherheitsprofil nahe. Metaanalysen zum Einsatz von Probiotika wiesen eine Reduktion von beatmungsassoziierten Pneumonien, Infektionen und der Liegezeit nach, ohne dass die Sterblichkeit und die Beatmungszeit verändert wurden (Siempos et al. 2010; Petrof et al. 2012).

In einer großen Studie bei Patienten mit schwerer akuter Pankreatitis starben allerdings mehr Patienten, denen Probiotika zugeführt worden waren (Besselink et al. 2008). Nachfolgend wurden viele intensivmedizinische Studien vorzeitig gestoppt und ausgewertet. Nach Einschluss von 167 statt der geplanten 740 Patienten (Barraud et al. 2010) zeigte eine Subgruppenanalyse, dass Patienten mit schwerer Sepsis von dem Einsatz profitierten. Ebenfalls war ein verzögerter Einsatz der Probiotika nach 48 h von Vorteil, insgesamt konnten auch weniger Katheterinfektionen in der Probiotikagruppe dokumentiert werden.

Bei einer uneinheitlichen Studienlage sollten kritisch kranke Patienten allerdings nur im Rahmen kontrollierter Studien mit Probiotika behandelt werden!

Literatur

Literatur zu ► Abschn. 12.1

Bauer M, Paxian M, Kortgen A (2004) Akutes Leberversagen – Aktuelle Aspekte zur Diagnostik und Therapie. Anaesthesist 53: 511–530

Huffman JL, Schenker S (2010) Acute acalculous cholecystitis: a review. Clin Gastroenterol Hepatol 8: 15–822 *[Die Übersichtsarbeit beschreibt die für kritisch Kranke relativ spezifische, bedrohliche und häufig nicht diagnostizierte Cholezystitis-Form!]* ←

Kiefer P, Tugtekin I, Wiedeck H, Bracht H, Vogt J, Wachter U, Weiss M, Altin C, Georgieff M, Radermacher P (2001) Hepato-splanchnic metabolic effects of the stable prostacyclin analogue iloprost in patients with septic shock. Intensive Care Med 27: 1179–1186

Kimura S, Yoshioka T, Shibuya M, Sakano T, Tanaka R, Matsuyama S (2001) Indocyanine green elimination rate detects hepatocellular dysfunction early in septic shock and correlates with survival. Crit Care Med 29: 1159–1163

Kortgen A, Silomon M, Pape-Becker C, Buchinger H, Grundmann U, Bauer M (2009) Thoracic but not lumbar epidural anaesthesia increases liver blood flow after major abdominal surgery. Eur J Anaesthesiol 26: 111–116

Kortgen A, Hetz H, Morgenthaler NG, Paxian G, Hitzler P, Krenn CG, Bauer M (2010) Vasoactive mediators in patients with acute liver failure treated with albumin dialysis. Liver Int 30: 634–636

Lehmann C, Taymoorian K, Wauer H, Krausch D, Birnbaum J, Kox WJ (2000) Effects of stable prostacyclin analogue iloprost on the plasma disappearance rate of indocyanine green in human septic shock. Intensive Care Med 26: 1557–1560

Merli M, Lucidi C, Gianelli V, Giusto M, Riggio O, Falcone M, Ridola L, Attili AF, Venditti M (2010) Cirrhotic patients are at risk for health care-associated bacterial infections. Clin Gastroenterol Hepatol 8: 979–985

Recknagel P, Gonnert FA, Westermann M, Lambeck S, Lupp A et al. (2012) Liver dysfunction and phosphatidylinositol-3-kinase signalling in early sepsis: experimental studies in rodent models of peritonitis. PLoS Med 9 (11): e1001338. doi:10.1371/journal.pmed.1001338 *[Die prospektive Studie an Patienten mit schwerer Sepsis zeigt, dass die Einschränkung der hepatischen Indozyanin-Clearance mit der Sterblichkeit korreliert.]* ←

Sakka SG, Reinhart K, Meier-Hellmann A (2002) Prognostic value of the indocyanine green plasma disappearance rate in critically ill patients. Chest 122: 1715–1720 *[Die Studie zeigt die prognostische Wertigkeit einer Leberfunktionsstörung bei kritisch Kranken.]* ←

Viasus D, Garcia-Vidal C, Castellote J, Adamuz J, Verdaguer R, Dorca J, Manresa F, Gudiol F, CarratalÃ J (2011) Community-acquired pneumonia in patients with liver cirrhosis: clinical features, outcomes, and usefulness of severity scores. Medicine (Baltimore) 90: 110–118

Zollner G, Trauner M (2008) Mechanisms of cholestasis. Clin Liver Dis: 12: 1–26

Literatur zu ► Abschn. 12.2

Reintam Blaser A Parm P Redlich U Tooding LM Starkopf J Köhler F Spies C Kern H (2006) Gastrointestinal failure in intensive care: a retrospective clinical study in three different intensive care units in Germany and Estonia. BMC Gastroenterology 6: 19 *[Eine der wenigen qualitativ hochwertigen Studien zu Störungen des Gastrointestinaltrakts bei kritisch kranken Patienten.]* ←

Reintam Blaser A Malbrain ML Starkopf J Fruhwald S Jakob SM De Waele J Braun J-P Poeze M Spies C (2012) Gastrointestinal function in intensive care patients: terminology, definitions and management. Recommendations of the ESICM Working Group on Abdominal Problems. Intensive Care Med 38: 384–394 [► http://download-v2.springer.com/static/pdf/247/art%253A10.1007%252Fs00134-011-2459-y.pdf?token2=exp=1430809777~acl=%2Fstatic%2Fpdf%2F247%2Fart%25253A10.1007%25252Fs00134-011-2459-y.pdf*~hmac=46591cbf9e51e1d45ffb688534086ede93af76f692bee171c5053760bfff6a79] *[Sehr wichtige Arbeit mit Empfehlungen zum Vorgehen bei Störungen des Magen-Darm-Funktion kritisch kranker Patienten.]* ←

Literatur zu ► Abschn. 12.3

Alberda C, Gramlich L, Jones N, Jeejeebhoy K, Day AG, Dhaliwal R, Heyland DK (2009) The relationship between nutritional intake and clinical outcomes in critically ill patients: results of an international multicenter observational study. Intensive Care Med 35: 1728–1737

Andrews PJ, Avenell A, Noble DW, Campbell MK, Croal BL, Simpson WG, Vale LD, Battison CG, Jenkinson DJ, Cook JA (2011) Randomised trial of glutamine, selenium, or both, to supplement parenteral nutrition for critically ill patients. BMJ 342: d1542 *[Die SIGNET-Studie fand keinen Vorteil einer intravenösen Glutamingabe.]* ←

Annane D, Cariou A, Maxime V, Azoulay E, D'Honneur G, Timsit JF, Cohen Y, Wolf M, Fartoukh M, Adrie C, Santre C, Bollaert PE, Mathonet A, Amathieu R, Tabah A, Clec'h C, Mayaux J, Lejeune J, Chevret S (2010) Corticosteroid treatment and intensive insulin therapy for septic shock in adults: a randomized controlled trial. JAMA 303: 341–348

12

Artinian V, Krayem H, DiGiovine B (2006) Effects of early enteral feeding on the outcome of critically ill mechanically ventilated medical patients. Chest 129: 960–967 *[Die Arbeit zeigt die prognostische Bedeutung der frühen enteralen Ernährung bei beatmeten Patienten.]* ←

Barraud D, Blard C, Hein F, Marcon O, Cravoisy A, Nace L, Alla F, Bollaert PE, Gibot S (2010) Probiotics in the critically ill patient: a double blind, randomized, placebo-controlled trial. Intensive Care Med 36: 1540–1547

Bertolini G, Iapichino G, Radrizzani D, Facchini R, Simini B, Bruzzone P, Zanforlin G, Tognoni G (2003) Early enteral immunonutrition in patients with severe sepsis: results of an interim analysis of a randomized multicentre clinical trial. Intensive Care Med 29: 834–840

Besselink MG, van Santvoort HC, Buskens E, Boermeester MA, van Goor H, Timmerman HM, Nieuwenhuijs VB, Bollen TL, van Ramshorst B, Witteman BJ, Rosman C, Ploeg RJ, Brink MA, Schaapherder AF, Dejong CH, Wahab PJ, van Laarhoven CJ, van der Harst E, van Eijck CH, Cuesta MA, Akkermans LM, Gooszen HG (2008) Probiotic prophylaxis in predicted severe acute pancreatitis: a randomised, double-blind, placebo-controlled trial. Lancet 371: 651–659

Brunkhorst FM, Kuhnt E, Engel C, Meier-Hellmann A, Ragaller M, Quintel M, Weiler N, Gründling M, Oppert M, Deufel T, Löffler M, Reinhart K, (SepNet) GCNS (2005) Intensive insulin therapy in patients with severe sepsis and septic shock is associated with an increased rate of hypoglycemia – results from a randomized multicenter study (VISEP). Infection 33: 19–20

Brunkhorst FM, Engel C, Bloos F, Meier-Hellmann A, Ragaller M, Weiler N, Moerer O, Gruendling M, Oppert M, Grond S, Olthoff D, Jaschinski U, John S, Rossaint R, Welte T, Schaefer M, Kern P, Kuhnt E, Kiehntopf M, Hartog C, Natanson C, Loeffler M, Reinhart K (2008) Intensive insulin therapy and pentastarch resuscitation in severe sepsis. N Engl J Med 358: 125–139 *[Meilenstein-Studie zur Glukosekontrolle bei Patienten mit schwerer Sepsis.]* ←

Casaer MP, Mesotten D, Hermans G, Wouters PJ, Schetz M, Meyfroidt G, Van Cromphaut S, Ingels C, Meersseman P, Muller J, Vlasselaers D, Debaveye Y, Desmet L, Dubois J, Van Assche A, Vanderheyden S, Wilmer A, Van den Berghe G (2011) Early versus late parenteral nutrition in critically ill adults. New Engl J Med 365: 506–517

Chen B, Zhou Y, Yang P, Wan HW, Wu XT (2010) Safety and efficacy of fish oil-enriched parenteral nutrition regimen on postoperative patients undergoing major abdominal surgery: a meta-analysis of randomized controlled trials. JPEN J Parenter Enteral Nutr 34: 387–394

Dellinger RP, Levy MM, Rhodes A, Annane D, Gerlach H, Opal SM, Sevransky JE, Sprung CL, Douglas IS, Jaeschke R, Osborn TM, Nunnally ME, Townsend SR, Reinhart K, Kleinpell RM, Angus DC, Deutschman CS, Machado FR, Rubenfeld GD, Webb S, Beale RJ, Vincent JL, Moreno R; Surviving Sepsis Campaign Guidelines Committee including The Pediatric S. Surviving Sepsis Campaign (2013) International guidelines for management of severe sepsis and septic shock, 2012. Intensive Care Med 39: 165–228 (siehe auch Serviceteil S. 376)

Doig GS, Simpson F, Sweetman EA, Finfer SR, Cooper DJ, Heighes PT, Davies AR, O'Leary M, Solano T, Peake S; Early PN Investigators of the ANZICS Clinical Trials Group. (2013a) Early parenteral nutrition in critically ill patients with short-term relative contraindications to early enteral nutrition: a randomized controlled trial. JAMA 309: 2130–2138

Doig GS, Simpson F; Early PN Trial Investigators Group (2013b) Early parenteral nutrition in critically ill patients with short-term relative contraindications to early enteral nutrition: a full economic analysis of a multicenter randomized controlled trial based on US costs. Clinicoecon Outcomes Res 5:369–379

Egi M, Bellomo R, Stachowski E, French CJ, Hart G (2006) Variability of blood glucose concentration and short-term mortality in critically ill patients. Anesthesiology 105: 244–252

Elke G, Schadler D, Engel C, Bogatsch H, Frerichs I, Ragaller M, Scholz J, Brunkhorst FM, Loffler M, Reinhart K, Weiler N (2008) Current practice in nutritional support and its association with mortality in septic patients–results from a national, prospective, multicenter study. Crit Care Med 36: 1762–1767

Elke G, Kuhnt E, Ragaller M, Schadler D, Frerichs I, Brunkhorst FM, Loffler M, Reinhart K, Weiler N; for the German Competence Network S (2013) Enteral nutrition is associated with improved outcome in patients with severe sepsis. A secondary analysis of the VISEP trial. Med Klin Intensivmed Notfmed 108: 223–233

Felbinger TW, Weigand MA, Mayer K (2012) Supplementation in acute lung injury. JAMA 307: 144; author reply 145–146

Finfer S, Chittock DR, Su SY, Blair D, Foster D, Dhingra V, Bellomo R, Cook D, Dodek P, Henderson WR, Hebert PC, Heritier S, Heyland DK, McArthur C, McDonald E, Mitchell I, Myburgh JA, Norton R, Potter J, Robinson BG, Ronco JJ; the NICE-SUGAR Study Investigators (2009) Intensive versus conventional glucose control in critically ill patients. N Engl J Med 360: 1283–1297 *[Meilenstein-Studie zur Glukosekontrolle bei kritisch Kranken.]* ←

Harvey SE, Parrott F, Harrison DA, Bear DE, Segaran E, Beale R, Bellingan G, Leonard R, Mythen MG, Rowan KM, Investigators CT (2014) Trial of the route of early nutritional support in critically ill adults. N Engl J Med 371: 1673–1684 *[Meilenstein-Studie zum Stellenwert von enteraler und parenteraler Ernährung kritisch Kranker.]* ←

Heidegger CP, Berger MM, Graf S, Zingg W, Darmon P, Costanza MC, Thibault R, Pichard C (2013) Optimisation of energy provision with supplemental parenteral nutrition in critically ill patients: a randomised controlled clinical trial. Lancet 381: 385–393

Heyland DK, Dhaliwal R (2013) Role of glutamine supplementation in critical illness given the results of the REDOXS study. JPEN J Parenter Enteral Nutr 37: 442–443

Heyland D, Muscedere J, Wischmeyer PE, Cook D, Jones G, Albert M, Elke G, Berger MM, Day A; Canadian Critical Care Trials Group (2013) A randomized trial of glutamine and antioxidants in critically ill patients. N Engl J Med 368: 1489–1497. Erratum in 368:1853

Lekka ME, Liokatis S, Nathanail C, Galani V, Nakos G (2004) The impact of intravenous fat emulsion administration in acute lung injury. Am J Respir Crit Care Med 169: 638–644

Marik PE, Zaloga GP (2008) Immunonutrition in critically ill patients: a systematic review and analysis of the literature. Intensive Care Med 34: 1980–1990

Mayer K, Weigand MA, Seeger W (2011) Insulinresistenz: Bedeutung in Anästhesie und Intensivmedizin – Wie viel Insulin und Kalorien braucht der kritisch Kranke. Anasthesiol Intensivmed Notfallmed Schmerzther 46: 276–282; quiz 283

Moghissi ES, Korytkowski MT, DiNardo M, Einhorn D, Hellman R, Hirsch IB, Inzucchi SE, Ismail-Beigi F, Kirkman MS, Umpierrez GE; American Association of Clinical Endocrinologists; American Diabetes Association (2009) American Association of Clinical Endocrinologists and American Diabetes Association consensus statement on inpatient glycemic control. Endocrin Pract 15: 353–369

Montejo JC, Minambres E, Bordeje L, Mesejo A, Acosta J, Heras A, Ferre M, Fernandez-Ortega F, Vaquerizo CI, Manzanedo R (2010) Gastric residual volume during enteral nutrition in ICU patients: the REGANE study. Intensive Care Med 36: 1386–1393

Petrof EO, Dhaliwal R, Manzanares W, Johnstone J, Cook D, Heyland DK (2012) Probiotics in the critically ill: a systematic review of the randomized trial evidence. Crit Care Med 40: 3290–3302

Pontes-Arruda A, Martins LF, de Lima SM, Isola AM, Toledo D, Rezende E, Maia M, Magnan GB; Investigating Nutritional Therapy with EPA, GLA and Antioxidants Role in Sepsis Treatment (Intersept) Study Group (2011) Enteral nutrition with eicosapentaenoic acid, gamma-linolenic acid and antioxidants in the early treatment of sepsis: results from a multicenter, prospective, randomized, double-blinded, controlled study: the INTERSEPT Study. Crit Care 15: R144

Poulard F, Dimet J, Martin-Lefevre L, Bontemps F, Fiancette M, Clementi E, Lebert C, Renard B, Reignier J (2010) Impact of not measuring residual gastric volume in mechanically ventilated patients receiving early enteral feeding: a prospective before-after study. JPEN J Parenter Enteral Nutr 34: 125–130

Pradelli L, Mayer K, Muscaritoli M, Heller AR (2012) n-3 fatty acid-enriched parenteral nutrition regimens in elective surgical and ICU patients: a meta-analysis. Crit Care 16: R184

Reignier J, Mercier E, Le Gouge A, Boulain T, Desachy A, Bellec F, Clavel M, Frat JP, Plantefeve G, Quenot JP, Lascarrou JB (2013) Effect of not monitoring residual gastric volume on risk of ventilator-associated pneumonia in adults receiving mechanical ventilation and early enteral feeding: a randomized controlled trial. JAMA 309: 249–256

Reinhart K, Brunkhorst FM, Bone HG, Bardutzky J, Dempfle CE, Forst H, Gastmeier P, Gerlach H, Grundling M, John S, Kern W, Kreymann G, Kruger W, Kujath P, Marggraf G, Martin J, Mayer K, Meier-Hellmann A, Oppert M, Putensen C, Quintel M, Ragaller M, Rossaint R, Seifert H, Spies C, Stuber F, Weiler N, Weimann A, Werdan K, Welte T (2010) Prävention, Diagnose, Therapie und Nachsorge der Sepsis. Erste Revision der S2k-Leitlinien der Deutschen Sepsis-Gesellschaft e.V. (DSG) und der Deutschen Interdisziplinären Vereinigugn für Intensiv- und Notfallmedizin (DIVI). Anaesthesist 59: 347–370

Rice TW, Wheeler AP, Thompson BT, deBoisblanc BP, Steingrub J, Rock P; NIH NHLBI Acute Respiratory Distress Syndrome Network of Investigators (2011) Enteral omega-3 fatty acid, gamma-linolenic acid, and antioxidant supplementation in acute lung injury. JAMA 306: 1574–1581

Rice TW, Wheeler AP, Thompson BT, Steingrub J, Hite RD, Moss M, Morris A, Dong N, Rock P; National Heart, Lung, and Blood Institute Acute Respiratory Distress Syndrome (ARDS) Clinical Trials Network (2012) Initial trophic vs full enteral feeding in patients with acute lung injury: the EDEN randomized trial. JAMA 307: 795–803 *[Die randomisierte Studie belegt, dass für Patienten mit erwarteter kurzer Liegezeit auf der Intensivstation und geringem Sterberisiko eine geringe Kalorienzufuhr ausreichend ist.]* ←

Rubinson L, Diette GB, Song X, Brower RG, Krishnan JA (2004) Low caloric intake is associated with nosocomial bloodstream infections in patients in the medical intensive care unit. Crit Care Med 32: 350–357

Siempos, II, Ntaidou TK, Falagas ME (2010) Impact of the administration of probiotics on the incidence of ventilator-associated pneumonia: a meta-analysis of randomized controlled trials. Crit Care Med 38: 954–962

Simpson F, Doig GS (2005) Parenteral vs. enteral nutrition in the critically ill patient: a meta-analysis of trials using the intention to treat principle. Intensive Care Med 31: 12–23

Singer P, Berger MM, Van den Berghe G, Biolo G, Calder P, Forbes A, Griffiths R, Kreyman G, Leverve X, Pichard C ESPEN (2009) ESPEN Guidelines on Parenteral Nutrition: intensive care. Clin Nutr 28: 387–400

Singer P, Anbar R, Cohen J, Shapiro H, Shalita-Chesner M, Lev S, Grozovski E, Theilla M, Frishman S, Madar Z (2011) The tight calorie control study (TICACOS): a prospective, randomized, controlled pilot study of nutritional support in critically ill patients. Intensive Care Med 37: 601–609

Stoner HB, Little RA, Frayn KN, Elebute AE, Tresadern J, Gross E (1983) The effect of sepsis on the oxidation of carbohydrate and fat. Br J Surg 70: 32–35

Suchner U, Katz DP, Furst P, Beck K, Felbinger TW, Senftleben U, Thiel M, Goetz AE, Peter K (2001) Effects of intravenous fat emulsions on lung function in patients with acute respiratory distress syndrome or sepsis. Crit Care Med 29: 1569–1574

van den Berghe G Wouters P Weekers F Verwaest C Bruyninckx F Schetz M Vlasselaers D Ferdinande P Lauwers P Bouillon R (2001) Intensive insulin therapy in the critically ill patients. N Engl J Med 345: 1359–1367

Villet S, Chiolero RL, Bollmann MD, Revelly JP, Cayeux RNM, Delarue J, Berger MM (2005) Negative impact of hypocaloric feeding and energy balance on clinical outcome in ICU patients. Clin Nutr 24: 502–509 *[Die retrospektive Analyse zeigt auf, dass ein initiales Kaloriendefizit bei kritisch Kranken mit einer erhöhten Rate an Infektonen und weiteren Komplikationen korreliert.]* ←

Adjunktive Therapie

Aktiviertes Protein C

H. Gerlach

K. Werdan et al. (Hrsg.), *Sepsis und MODS*,
DOI 10.1007/978-3-662-45148-9_13,

13.1 Rationale und pathophysiologischer Hintergrund

> **Das Präparat Xigris (aktiviertes Protein C) – bisher bei schwerer Sepsis mit Mehrorganversagen und septischem Schock eingesetzt – ist im Oktober 2011 von der Herstellerfirma Eli Lilly & Company mit sofortiger Wirkung vom Markt genommen worden!**

Ein wichtiger Bestandteil der Pathophysiologie der Sepsis ist die Entwicklung eines prokoagulatorischen Zustandes im Gefäßsystem. Entzündliche Zytokine aktivieren die Gerinnungskaskade und hemmen die Fibrinolyse. Umgekehrt haben Komponenten des Gerinnungs- sowie des fibrinolytischen Systems eine insgesamt entzündungsfördernde Wirkung. Die disseminierte intravasale Gerinnung, eine der am meisten gefürchteten Komplikationen der Sepsis, ist letztendlich eine Manifestation dieser Dysregulation der Gerinnung (Levi et al. 2003).

Protein C ist eine lösliche, Vitamin-K-abhängige, plasmatische Serinprotease, die eine zentrale Rolle in der physiologischen Antikoagulation spielt. Die aktivierte Form von Protein C entsteht, wenn Thrombin dann, wenn es an den Kofaktor Thrombomodulin gebunden wird, mit dem Zymogen Protein C interagiert und es spaltet.

Aktiviertes Protein C (APC) wiederum ist ein potentes antikoagulatorisches und profibrinolytisches Enzym, das in der Lage ist, die Gerinnungsfaktoren Va und VIIIa sowie den Plasminogenaktivatorinhibitor 1 (PAI-1) zu inaktivieren. Proinflammatorische Zytokine wie Tumornekrosefaktor führen zu einem Abfall der Thrombomodulinaktivität und somit zu einer Senkung der Entstehung von aktiviertem Protein C.

Die erniedrigten Spiegel von Protein C bei Patienten mit Sepsis korrelieren nachweislich mit einem Anstieg des Sterblichkeitsrisikos (Fourrier et al. 1992). Diese Beobachtungen haben zu der Hypothese geführt, dass die Gabe von aktiviertem Protein C möglicherweise von Vorteil bei der Therapie der Sepsis sein könnte.

Man ist sich keineswegs einig, ob die Effekte des aktivierten Protein C bei Patienten mit Sepsis vorwiegend auf seiner antikoagulatorischen Aktivität beruhen. So gibt es Hinweise, dass aktiviertes Protein C ebenfalls als ein wichtiger Inhibitor der systemischen inflammatorischen Wirtsantwort bei der schweren Sepsis wirkt. Zudem wurde berichtet, dass aktiviertes Protein C nicht nur die NO-induzierte vaskuläre Dysfunktion, sondern auch die Apoptose von Lymphozyten und Endothelzellen sowie die Aktivierung von Neutrophilen hemmt. In Tierstudien konnte gezeigt werden, dass genetisch hergestellte Formen von aktiviertem Protein C, die nur noch eine minimale antikoagulatorische Aktivität haben, ihre vorteilhaften Wirkungen behalten, während die Risiken von Blutungen vermindert werden können. Umgekehrt gab es aber auch Tierstudien, in denen bewiesen werden konnte, dass bei Peritonitis und Pneumonie die Vorteile des aktivierten Protein C mit seinen antikoagulatorischen Effekten assoziiert waren. Bei klinischen Studien wiederum hatten andere Substanzen mit antithrombotischem Effekt, z. B. »tissue factor pathway inhibitor« und Antithrombin III, keinen Effekt auf die Sterblichkeit bei der Sepsis.

13.2 Klinische Studien

Die erste größere Studie zu aktiviertem Protein C war eine Phase-II-Dosisfindungsstudie bei Patienten mit schwerer Sepsis, bei der rekombinant hergestelltes, humanes aktiviertes Protein C mit der Bezeichnung Drotrecogin alfa (activated) benutzt worden ist (Bernard et al. 2001a). Später erhielt die Substanz den Handelsnamen **Xigris**, der der Einfachheit halber auch im Folgenden benutzt wird.

Die Gabe von Xigris resultierte bei den Patienten in einer dosisabhängigen Reduktion der D-Dimere sowie der Interleukin-6-Spiegel, ohne dass ein Anstieg ernsthafter Blutungsprobleme zu erkennen war. Aufgrund dieser Ergebnisse entschied man sich, für die nachfolgende Phase-III-Studie eine Dosierung von 24 µg/kg KG/h von Xigris für eine Gesamtinfusionszeit von maximal 96 h einzusetzen. Diese plazebokontrollierte, randomisierte, doppelblinde Multicenterstudie mit dem Namen PROWESS (Prospective Recombinant Human Activated Protein C Worldwide Evaluation in Severe Sepsis) schloss insgesamt 1690 Patienten ein, von denen etwa 75% ein multiples Organdysfunktions-Syndrom (MODS) hatten (Bernard et al. 2001b). Die Behandlung der Patienten mit Xigris innerhalb von 24 h nach der Diagnose einer schweren Sepsis war mit einer Senkung der Sterblichkeit nach 28 Tagen um 6,1% absolut (30,8% in der Plazebogruppe und 24,7% in der Behandlungsgruppe, p = 0,005) assoziiert. Das Auftreten von mindestens einem Blutungsproblem lag insgesamt bei 24,9% in der Behandlungsgruppe und bei 17,7% in der Plazebogruppe (p = 0,001). Schwere Blutungen waren ebenfalls vermehrt (3,5% vs. 2,0%, p = 0,06), auch wenn das Signifikanzniveau knapp verfehlt wurde.

In nachfolgenden Subanalysen stellt sich heraus, dass der Vorteil von Xigris vorwiegend bei Patienten mit einem hohen Sterblichkeitsrisiko zu beobachten war, etwa wenn der APACHE-II-Score höher als 25 war. Aufgrund dieser Daten erteilte die US Food and Drug Administration (FDA) noch im Jahr 2001 dem Medikament Xigris die Zulassung zur Behandlung von Patienten mit schwerer Sepsis unter Beachtung des Sterblichkeitsrisikos und der potenziellen Blutungsgefahr.

Diese Entscheidung der FDA war keineswegs unumstritten, sondern wurde von einigen Experten heftig kritisiert. So wurde argumentiert, dass der Verlauf der PROWESS-Studie durch Protokollanpassungen gekennzeichnet war, dass die Herstellung von Xigris während der Studie umgestellt wurde, dass eine Umsetzbarkeit der empfohlenen Risikoeinschätzung von Patienten mit Hilfe des APACHE-II-Scores in der Praxis nicht gegeben ist und dass überhaupt das Heranziehen von Ergebnissen aus Subanalysen nicht angemessen gewesen sei (Poole et al. 2009). Die FDA verteidigte hingegen diese Entscheidung; allerdings erteilte man der Herstellerfirma Auflagen inklusive neuer Studien, die besonders die Frage der individuellen Wirksamkeits-Risiko-Relation von Xigris klären sollten.

Eine wichtige Nachfolgestudie war die ADDRESS-Studie [Administration of Drotrecogin alfa (activated) in Early Stage Severe Sepsis], die in einem prospektiven, randomisierten Design die Wirksamkeit von Xigris an Patienten untersuchte, die entweder nur ein Organversagen oder einen APACHE-II-Score unter 25 hatten (Abraham et al. 2005). Diese Studie wurde nach Einschluss von 2640 Patienten vorzeitig gestoppt, da sich zeigte, dass keinerlei positiver Effekt nachweisbar und auch bei einer Fortsetzung nicht zu erwarten war. Die 28-Tage-Sterblichkeit war 18,5% in der Xigris-Gruppe und 17% in der Plazebogruppe (p = 0,34). Schwere Blutungsprobleme traten in der Xigris-Gruppe bei 2,4% auf, in der Plazebogruppe dagegen nur bei 1,2% (p = 0,02).

Ebenfalls ohne Effekt blieb eine randomisierte Studie an Kindern (Nadel et al. 2007).

13.3 Von der Evidenz zum praktischen Einsatz

Kritiker schlossen aus diesen Daten, dass eine allgemeine Empfehlung für den Einsatz von Xigris so nicht mehr zu rechtfertigen sei. Andere Gruppen, wie etwa die Mitglieder der Surviving Sepsis Campaign (SSC), standen zu einer Empfehlung, allerdings mit der Einschränkung für Patienten mit hohem Sterblichkeitsrisiko und unter Ausschluss aller potenziellen Blutungsgefahren.

In den Jahren danach stieg die Akzeptanz in Europa langsam an. Die pathophysiologische Rationale für den Einsatz von Xigris als rekombinant hergestelltes, körpereigenes Protein mit starker Gerinnungshemmung und konsekutiver Verbesserung von Durchblutung und Organfunktion erschien plausibel, und viele Subanalysen der PROWESS-Studie erwiesen eine überzeugende Effektivität. Lediglich der für Intensivmediziner hohe Preis von 7.000,– bis 8.000,– € pro Patient sorgte für eine zögerliche Implementierung dieser Therapie in die tägliche Praxis.

Als dann die ersten gesundheitsökonomischen Analysen etwa des britischen NICE-Institutes (National Institute for Clinical Excellence) ergaben, dass das Kosten-Nutzen-Verhältnis von Xigris unter Betrachtung von gewonnener Lebenszeit und -qualität deutlich besser war als bei vielen etablierten Therapieformen, z. B. chronischer Dialyse oder Zytostatika, wurden in zahlreichen europäischen Ländern Refinanzierungsmodelle entwickelt, die auch unter den immer strenger werdenden ökonomischen Zwängen einen zunehmenden Einsatz des neuen Medikamentes ermöglichten.

Dennoch ergaben Umfragen, dass der Einsatz hierbei nicht immer den Empfehlungen von Hersteller und Leitlinien entsprach, wobei v. a. ein verspäteter Einsatz auch nach 48 h einer der wesentlichen Abweichungen war. Empfohlen wurde der gezielte Einsatz von Checklisten, um sowohl strenge Indikationen (früher Einsatz, hohes Sterblichkeitsrisiko per APACHE-II- oder SOFA-Score, Zahl der Organversagen) als auch Kontraindikationen (pädiatrische Patienten, allgemeine Blutungsneigung, neurochirurgische Patienten, ausgedehnte Verletzungen, größere Operationen, Gerinnungsstörungen) abzufragen und zu dokumentieren (Toussaint u. Gerlach 2009).

13.4 Xigris in internationalen Leitlinien

Die genannten Empfehlungen fanden schließlich auch ihren Platz in internationalen Leitlinien zum Management der schweren Sepsis. Hierzu gehörte in erster Linie die 2004 publizierten Leitlinien der Surviving Sepsis Campaign (SSC) (Dellinger et al. 2004), die allerdings zum Teil stark kritisiert wurden, da die Herstellerfirma von Xigris einen beträchtlichen Anteil an der Kostenübernahme für die gesamten Leitlinien hatte. Dies führte dazu, dass die SSC sich kurz danach konsequent von externer Finanzierung trennte und nur noch Mittel unabhängiger Fachverbände verwendete.

Im Jahr 2008 wurden die revidierten Leitlinien der SSC publiziert, die ebenfalls wieder eine – wenn auch schwächere – Empfehlung für Xigris enthielten (Dellinger et al. 2008). Zeitversetzt gab es im deutschsprachigen Raum in den Jahren 2006 und 2010 die Leitlinien der Deutschen Sepsisgesellschaft mit vergleichbaren Empfehlungen, ebenfalls wieder unter Berücksichtigung strenger Indikationen und Kontraindikationen (Reinhart et al. 2010).

13.5 Das Ende von Xigris im Jahr 2011

Nach dem Erscheinen der Daten der ADDRESS-Studie im Jahr 2006 blieben die Kritiken weiterhin bestehen, sodass die europäischen Aufsichtsbehörden letztendlich entschieden, von der Herstellerfirma eine konfirmatorische Studie zu fordern, die ähnlich konzipiert sein sollte wie die initiale PROWESS-Studie, also unter Einschluss besonders schwerer Formen der Sepsis. Hieraus entstand die PROWESS-SHOCK-Studie (▶ http://clinicaltrials.gov, Identifier: NCT00604214), ebenfalls wieder multizentrisch, randomisiert, plazebokontrolliert, doppelblind, diesmal unter den Einschlusskriterien eines septischen Schocks plus eines weiteren Organversagens (Finfer et al. 2008).

Am 25. Oktober 2011 erschien auf den internationalen Börsentickern die offizielle Nachricht, dass die Herstellerfirma Eli Lilly & Company das Produkt Xigris mit sofortiger Wirkung vom Markt genommen hat (▶ http://www.fda.gov/Drugs/DrugSafety/ucm277114.htm). Hintergrund war die Entblindung der Daten der abgeschlossenen PROWESS-SHOCK-Studie. Statistisch gab es weder einen Unterschied bei der 28-Tage-Sterblichkeit noch bei dem gefürchteten Risiko einer vermehrten Blutungsneigung, wie die Originalpublikation dann auch bestätigte (Ranieri et al. 2012). Dies war eine große Überraschung, da man nach der Interimsanalyse zumindest einen deutlichen Trend für eine Sterblichkeitssenkung erwartet hatte. Erst im Mai 2010 hatte das Steering Committee nach 753 analysierten Patienten (also etwa der Hälfte der ursprünglich geplanten Zahl) entschieden, die initial auf 1500 festgesetzte Patientenzahl um knapp 200 zu erhöhen, da die damals noch geblindete Gesamtmortalitätsrate nicht – wie erwartet – über 31%, sondern bei nur etwa 29% lag. Dennoch gab es zu diesem Zeitpunkt offensichtlich keinen Anhalt dafür, die Studie wegen »expected futility«, also eines zu erwartenden Verfehlens des Studienzieles, abzubrechen.

Im Vergleich mit den Daten der ursprünglichen PROWESS-Studie aus dem Jahr 2001 gibt es allerdings einige Ungereimtheiten: Die PROWESS-Studie ergab eine gemischte Sterblichkeit (also Plazebo- und Behandlungsgruppe gemeinsam betrachtet) von etwa 27,75%. Die Mehrzahl der Patienten hatte ein Multiorganversagen, und Patienten mit septischem Schock hatten insgesamt eine Sterblichkeit von über 31%. Insgesamt war der Effekt von Xigris hochsignifikant.

In 2 großen multinationalen Registern (PROGRESS und Surviving Sepsis Campaign) mit insgesamt 5-stelliger Patientenzahl hat sich der sterblichkeitssenkende Effekt von Xigris nach multipler Regressionsanalyse ebenfalls in hochsignifikanter Weise bestätigt (Levy et al. 2010).

Nach der ersten Hälfte der Patienten in der neuen PROWESS-SHOCK-Studie, die ausschließlich Patienten mit septischem Schock eingeschlossen hatte, lag die gemischte Sterblichkeit bei etwa 29%. Nach Beendigung ergab sich kein Effekt (24,2% für die Plazebogruppe, 26,4% für die Xigris-Gruppe) bei einer gemischten Sterblichkeit von 25,3%. Also liegt die gemischte Sterblichkeit der zweiten Hälfte der Patienten (alle mit septischem Schock!) bei etwa 21,6%! Diese bis jetzt unerklärliche Entwicklung der Sterblichkeit der PROWESS-SHOCK-Studie innerhalb nur eines Jahres hinterlässt bei Experten ein schales Gefühl.

Eine der wenigen Hoffnungen weniger!

- Kein anderes Medikament, keine andere Behandlungsmethode hat im Vergleich zu Xigris im Rahmen einer hochrangigen Phase-III-Studie jemals eine vergleichbare Verbesserung der Sterblichkeit bei schwerer Sepsis oder septischem Schock ergeben!
- Dennoch endet mit den Daten der PROWESS-SHOCK-Studie eine große Hoffnung, endlich ein spezifisches Medikament gegen die schwere Sepsis zur Verfügung zu haben. Bereits wenige Tage nach Veröffentlichung der Daten wurden die Empfehlungen zu Xigris in den Leitlinien der Deutschen Sepsisgesellschaft ersatzlos gestrichen, und auch die SSC hat in den neuen Leitlinien 2012 hierauf verzichtet (Dellinger et al. 2013).
- Ein Neuanfang ist bei den heftigen Kritiken der Vergangenheit und den hohen Investitionskosten bei insgesamt vergleichsweise niedrigen Gewinnerwartungen in der Intensivmedizin unwahrscheinlich. Dies ist besonders unter Berücksichtigung der ungelösten Fragen zu den Ergebnissen der PROWESS-SHOCK-Studie mehr als unbefriedigend, aber wohl letztendlich unumstößlich.

Literatur

Abraham E, Laterre PF, Garg R, Levy H, Talwar D, Trzaskoma BL et al. (2005) Drotecogin alfa (activated) for adult patients with severe sepsis and a low risk of death. N Engl J Med 353: 1332–1341 *[Wichtige Studie, belegte die Nicht-Wirksamkeit von Xigris bei Patienten mit schwerer Sepsis und niedrigem Letalitätsrisiko!]* ←

Bernard GR, Ely EW, Wright TJ, Fraiz J, Stasek JE Jr, Russell JA et al. (2001a) Safety and dose relationship of recombinant human activated protein C for coagulopathy in severe sepsis. Crit Care Med 29: 2051–2059

Bernard GR, Vinceent JL, Laterre PF, LaRosa SP, Dhainaut JF, Lopez-Rodriguez A et al. (2001b) Recombinant human protein C Worldwide Evaluation in Severe Sepsis (PROWESS) study group. Efficacy and safety of recombinant human activated protein C for severe sepsis. N Engl J Med 344(10):699–709 *[Wichtige Studie, führte zur Zulassung des Präparates Xigris!]* ←

Dellinger RP, Carlet JM, Masur H, Gerlach H, Calandra T, Cohen J et al. (2004) Surviving Sepsis Campaign guidelines for management of severe sepsis and septic shock. Intensive Care Med 30: 536–555

Dellinger RP, Levy MM, Carlet JM, Bion J, Parker MM, Jaeschke R et al. (2008) Surviving Sepsis Campaign: international guidelines for management of severe sepsis and septic shock: 2008. Intensive Care Med 34: 17–60

Dellinger RP, Levy MM, Rhodes A, Annane D, Gerlach H, Opal SM et al. (2013) Surviving sepsis campaign: international guidelines for management of severe sepsis and septic shock, 2012. Intensive Care Med 39: 165–228

Finfer S, Ranieri VM, Thompson BT, Barie PS, Dhainaut JF, Douglas IS et al. (2008) Design, conduct, analysis and reporting of a multi-national placebo-controlled trial of activated protein C for persistent septic shock. Intensive Care Med 34: 1935–1947, Erratum 2011; 37: 372

Fourrier F, Chopin C, Goudemand J et al. (1992) Septic shock, multiple organ failure, and disseminated intravascular coagulation: compared patterns of antithrombin III, protein C, and protein S deficiencies. Chest 101: 816–823

Levi M, de Jonge E, van der Poll T (2003) Sepsis and disseminated intravascular coagulation. J Thromb Thrombolysis 16: 43–7

Levy MM, Dellinger RP, Townsend SR, Linde-Zwirble WT, Marshall JC, Bion J et al. (2010) The Surviving Sepsis Campaign: results of an international guideline-based performance improvement program targeting severe sepsis. Intensive Care Med 36: 222–231

Nadel S, Goldstein B, Williams MD, Dalton H, Peters M, Macias WL et al. (2007) Drotrecogin alfa (activated) in children with severe sepsis: a multicentre phase III randomised controlled trial. Lancet 369: 836–843

Poole D, Bertolini G, Garattini S (2009) Errors in the approval process and post-marketing evaluation of drotrecogin alfa (activated) for the treatment of severe sepsis. Lancet Infect Dis 9: 67–72

Ranieri VM, Thompson BT, Barie PS, Dhainaut J-F, DouglasIS, Finfer S, Gardlund B, Marshall JC, Rhodes a, Artigas A, Payen d, Tenhunen J, Al-Khalidi HR, Thompson V, Janes J, Macias WL, Vangerow B, Williams MD, for the PROWESS-SHOCK Study Group (2012) Drotrecogin Alfa (Activated) in Adults with Septic Shock. N Engl J Med 366(22): 2055–2064. Editorial: Wenzel RP, Edmond MB: 2122–2124

Reinhart K, Brunkhorst FM, Bone HG, Bardutzky J, Dempfle CE, Forst H et al. (2010) Prävention, Diagnose, Therapie und Nachsorge der Sepsis. Erste Revision der S2k-Leitlinien der Deutschen Sepsis-Gesellschaft e.V. (DSG) und der Deutschen Interdisziplinären Vereinigugn für Intensiv- und Notfallmedizin (DIVI). Anaesthesist 59: 347–370

Toussaint S, Gerlach H (2009) Activated protein C for sepsis. N Engl J Med 361(27)2646–2652

U.S. Food and Drug Administration – FDA (2011) FDA Drug Safety Communication: Voluntary market withdrawal of Xigris [drotrecogin alfa (activated)] due to failure to show a survival benefit [► http://www.fda.gov/Drugs/DrugSafety/ucm277114.htm]

Hämostasestörungen – Diagnostik und Therapie

C.-E. Dempfle, J.N. Hoffmann

K. Werdan et al. (Hrsg.), *Sepsis und MODS*,
DOI 10.1007/978-3-662-45148-9_14, © Springer-Verlag Berlin Heidelberg 2016

14.1 Disseminierte intravasale Gerinnung (DIC)

C.-E. Dempfle

14.1.1 Disseminierte intravasale Gerinnung

DIC kann eine Folge zahlreicher unterschiedlicher Krankheitsbilder und Pathomechanismen sein. Charakteristisch ist eine Gerinnungsaktivierung, die nicht lokalisiert am Ort einer Gefäßläsion abläuft, sondern disseminiert im Gefäßsystem. Häufig ist die disseminierte Gerinnungsaktivierung das Resultat eines Versagens der natürlichen Regulatormechanismen; Folge sind dann mikro- und makrovaskuläre Thrombosen, Organdysfunktionen sowie Blutungen als Folge eines Verbrauchs von Gerinnungsfaktoren und Thrombozyten. In bestimmten Situationen kann sie aber auch Ausdruck einer »Hochregulierung« der Gerinnungsprozesse sein, mit dem Ziel, Pathogene zu fixieren und zu eliminieren.

Disseminierte intravasale Gerinnung

Disseminierte intravasale Gerinnung ist ein erworbenes Syndrom mit intravasaler Gerinnungsaktivierung und Verlust der Lokalisation. Die Gerinnungsaktivierung kann von der Mikrozirkulation ausgehen, diese aber auch schädigen. Bei schwerem Verlauf kann die disseminierte intravasale Gerinnung zur Organdysfunktion führen (Taylor et al. 2001).

14

Typisch für eine disseminierte intravasale Gerinnung bei Sepsis ist die Kombination aus massiver Thrombingenerierung und Thrombozytenaktivierung bei gleichzeitig stark beeinträchtigter Fibrinolyse. Ursachen der Fibrinolysestörung sind

- hoher Spiegel von Plasminogen-Aktivator-Inhibitor 1 (PAI-1) im Rahmen der Akutphasenreaktion,
- Generierung großer Mengen von aktiviertem thrombinaktivierbarem Fibrinolyseinhibitor (TAFIa).

Bei Personen mit dem Genotyp 4G4G von PAI-1 finden sich im Rahmen der Sepsis deutlich höhere PAI-1-Spiegel als bei Personen mit den anderen Genotypen (5G5G und 4G5G), mit der Folge einer schlechteren klinischen Prognose, beispielsweise bei Meningokokkensepsis (Madach et al. 2010).

Sepsisinduzierte disseminierte intravasale Gerinnung

Im Gegensatz zu vielen anderen Formen der disseminierten intravasalen Gerinnung findet sich bei sepsisassoziierter disseminierter intravasaler Gerinnung selten ein verminderter Fibrinogenspiegel. Typisch ist aufgrund der ausgeprägten Akutphasenreaktion eher ein hoher Fibrinogenspiegel trotz des Verbrauchs von Fibrinogen im Rahmen der Gerinnungsaktivierung.

Sepsisinduzierte disseminierte intravasale Gerinnung

- Massive Gerinnungsaktivierung
- Hypofibrinolyse
- Normaler oder erhöhter Fibrinogenspiegel
- Organdysfunktion durch mikrovaskuläre Thrombosen

Die disseminierte intravasale Gerinnung bei Sepsis ist folglich nur selten primär mit Blutungen assoziiert und äußert sich klinisch eher durch Organdysfunktionen aufgrund mikrovaskulärer Thrombosen (Levi et al. 2009).

Die Entstehung mikrovaskulärer Thrombosen wird gefördert durch vermehrte hochmolekulare v.-Willebrand-Faktor-Multimere aufgrund einer gesteigerten Freisetzung aus dem Endothel im Rahmen der Akutphasenreaktion und als Folge der gestörten Funktion der v.-Willebrand-Faktor-spaltenden Protease (ADAMTS-13). Es besteht ein Zusammenhang zwischen niedriger ADAMTS-13-Aktivität bei Sepsis und dem Auftreten eines Nierenversagens (Hyun et al. 2009).

Sepsisinduzierte Purpura fulminans

Eine besondere Form der disseminierten intravasalen Gerinnung ist die sepsisinduzierte Purpura fulminans. Chrakteristisch für dieses Krankheitsbild sind ein Versagen des Protein-C-Systems und ein Ansprechen der klinischen Symptomatik auf die Gabe von Protein-C-Konzentrat oder rekombinantem aktiviertem Protein C (Chalmers et al. 2011).

Makrovaskuläre thrombotische Ereignisse

Nicht selten sind auch makrovaskuläre thrombotische Ereignisse, wie Bein-, Becken- und Armvenenthrombosen, sowie Lungenembolien. Die venösen Thrombosen treten häufig im Zusammenhang mit intravasalen Kathetersystemen oder Gefäßpunktionen auf.

> **Venöse Thrombosen und Embolien sind häufig bei sepsisassoziierter disseminierter intravasaler Gerinnung, oft im Zusammenhang mit intravasalen Kathetersystemen oder Gefäßpunktionen.**

Gerinnungsaktivierung bei Sepsis

Die Gerinnungsaktivierung wird meist durch Gewebsthromboplastin (»tissue factor«; TF) ausgelöst, im Blut finden sich beispielsweise bei Meningokokkensepsis TF-enthaltende Phospholipidmikropartikel. Diese stammen von aktivierten Monozyten sowie Thrombozyten-Monozyten-Komplexen (Thaler et al. 2014). Exposition negativ geladener Phospholipide auf der Oberfläche aktivierter Thrombozyten und im Rahmen der Thrombozytenaktivierung freigesetzte Thrombozytenmikropartikel steigern und unterhalten die plasmatische Gerinnungsaktivierung und Generierung von Thrombin. Der Prozess wird unterstützt durch Aktivierung und Apoptose anderer Zellen mit Exposition von Phosphatidylserin sowie durch die Freisetzung von Polyphosphaten aus aktivierten Thrombozyten, die über Aktivierung von Faktor XII die Verstärkerschleife der Gerinnungskaskade starten.

Eine Aktivierung von Faktor XII erfolgt auch auf der Oberfläche mancher Bakterien oder durch Substanzen, die von Bakterien freigesetzt werden. Bei manchen Mechanismen ist das Komplementsystem involviert.

Letztendlich münden die Gerinnungsaktivierung durch Gewebsthromboplastin und die Faktor-XII-abhängigen Mechanismen in die gemeinsame Endstrecke der Gerinnung, mit Generierung von Faktor Xa und Thrombin, die wiederum die Gerinnungsreaktion verstärken durch Aktivierung proteaseaktivierter Rezeptoren (PAR) auf den Thrombozyten und inflammatorischen Zellen. Thrombin aktiviert außerdem die Kofaktoren der Gerinnungskaskade, Faktor VIII und Faktor V, die die Effizienz der Gerinnungsvorgänge steigern.

Durch Freisetzung von Chromatinstrukturen aus Zellen kommt es zur Bildung von »neutrophil extracellular traps« (NET), die grampositive und gramnegative Bakterien binden und die Bindung, Aktivierung und Aggregation von Thrombozyten sowie die Aktivierung der plasmatischen Gerinnung verursachen.

Die Konzentration von Inhibitoren der Gerinnung, wie Antithrombin, Protein C und Protein S, sowie »tissue factor pathway inhibitor« (TFPI) ist bei disseminierter intravasaler Gerinnung meist vermindert (Taylor 2001).

- Antithrombin bildet nach Aktivierung durch Heparansulfate einen kovalenten Komplex mit Thrombin, Faktor Xa und anderen Proteasen des Gerinnungssystems und wird hierdurch verbraucht.
- Protein C wird durch den Thrombin-Thrombomodulin-Komplex in aktiviertes Protein C umgewandelt, das die Kofaktoren Faktor Va und Faktor VIIIa inhibiert, wobei Protein C ebenfalls verbraucht wird.

Neben dem Verbrauch kommt es bei Patienten mit Sepsis aber auch durch kapilläres Leck und Umverteilung zu einem Verlust von Antithrombin und Protein C in den Extravasalraum, zumal sich Antithrombin und Protein C hinsichtlich des Molekulargewichts nicht relevant von Albumin unterscheiden.

Neben der Inaktivierung von Faktor Va und Faktor VIIIa bewirkt aktiviertes Protein C auch eine Inaktivierung von Plasminogen-Aktivator-Inhibitor 1 (PAI-1) und damit eine Steigerung der Plasminogenaktivierung durch tPA (»tissue plasminogen activator«; Gewebsplasminogenaktivator).

Sowohl Antithrombin wie auch Protein C sind für ihre Wirksamkeit als hemmende Mechanismen der Gerinnung auf intaktes Endothel angewiesen. Antithrombin benötigt die Heparansulfate auf der luminalen Oberfläche des Endothels, die Aktivierung von Protein C setzt die Bindung von Thrombin an endotheliales Thrombomodulin sowie die Bindung von Protein C an den endothelialen Protein-C-Rezeptor (EPCR) voraus. Eine Beeinträchtigung der Mikrozirkulation bei Sepsis führt also zu einer zusätzlichen Störung der Gerinnungshemmung.

Praxistipp

Die Wirksamkeit endogener Regulatormechanismen wie des Antithrombin- und des Protein-C-Systems ist abhängig von einer intakten Mikrozirkulation.

Der Plasmaspiegel von Antithrombin und Protein C besitzt bei disseminierter intravasaler Gerinnung prognostische Bedeutung:

> **Niedrige Spiegel von von Antithrombin und Protein C deuten auf eine ungünstige Prognose hin (Iba, Saitoh et al. 2015).**

Protein S ist ein Kofaktor des Protein-C-Systems. Etwa 60% des Protein S findet sich im Blut gebunden an C4-bindendes Protein (C4BP), wobei der Protein-S-C4BP-Komplex hinsichtlich der Gerinnungshemmung inaktiv ist. Im Rahmen der Akutphasenreaktion steigt die Konzentration von C4BP im Blut, sodass die verfügbare Menge von freiem (und damit aktivem) Protein S abnimmt.

Die Verminderung von Gerinnungsfaktoren und -inhibitoren im Blut von Patienten mit sepsisassoziierter disseminierter intravasaler Gerinnung hat mehrere Gründe. Zu nennen sind v. a.

- kapilläres Leck und Umverteilung,
- vermindere Synthese (»negative« Akutphasenparameter, Leberschädigung, Malnutrition etc.),
- Verdünnungseffekte,
- Volumenexpansion,
- vermehrter Abbau,
- enzymatische Degradation,
- Verbrauch im Rahmen der Gerinnungsaktivierung.

So zeigt sich bei Patienten mit disseminierter intravasaler Gerinnungsaktivierung bei gleichem Antithrombinspiegel ein wesentlich größeres Verteilungsvolumen für Antithrombin als bei Patienten mit angeborenem Antithrombinmangel (Aibiki et al. 2007).

Fibrin

Durch die gesteigerte und systemische, nicht lokalisierte Gerinnungsaktivierung entstehen große Mengen von Fibrin, die im Blut in Form löslicher Fibrinkomplexe (»soluble fibrin«, SF) nachweisbar sind. Fibrin wirkt als Kofaktor bei der Aktivierung von Faktor XIII durch Thrombin (Greenberg et al. 1988). Der resultierende Faktor XIIIa knüpft kovalente Bindungen zwischen den γ-Ketten benachbarter Fibrineinheiten im Fibrinkomplex und dimerisiert so die D-Domänen.

Gleichzeitig wirkt Fibrin auch als Kofaktor bei der tPA-induzierten Aktivierung von Plasminogen (Nieuwenhuizen 2001). Das entstehende Plasmin ist in der Lage, die Fibrinkomplexe (sowohl das lösliche Fibrin als auch unlösliche Fibringerinnsel) in kleinere und letztendlich lösliche Abbauprodukte zu zerlegen. Typisch für die Abbauprodukte von Fibrin sind dimerisierte D-Domänen; terminales Abbauprodukt der Plasminproteolyse von Fibrin ist Fibrinfragment D-Dimer. Typisch für Patienten mit disseminierter intravasaler Gerinnung sind hohe Konzentrationen von löslichen Fibrinkomplexen (»soluble fibrin«; SF), sowie Fibrinabbauprodukten (D-Dimer-Antigen) im Blut. D-Dimer, SF sowie weitere fibrinspezifische Testverfahren werden als fibrinassoziierte Marker (»fibrin related markers«; FRM) zusammengefasst (Dempfle et al. 2004; Gris et al. 2011; Hatada al. 2012; ▶ Übersicht).

Indikatoren für die Fibrinbildung (»fibrin-related markers«, FRM)

- Lösliches Fibrin (»soluble fibrin«; SF)
- D-Dimer-Antigen
- Fibrinogen-/Fibrinabbauprodukte (FDP)

14.1.2 Quantifizierung und Monitoring von intravasaler Gerinnung und Verbrauchskoagulopathie

»Latente Gerinnung«, »overt DIC« und »Verbrauchskoagulopathie«

Abhängig von der Intensität der Gerinnungsaktivierung und der Verfügbarkeit der natürlichen Regulatoren und hemmenden Mechanismen können unterschieden werden:

- die **latente Gerinnung** (Lasch et al. 1971) bzw. kompensierte disseminierte Gerinnungsaktivierung ohne offensichtliche hämostatische Dysfunktion, mikro- oder makrovaskuläre Thrombosen (Toh u. Downey 2005),
- die manifeste disseminierte intravasale Gerinnung (»**overt DIC**«) mit reduziertem hämostatischem und Inhibitorpotenzial sowie thrombotischen Manifestationen,
- die **Verbrauchskoagulopathie** mit Blutungen als Folge der verminderten Konzentration von Gerinnungsfaktoren und funktionsfähigen Thrombozyten (Taylor et al. 2001).

Die latente Gerinnung ist in vielen Fällen eher als Abwehrmechanismus zu interpretieren mit dem Ziel einer Elimination von Pathogenen und einer Vorbereitung auf Verletzungen. Es ist unklar, ob in dieser Situation eine gerinnungshemmende Therapie eher nützt oder schadet. Es ist allerdings davon auszugehen, dass die latente Gerinnung durchaus mit einem erhöhten Risiko venöser Thrombosen und Embolien assoziiert ist, sodass eine medikamentöse Thromboseprophylaxe sinnvoll erscheint.

Eine weitere Klassifikation unterscheidet 2 Formen:

- eine disseminierte intravasale Gerinnung durch einen **Overrun-Mechanismus**, mit einem Ungleichgewicht zwischen Gerinnungsaktivierung und Gerinnungshemmung, die durch Reduktion der Aktivierungsmechanismen oder Steigerung der hemmenden Mechanismen rasch behoben werden kann, sowie
- eine »**degradatation-type**« disseminierte intravasale Gerinnung, bei der es zu einer Zerstörung der Regulatormechanismen kommt, sodass die Herausnahme der Gerinnungsaktivierung nicht zu einer Rekompensation führt und die Steigerung der hemmenden Mechanismen (beispielsweise durch Behandlung mit gerinnungshemmenden Substanzen) nur die Blutungsbereitschaft steigert. Typisches Bespiel für eine Overrun-Situation sind die disseminierte intravasale Gerinnung bei Schwangerschaftskomplikationen oder immunologischen Reaktionen.

Bei Sepsis wird hingegen meist eine »Degradation-Situation beobachtet (Taylor et al. 2001; Taylor et al. 2012).

▪ Begriffsbestimmung

Latente Gerinnung/kompensierte disseminierte Gerinnungsaktivierung Systemische Gerinnungsaktivierung mit Fibrinämie, aber normalem Hämostasepotenzial.

Disseminierte intravasale Gerinnung (DIC) Systemische Gerinnungsaktivierung mit Verminderung pro- und antikoagulatorischer Komponenten des Gerinnungssystems.

Verbrauchskoagulopathie Disseminierte intravasale Gerinnung mit Blutungen, mikro- oder makrovaskulären Thrombosen und Organdysfunktionen.

Overrun-Verbrauchskoagulopathie Rekompensation nach Ausschaltung des prokoagulatorischen Stimulus oder Steigerung der gerinnungshemmenden Mechanismen.

Degradation-Verbrauchskoagulopathie Destruktion der Regulationsmechanismen, eine gerinnungshemmende Therapie führt lediglich zu vermehrten Blutungen.

Laboranalytik

Die Diagnose der disseminierten intravasalen Gerinnung beruht auf der Kombination aus dem klinischen Kontext und Laborparametern (Wada et al. 1995; Singh et al. 2012). Die verwendeten Laborparameter umfassen

- **Prothrombinzeit (PT, Quick-Wert)**
  - Die Prothombinzeit ist ein Indikator des hämostatischen Potenzials, abhängig von
    - Leberfunktion,
    - Vitamin-K-Status,

- Blut- bzw. Plasmaverlust (Blutung, kapilläres Leck) und
- Gerinnungsaktivierung/Verbrauch von Gerinnungsfaktoren.

- **Fibrinogenspiegel**
  - Der Fibrinogenspiegel wird beeinflusst durch
    - Synthese und Freisetzung (gesteigert bei Akutphasenreaktion),
    - Verlust (Blutung),
    - Verbrauch (intravasale Gerinnung/Fibrinbildung) und
    - Proteolyse (Plasmin, aber auch andere Enzyme, wie Elastase).
- **Thrombozytenzahl**
  - Die Thrombozytenzahl ist abhängig von
    - Produktion (Knochenmark),
    - Verlust (Blutung),
    - Verbrauch im Rahmen der Aktivierung
    - von immunologischen Vorgängen.
  - Klinisch nicht unbedeutend sind auch Medikamenteneffekte auf Thrombozytenzahl und Thrombozytenfunktion.
- **Indikatoren der Fibrinbildung** (»fibrin-related marker«; FRM)
  - Der Fibrinmarker (FRM) ist von den genannten Parametern der einzige, der tatsächlich eine Aussage über das Ausmaß der intravasalen Gerinnungsaktivierung erlaubt. Bei der Verwendung von D-Dimer-Antigen als FRM ist zu berücksichtigen, dass Fibrinabbauprodukt D-Dimer auch aus extravasalen Quellen stammen kann (Abbau von extravasalem Fibrin im Bereich von Wundflächen, Hämatomen etc.).
  - Spezifischer für die intravasale Gerinnungsaktivierung sind Tests für lösliches Fibrin (»soluble fibrin«; SF), die jedoch unterschiedlich auf eine intravasale Fibrinproteolyse reagieren, je nachdem, ob das jeweilige fibrinspezifische Epitop durch Plasmin oder andere Enzyme angegriffen wird.
- In manchen Score-Systemen sind die Werte von Inhibitoren wie Antithrombin und Protein C integriert.
  - Der Einschluss von Antithrombin und/oder Protein C in ein Score-System für die disseminierte intravasale Gerinnung kann die diagnostische Aussagekraft und den prädiktiven Wert erhöhen, da sowohl hepatische Synthese als Verlust und Verbrauch in den Messwert eingehen und alle diese Mechanismen die klinische Prognose beeinflussen.

DIC-Score-Systeme

◘ Tab. 14.1 zeigt einen Vergleich der aktuellen Score-Systeme für manifeste disseminierte intravasale Gerinnung (Takemitsu et al. 2011).

Das DIC-Subkommittee der Internationalen Gesellschaft für Thrombose und Hämostase (ISTH) hat 2 Score-Systeme für die Diagnose der disseminierten intravasalen Gerinnung entwickelt. Der **Overt DiC-Score** (Toh u. Hoots 2007; ◘ Tab. 14.1) ist ein statisches System, das aus einer Momentbeobachtung der Laborparameter einen Zahlenwert ermittelt. Der **Non-overt DIC-Score** (Toh u. Downey 2005; ◘ Tab. 14.2) ergänzt den Overt DiC-Score um eine kinetische Komponente, indem zwei zeitlich auseinander liegende Messwerte im Verlauf verglichen werden. Hierdurch werden Fälle erfasst, bei denen die Kriterien der »overt DIC« (noch) nicht erfüllt sind, die sich aber in Richtung einer hämostatischen Dekompensation entwickeln.

Praxistipp

Für den klinischen Alltag erscheint gerade die Kombination der beiden ISTH-Scores Overt DiC-Score und Non-overt DIC-Score praktikabel und aussagekräftig.

◘ Tab. 14.2 zeigt das Scoring-System für »non-overt DIC« der International Society on Thrombosis and Haemostasis (Egi et al. 2009).

Der Nachweis einer disseminierten intravasalen Gerinnung bei Patienten mit Sepsis weist auf eine ungünstige Prognose hin (Wada et al. 1995; Angstwurm et al. 2006). Eine hohe Punktzahl in den Score-Systemen ergibt sich typischerweise aus der Kombination einer starken Gerinnungsaktivierung und eines verminderten hämostatischen Potenzials.

Tab. 14.1 Vergleich der aktuellen Score-Systeme für manifeste disseminierte intravasale Gerinnung. (Adaptiert nach Takemitsu et al. 2011)

Parameter	Punkte	JMHW-Score	ISTH-Score »Overt DIC-Score«	JAAM-Score
Grunderkrankung	1	1 Punkt	Erforderlich	Erforderlich
Klinik	1	Blutung*		SIRS 1 Punkt
	1	Organversagen		
Thrombozytenzahl ($\times 10^3/\mu l$)	1	>80, aber ≤120*	≥50, aber ≤100	≥80, aber <120#
	2	>50, aber ≤80*	<50	<80 §
	3	≤50*		
Fibrinmarker		FDP (µg/ml)	FDP, SF oder D-Dimer	FDP (µg/ml)
	1	≥10, aber <20	–	≥10, aber <25
	2	≥20, aber <40	moderat erhöht	≥25
	3	≥40	deutlich erhöht	
Fibrinogen (g/l)	1	>1,0, aber ≤1,5	<1	–
	2	≤1,0		
PT, PT-Ratio (A), PT-Verlängerung (B)	1	(A) ≥1,25, aber <1,67	(B) >3,0, aber <6,0	(A) ≥1,2
	2	(A) ≥1,67	(B) >/= 6	
DIC-Diagnose		**≥7 Punkte**	**≥5 Punkte**	**≥4 Punkte**

*0 Punkte bei Patienten mit hämatologischen bösartigen Neubildungen.
Oder 30 %iger Abfall der Thrombozytenzahl
§ Oder 50 %iger Abfall der Thrombozytenzahl.
Abkürzungen:
DIC = disseminierte intravasale Gerinnung
FDP = Fibrinspaltprodukt
ISTH = International Society on Thrombosis and Haemostasis
JAAM = Japanese Association for Acute Medicine
JMHW = Japanese Ministry of Health and Welfare
PT = Prothrombinzeit
SF = »soluble fibrin« (lösliches Fibrin)

Praxistipp

Die therapeutischen Konsequenzen bei Hinweisen auf eine disseminierte intravasale Gerinnung werden beeinflusst von folgenden Parametern:
- Auslöser/klinischem Kontext,
- vorherrschender klinischer Manifestation (mikro- oder makrovaskuläre Thrombose, Blutung),
- Intensität der klinischen Manifestation,
- Geschwindigkeit der Befundänderung im klinischen Bild, aber auch im Laborbefund.

Pathophysiologisch zu unterscheiden sind hyperfibrinolytische und hypofibrinolytische Verläufe, wobei bei Sepsis in der Mehrzahl der Fälle eine hypofibrinolytische disseminierte intravasale Gerinnung vorliegt.

14.1.3 Therapie der disseminierten intravasalen Gerinnung

Die Therapie der disseminierten intravasalen Gerinnung richtet sich nach
- dem klinischen Erscheinungsbild (Blutung, Organdysfunktion, Thrombose etc.) und
- den Laborbefunden sowie
- der Grundkrankheit (Wada et al. 2013, 2014).

Tab. 14.2 Scoring-System für »non-overt DIC« der International Society on Thrombosis and Haemostasis (ISTH). (Nach Egi et al. 2009)

	Punkte	ISTH Score (Non-overt DIC-Score)		
Thrombozytenzahl (×10³/µl)	1	<100	–1	Ansteigend
	0	≥100	0	Stabil
			1	Abfallend
PT-Verlängerung	1	>3 s	–1	Abfallend
	0	≤3 s	0	Stabil
			1	Ansteigend
D-Dimer (µg/ml)	1	≥1	–1	Abfallend
	0	<1	0	Stabil
			1	Ansteigend
Grunderkrankung mit Risiko für DIC	2	Ja		
	0	Nein		
Antithrombinaktivität (%)	1	<70		
	–1	≥70		
DIC-Diagnose	**≥5 Punkte**			

Abkürzungen:
DIC = disseminierte intravasale Gerinnung
ISTH = International Society on Thrombosis and Haemostasis
PT = Prothrombinzeit

14

Therapeutisches Management der disseminierten intravasalen Gerinnung

- Wichtigstes Element ist die Behandlung der Grundkrankheit mit Elimination des Auslösers, beispielsweise durch geeignete Antibiotika.
- Weiterhin wichtig ist der Erhalt der Mikrozirkulation, da die Mehrzahl der Regulationsmechanismen auf intaktes Endothel angewiesene ist.
- Bei stärkeren Blutungen steht die Substitution hämostatischen Potenzials (Fibrinogen, Thrombozyten, Gerinnungsfaktoren) möglichst auf der Basis einer differenzierten Gerinnungsdiagnostik im Vordergrund.

Cave
Wichtig ist, dass auch nach Beginn der Therapie engmaschige Laborkontrollen durchgeführt werden, da sich der individuelle »Bedarf« im Verlauf der Erkrankung rasch ändern kann.

Ein Überblick über die therapeutischen Ansätze bei Verbrauchskoagulopathie ist in Tab. 14.3 dargestellt.

Bei Behandlung mit PPSB ist darauf zu achten, dass 4-Faktoren-Konzentrate (mit Faktoren II, VII, IX und X) mit einem hohen Gehalt an Protein C und Protein S verwendet werden, um ein Ungleichgewicht der Gerinnungsaktivierung zu vermeiden.

Unstrittig ist, dass Patienten mit sepsisassoziierter disseminierter intravasaler Gerinnung aufgrund des hohen Risikos venöser Throm-

Tab. 14.3 Therapeutische Ansätze bei Verbrauchskoagulopathie

Substanz	Indikation	Besonderheiten
Fibrinogen	Blutung bei Fibrinogen <1,5 g/l	1 g Fibrinogen erhöht den Fibrinogenspiegel um 0,2–0,4 g/l typische Dosis daher 4–6 g
PPSB	Mangel an Faktoren II, VII, IX, X	4-Faktoren-Präparat mit Protein C und S
Faktor XIII	Blutung, Wundheilungsstörung bei Faktor XIII <60 %	
Thrombozyten	Blutung bei niedriger Thrombozytenzahl und/oder Thrombozytenfunktionsstörung	
Heparin	Thromboseprophylaxe (bevorzugt niedermolekulares Heparin)	Bei Niereninsuffizienz Kontrolle des Anti-Faktor-Xa-Spiegels aPTT und ACT zur Kontrolle von unfraktioniertem Heparin häufig unbrauchbar wegen sepsisbedingt niedrigen Faktors XII

Abkürzungen:
ACT = »activated clotting time«
aPTT = aktivierte partielle Thromboplastinzeit
PPSP = Prothrombinkomplexkonzentrat

bosen und Embolien eine medikamentöse Thromboseprophylaxe erhalten sollen. Standard für die medikamentöse Thromboseprophylaxe in dieser Situation sind nach wie vor Heparine (Murata et al. 2015), die allerdings nur eingeschränkt wirksam sind aufgrund des typischerweise bei sepsisassoziierter disseminierter intravasaler Gerinnung verminderten Antithrombinspiegels.

Niedermolekulare Heparine (Oguma et al. 1990; Liu et al. 2014) sollten gegenüber unfraktioniertem Heparin bevorzugt werden, da sie nur zu einem erheblich geringeren Anteil an Akutphasenproteine und andere Blutkomponenten gebunden werden (Young et al. 1994, 1997). Falls unfraktioniertes Heparin verwendet wird, ist davon auszugehen, dass der größere Anteil des Heparins nicht für die gerinnungshemmende Wirkung zur Verfügung steht (Young et al. 1992). Entscheidend ist daher eine gewissenhafte Dosisanpassung auf der Basis geeigneter Laborparameter.

Unfraktioniertes Heparin wird aufgrund der kurzen Wirkdauer in der Regel als kontinuierliche intravenöse Infusion verabreicht. Niedermolekulare Heparine werden meist subkutan injiziert, wobei grundsätzlich auch eine intravenöse Gabe möglich ist.

Es ist zu beachten, dass eine zuverlässige Dosiskontrolle bei unfraktioniertem Heparin aufgrund der genannten Einflussfaktoren unabdingbar ist, die Verwendung von aktivierter partieller Thromboplastinzeit (aPTT) oder aktivierter Gerinnungszeit (»activated clotting time«, ACT) häufig nicht möglich ist, da beide Verfahren auf einer Faktor-XII-Aktivierung beruhen und der Faktor-XII-Spiegel im Plasma bei vielen Patienten mit Sepsis und disseminierter intravasaler Gerinnung vermindert ist. Dadurch kommt es zu »falsch« hohen Messwerten von aPTT und ACT, die fälschlich einen wirksamen Heparinspiegel suggerieren. Eine Dosiskontrolle von niedermolekularem Heparin, aber auch von unfraktioniertem Heparin ist möglich über Anti-Faktor Xa-Spiegel. Unfraktioniertes Heparin kann auch über eine modifizierte Thrombinzeitmessung überwacht werden. Insbesondere bei niedermolekularem Heparin sowie Heparinabkömmlingen wie Fondaparinux ist bei Niereninsuffizienz eine Dosiskontrolle und ggf. Dosisreduktion erforderlich.

Ein weiterer Nachteil des unfraktionierten Heparins ist die deutlich höhere Inzidenz einer heparininduzierten Thrombozytopenie Typ 2 (HIT-2) im Vergleich zum niedermolekularen Heparin (Bloemen et al. 2012). Die Diagnose einer HIT-2 bei Patienten mit septischen Zustandsbildern ist extrem schwierig, da ein Abfall der Thrombozytenzahl und eine massive Gerinnungsaktivierung auch ohne die HIT-2 vorliegen und thromboembolische Komplikationen bei intensivmedizinischen Patienten, insbesondere bei bewusstlosen Patienten, häufig nicht erkannt werden bzw. auch unabhängig von einer HIT-2 vorkommen.

Praxistipp

Thromboseprophylaxe bei disseminierter intravasaler Gerinnung:
Niedermolekulare Heparine gegenüber unfraktioniertem Heparin bevorzugen; Gründe:

- geringere unspezifische Bindung an Akutphasenproteine,
- höhere Verlässlichkeit der Wirkung,
- längere Wirkdauer,
- geringeres Risiko einer HIT-2 (heparininduzierte Thrombozytopenie Typ 2).

Günstiger als Heparine zur Thromboseprophylaxe bei sepsisassoziierer disseminierter intravasaler Gerinnung sowie ggf. zur gerinungshemmenden Therapie bei thrombotischen Ereignissen wären direkte Antikoagulanzien, die für ihre Wirksamkeit nicht auf Antithrombin angewiesen sind (Fries 2011). In Japan wird hierfür Gabexat mesilat verwendet (Okamura et al. 1993). Argatroban als »Prototyp« eines parenteralen, kurzwirksamen und effektiven direkten Thrombininhibitors ist allerdings bisher nur zugelassen zur Antikoagulation bei erwachsenen Patienten mit heparininduzierter ThrombozytopenieTyp 2 (HIT-2), die einer parenteralen antithrombotischen Therapie bedürfen (Saugel et al. 2010). Wichtiger Vorteil von Argatroban ist die hepatische Elimination, sodass Dosisanpassungen bei Nierenfunktionsstörungen nicht erforderlich sind. Gegenwärtig erfolgt der Einsatz von Argatroban nur bei Patienten mit akuter oder früherer HIT-2.

Hinsichtlich des Einsatzes von Antithrombinkonzentrat, Protein C oder aktiviertem Protein C bei Sepsis s. ► Abschn. 14.2. Tragfähige eigene Studien zur Therapie der disseminierten intravasalen Gerinnung existieren in der vorliegenden Indikation nicht.

Diskutiert wird die Verwendung von rekombinantem löslichem Thrombomodulin zur Regulierung der Gerinnungsaktivierung bei disseminierter intravasaler Gerinnung (Aikawa et al. 2011; Yamakawa et al. 2011; Shirahata et al. 2014). Diese Therapie beruht auf der Annahme, dass es bei Gabe von löslichem Thrombomodulin zu einer Bindung von Thrombin und Verstärkung der Protein-C-Aktivierung kommt mit den bekannten günstigen Effekten von aktiviertem Protein C auf die disseminierte Gerinnungsaktivierung.

Bei sepsisinduzierter **Purpura fulminans** ist die frühzeitige Gabe von Protein C (Rivard et al. 1995) oder rekombinantem aktiviertem Protein C (rhuaPC; Xigris – nicht mehr im Handel) (Dhainaut et al. 2004) günstig für die klinische Prognose. Eine schwere Infektion mit Meningokokken oder Pneumokokken, aber auch anderen Bakterien, wie Haemophilus influenzae, kann zu einem Versagen des endogenen Protein-C-Systems führen, mit der Ausbildung mikrovaskulärer Thrombosen, Gewebsnekrosen sowie sekundärer Einblutungen in die geschädigten Gewebe mit massivem Blutverlust (Chalmers et al. 2011).

> **Mit der frühzeitigen Einleitung einer Therapie mit Protein-C-Konzentrat oder aktiviertem Protein C steigt die Überlebensrate bei sepsisinduzierter Purpura fulminans, und damit können bei den überlebenden Patienten auch Extremitäten- und Hautnekrosen häufig verhindert werden.**

Das Krankheitsbild der sepsisinduzierten Purpura fulminans entwickelt sich innerhalb weniger Stunden.

> **Eine engmaschige Kontrolle auch unter Verwendung von Labordiagnostik und Score-Systemen für die disseminierte intravasale Gerinnung ist deshalb essenziell.**

Steht die Blutung infolge des **Verlustes** und **Verbrauchs hämostatischen Potenzials** im Vordergrund, so ist eine Behandlung mit Fibrinogenkonzentrat, Gerinnungsfaktorenkonzentraten wie PPSB, sowie Thrombozytenkonzentraten sinnvoll. Die Therapie sollte sich nach dem durch adäquate Gerinnungsdiagnostik ermittelten individuellen Bedarf richten. Nur selten wird eine Behandlung mit v.-Willebrand-Faktor-Konzentrat erforderlich sein, da v.-Willebrand-Faktor bei Akutphasenreaktion vermehrt aus dem Endothel freigesetzt wird und möglicherweise sogar in seiner Wirkung gesteigert ist aufgrund verminderter Aktivität der v.-Willebrand-Faktor-spaltenden Protease (ADAMTS-13).

Bei **Blutungen und niedriger Thrombozytenzahl**, aber auch im Falle funktionsgestörter Thrombozyten ist die Gabe von Thrombozytenkonzentraten hilfreich. Die Labordiagnostik sollte neben einer Bestimmung der Thrombozytenzahl auch eine Messung der Thrombozytenfunktion umfassen.

Eine Behandlung mit Hemmstoffen der Fibrinolyse, wie Tranexamsäure, ist bei der Mehrzahl der Patienten mit sepsisassoziierter disseminierter intravasaler Gerinnung ungünstig, da bereits eine hypofibrinolytische Situation vorherrscht und die Gabe von Antifibrinolytika die Entstehung mikro- und makrovaskulärer Thromben begünstigen kann.

Plasma (»fresh frozen plasma«; FFP, etc.) stellt keine effektive Substitution von Hämostasepotenzial dar, sondern sollte primär als Volumensubstitution bei massiven Blutverlusten betrachtet werden. Die Gabe größerer Mengen von FFP kann zu einer Beeinträchtigung der Gerinnung führen im Sinne einer Verdünnungskoagulopathie.

Behandlungsziele

Ziele der Therapie bei sepsisassoziierter disseminierter intravasaler Gerinnung sind
- die Verbesserung der Regulation der Gerinnungsmechanismen mit Vermeidung thrombotischer Komplikationen oder übermäßiger Gerinnungsaktivierung sowie
- die Behandlung von Blutungen durch Ergänzung des hämostatischen Potenzials.

14.2 Antithrombin – Heparin

J.N. Hoffmann

14.2.1 Gerinnung und Inflammation

Bei der schweren Sepsis kommt es zu
- einer systemischen inflammatorischen Reaktion des Organismus auf eine Infektion, einhergehend mit Organdysfunktionen, Hypoperfusion oder Hypotension und
- einer Aktivierung von prokoagulatorischen Gerinnungsfaktoren.

> **Bei etwa 40% der Patienten mit schwerer Sepsis muss man mit einer disseminierten intravasalen Gerinnung rechnen, welche die Alterationen in der Mikrozirkulation noch verstärkt und zur Multiorgandysfunktion beiträgt (Amaral et al. 2004)!**

Die Gerinnung augmentiert zusätzlich durch Aktivierung des Endothels und Verstärkung der Leukozytenadhäsion die Freisetzung von proinflammatorischen Zytokinen, was insbesondere bei bakteriellen Infektionen zur Entwicklung des Multiorganversagens beiträgt und schwere Blutungskomplikationen bedingen kann (Levi u. Ten Cate 1999).

14.2.2 Antithrombin

Rationale

Das humane Antithrombin (AT) – eine Substanz mit pleiotroper Aktivität – stellt wohl den wichtigsten physiologischen Inhibitor der Gerinnungskaskade dar. So inaktiviert AT die Gerinnungsfaktoren Xa, IXa, XIa und den Gewebefaktor-Faktor-VIIa-Komplex bei gleichzeitiger Hemmung von Thrombin durch die Formation von Thrombin-AT-Komplexen (TAT) (Hoffmann et al. 2006).

AT zeigt neben der Wirkung im Bereich der Gerinnungskaskade eine antiinflammatorische Aktivität, die durch die AT-Bindung an Glycosaminoglycan an der Endothelzelloberfläche bedingt ist.

Hierdurch wird die Freisetzung von Prostazyklin aus dem Endothel getriggert, welche zur Herabregulation der proinflammatorischen Zytokinproduktion und zur Verhinderung der Leukozytenaktivierung beitragen kann (Hoffmann u. Bernhardt 2004). AT kann auch direkt mit polymorphkernigen Leukozyten interagieren, indem es an das Membranprotein Syndecan 4 bindet (Hoffmann et al. 2006).

> **Während der Frühphase der Sepsis kommt es zu einem Verbrauch von AT, vergesellschaftet mit einem Abfall der Aktivität, wobei bekannt ist, dass der Grad der AT-Verarmung bei der Sepsis mit einer hohen Patientensterblichkeit assoziiert ist (Hoffmann et al. 2006)!**

Durch die AT-Bindung an Oberflächenrezeptoren bzw. an das Endothel direkt und den Verbrauch durch beispielsweise TAT-Komplexbildung wird die Halbwertszeit von AT bei Sepsis auf ca. 8 h reduziert. Die hierdurch bedingte AT-Verarmung war in Zusammenschau mit den pathophysiologischen Zusammenhängen, die eine potenzielle Rolle als antiinflammatorische Substanz belegen, die Grundlage für den Einsatz von AT bei der Sepsis.

> **Hierbei muss man das Konzept der Anhebung der AT-Aktivität in den Normbereich (Aktivität >80%) im Sinne einer Supplementierung unterscheiden von einer Hochdosis-AT-Therapie, welche wesentlich höhere Spiegel im Bereich von 120–180% anstrebt. Aufgrund der kurzen Halbwertszeit von AT bei schwerer Sepsis müssen hier etwa 80–100 IE/kg KG/Tag eingesetzt werden.**

Experimentelle Untersuchungen

AT wurde erfolgreich in verschiedenen Tiermodellen der Endotoxinämie und der Sepsis getestet. Nach ersten Veröffentlichungen Ende der 1960-er Jahre im Hühnerembryonen-Sepsismodell mit einer 50–100%igen Protektion in Bezug auf die Mortalität wurde auch in verschiedenen anderen Tiermodellen bei Endotoxinämie eine Verbesserung der Überlebensrate von 50% gezeigt. Besonders interessant an diesen Experimenten war, dass AT auch unabhängig von der Modulation koagulatorischer Parameter zu einer signifikanten Verringerung der Mortalität beitragen konnte.

Die antiinflammatorische Wirkung wird – wie in Untersuchungen der eigenen Arbeitsgruppe belegt – durch die Verringerung der Leukozytenadhärenz in postkapillären Venolen und präkapillären Arteriolen vermittelt, wobei gleichzeitig die kapillare Perfusionsstörung reduziert wird (Hoffmann u. Bernhardt 2004).

> **Ein wesentlicher Untersuchungsbefund in den experimentellen Untersuchungen war, dass zum einen bei Inhibition der Zyklooxygenase – und damit der Prostazyklinsynthese im Gefäßendothel – durch die prophylaktische Gabe von z. B. Indomethacin die protektive AT-Wirkung bei Endotoxinämie aufgehoben werden konnte. Die Interaktion von AT mit dem Gefäßendothel konnte zudem durch eine gleichzeitige Heparingabe, welche s.c oder i.v durchgeführt wurde, neutralisiert werden (Hoffmann et al. 2006).**

Klinische Studien zur Antithrombinsubstitution bei Sepsis

Nach der ersten randomisierten klinischen Studie mit AT bei Patienten mit disseminierter intravasaler Gerinnung (DIC) und Schock 1985 durch Blauhut et al. war klar, dass die Kombination von AT mit Heparin im Vergleich zur Heparingabe zwar die Dauer der disseminierten intravasalen Gerinnung signifikant verkürzt, aber als wesentliche Komplikation eine erhöhte Blutungsneigung, welche mit erweitertem Transfusionsbedarf assoziiert war, hervorruft. Es schlossen sich verschiedene, teilweise nicht kontrollierte Phase-II-Studien an, in denen konklusiv eine Erhöhung der DIC-Dauer belegt werden konnte.

In Europa wurde AT in der Folge in 3 kontrollierten, randomisierten und doppelblinden Phase-II-Studien eingesetzt. In der Metaanalyse dieser Studien (Eisele et al. 1998) ergab sich bei insgesamt 122 Patienten mit schwerer Sepsis – allerdings bei unterschiedlichen Dosierungen von AT und unterschiedlichen Applikationsschemata – eine signifikante Reduktion der 30-Tage-Mortalität um 22,9%.

Dies war der Anlass, AT in einer prospektiven und kontrollierten doppelblinden multizentrischen Studie (Kybersept-Studie) (Warren et al. 2001) zu untersuchen. Es wurde der Effekt einer 4-tägigen AT-Hochdosisbehandlung bei Patienten mit schwerer Sepsis untersucht. Das primäre Studienziel war die Senkung der 28-Tage Sterblichkeit. Dieses Studienziel wurde verfehlt, da keine Senkung der Sterblichkeit unter AT-Therapie nachweisbar war. Wesentliche Kritikpunkte an der Studie wurden diskutiert. So wurden im Mittel AT-Aktivitäten von etwa 180% erreicht, was nicht den angestrebten Spiegeln von 200–250% entsprach. Ein weiterer Kritikpunkt der Kybersept-Studie war die relativ kurze Therapiedauer von lediglich 4 Tagen, die u. U. nicht ausreichend war, um die AT-Wirkung auf die Gerinnungsfaktoren und auf die Fibrinolyse evident werden zu lassen (Hoffmann et al. 2004).

Eine prospektiv geplante Analyse (Opal et al. 2002) der Patienten der AT-Gruppe, die kein Heparin während der 4 Tage Behandlungsperiode erhalten hatten, zeigte eine klare Reduktion der 90-Tage-Sterblichkeit vs. Plazebo als Hinweis auf eine negative Wirkung von gleichzeitig verabreichtem Heparin.

Eine Post-hoc-Analyse (Kienast et al. 2006) der Patienten mit disseminierter intravasaler Gerinnung nach ISTH-Kriterien zeigte eine statistisch signifikante Reduktion der 28-Tages-Sterblichkeit von absolut 14,6%, wenn nur Patienten betrachtet wurden, die kein Heparin bekommen hatten.

Nebenwirkungen

An Nebenwirkungen der AT-Therapie muss auch im Hinblick auf die Ergebnisse der Kybersept-Studie auf die erhöhte Anzahl von Blutungsereignissen hingewiesen werden. Unter AT-Substitution trat immerhin bei 24,1% der Patienten irgendeine Art von Blutung auf, was signifikant häufiger war als bei den Patienten der Plazebogruppe (12,9%, $p<0{,}0001$). Diese Zunahme von Blutungen war jedoch nicht mit einer Erhöhung der 90-Tage-Sterblichkeitsrate gegenüber den Patienten der Plazebogruppe verbunden. In einem hohen Maße kann die Zunahme des Blutungsrisikos auf die gleichzeitige Gabe von AT und Heparin zurückgeführt werden (s. auch ► Abschn. 14.2.3). Unter Heparingabe erlitten 6,2% der Patienten der Plazebogruppe stärkere klinisch relevante Blutungen. In dem Vergleichskollektiv der AT-Patienten ohne Heparingabe waren 7,9% stärkere Blutungen (definiert als Bedarf von ≥3 EK/24 h) nachweisbar. Somit scheint AT allein keine relevante Steigerung der Blutungsinzidenz zu bewirken.

Antithrombin bei disseminierter intravasaler Gerinnung ± Sepsis?

Zur Definition der DIC mit DIC-Scores (»overt DIC score«, »non-overt DIC score«) s. ► Kap. 14.1.2 und z. B. (Kienast et al. 2006).

Fraglos kann die Gabe von AT eine disseminierte intravasale Gerinnung günstig beeinflussen und zur schnelleren Normalisierung der Parameter beitragen, eine daraus resultierende Letalitätssenkung ist jedoch bisher nicht gezeigt worden. Bei einer 14-tätigen Anhebung der AT-Aktivität auf über 120% war eine Normalisierung der globalen Gerinnungstests sowie eine Erhöhung der Faktor-II-Aktivität, der Konzentration von Fibrinogen, von Präkallikrein und Protein C nachweisbar, Befunde, die in der Kontrollgruppe nicht nachweisbar waren (Warren et al. 2001).

In einer japanischen Studie (Sawamura et al. 2009) wurde AT bei Patienten mit disseminierter intravasaler Gerinnung, diagnostiziert durch den JAAM-DIC-Score, siehe ◘ Tab. 14.1, verabreicht. Es handelte sich um Patienten, welche die DIC im Rahmen eines SIRS oder einer Sepsis entwickelt hatten. Die AT-Gabe führte zu einer signifikanten Senkung des DIC-Scores und der Prothrombinzeit-Ratio am Tag 7 vs. Tag 0 in einer Dosierung von 30 U/kg KG pro Tag bei 3-tätiger Gabe. Interessanterweise war dieser Effekt bei einer Verdoppelung der Dosis nicht mehr zu beobachten, was eher für das Konzept der Supplementierung bei der DIC spricht und nicht für die Hochdosistherapie.

14.2.3 Heparin

Die Empfehlungslage für die Gabe von Heparin bei Sepsis ist uneinheitlich.

Praxistipp

Eine Therapie der DIC mit Heparin wird praktisch nicht mehr empfohlen (Levi 2007; ► Abschn. 14.1.3).

Ein Risiko der Heparinapplikation bei Patienten mit DIC besteht explizit auch in einer hierdurch induzierten vermehrten Blutungsneigung. Es ist bekannt, dass durch niedrige Thrombozytenwerte und erniedrigte Koagulationsfaktoraktivität das Risiko einer Blutung signifikant erhöht wird. Die Datenlage ist aber uneinheitlich. Levi et al (Levi et al. 2009) empfiehlt in einer Leitlinie die Gabe von niedrig dosiertem Heparin die Gabe von niedrig dosiertem Heparin bei nicht blutenden Patienten mit DIC, und es werden sogar therapeutische Heparindosen empfohlen, wenn eine Thrombose besteht.

Dem ist die Tatsache entgegenzuhalten, dass die Anzahl thrombembolischer Ereignisse beispielsweise in den Kybersept-Subgruppen bei Patienten ohne Heparin keinen Unterschied zwischen AT-behandelten und mit Plazebo behandelten Patienten ergab. Zudem wurde in experimentellen Untersuchungen mehrfach gezeigt, dass AT per se eine mit Heparin oder Hirudin vergleichbare antikoagulatorische Wirkung bei der Sepsis hat (Eisele et al. 1998).

Praxistipp

Eine Thromboseprophylaxe mit Heparin beim Intensivpatienten mit Sepsis wird generell empfohlen. (siehe auch ► Kap. 14.1.3 und ◻ Tab. 14.3).

Die Indikation zur Thromboseprophylaxe ist aber in der eigenen Erfahrung bei einem hohen Anteil von Patienten mit DIC entweder aufgrund der Veränderung von Laborparametern oder aber einer klinisch bestehenden Blutungsneigung kritisch zu überprüfen. Aus der Literatur gibt es insbesondere bei Patienten mit Sepsis und DIC zudem keinen Hinweis für einen Überlebensvorteil bei Einsatz von Heparin. So konnte in der Corrigan-Studie bei Kindern mit septischem Schock durch die Heparingabe kein Unterschied in der Sterblichkeit erzielt werden (Corrigan u. Jordan 1970).

Auch bei Meningokokkensepsis und DIC konnte bei der Gabe von unfraktioniertem Heparin kein Mortalitätsunterschied belegt werden.

Immer, wenn positiv für eine Heparingabe argumentiert wird, werden Ergebnisse von Kontrollgruppen genannt, bei denen in der Post-hoc-Analyse scheinbar Vorteile für die mit Heparin behandelten Patienten bestanden. Dies ist aber in einer hohen Anzahl der Fäll durch einen Selektionsfehler bedingt: Patienten, die länger überleben, werden mit einer höheren Wahrscheinlichkeit auch Heparin bekommen. Zudem ist es so, dass auch bei Freistellung der Heparinapplikation durch den Untersucher eher Patienten Heparin bekommen, die eine gute Überlebenschance haben, die also vom Untersucher als »nicht so krank« eingeschätzt werden.

14.2.4 Leitlinien- und Expertenempfehlungen bei Sepsis und DIC

Antithrombin

- Die **aktuelle S2k-Leitlinie zur Sepsistherapie** (s. ► Serviceteil S. 382 Zitat (Reinhart et al. 2010)) spricht sich generell gegen die Gabe von AT bei schwerer Sepsis aus und nimmt auf die Ergebnisse zur DIC keinen Bezug.
- Die Empfehlung der **Bundesärztekammer** (2009) lautet: »Wir empfehlen AT bei DIC und dokumentiertem AT-Mangel«. Dabei handelt es sich um eine Empfehlung von schwachem Evidenzgrad (1c+-Empfehlung). Als Voraussetzung für die Anwendung wird die Organdysfunktion mit DIC mit entsprechenden Veränderungen von Gerinnungsparametern genannt, eine Anhebung der AT-Aktivität auf >70% wird als ausreichend angesehen.
- Nach **Meinung des Autors** erscheint die Gabe von AT bei der Sepsis mit DIC ein sinnvolles Behandlungskonzept; seiner Meinung nach lässt sich aus den vorliegenden Studienergebnissen ableiten, dass AT als mögliche therapeutische Alternative bei Patienten mit DIC und Sepsis eingesetzt werden kann. Aus den bisherigen Studienergebnisse lässt sich allerdings keine klare Aussage darüber machen, ob die von der Bundesärztekammer empfohlene Supplementierung >70% der AT-Aktivität

ausreichend ist oder ob höhere Zielspiegel zur Reduktion der Organdysfunktion angestrebt werden müssen. Zu betonen ist allerdings, dass die Sicherung der Evidenz für dieses Therapiekonzept im Rahmen einer prospektiv randomisierten Studie mit AT bei DIC und Sepsis noch aussteht.

Heparin

- Die **aktuelle S2k-Leitlinie zur Sepsistherapie** (s. ▶ Serviceteil) empfiehlt – bei Fehlen randomisierter Studien – bei Patienten mit schwerer Sepsis und septischem Schock die Thromboseprophylaxe mit unfraktoniertem (UH) oder niedermolekularem Heparin (LMWH) (Expertenmeinung).
- Nach **Meinung des Autors** gibt es für die Heparingabe bei Sepsis mit DIC derzeit keine Evidenz. Aus forensischen Gründen kann aber auf eine adäquate Thromboseprophylaxe (physikalisch oder medikamentös) auch beim septischen Patienten nicht verzichtet werden. Sollte AT bei der Sepsis mit DIC zum Einsatz kommen, kann abhängig vom Schweregrad der DIC auf die Heparingabe verzichtet werden. Aufgrund pathophysiologischer Überlegungen spielt der Applikationsweg (s.c., i.v.) oder das verwendete Heparinpräparat (niedermolekular, unfraktioniert) keine Rolle (siehe dazu aber auch ▶ Kap. 14.1.3 und ▶ Tab. 14. Bei einem Großteil der Patienten mit DIC liegt eine hämorrhagische Diathese vor, welche unabhängig vom AT-Einsatz eine Kontraindikation zur Heparingabe darstellt.

Literatur

Literatur zu ▶ Abschn. 14.1

Aibiki M, Fukuoka N, Nishiyama T, Maekawa S, Shirakawa Y (2007) Differences in antithrombin III activities by administration method in critical patients with disseminated intravascular coagulation: a pharmacokinetic study. Shock 28: 141–147

Aikawa N, Shimazaki S, Yamamoto Y, Saito H, Maruyama I et al. (2011) Thrombomodulin alfa in the treatment of infectious patients complicated by disseminated intravascular coagulation: subanalysis from the phase 3 trial. Shock 35: 349–354

Angstwurm MW, Dempfle CE, Spannagl M (2006) New disseminated intravascular coagulation score: A useful tool to predict mortality in comparison with Acute Physiology and Chronic Health Evaluation II and Logistic Organ Dysfunction scores. Crit Care Med 34: 314–20; quiz 28

Bloemen A, Testroote MJ, Janssen-Heijnen ML, Janzing HM (2012) Incidence and diagnosis of heparin-induced thrombocytopenia (HIT) in patients with traumatic injuries treated with unfractioned or low-molecular-weight heparin: A literature review. Injury 43 (5): 548–552

Chalmers E, Cooper P, Forman K, Grimley C, Khair K et al. (2011) Purpura fulminans: recognition, diagnosis and management. Arch Dis Child 96 (11): 1066–1071

Dempfle CE, Wurst M, Smolinski M, Lorenz S, Osika A et al. (2004) Use of soluble fibrin antigen instead of D-dimer as fibrin-related marker may enhance the prognostic power of the ISTH overt DIC score. Thromb Haemost 91: 812–818

Dhainaut JF, Yan SB, Joyce DE, Pettila V, Basson B et al. (2004) Treatment effects of drotrecogin alfa (activated) in patients with severe sepsis with or without overt disseminated intravascular coagulation. J Thromb Haemost 2: 1924–1933

Egi M, Morimatsu H, Wiedermann CJ, Tani M, Kanazawa T et al. (2009) Non-overt disseminated intravascular coagulation scoring for critically ill patients: the impact of antithrombin levels. Thromb Haemost 101: 696–705

Fries D (2011) Thrombosis prophylaxis in critically ill patients. Wien Med Wochenschr 161: 68–72

Greenberg CS, Achyuthan KE, Rajagopalan S, Pizzo SV (1988) Characterization of the fibrin polymer structure that accelerates thrombin cleavage of plasma factor XIII. Arch Biochem Biophys 262: 142–148

Gris JC, Bouvier S, Cochery-Nouvellon E, Faillie JL, Lissalde-Lavigne G, Lefrant JY (2011) Fibrin-related markers in patients with septic shock: individual comparison of D-dimers and fibrin monomers impacts on prognosis. Thromb Haemost 106: 1228–1230

Hatada T, Wada H, Kawasugi K, Okamoto K, Uchiyama T et al. (2012) Analysis of the cutoff values in fibrin-related markers for the diagnosis of overt DIC. Clin Appl Thromb Hemost 18: 495–500

Hyun J, Kim HK, Kim JE, Lim MG, Jung JS et al. (2009) Correlation between plasma activity of ADAMTS-13 and coagulopathy, and prognosis in disseminated intravascular coagulation. Thromb Res 124: 75–79

Iba T, Saitoh D, Gando S, Thachil J (2015) The usefulness of antithrombin activity monitoring during antithrombin supplementation in patients with sepsis-associated disseminated intravascular coagulation. Thromb Res 135 (5): 897–901

Lasch HG, Huth K, Heene DL, Muller-Berghaus G, Horder MH et al. (1971) Die Klinik der Verbrauchskoagulopathie. Dtsch Med Wochenschr 96: 715–27

Levi M, Toh CH, Thachil J, Watson HG (2009) Guidelines for the diagnosis and management of disseminated intravascular coagulation. British Committee for Standards in Haematology. Br J Haematol 145: 24–33

Liu XL, Wang XZ, Liu XX, Hao D, Jaladat Y et al. (2014) Low-dose heparin as treatment for early disseminated intravascular coagulation during sepsis: A prospective clinical study. Exp Ther Med 7: 604–8 *[Aktuelle Studiendaten zu Heparin bei disseminerter intravasaler Gerinnung.]* ←

Madach K, Aladzsity I, Szilagyi A, Fust G, Gal J et al. (2010) 4G/5G polymorphism of PAI-1 gene is associated with multiple organ dysfunction and septic shock in pneumonia induced severe sepsis: prospective, observational, genetic study. Crit Care 14: R79

Murata A, Okamoto K, Mayumi T, Muramatsu K, Matsuda S (2015) Recent Change in Treatment of Disseminated Intravascular Coagulation in Japan: An Epidemiological Study Based on a National Administrative Database. Clin Appl Thromb Hemost pii: 1076029615575072. [Epub ahead of print] *[Aktuelle Informationen zur Therapie der disseminierten inravasalen Gerinnung in Japan mit kritischen Bewertungen der Therapieansätze.]* ←

Nieuwenhuizen W (2001) Fibrin-mediated plasminogen activation. Ann N Y Acad Sci 936: 237–246

Oguma Y, Sakuragawa N, Maki M, Hasegawa H, Nakagawa M (1990) Treatment of disseminated intravascular coagulation with low molecular weight heparin. Research Group of FR-860 on DIC in Japan. Semin Thromb Hemost 16 Suppl: 34–40 *[»Historische« Arbeit zum intravenösen Einsatz von Dalteparin bei disseminierter intravasaler Gerinnung.]* ←

Okamura T, Niho Y, Itoga T, Chiba S, Miyake M et al. (1993) Treatment of disseminated intravascular coagulation and its prodromal stage with gabaxate mesilate (FOY): a multi-center trial. Acta Haematol 90: 120–124

Rivard GE, David M, Farrell C, Schwarz HP (1995) Treatment of purpura fulminans in meningococcemia with protein C concentrate. J Pediatr 126: 646–652

Saugel B, Phillip V, Moessmer G, Schmid RM, Huber W (2010) Argatroban therapy for heparin-induced thrombocytopenia in ICU patients with multiple organ dysfunction syndrome: a retrospective study. Crit Care 14: R90

Shirahata A, Mimuro J, Takahashi H, Kitajima I, Tsuji H et al. (2014) Recombinant soluble human thrombomodulin (thrombomodulin alfa) in the treatment of neonatal disseminated intravascular coagulation. Eur J Pediatr 173: 303–311

Singh RK, Baronia AK, Sahoo JN, Sharma S, Naval R et al. (2012) Prospective comparison of new Japanese Association for Acute Medicine (JAAM) DIC and International Society of Thrombosis and Hemostasis (ISTH) DIC score in critically ill septic patients. Thromb Res 129: e119–125

Takemitsu T, Wada H, Hatada T, Ohmori Y, Ishikura K et al. (2011) Prospective evaluation of three different diagnostic criteria for disseminated intravascular coagulation. Thromb Haemost 105: 40–44

Taylor FB Jr, Toh CH, Hoots WK, Wada H, Levi M (2001) Towards definition, clinical and laboratory criteria, and a scoring system for disseminated intravascular coagulation. Thromb Haemost 86: 1327–1330 *[Grundlegender Artikel zur Definition der disseminierten intravasalen Gerinnung.]* ←

Taylor FB, Jr (2001) Response of anticoagulant pathways in disseminated intravascular coagulation. Semin Thromb Hemost 27: 619–631

Taylor FB, Jr., Kinasewitz GT, Lupu F (2012) Pathophysiology, staging and therapy of severe sepsis in baboon models. J Cell Mol Med 16: 672–682

Taylor FB, Jr., Wada H, Kinasewitz G (2000) Description of compensated and uncompensated disseminated intravascular coagulation (DIC) responses (non-overt and overt DIC) in baboon models of intravenous and intraperitoneal Escherichia coli sepsis and in the human model of endotoxemia: toward a better definition of DIC. Crit Care Med 28(9 Suppl):S12–S19

Thaler J, Pabinger I, Sperr WR, Ay C (2014) Clinical evidence for a link between microparticle-associated tissue factor activity and overt disseminated intravascular coagulation in patients with acute myelocytic leukemia. Thromb Res 133: 303–305

Toh CH, Downey C (2005) Performance and prognostic importance of a new clinical and laboratory scoring system for identifying non-overt disseminated intravascular coagulation. Blood Coagul Fibrinolysis 16: 69–74

Toh CH, Hoots WK (2007) The scoring system of the Scientific and Standardisation Committee on Disseminated Intravascular Coagulation of the International Society on Thrombosis and Haemostasis: a 5-year overview. J Thromb Haemost 5: 604–606

Wada H, Okamoto K, Iba T, Kushimoto S, Kawasugi K et al. (2014) Addition of recommendations for the use of recombinant human thrombomodulin to the »Expert consensus for the treatment of disseminated intravascular coagulation in Japan«. Thromb Res 134 (4): 924–925

Wada H, Thachil J, Di Nisio M, Mathew P, Kurosawa S et al. (2013) Guidance for diagnosis and treatment of DIC from harmonization of the recommendations from three guidelines. J Thromb Haemost doi: 10.1111/jth.12155. [Epub ahead of print] *[Vergleich mehrerer internationaler Leitlinien zur Diagnose und Therapie der disseminierten intravasalen Gerinnung auf der Suche nach einem Konsens.]* ←

Wada H, Wakita Y, Nakase T, Shimura M, Hiyoyama K et al. (1995) Outcome of disseminated intravascular coagulation in relation to the score when treatment was begun. Mie DIC Study Group. Thromb Haemost 74: 848–852

Yamakawa K, Fujimi S, Mohri T, Matsuda H, Nakamori Y et al. (2011) Treatment effects of recombinant human soluble thrombomodulin in patients with severe sepsis: a historical control study. Crit Care 15: R123

Young E, Podor TJ, Venner T, Hirsh J (1997) Induction of the acute-phase reaction increases heparin-binding proteins in plasma. Arterioscler Thromb Vasc Biol 17: 1568–1574

Young E, Prins M, Levine MN, Hirsh J (1992) Heparin binding to plasma proteins, an important mechanism for heparin resistance. Thromb Haemost 67: 639–643

Young E, Wells P, Holloway S, Weitz J, Hirsh J (1994) Ex-vivo and in-vitro evidence that low molecular weight heparins exhibit less binding to plasma proteins than unfractionated heparin. Thromb Haemost 71: 300–304

Literatur zu ► Abschn. 14.2

Amaral A, Opal SM, Vincent JL (2004) Coagulation in sepsis. Intensive Care Med 30 (6):1032–1040

Blauhut B, Kramar H, Vinazzer H, Bergmann H (1985) Substitution of antithrombin III in shock and DIC: a randomized study. Thromb Res 39: 81–89

Bundesärztekammer (2015) Querschnitts-Leitlinien zur Therapie mit Blutkomponenten und Plasmaderivaten, Kap 8.1 Antithrombin. Deutscher Ärzteverlag, Köln, 4. aktualisierte und überarbeitete Auflage, S. 177–182

Corrigan JJ Jr, Jordan CM (1970) Heparin therapy in septicemia with disseminated intravascular coagulation – effect on mortality and on correction of hemostatic defects. N Engl J Med 283 (15): 778–782

Eisele B. Lamy M, Thijs LG et al. (1998) AT III in patients with severe sepsis: A randomized, placebo-controlled, double-blind multicenter trial plus a meta-analysis on all randomized, placebo-controlled, double-blind trials with AT III in severe sepsis. Intens Care Med 24: 663–672 *[Wichtige Publikation, die die Ergebnisse zahlreicher kleinerer Studien zusammenfasst.]* ←

Hoffmann JN, Bernhardt W (2004) AT3-Sepsis. Die antiinflammatorische Wirkungen von Antithrombin 3 bei Sepsis. Intensivmedizin 41: 315–321

Hoffmann JN, Mühlbayer D, Jocchum M, Inthorn D (2004) Effect of long-term and high-dose antithrombin supplementation on coagulation and fibrinolysis in patients with severe sepsis. Crit Care Med 32:1851–1859

Hoffmann JN, Fertmann JM, Jauch KW (2006) Microcirculatory disorders in sepsis and transplantation: therapy with natural coagulatory inhibitors antithrombin and activated protein C. Curr Opinion Crit Care 12: 426–430

Kienast J, Juers M, Wiedermann J, Hoffmann JN, Ostermann H, Strauss R, Keinecke HO, Warren BL, Opal SM for the Kybersept Investigators (2006) Treatment effects of high-dose antithrombin without concomitant heparin in patients with severe sepsis with or without disseminated intravascular coagulation. J Thromb Haemostasis 4: 90–97 *[Wichtige Arbeit, die die Wirkungen von Antithrombin in Abwesenheit von Heparin aufzeigt.]* ←

Levi M (2007) Disseminated intravascular coagulation. Crit Care Med 35: 2191–2195

Levi M, de Jonge E, van der Poll (2004) New treatment strategies for disseminated intravascular coagulation based on current understanding of the pathophysiology. Ann Med 36:41–49

Levi M, Ten Cate H (1999) Disseminated intravascular coagulation. New Engl J Medicine 341 (8): 586–592

Opal SM, Kessler CM, Roemisch J, Knaub S (2002) Antithrombin, heparin, and heparin sulfate. Crit Care Med 30: 325–331

Sawamura A, Gando S, Hayakawa M, Hoshino H, Kubota N, Sugano M (2009) Effects of antithrombin III in patients with disseminated intravascular coagulation diagnosed by newly developed diagnostic criteria for critical illness. Clin Appl Thromb Hemost 15 (5): 561–566

Warren BL, Eid A, Singer P, Pillay SS, Carl P, Novak I, Chalupa P, Atherstone A, Pénzes I, Kübler A, Knaub S, Keinecke H, Heinrichs H, Schindel F, Juers M, Bone RC, Opal SM for the Kypersept Trial study Group (2001) Caring for the critically ill patient. High dose antithrombin III in severe sepsis: a randomized controlled trial. JAMA 286: 1869–1878 *[Wichtige klinische Studie, die keine Letalitätssenkung durch Antithrombin – damals als Antithrombin III klassifiziert – bei Patienten mit schwerer Sepsis nachweisen konnte]* ←

Glukokortikoide

D. Keh

K. Werdan et al. (Hrsg.), *Sepsis und MODS*,
DOI 10.1007/978-3-662-45148-9_15, © Springer-Verlag Berlin Heidelberg 2016

15.1 Critical Illness Related Corticosteroid Insufficiency (CIRCI)

Die Aktivierung der Hypothalamus-Hypophysen-Nebennierenrinden-Achse und die bedarfsadaptierte Synthese und Sekretion von Kortisol ist ein essenzieller protektiver Mechanismus zum Schutz vor einer Überaktivierung des Immunsystems (◘ Abb. 15.1). Hierbei aktiviert das freie und biologisch aktive Kortisol zytoplasmatische Glukokortikoidrezeptoren (GR-α), welche den proinflammatorischen Transkriptionsfaktor »nuclear factor κB« (NF-κB) inhibieren.

Obwohl vorwiegend antiinflammatorisch wirksam, unterstützt Kortisol auch unspezifische Immunreaktionen und ist an der Infektabwehr beteiligt. Bei kritischer Erkrankung kann es zu zentralen, adrenalen und/oder peripheren Störungen im Regelkreis kommen. Die Kortisolwirkung (GR-α) ist dann gegenüber der Immunaktivierung (NF-κB) unzureichend, die Inflammation persistiert (CIRCI) (Marik et al. 2008). Eine spezifische Diagnostik der hierbei postulierten peripheren Kortisolresistenz, die es durch die Therapie mit niedrig dosierten Glukokortikoiden zu überwinden gilt, gibt es derzeit nicht.

Praxistipp

Indikatoren eines Kortisolmangels im septischen Schock sind ein Gesamtkortisol <10 μg/dl (280 nmol/l) oder ein Kortisolanstieg (Δ-Kortisol) ≤9 μg/dl (248 nmol/l) nach ACTH-Stimulation. Kortisolmessungen scheinen jedoch aufgrund aktueller Daten für die Indikationsstellung ungeeignet zu sein (s. unten) (Marik et al. 2008).

Die Therapie mit niedrig dosiertem Hydrokortison ist pharmakologisch und nicht im Sinn einer Substitutionstherapie bei absolutem Kortisolmangel zu verstehen. Bisherige Studien belegen eine mehr immunmodulatorische als immunsuppressive oder immunparalytische Wirkung. An der Kreislaufstabilisierung sind Effekte auf Adreno- und Angiotensinrezeptoren, transmembranöse Natrium- und Kalziumströme sowie die Suppression vasodilatatorischer Mediatoren wie die Hemmung der induzierbaren Stickstoffmonoxidsynthese beteiligt (Keh et al. 2003, 2009; Marik et al. 2008).

15.2 Studienergebnisse

15.2.1 Klinische Studien

2 größere Multicenterstudien haben wesentlich die Therapieempfehlungen für niedrig dosiertes Hydrokortison im septischen Schock beeinflusst. In der **Studie von Annane et al.** (2002) erhielten 299 Patienten über einen Zeitraum von 7 Tagen entweder 4-mal pro Tag 50 mg Hydrokortison i.v. und 1-mal pro Tag 50 μg Fludrokortison p.o. oder Plazebo. Eine Reduktion der 28-Tage-Letalität [53% vs. 63%, p=0,04, adjustierte Odds-Ratio 0,54 (0,31–0,97)] war bei Patienten nachweisbar, die einen Kortisolanstieg ≤9 μg/dl (248 nmol/l) nach ACTH-Stimulation aufwiesen (»Non-Responder«), jedoch nicht bei Patienten mit einem Kortisolanstieg >9 μg/dl (»Responder«) bzw. im Gesamtkollektiv. Ebenso konnte die mediane Schockdauer nur bei Non-Respondern der Verumgruppe um 3 Tage verkürzt werden, nicht jedoch bei Respondern bzw. im Gesamtkollektiv.

In der **CORTICUS-Studie** (Sprung et al. 2008) erhielten 499 Patienten über einen Zeitraum von 5 Tagen Plazebo oder 4-mal pro Tag 50 mg Hydrokortison, gefolgt von einer Dosisreduktion bis Tag 11. Die 28-Tage-Letalität war in dem Gesamtkollektiv mit gerundet 34% in der Verumgruppe und 32% in der Kontrollgruppe und auch bei Non-Respondern (39% vs. 36%) oder Respondern (29% vs. 29%) nicht signifikant unterschiedlich. Auch hier zeigte sich eine signifikante Verkürzung der medianen Schockdauer um 2,5 Tage, allerdings unabhängig vom Kortisolanstieg nach ACTH-Stimulation.

Als mögliche Ursachen für die differierenden Ergebnisse wurden Unterschiede in der Patientenpopulation und im Studiendesign diskutiert (◘ Tab. 15.1). Patienten in der Annane-Studie hatten ein höheres Letalitätsrisiko und einen schwereren Schock: Nur Patienten mit einem für 60 min

15

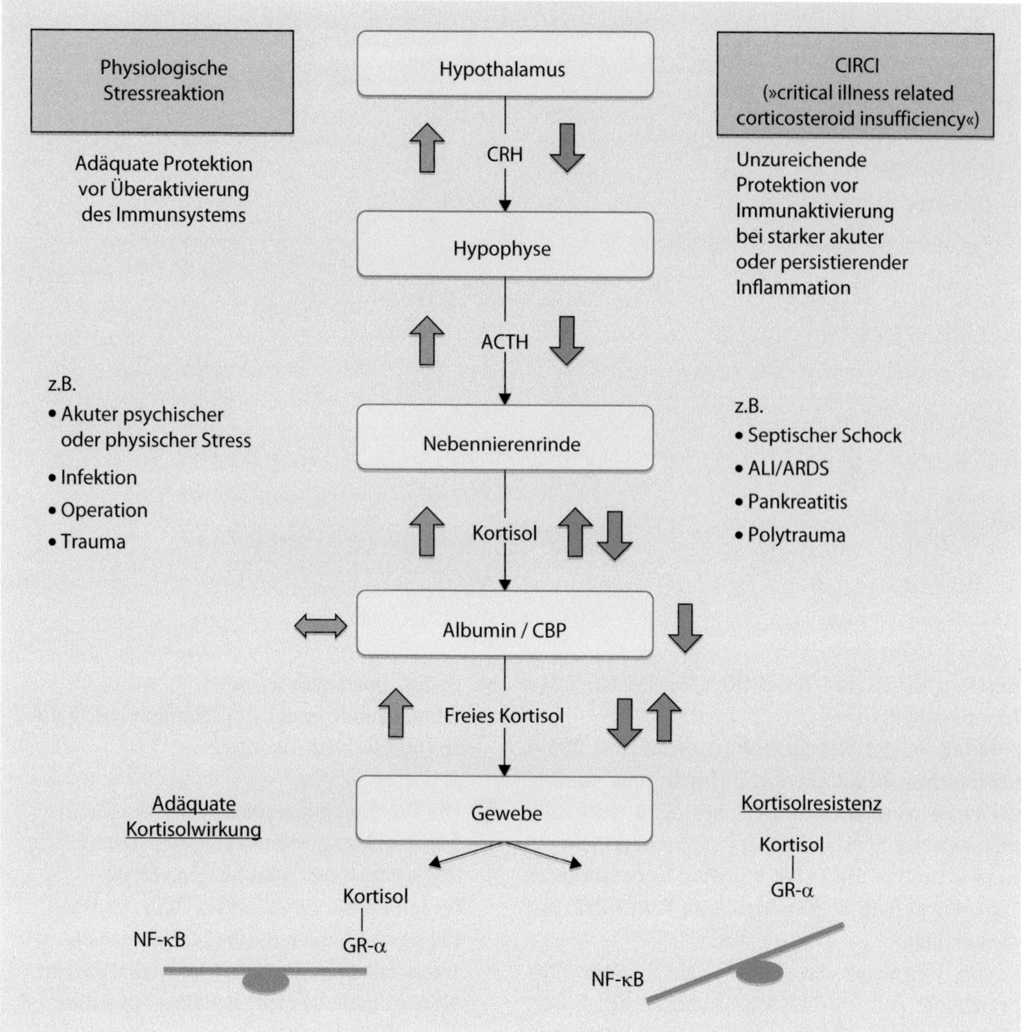

Abb. 15.1 Physiologische Stressreaktion und CIRCI-Konzept (CRH = »corticotropin-releasing hormone«, ACTH = adrenokortikotropes Hormon, NF-κB = »nuclear factor kappa B«, GR-α = Glulokortikoidrezeptor α, CBP = kortisolbindendes Protein). Zur Erläuterung s. Text

anhaltendem systolischen Blutdruck <90 mm Hg trotz Vasopressortherapie waren rekrutiert worden. Eine Post-hoc-Analyse von CORTICUS-Patienten mit vergleichbar schwerem Schock ergab ebenfalls eine Letalitätsreduktion von 11% im Behandlungsarm (Sprung et al. 2008). Als weitere Faktoren standen die frühere Therapie und die zusätzliche Gabe von Fludrokortison zur Diskussion, Letzteres war in einer vergleichenden Studie jedoch ohne Vorteil (Annane et al. 2010).

15.2.2 Metaanalysen

Unter Berücksichtigung von 6 Studien mit 965 Patienten im septischen Schock (Marik et al. 2008) war für die Therapie mit niedrig dosiertem Hydrokortison keine Reduktion der 28-Tage-Letalität nachweisbar (RR: 0,92; 95%CI: 0,79–1,06; p = 0,25). Die Analyse bestätigte jedoch eine signifikante Schockrevision durch Hydrokortison, unabhängig von einer eingeschränkten Nebennierenrinden-

Tab. 15.1 Unterschiede zwischen der Annane-Studie (Annane et al 2002) und der CORTICUS-Studie (Sprung et al 2008)

	Annane et al. 2002	Sprung et al. 2008
Zeitfenster Einschluss	8 h	72 h
Fludrokortison	50 µg/Tag	nein
SAPS II (MW±SD)	59±21	49±17
Letalität Plazebogruppe	61%	31%
Chirurgische Patienten	40%	67%
ACTH-Non-Responder	76%	47%
RR_{syst} <90 mm Hg trotz Vasopressoren	>1 h	Nicht erforderlich
Dosisreduktion	nein	ja
Maximale Dosis in der Plazebogruppe (MW±SD [µg/kg KG/min])		
Noradrenalin	1,0±1,1	0,4±0,5
Dopamin	11,5±5,7	7,9±6,6
Adrenalin	1,0±0,9	0,9±2,6

funktion im ACTH-Test (RR: 1,39; 95%CI: 1,24–1,55; p <0,0001).

Eine weitere Metaanalyse (Annane et al. 2009) untersuchte 20 Studien mit hoch und niedrig dosierten Glukokortikoiden bei 1228 Patienten mit schwerer Sepsis und/oder septischem Schock. In den Studien mit 1- bis 2-tägiger hoch dosierter Glukokortikoidtherapie zeigte sich kein Effekt auf die Letalität.

Im Gegensatz dazu war – auch unter Einbeziehung der CORTICUS-Studie – der Überlebensvorteil in 12 Studien mit niedrig dosierten Glukokortikoiden, die über einen längeren Zeitraum appliziert worden waren, signifikant (RR: 0,84; 95%CI: 0,72–0,97; p = 0,02). Die Aufenthaltsdauer auf der Intensivstation war bei Überlebenden im Mittel um 4,5 Tage kürzer (p <0,001), wenn niedrig dosierte Glukokortikoide appliziert worden waren.

Eine Metaregressionsanalyse zeigte einen signifikanten Zusammenhang der Dosierung, der Therapiedauer und der Letalität, d. h. je niedriger die Dosis und je länger die Therapiedauer, umso größer war der Effekt.

Limitierend für die Interpretation sind jedoch

- die Heterogenität der Studien,
- geringe Fallzahlen,
- Subgruppenanalysen sowie
- Unterschiede in der Applikation niedrig dosierter Glukokortikoide.

> **Die Therapie mit niedrig dosiertem Hydrokortison im septischen Schock verkürzt die Schockdauer unabhängig von der Nebennierenrindenfunktion und eventuell bei Überlebenden die Liegedauer auf der Intensivstation. Ein Überlebensvorteil ist im Gesamtkollektiv nicht sicher nachweisbar.**

15.3 Nebenwirkungen

15.3.1 Sekundäre Infektionen

Die in der CORTICUS-Studie beobachtete erhöhte Anzahl sekundärer Infektionen in der Verumgruppe (33% vs. 26%; RR: 1,27; 0,96–1,68) hat zu der restriktiven Therapieempfehlung für Glukokortikoide in aktuellen Leitlinien beigetragen (Dellinger et al. 2013; Reinhart et al. 2010). Der Gruppenunterschied in CORTICUS ist jedoch nicht signifikant und wird größtenteils durch die Subsumierung von Patienten mit erneutem septischem Schock getragen. Die Ergebnisse stehen im Widerspruch zu geringeren Infektionsraten unter Glukokortikoidtherapie bei Patienten mit septischem Schock (Annane et al. 2002) und ARDS (Meduri et al. 2007; Steinberg et al. 2006).

In der HYPOLYTE-Studie (n = 149) nahm bei Traumapatienten die Inzidenz nosokomialer Pneumonien unter der Therapie mit niedrig dosiertem Hydrokortison signifikant ab (35,6% vs. 51,3%, HR 0,51; 95%CI: 0,30–0,83, p = 0,007) (Roquilly et al. 2011). 5 Metaanalysen schlussfolgerten, dass niedrig dosierte Glukokortikoide das Infektionsrisiko nicht erhöhen (Annane et al. 2009; Lamontagne et al. 2010; Minneci et al. 2009; Sligl et al. 2009; Tang et al. 2009), eine Bayes-Analyse ergab dagegen ein gesteigertes Infektionsrisiko (Kalil u. Sun 2011).

Eine abschließende Bewertung ist in Anbetracht der kontroversen Ergebnisse und Heterogenität der Studien schwierig. Weiterer Forschung bedarf, inwieweit nosokomiale Infektionen ein Epiphänomen einer dysregulierten systemischen Inflammation darstellen, und ebenso, ob niedrig dosierte Glukokortikoide durch immunmodulatorische und das unspezifische Immunsystem unterstützende Eigenschaften bei kritisch Kranken infektionsprotektiv wirken könnten (Keh et al. 2003; Marik et al. 2008; Roquilly et al. 2011).

> **Glukokortikoide können die klinischen Zeichen einer Infektion kaschieren, sodass eine intensive Infektionskontrolle indiziert ist (Marik et al. 2008).**

15.3.2 Critical-illness-Polyneuromyopathie (CIPM)

Glukokortikoide stehen in Verdacht, eine CIPM auszulösen. Eine 24 klinische Studien auswertende Übersichtsarbeit sieht in der Schwere der systemischen Inflammation, Immobilisation, protrahierten Beatmung und Hyperglykämie, jedoch nicht in Glukokortikoiden die wesentlichen Risikofaktoren (Stevens et al. 2007). Ein Zusammenhang wurde zwischen dem frühen Auftreten einer Myopathie und hohen Interleukin-6-Plasmaspiegeln beschrieben (Weber-Carstens et al. 2010).

Obwohl die CIPM ein Risikofaktor für eine schwierige Beatmungsentwöhnung darstellt, zeigten mehrere Studien, dass sich durch die frühe Applikation niedrig dosierter Glukokortikoide die Beatmungsdauer signifikant verkürzt (Huang u. Lin 2006; Marik et al. 2008; Roquilly et al. 2011; Steinberg et al. 2006). Der elektrophysiologische oder klinische Nachweis einer CIPM stand in bisherigen Studien wenig im Fokus der Fragestellung, was eine abschließende Bewertung erschwert.

> **Glukokortikoide können eventuell in Kombination mit Muskelrelaxanzien das Risiko für eine CIPM erhöhen (Marik et al. 2008).**

15.3.3 Weitere Nebenwirkungen

Die Applikation von niedrig dosierten Glukokortikoiden erhöht das Risiko für Hyperglykämien (RR 1,16; 95%CI: 1,07–1,25; p <0,001) (Annane et al. 2009). Wiederholte Bolusapplikationen von Hydrokortison können gegenüber einer kontinuierlichen Infusion eine konstante Blutzuckereinstellung erschweren (Loisa et al. 2007). Da eine gesteigerte Blutglukosevariabilität bei septischen Patienten das Outcome verschlechtern kann (Ali et al. 2008), wird eine kontinuierliche Infusion von Hydrokortison empfohlen (Reinhart et al. 2010).

Die intrinsische mineralokortikoide Wirkung von Hydrokortison kann das Risiko von Hypernaträmien erhöhen (RR 1,61; 95%CI: 1,26–2,06, p <0,001) (Annane et al. 2009). Alternative Glukokortikoide könnten in dieser Hinsicht von Vorteil sein, jedoch existieren keine vergleichenden Studien.

Das Risiko für gastrointestinale Blutungen wird durch niedrig dosierte Glukokortikoide nicht erhöht (Annane et al. 2009). Eine plötzliche Beendigung der Hydrokortisontherapie kann zu hämodynamischen (Schock) und immunologischen (Inflammation) Rebound-Effekten führen (Keh et al. 2003).

> **Mögliche Nebenwirkungen von niedrig dosiertem Hydrokortison sind Hyperglykämien und Hypernaträmien. Ein erhöhtes Risiko für sekundäre Infektionen oder eine CIPM ist nicht sicher belegbar.**

Praxistipp

Zur Reduktion der Blutglukosevariabilität ist eine kontinuierliche Hydrokortisoninfusion vorzuziehen. Eine ausschleichende Beendigung der Therapie über mehrere Tage wegen möglicher hämodynamischer und immunologischer Rebound-Effekte wird empfohlen.

15.4 Therapie

Empfehlungen und Hinweise zur Therapie

Aktuelle Therapieempfehlung

Bei Patienten, die durch eine adäquate Volumen- und Vasopressortherapie hämodynamisch stabilisiert werden können, wird eine Therapie mit Hydrokortison nicht empfohlen. Kann durch Volumen- und Vasopressortherapie keine hämodynamische Stabilisierung erreicht werden, wird eine Therapie mit 200 mg Hydrokortison pro Tag empfohlen.

Hinweise zur Therapie

- Bei Patienten mit schwerer Sepsis ohne Schock wird eine Therapie mit niedrig dosierten Glukokortikoiden nicht empfohlen.
- Eine Therapiedauer von >7 Tagen (Marik et al. 2008) kann aufgrund der geringen Datenlage nicht generell empfohlen werden, jedoch im Einzelfall indiziert sein.
- Ein ACTH-Test kann zur Therapieentscheidung aufgrund der Testungenauigkeit bei septischen Patienten derzeit nicht empfohlen werden.
- Die Messung von freiem Kortisol kann derzeit nicht empfohlen werden.

Literatur

Ali NA, O'Brien JMJ, Dungan K et al. (2008) Glucose variability and mortality in patients with sepsis. Crit Care Med 36: 2316–21

Annane D, Sebille V, Charpentier C et al. (2002) Effect of treatment with low doses of hydrocortisone and fludrocortisone on mortality in patients with septic shock. JAMA 288: 862–871 *[Einflussreiche Studie mit Nachweis einer Letalitätsreduktion durch niedrig dosiertes Hydrokortison bei Nebennierenrindeninsuffizienz im septischen Schock]* ←

Annane D, Bellissant E, Bollaert PE et al. (2009) Corticosteroids in the treatment of severe sepsis and septic shock in adults: a systematic review. JAMA 301: 2362–2375 *[Review über hoch und niedrig dosierte Glukokortikoide bei Patienten mit schwerer Sepsis und septischem Schock]* ←

Annane D, Cariou A et al. (COIITSS Study Investigators) (2010) Corticosteroid treatment and intensive insulin therapy for septic shock in adults: a randomized controlled trial. JAMA 303: 341–8

Dellinger RP, Levy MM, Rhodes A et al. (2013) Surviving Sepsis Campaign: International guidelines for management of severe sepsis and septic shock: 2012. Intensive Care Med 39: 165–228 *[Die Leitlinen enthalten aktualisierte Therapieempfehlungen zur Applikation von Glukokortikoiden bei Sepsis.]* ← (siehe auch Serviceteil S. 376)

Huang CJ, Lin HC (2006) Association between adrenal insufficiency and ventilator weaning. Am.J Respir.Crit Care Med 173: 276–280

Kalil AC, Sun J (2011) Low-dose steroids for septic shock and severe sepsis: the use of Bayesian statistics to resolve clinical trial controversies. Intensive Care Med 37: 420–429

Keh D, Boehnke T, Weber-Carstens S et al. (2003) Immunologic and hemodynamic effects of »low-dose« hydrocortisone in septic shock: a double-blind, randomized, placebo-controlled, crossover study. Am J Respir Crit Care Med 167: 512–520 *[Immunmodulatorische und kreislaufstabilisierende und Rebound-Effekte von niedrig dosiertem Hydrokortison.]* ←

Keh D, Briegel J, Niederberger S et al. (2009) Kortikosteroide bei schwerer Sepsis und septischem Schock. Intensivmedizin und Notfallmedizin 46: 534–540

Lamontagne F, Briel M, Guyatt GH et al. (2010) Corticosteroid therapy for acute lung injury, acute respiratory distress syndrome, and severe pneumonia: a meta-analysis of randomized controlled trials. J Crit Care 25: 420–435

Loisa P, Parviainen I, Tenhunen J et al. (2007) Effect of mode of hydrocortisone administration on glycemic control in patients with septic shock: a prospective randomized trial. Crit Care 11: R21 *[Bolusgaben von Hydrocortison führen zu stärkeren Blutzuckerschwankungen.]* ←

Marik PE, Pastores SM, Annane D et al. (2008) Recommendations for the diagnosis and management of corticosteroid insufficiency in critically ill adult patients: consensus statements from an international task force by the American College of Critical Care Medicine. Crit Care Med 36: 1937–49 *[Ausführlicher Review über Glukokortiko-*

ide bei Sepsis und ARDS mit Metaanalysen und Therapieempfehlungen. Einführung des Begriffs CIRCI.] ←

Meduri GU, Golden E, Freire AX et al. (2007) Methylprednisolone infusion in early severe ARDS: results of a randomized controlled trial. Chest 131: 954–963

Minneci PC, Deans KJ, Eichacker PQ et al. (2009) The effects of steroids during sepsis depend on dose and severity of illness: an updated meta-analysis. Clin Microbiol Infect 15: 308–318

Reinhart K, Brunkhorst FM, Bone HG et al. (2010) Prävention, Diagnose, Therapie und Nachsorge der Sepsis. Erste Revision der S2k-Leitlinien der Deutschen Sepsis-Gesellschaft e.V. (DSG) und der Deutschen Interdisziplinären Vereinigung für Intensiv- und Notfallmedizin (DIVI). Anaesthesist 59: 347–70 *[Aktualisierte Leitlinen zur Therapie mit Glukokortikoiden.]* ←

Roquilly A, Mahe PJ, Seguin P et al. (2011) Hydrocortisone therapy for patients with multiple trauma: the randomized controlled HYPOLYTE study. JAMA 305: 1201–1209

Sligl WI, Milner DA, Sundar S et al. (2009) Safety and efficacy of corticosteroids for the treatment of septic shock: A systematic review and meta-analysis. Clin Infect Dis 49: 93–101

Sprung CL, Annane D, Keh D et al. (2008) Hydrocorticone therapy for patients with septic shock. N Engl J Med 358: 111–124 *[Größte randomierte Studie ohne Nachweis einer Letalitätsreduktion durch Hydrokortison im septischem Schock.]* ←

Steinberg KP, Hudson LD, Goodman RB et al. (2006) Efficacy and safety of corticosteroids for persistent acute respiratory distress syndrome. N Engl J Med 354: 1671–1684

Stevens RD, Dowdy DW, Michaels RK et al. (2007) Neuromuscular dysfunction acquired in critical illness: a systematic review. Intensive Care Med 33: 1876–1891 *[Glukokortikoide sind als Auslöser einer Critical-illness-Polyneuromyopathie weniger beteiligt als allgemein vermutet.]* ←

Tang BM, Craig JC, Eslick GD et al. (2009) Use of corticosteroids in acute lung injury and acute respiratory distress syndrome: a systematic review and meta-analysis. Crit Care Med 37: 1594–603

Weber-Carstens S, Deja M, Koch S et al. (2010) Risk factors in critical illness myopathy during the early course of critical illness: a prospective observational study. Crit Care 14: R119

Immunglobuline

K. Werdan

K. Werdan et al. (Hrsg.), *Sepsis und MODS*,
DOI 10.1007/978-3-662-45148-9_16, © Springer-Verlag Berlin Heidelberg 2016

16.1 Einleitung

Die Immunglobulin-Leitlinien der Bundesärztekammer (2009) weisen mehrere evidenzgeprüfte Indikationen bei Intensivpatienten aus (■ Tab. 16.1).

16.2 Rationale für den Einsatz von Immunglobulinen bei schwerer Sepsis und septischem Schock

Polyvalente Immunglobulinpräparate enthalten Antikörper gegen Endotoxine und andere Toxine und wirken antiinflammatorisch und immunmodulierend (Ferrara et al. 2012; Schedel et al. 1991; Shankar-Hari et al. 2011; Venet u. Monneret 2012). Ob erniedrigte Ig-Serumspiegel bei Krankheitsbeginn – IgG: 30–50%; IgM: 20%; IgA <5% – die Prognose verschlechtern, ist unklar (Bermejo-Martin et al. 2014; Donadello u. Taccone 2012; Giamarellos-Bourbolis et al. 2013; Päsler et al. 2012; Venet et al. 2011; Shankar-Hari et al. 2015).

16.3 Pharmakokinetik und mögliche Nebenwirkungen der Immunglobulingabe bei schwerer Sepsis/septischem Schock

■ Immunglobulin-G- und Immunglobulin-GMA-Präparate

Immunglobulin-G-Präparationen mehrerer Firmen werden als 5- bzw. 10%ige Lösungen angeboten, sie enthalten ausschließlich IgG. Dagegen gibt es derzeit nur ein Ig-Präparat im Handel mit einem IgM-Anteil (ivIgGMA; 5%ige Lösung mit 3,8 g IgG, 0,6 g IgA und 0,6 g IgM pro 100 ml; Pentaglobin).

■ Dosierung der Immunglobulinpräparate und Auswirkungen auf die Ig–Serumspiegel

Praxistipp

Die Gabe von i.v-Immunglobulinpräparaten in Dosierungen von 0,9 g/kg KG IgG [0,6 g/kg KG an Tag 1 und 0,3 g/kg KG, (Werdan et al 2007; Soares et al. 2012)] bzw. 0,75 g/kg KG ivIgGMA [je 0,25 g/kg KG an 3 aufeinanderfolgenden Tagen (Norrby-Teglund et al. 2006)] bei Patienten mit schwerer Sepsis und septischem Schock führt zu einer mehrere Tage anhaltenden Anhebung der Ig-Serumspiegel aus dem niedrignormalen bzw. erniedrigten in den hochnormalen bzw. supranormalen Bereich (Päsler et al. 2012; Werdan et al. 2007).

■ Zeitfaktor

In einer retrospektiven monozentrischen Analyse (Berlot et al. 2012) mit 129 erwachsenen Patienten mit schwerer Sepsis oder septischem Schock hatten die überlebenden Patienten das ivIgGMA-Präparat Pentaglobin im Mittel 23 h nach Diagnosestellung, die später gestorbenen Patienten dagegen erst nach im Mittel 63 h erhalten.

In einer Propensity-Score-gematchten retrospektiven Studie mit 168 Patienten mit septischem Schock hatten diejenigen Patienten, die innerhalb von 24 h nach Diagnosestellung das ivIgGMA-Präparat Pentaglobin erhalten hatten, eine um 20-Absolut-% niedrigere 30-Tage-Letalität als die Kontrollgruppe ohne Ig-Gabe (25,4% vs. 45,8%; OR 0,35; 95%CI 0,14–0,85; p = 0,002; Cavazzuti et al. 2014).

■ Mögliche Nebenwirkungen

Speziell bei schwerer Sepsis und septischem Schock ist die Volumenbelastung einer ivIg-Infusion zu beachten und adäquat zu überwachen.

Für kasuistisch beschriebene Nebenwirkungen (Cheng u. Christmas 2011; Ferrara et al. 2012) – Nierenfunktionseinschränkung, Zunahme der Blutviskosität, Beschleunigung der Ig-Abbaurate, Hemmung der Phagozytose, Verzögerung der Clearance von Immunkomplexen im retikuloendothelialen System – gab es in großen Sepsis-/SIRS-Immunglobulin-G-Studien (Werdan et al. 2007, 2008) keine Hinweise.

16.4 Randomisierte Studien und Metaanalysen

In der SBITS-Studie (Werdan et al. 2007) (653 Patienten mit schwerer Sepsis/septischem Schock) ließ sich durch ivIgG (Polyglobin) keine Senkung

Tab. 16.1 Indikationen zum Einsatz intravenöser Immunglobulinpräparate bei Intensivpatienten

Indikation	Bundesärztekammer (2009) Empfehlungsgrad/Evidenzgrad	Deutsche S-2k-Sepsis-Leitlinie (Reinhart et al. 2010) Empfehlungsgrad/Evidenzgrad
Autoimmunthrombozytopenische Purpura (M. Werlhof)	»soll« (stark) – 1/A	
Guillan-Barré-Syndrom	»soll« (stark) – 1/A	
Posttransfusionelle Purpura	»soll« (stark) – 1/C+	
Seronegative und antikörperpositive Myasthenia gravis, Lambert-Eaton-myasthenic-Syndrom	»sollte« (mittelstark) – 2/A	
Sepsis und septischer Schock	»kann« (schwach) – 2/B	
Schwere Sepsis und septischer Schock		
– IgG		»nein« (stark) – B/Ia
– IgGMA		»kann« (schwach) – C/Ia
Toxische epidermale Nekrolyse (Lyell-Syndrom)	»kann« (schwach) – 2/C+	
Prophylaxe und Therapie der Zytomegalievirus- (CMV-) Infektion	»könnte«(sehr schwach) – 2/C nicht ohne gleichzeitige Virustatikagabe; kein Vorteil gegenüber alleiniger Virustatikagabe; keine Zulassung	

der 28-Tage-Letalität (primärer Endpunkt) erzielen. In der ESSICS-Studie (Werdan et al. 2008) (244 herzchirurgische Patienten mit postoperativ schwerem SIRS) führte die Gabe von ivIgG (Polyglobin) zu keiner Senkung des Krankheitsschweregrades, gemessen als Absinken des APACHE-II-Scores in 4 Tagen (primärer Endpunkt).

Die aktuellste Metaanalyse randomisierter Ig-Sepsis-Studien errechnet eine Letalitätssenkung von 32% durch die Gabe von adjunktivem Immunglobulin (OR = 0,68, 95%CI 0,54–0,84; Soares et al. 2014).

Die Ergebnisse mehrerer Metaanalysen – getrennt nach ivIgG und ivIgGMA – mit überwiegend kleinen RCTs (Ausnahme: SBITS-Studie; Werdan et al. 2007) – finden sich in Tab. 16.2.

> **Die Datenlage spricht gegen eine nennenswerte Senkung der 28-Tage-Letalität durch den Einsatz von ivIgG-Präparaten bei schwerer Sepsis/septischem Schock. Für das ivIgGMA-Präparat Pentaglobin ermitteln die Metaanalysen eine 34- bis 46%ige Letalitätssenkung. Die Sicherheit der Aussage der Letalitätssenkung durch ivIgGMA wird in den verfügbaren Metaanalysen sowohl stabil (Kreymann et al. 2007, Norrby-Teglund et al. 2006) als auch kritisch (Alejandria et al. 2013; Soares et al. 2012) eingeschätzt.**

16.5 Worin unterscheiden sich ivIgG- und ivIgM-haltige Präparate?

Tab. 16.3 legt nahe, dass mit der ivIgGMA-Gabe günstigere Effekte bei schwerer Sepsis erzielt werden können als durch ivIgG. Die laufende CIGMA-Studie (ClinicalTrials.gov Identifier: NCT01420744) mit dem Einsatz des in Erprobung befindlichen Immunglobulinpräparats BT086 (Fa. Biotest, Dreieich) mit einem hohen IgM-Anteil von 23% bei schwerer ambulant erworbener Pneumonie wird hierzu wichtige Erkenntnisse liefern (Welte et al 2015).

Tab. 16.2 Einsatz von Immunglobulinpräparaten bei Patienten mit schwerer Sepsis/septischem Schock – Vergleich von ivIgG-Präparaten (ivIgG) mit dem ivIgGMA-Präparat Pentaglobin (ivIgGMA) in Metaanalysen (Alejandria et al. 2013; Kreymann et al. 2007; Soares et al. 2012)

Immunglobulin-Präparate (ivIg)	Zahl der Studien	Patienten-eeinschluss	Relatives Letalitätsrisiko (ivIg vs. Plazebo)
ivIgG			
Alejandria et al. 2013	10*	1430	RR 0,81 (95%CI: 0,70–0,93)
Soares et al. 2012	9	1736	RR 0,76 (95%CI: 0,58–0,99)
Kreymann et al. 2007	7***	932	RR 0,85 (95%CI: 0,73–0,99)
ivIgGMA			
Alejandria et al. 2013	7**	528	RR 0,66 (95%CI: 0,51–0,85)
Soares et al. 2012	8	564	RR 0,54 (95%CI: 0,37–0,79)
Kreymann et al. 2007	8****	560	RR 0,66 (95%CI: 0,51–0,84)

RR = Relatives Risiko; 95%CI = 95%-Konfidenzintervall.
* Nur 3 der 10 Studien wird das Prädikat »geringes Unsicherheitsrisiko (GU)« zugeordnet, mit einem RR von 1,02 (95%CI 0,84–1,24).
** Nur 2 der 7 Studien mit GU, RR von 0,82 (95%CI 0,56–1,19).
*** Nur 6 der 7 Studien mit GU, RR von 0,86 (95%CI 0,73–1,00); ****nur 2 der 8 Studien mit GU, RR von 0,40 (95%CI 0,21–0,76).

Tab. 16.3 Wirkungen von Immunglobulin-G-Präparaten und des Immunglobulin-GMA-Präparates im Hinblick auf die adjunktive Sepsistherapie

Wirkung	ivIgG	ivIgGMA
Einfluss auf Letalität in klinischen Sepsisstudien		
– Metaanalyse[a]	↓	↓↓
– SBITS-Studie[b]	∅	
– ESSICS-Studie[c] (schweres SIRS nach Herzchirurgie)	∅	
Verbesserung des Schweregrades der Krankheit, ausgedrückt als Abnahme des APACHE-II-Score von Tag 1 nach Tag 5	∅/+	++
– SBITS-Studie[b]	$\Delta = -1,2$	
– ESSICS-Studie[c]	$\Delta = -0,1$	
– Patienten mit septischem Schock und Endotoxinämie[d]		$\Delta = -5,0$
Critical-illness-Polyneuropathie und Myopathie	?	∅[e]
Antiinflammatorische Wirkung (Plasma-IL-6, Plasma-sTNFRp55, 75)	↔[b,c]	?
(Endo-)Toxinantikörper-Neutralisierung	+	++
Hemmung der Komplementaktivierung	+	++
Verbesserung der gestörten Mikrozirkulation (experimentell)	+	++

[a] Siehe Tab. 16.2.
[b, c] Werdan et al. ([b]2007), ([c]2008).
[d] Schedel et al. (1991).
[e] Brunner et al. (2013).
Ausführliche Diskussion in Ferrara et al. (2012), Päsler et al. (2012), Shankar-Hari et al. (2011).

16

Tab. 16.4 Empfehlungen und Evidenzen zur adjunktiven Sepsistherapie mit intravenösen Immunglobulinen bei erwachsenen Patienten

ivlg	Metaanalyse[a] Letalität	SBITS-Studie[b]	Surviving Sepsis Campaign[c] EG	BÄK-Leitlinie[d] EG	DSG-Leitlinie[e] EG	Vorgehen des Autors[f]
ivlgG	↓ (+)	»nein« – B	»nein« – 2B	»kann« – 2/B	»nein« – B	»nein«
ivlg-GMA	↓ (+ +)		»nein« – 2B	»kann« – 2/B	»kann« – C	»ja«

»EG« = Empfehlungsgrad/Evidenzgrad (zur Graduierung siehe die jeweilige Leitlinie).
»ja«, »nein«, »kann« = Empfehlungen, basierend auf Metaanalysen, Studien und Leitlinien sowie Darstellung des Vorgehens des Autors.
[a] Siehe Tab. 16.2.
[b] Werdan et al. (2007).
[c] Dellinger et al. (2013).
[d] Siehe Tab. 16.1; Bundesärztekammer (2009).
[e] Reinhart et al. (2010).
[f] Siehe ► Abschn. 16.7.

16.6 Leitlinienempfehlungen

Die vorhandene Datenlage (Tab. 16.2) werten die vorhandenen Leitlinien unterschiedlich (Tab. 16.4).

Der evidenzbasierten Medizin nur schwer zugänglich sind die sehr seltenen Sepsiserkrankungen Meningokokkensepsis und »Streptokokken-toxisches Schocksyndrom« mit hoher Letalität und fulminantem Verlauf, bei denen günstige Ergebnisse mit ivIgG 2 g/kg KG und mit ivIgGMA beschrieben sind (Päsler et al. 2012).

16.7 Vorschlag für die Praxis

Der Autor praktiziert folgendes Vorgehen:

- Das **ivIgGMA-Präparat Pentaglobin** kommt bei Patienten in der **Frühphase der schweren Sepsis** (Schwelle für Organversagen: APACHE-Score ≥20) **und des septischen Schocks** zum Einsatz, und zwar an 3 aufeinanderfolgenden Tagen mit je 0,25 g/kg KG, in einer Gesamtdosis von 0,75 g/kg KG/Tag. Dieses Vorgehen führt zu einem nachhaltigen Anstieg des Serum-IgG- und Serum-IgM-Spiegels. Von diesem Vorgehen werden allerdings septische Patienten nach Herz-Kreislaufstill-Stand (per se sehr ungünstige Prognose) und neutropenische Tumorpatienten (bei nachgewiesener fehlender Wirksamkeit; Hentrich et al. 2006) ausgeschlossen.
- **ivIgG-Präparate** werden bei Patienten mit schwerer Sepsis und septischem Schock **nicht** eingesetzt.

Literatur

Alejandria MM, Lansang MAD, Dans LF, Mantaring III JB (2013) Intravenous immunoglobulin for treating sepsis, severe sepsis and septic shock. Cochrane Database 9 *[Aktuellste Metaanalyse, welche die Ergebnisse von ivIgG- und ivIgGMA-Studien getrennt ausgewertet hat.]* ←

Berlot G, Vassallo MC, Busetto N, Bianchi M, Zornada F, Rosato I, Tartamella F, Prisco L, Bigotto F, Bigolin T, Ferluga M, Batticci I, Michelone E, Borelli M, Viviani M, Tomasini A (2012) Relationship between the timing of administration of IgM and IgA enriched immunoglobulins in patients with severe sepsis and septic shock and the outcome: A retrospective analysis. J Crit Care 27(2): 167–171

Bermejo-Martin JF, Rodriguez-Fernandez A, Herrán-Monge R, Andaluz-Ojeda A, Muriel-Bombin A, Merono P, Garcia-Garcia MM, Citores R, Gandia F, Almansa R, Blanco J; for the GRECIA Group (Grupo de Estudios y Analisis en Cuidados Intensivos) (2014) Immunoglobulins IgG1, IgM and IgA: a synergistic team influencing survival in sepsis. J Int Med 276: 404–412

Brunner R, Rinner W, Haberler C, Kitzberger R, Sycha T, Herkner H, Warszawska J, Madl C, Holzinger U (2013) Early treatment with IgM-enriched intravenous immunoglobulin does not mitigate critical illness polyneuropathy and/or myopathy in patients with multiple organ failure and SIRS/sepsis: a prospective, randomized, placebo-controlled, double-blinded trial. Crit Care 17: R213

Bundesärztekammer (2015) Querschnitts-Leitlinien zur Therapie mit Blutkomponenten und Plasmaderivaten, Kap 9. Humane Immunglobuline. Deutscher Ärzteverlag, Köln, 4. aktualisierte und überarbeitete Auflage, pp 201–226

Cavazzuti I, Serafini G, Busani S, Rinaldi L, Biagioni E, Buonocristiano M, Girardis M (2014) Early therapy with IgM-enriched polyclonal immunoglobulin in patients with septic shock. Intensive Care Med 40: 1488–1496

Cheng MJ, Christmas C (2011) Special considerations with the use of intravenous immunoglobulin in older persons. Drugs Aging 28 (9): 729–736

Dellinger PR Levy MM, Rhodes A, Annane D, Gerlach H, Opal SM, Sevransky JE, Sprung CL, Douglas IS, Jaeschke R, Osborn TM, Nunnally ME, Townsend SR, Reinhart K, Kleinpell RM, Angus DC, Deutschman CS, Machado FR, Rubenfeld GD, Webb SA, Beale RJ, Vincent J-L, Moreno R; and the Surviving Sepsis Campaign Guidelines Committee including the Pediatric Subgroup (2013) Surviving Sepsis Campaign: International Guidelines for Management of Severe Sepsis and Septic Shock: 2012. Crit Care Med 41 (2): 580–637 *[Aktuelle Version der internationalen Sepsis-Leitlinie.]* ←(siehe auch Serviceteil, S. 376)

Donadello K, Taccone FS (2012) Should we measure immunoglobulin levels in septic patients? Int Immunopharmacol 12: 540–541

Ferrara G, Zumia A, Maeurer M (2012) Intravenous Immunoglobulin (IVIg) for refractory and difficult-to-treat infections. Am J Med 125: 1036e1–1036e8

Giamarellos-Bourbolis E, Apostolidou E, Lada M, Perdios I, Gatsellis NK, Tsangaris I, Georgitsi M, Bristianou M, Kanni T, Sereti K, Kyprianou MA, Kotanidou A, Armaganidisi A on behalf of the Hellenic Sepsis Study group (2013) Kinetics of circulating immunoglobulin M in sepsis: relationship with final outcome. Crit Care 17: R247

Hentrich M Fehnle K, Ostermann H, Cornely O, Salat C, Ubelacker R, Buchheidt D, Behre G, Hiddemann W, Schiel X (2006) IgMA-enriched immunoglobulin in neutropenic patients with sepsis syndrome and septic shock: a randomized, controlled multi-center trial. Crit Care Med 34(5): 1319–1325

Kreymann G, de Heer G, Nierhaus A, Kluge S (2007) Use of Polyclonal Immunoglobulins as Adjunctive Therapy for Sepsis or Septic Shock. Crit Care Med 35(12): 2677–2685

Norrby-Teglund A, Haque KN, Hammarstrom L (2006) Intravenous polyclonal IgM-enriched immunoglobulin therapy in sepsis: a review of clinical efficacy in relation to microbiological aetiology and severity of sepsis. J Int Med 260(6): 509–516

Päsler M, Dietz S, Werdan K (2012) Hypogammaglobulinemia. In: Sepsis. JL Vincent (ed.) Annual Update in Intensive Care and Emergency Medicine 2012, Springer, Berlin Heidelberg New York, pp 98–108 *[Aktueller Überblick über Literaturdaten zur Häufigkeit von Hypogammaglobulinämien bei schwerer Sepsis und septischem Schock.]* ←

Reinhart K, Brunkhorst FM, Bone HG, Bardutzky J, Dempfle CE, Forst H, Gastmeier P, Gerlach H, Grundling M, John S, Kern W, Kreymann G, Kruger W, Kujath P, Marggraf G, Martin J, Mayer K, Meier-Hellmann A, Oppert M, Putensen C, Quintel M, Ragaller M, Rossaint R, Seifert H, Spies C, Stuber F, Weiler N, Weimann A, Werdan K, Welte T (2010) Prävention, Diagnose, Therapie und Nachsorge der Sepsis 1. Revision der S2k Leitlinien der Deutschen Sepsis-Gesellschaft e.V. (DSG) und der Deutschen Interdisziplinären Vereinigung für Intensiv- und Notfallmedizin (DIVI). Anaesthesist 59: 347–370 *[Deutsche Sepsis-Leitlinie; 2. Revision wird voraussichtlich 2016 veröffentlicht.]* ←

Schedel I, Dreikhausen U, Nentwig B, Höckenschnieder M, Rauthmann D, Balikcioglu S, Coldewey R, Deicher H (1991) Treatment of Gram-negative septic shock with an immunoglobulin preparation: A prospective, randomized clinical trial. Crit Care Med 19: 1104–1113

Shankar-Hari M, Culshaw N, Post B, Tamayo E, Andaluz-Ojeda D, Bermejo-Martin J, Dietz S, Werdan K, Beale R, Spencer J, Singer M (2015) Endogenous IgG hypogammaglobulinaemia in critically ill adults with sepsis: systematic review and meta-analysis. Intensive Care Med 41:1393–1401 *[Diese aktuellste Meta-Analyse sieht keinen eindeutigen Zusammenhang von subnormalem initialen IgGPlasmaspiegel und erhöhter Letalität]*

Shankar-Hari M, Spencer J, Sewell WA, Rowan KM, Singer M (2011) Bench-to-bedside review: Immunoglobulin therapy for sepsis: biological plausibility from a critical care perspective. Critical Care 16: 206 *[Ausgezeichnete Übersichtsarbeit über Grundlagen der adjunktiven Sepsistherapie mit Immunglobulinen!]* ←

Soares MO, Welton NK, Harrison DA, Peura P, Shankar-Hari M, Harvey SE, Madan JJ, Ades AE, Palmer SJ, Rowan KM (2012) An evaluation of the feasability, cost and value of information of a multicentre randomised controlled trial in intravenous immunoglobulin for sepsis (severe sepsis and septic shock): incorporating a systematic review, meta-analysis and review of information. Health Technol Assess 12 (7): 1–186

Soares MO, Welton NJ, Harrison DA, Peura P, Shankar-Hari M, Harvey SE, Madan J, Ades AE, Rowan KM, Palmer SJ (2014) Intravenous immunoglobulin for severe sepsis and septic shock: clinical effectiveness, cost effectiveness and value of a further randomised controlled trial. Crit Care 18: 649

Venet F, Monneret G (2012) Polyvalent immunoglobulin therapy and sepsis-induced immunosuppression. Int Immunopharmacol 12: 539

Venet F, Gebeile R, Bancel J, Guignant C, Poitevin-Later F, Malcus C, Lepape A, Monneret G (2011) Assessment of plasmatic immunoglobulin G, A and M levels in septic shock patients. Int Immunopharmacol 11: 2086–2290

Welte T, Dellinger RP, Ebelt H, Ferrer M, Opal SM, Schliephake DE, Wartenberg-Demand A, Werdan K, Löffler K, Torres A (2015) Concept for a study design in patients with severe community-acquired pneumonia: A randomised controlled trial with a novel IGM-enriched immunoglobulin preparation – the CIGMA study. Respiratory Medicine 109(6):758–767

16

Werdan K, Pilz G, Bujdoso O, Fraunberger P, Neeser G, Schmieder RE, Viell B, Marget W, Seewald M, Walger P, Stuttmann R, Speichermann N, Peckelsen C, Kurowski V, Osterhues H-H, Verner L, Neumann R, Müller-Werdan U, for the Score-Based Immunoglobulin Therapy of Sepsis (SBITS) Study Group (2007) Score-based immunoglobulin G therapy of patients with sepsis: The SBITS study. Crit Care Med 35: 2693–2701 *[Bisher größte IgG-Studie bei erwachsenen Patienten mit schwerer Sepsis und septischem Schock; zeigt keine Letalitätssenkung.]* ←

Werdan K, Pilz G, Mueller-Werdan U, Maas Enriquez M, Schmitt DV, Mohr F-W, Neeser G, Schöndube F, Schäfer H-J, Haverich A, Fraunberger P, Andersson J, Kreuzer E, Thijs LG, for the Early Supplemental Severe Sirs Treatment With IVIG in Score-Identified High-Risk Patients After Cardiac Surgery (ESSICS) Study Group (2008) Immunoglobulin G treatment of postcardiac surgery patients with score-identified severe systemic inflammatory response syndrome – The ESSICS study. Crit Care Med 36: 716–723

Selen

M. Angstwurm

K. Werdan et al. (Hrsg.), *Sepsis und MODS*,
DOI 10.1007/978-3-662-45148-9_17,

17.1 Die Rolle von Selen bei Sepsis und SIRS

17.1.1 Pro- und antioxidative Stoffwechselwege

Seit Mitte des vorletzten Jahrhunderts gilt Selen als essenzielles Spurenelement. Schwarz und Mitarbeiter konnten im Tierversuch zeigen, dass Vitamin E durch Selen in der Nahrung ersetzt werden kann, um oxidative Organschäden zu vermeiden.

Selen selbst hat keine direkte antioxidative Wirkung, weder das pharmakologische Natriumselenit noch das mit der Nahrung zugeführte Selenomethionin oder Selenocystein. Diese Selenverbindungen werden metabolisiert und als Selenocystein, der 21. proteogenomischen Aminosäure, in das aktive Zentrum von bisher 25 bekannten und klonierten Selenoenzymen eingebaut (Kryukov 2003). Diese sind hauptsächlich für die Homöostase der Redoxsysteme im Plasma, Zytosol und Zellkern aller Organe, den Metabolismus der Schilddrüsenhormone und insbesondere aber auch für die Regulation von Transkriptionsfaktoren, wie dem NF-κB verantwortlich. Freies Selen ist im Körper nicht vorhanden. Na-Selenit verursacht in vitro prooxidative Wirkungen; ob diese bei einer intravenösen Applikation auftreten, ist dagegen unbekannt.

Bei jeder systemischen Entzündungsreaktion werden Stoffwechselvorgänge aktiviert, die eine vermehrte Sauerstoffradikalenbildung (Hydrogenperoxide und Superoxide) zur Folge haben; diese spielen eine wesentliche Rolle bei der Organschädigung. Dies gilt für eine schwere Sepsis oder einen septischen Schock ebenso wie für alle sonstigen schweren akuten Erkrankungen bis zur Reanimation, zum Polytrauma oder zur schweren Pankreatitis.

Da u. a. Sauerstoffradikale den Transkriptionsfaktor NF-κB aktivieren, wird auch über Sauerstoffradikale die Entzündungsreaktion beeinflusst. Soweit man bisher weiß, werden durch die Radikale die Synthese und Freisetzung inflammatorischer Zytokine sowie von Adhäsionsmolekülen primär im lokalen Entzündungsherd, bei systemischen Reaktionen jedoch im gesamten Endothel induziert.

Wenn die antioxidative Kapazität der Zellen, der Organe oder des Organismus jedoch überschritten wird, so geht man davon aus, dass dies weitere Entzündungsreaktionen auslöst und zum Multiorganversagen beiträgt. Dies kann insofern deletär werden, als Mitochondrien bereits physiologischerweise einem sehr großen oxidativen Stress ausgesetzt sind.

17.1.2 Selenabhängige Enzyme und Selenoprotein P (SePP)

Die durch unterschiedliche Gene repräsentierten 4 selenabhängigen Glutathionperoxidasen (GPx) und Thioredoxinreduktasen (TrxR) können die Radikale reduzieren und damit auch die Translokation von NF-κB modifizieren (■ Abb. 17.1). Nahezu alle der über die »toll-like receptors« (TLR) vermittelten Aktivierungen von mehr als 500 Genen in immunkompetenten Zellen stehen unter der regulativen Kontrolle von ROS (Thimmulappa 2006). Es konnte auch gezeigt werden, dass Selenoprotein P (SePP), das mit etwa 70% die Hauptmenge des im Plasma gebundenen Selens ausmacht, an Endothelzellen bindet (■ Abb. 17.2). SePP dient nicht nur als »Lieferant« von Selen, es schützt die Endothelzellen auch direkt vor einer oxidativen Schädigung oder deren Aktivierung (Steinbrenner 2006).

Gerade bei schwer erkrankten Patienten ändert sich die Konzentration an Selen und SePP in Abhängigkeit vom Verlauf der Erkrankung sehr rasch: bereits innerhalb von 6 h erholt sich die Konzentration an Selen, wenn sich der Zustand des Patienten verbessert.

 **Cave**

Damit ist eine Bestimmung von Selen im Serum bei Patienten der Intensivstation nicht aussagekräftig, um einen realen Selenmangel des Patienten festzustellen.

Selenoprotein P findet sich gerade in der frühen Phase einer Sepsis in erheblich verminderter Konzentration im Serum (Forceville et al. 2009). Nach tierexperimentellen Daten wird Selen in verschiedene Kompartimente verlagert. Dabei scheinen insbesondere die Endothelzellen von einem Mangel an Selenoprotein P betroffen zu sein. Aus In-vitro-Daten ist bekannt, dass bereits nach 24 h ohne Selen die Aktivität der membranständigen Glutathion-Peroxidasen auf 50% reduziert und nach etwa 3–4 Tagen keinerlei Aktivität mehr nachweisbar ist.

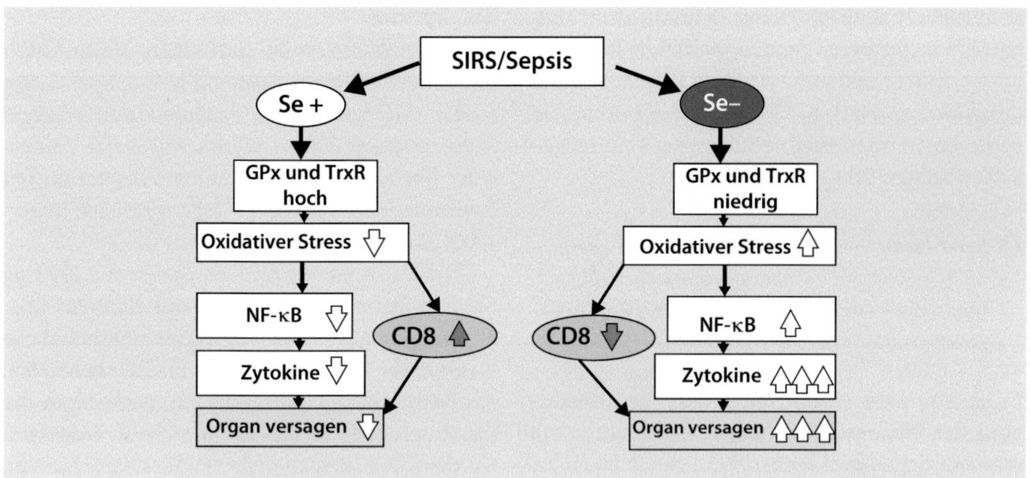

Abb. 17.1 Die Rolle der Selenoenzyme bei Sepsis. Selenmangel führt zu einer überschießenden Aktivierung des Immunsystems (GPx = Glutathionperoxidasen, NF-κB = »nuclear factor kappa B«, TrxR = Thioredoxinreduktasen). (Adaptiert nach Beck 2001)

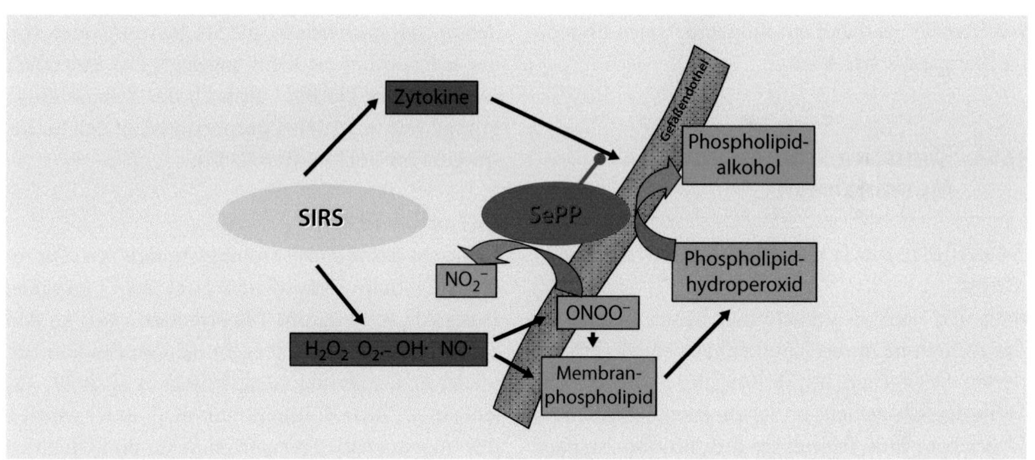

Abb. 17.2 Wirkungen von Selenoprotein P an den Endothelzellen der Blutgefäße (SePP = Selenoprotein P, SIRS = »systemic inflammatory response syndrome«, systemisches inflammatorisches Response-Syndrom, H_2O_2 = Wasserstoffperoxid, O_2.- = Hyperoxid-Anion, OH· = Hydroxyl-Radikal, NO· = Stickstoffmonoxid-Radikal; NO_2^- = Nitrit-Anion, $ONOO^-$ = Peroxynitrit-Anion)

Eine Überaktivierung von Endothelzellen in vitro wird durch Zugabe von Selen innerhalb von Stunden via Adhäsionsmoleküle moduliert.

Darüber hinaus sind Selenoenzyme für die Funktion der Immunabwehr selbst offenbar bedeutsam. Phagozytose, Chemotaxis, Lymphozytenproliferation, Natürliche-Killerzell-Aktivität und Antikörpersynthese werden durch eine Selensubstitution positiv beeinflusst.

17.1.3 Selenstoffwechsel und Sepsis: Rationale für eine Selengabe

Schon lange ist bekannt, dass die Selenspiegel und die Gluthationperoxidasen im Plasma und Vollblut bei Patienten mit schwerer Sepsis und Multiorganversagen signifikant erniedrigt sind und umgekehrt proportional mit der Schwere der Erkrankung und sekundär auch mit dem Überleben korrelieren

(Forceville et al. 1998). Dieser Befund wurde mittlerweile in mehreren Studien bestätigt. Je schwerer ein Patient erkrankt ist und je höhere Entzündungsmediatoren IL-6, CRP, PCT oder Leukozyten vorliegen, umso niedrigere Selenspiegel sind regelhaft zu finden (Sakr et al. 2007).

Selen ist als Spurenelement weder im Plasma noch im Vollblut vorhanden, vielmehr reflektieren die Selenspiegel im Serum die Gesamtkonzentration von Selenproteinen.

Es lag also nahe anzunehmen, dass die Erniedrigung der Plasmaselenoproteine bei Patienten mit schwerer Sepsis und septischem Schock einen erhöhten Verbrauch bzw. Bedarf an Selen widerspiegelt. Nachdem es für Selen keinen Speicher gibt, sondern die Synthese der Selenoenzyme abhängig von der Selenzufuhr nach einem hierarchischen System reguliert wird, ist eine Selenzufuhr in diesen Situationen daher ein möglicherweise sinnvoller therapeutischer Ansatz.

17.1.4 Klinische Studien und Metaanalysen

Selengabe nach Herz-Kreislauf-Stillstand

Patienten nach Reanimationen haben bereits bei der Aufnahme in das Krankenhaus einen verminderten Selengehalt im Serum (Busch 2009). Die Höhe des Selengehalts im Serum korreliert mit dem Überleben. Eine frühzeitige Substitution ist nach den Daten einer ersten retrospektiven Studie mit einem um den Faktor 2,3 erhöhten Überleben nach 28 Tagen assoziiert (Reisinger et al. 2009). Eine prospektive Studie zur Substitution existiert nicht.

Metaanalyse kleiner Studien bei SIRS und Sepsis

In einer Metaanalyse (Heyland et al. 2005) der bisher publizierten kleineren Studien über den Einsatz von Selen bei SIRS und Sepsis konnte eine Reduktion der Mortalität zwar nicht gesichert werden, aber es fand sich ein Trend zur Verbesserung der Überlebensrate. Höhere Dosen (1000 µg Natriumselenit pro Tag) zeigten einen günstigeren Effekt als niedrigere Dosierungen.

SIC-Studie

In der größeren, multizentrischen, prospektiven und randomisierten »Selenium in Intensive Care«-Studie (SIC-Studie) bei Patienten mit schwerer Sepsis und septischem Schock wurde der Einfluss einer hochdosierten, adjuvanten Substitution mit Natriumselenit auf die 28-Tage-Mortalität untersucht (Angstwurm et al. 2007).

Die Patienten wurden entweder mit 1000 µg Selen in Form von Natriumselenit als Bolus über 30 min, gefolgt von 1000 µg/Tag als kontinuierliche Infusion für 14 Tage, oder mit Plazebo behandelt. Als Basis erhielten alle Patienten, auch die in der Plazebogruppe, 35 µg Natriumselenit. Insgesamt wurden 249 Patienten in die Studie eingeschlossen, 11 Patienten mussten ausgeschlossen werden, entweder weil die Einwilligung zurückgezogen wurde oder es sich nachträglich herausgestellt hatte, dass die Ein- bzw. Ausschlusskriterien nicht erfüllt waren. Dabei ließ sich kein signifikanter Überlebensvorteil nachweisen, die Studie war jedoch von der Fallzahl her zu klein angelegt. Die Mortalität sowohl in der Plazebo- als auch der Behandlungsgruppe war umgekehrt proportional zu den Selenspiegeln im Vollblut ($p = 0{,}019$).

Aktueller Stand

Es liegen keine Dosisfindungsstudien vor. Die in der SIC-Studie (Angstwurm et al. 2007) gewählte Dosis von 1000 µg pro Tag orientierte sich an den Serum- und Vollblutspiegeln. In den Studien mit niedriger Dosierung (Angstwurm et al. 1999; Valenta et al. 2011; Zimmermann et al. 1997) wurden nur ungenügende Spiegel von Selen und Glutathionperoxidase-Aktivität erreicht, oder die Spiegel wurden nicht dokumentiert (Manzanares 2011; Mishra 2007). Nachdem aber in allen bisher vorliegenden Studien, auch der mit der höchsten Dosierung, keine unerwünschten Wirkungen zu beobachten waren, ist eine Dosis von 1000 µg Natriumselenit als sicher anzusehen. Die am längsten durchgeführte Substitution mit Na-Selenit ohne Nachweis einer Toxizität betrug 14 Tage. Eine längergehende Substitution in dieser Dosierung ist nicht analysiert.

Toxische Spiegel an Selen werden mit einer Dosierung von 3000 µg pro Tag über mehr als 4 Wochen erreicht. Es kommt dann zu einem unspezifischen Austausch von Schwefel gegen Selen mit der Folge von Kollagen- und Enzymschädigungen (Haarausfall, Leberschädigung).

Selen wurde in sehr unterschiedlichen Dosierungen bis zu 4000 µg und verschiedenen Applikationsformen untersucht, häufig auch nicht als Einzelsubstanz, sondern in Kombinationen mit anderen potenziell immunmodulatorischen Substanzen, welche sich zwischen den Studien erheblich unterschieden. Schädliche Nebenwirkungen durch die Substitution mit Selen bis zu einer Dosis von 4000 µg wurden nie beobachtet.

In einer Studie Forceville et al. (2007) zur Toxizität von Selen wurden Patienten mit nachgewiesener bakterieller Sepsis mit 4000 µg Na-Selenit am 1. Tag der Behandlung, danach vom 2.–10. Tag mit 1000 µg Na-Selenit behandelt. Erreichte Selenspiegel wurden nicht gemessen. Die Mortalität der Patientengruppen wurde durch diese Intervention nicht beeinflusst, allerdings war die Studie auch nicht ausgelegt dafür, einen Unterschied des Überlebens festzustellen. Zudem wurden die meisten Patienten erst nach 2 Tagen mit Selen behandelt. Möglicherweise ist auch ein prooxidativer Effekt durch die Gabe von 4000 µg Na-Selenit am 1. Tag der Behandlung aufgetreten, der allerdings nicht untersucht wurde.

Eine randomisierte Studie mit 502 Intensivpatienten (Andrews et al. 2011) mit Selen 500 µg/Tag und/oder Glutamin (20,2 g/Tag) konnte weder eine Reduktion neu aufgetretener Infektionen noch eine Senkung der Letalität nachweisen. Lediglich in der Gruppe mit mindestens 5 Tagen Substitution von Selen traten weniger häufig neue Infektionen auf, allerdings ohne Einfluss auf das Überleben.

Auch eine groß angelegte Studie zur Pharmakonutrition u. a. mit Selen als orale Gabe konnte keinen Benefit zeigen (Heyland et al. 2013). Hier wurden allerdings geringere Dosierungen verwendet und zudem verschiedene, möglicherweise konkurrierende oder sogar gegenläufige Maßnahmen ergriffen, sodass die Ergebnisse bzgl. Selen nur sehr eingeschränkt zu beurteilen sind. Zusätzlich ergaben sich in den Posthoc Analysen Hinweise auf toxische Effekte einer Selensubstitution in Kombination mit Glutamin vor allem bei Patienten mit Nierenversagen (Heyland et al. 2014). Die antioxidative Substitution allein hatte keinen Effekt, weder positiv noch negativ. Die nachfolgende »MetaPlus« Studie, wieder mit oraler Substitution einer proteinreichen, immunmodulierenden Ernährung, die unter anderem auch Selen enthielt, konnte ebenfalls keinen Nutzen, sondern bei internistischen Patienten sogar Hinweise auf eine eher erhöhte Mortalität zeigen (van Zanten 2014). In einer aktuellen retrospektiven Studie bei chirurgischen Patienten mit schwerer Sepsis (Sakr et al. 2014) ließ sich kein Nutzen einer Substitution von Selen belegen.

In einer groß angelegten multizentrischen Studie – die SISPCT-Studie (»Placebo Controlled Trial of Sodium Selenite and Procalcitonin Guided Antimicrobial Therapy in Severe Sepsis«, ClinicalTrials.gov Identifier: NCT00832039; geplante Rekrutierung: 1.180 Patienten) – wurde die Rekrutierung abgeschlossen. Nach persönlicher Mitteilung von Prof. Brunkhorst ließ sich auch durch die parenterale Gabe von Na-Selenit die Mortalität nicht senken. Eine eingehende Analyse liegt aktuell noch nicht vor.

17.2 Fazit für die Praxis

In der Sepsis und im septischen Schock, bei Reperfusion oder nach einer Reanimation, scheint ein Mangel an Selenoprotein P im Serum vorzuliegen, der sehr rasch durch die Substitution von Selen behoben werden kann. Auch kann die Substitution von Selen die Aktivität der Glutathionperoxidase rasch steigern. Die Substitution mit Selen hat wahrscheinlich keine negativen Folgen für den Patienten.

Allerdings bringt nach derzeitigem Kenntnisstand die Therapie mit Na-Selenit weder einen Benefit für das Überleben noch das Auftreten von sekundären Infektionen oder folgendem Organversagen.

Eine Substitution mit Selen kann daher derzeit nicht empfohlen werden.

Literatur

Andrews PJ, Avenell A, Noble DW, Campbell MK, Croal BL, Simpson WG, Vale LD, Battison CG, Jenkinson DJ, Cook JA and the SIGNET (Scottish Intensive care Glutamine or seleNium Evaluative Trial) Trials Group (2011) Randomised trial of glutamine, selenium, or both, to supplement parenteral nutrition for critically ill patients. BMJ 342: d1542

Angstwurm MW, Schottdorf J, Schopohl J, Gaertner R (1999) Selenium replacement in patients with severe systemic inflammatory response syndrome improves clinical outcome. Crit Care Med 27 (9): 1807–1813

Angstwurm MW, Engelmann L, Zimmermann T, Lehmann C, Spies CH, Abel P, Strauss R, Meier-Hellmann A, Insel R, Radke J, Schüttler J, Gärtner R (2007) Selenium in Intensive Care (SIC): results of a prospective randomized, placebo-controlled, multiple-center study in patients with severe systemic inflammatory response syndrome, sepsis, and septic shock. Crit Care Med 35 (1): 118–126 *[Bei der SIC-Studie handelt es sich um eine doppelt-blinde und randomisierte Studie mit einer größeren Fallzahl zur Substitution von Na-Selenit bei Patienten mit SIRS, Sepsis und septischem Schock. Die Analyse aller Daten ergab keinen signifikanten Benefit in Bezug auf die Mortalität der Patienten. Lediglich in Subgruppen fanden sich Unterschiede. Unter anderem profitierten nur männliche Patienten.]* ←

Beck MA. Nelson HK, Shi Q, Van Dael P, Schiffrin EJ, Blum S, Barclay D, Levander OA (2001) Selenium deficiency increases the pathology of an influenza virus infection FASEB J. 15(8): 1481–1483

Busch HJ (2009) Welchen Nutzen hat die Selensubstitution in der Post-Reanimationsphase? Dtsch Med Wochenschr 134 Suppl 11: S419–21

Dellinger RP, Levy MM, Rhodes A et al. (2013) Surviving Sepsis Campaign: International guidelines for management of severe sepsis and septic shock, 2012. Intensive Care Med 39:165–228 (siehe auch Serviceteil S 379)

Forceville X, Vitoux D, Gauzit R, Combes A, Lahilaire P, Chappuis P (1998) Selenium, systemic immune response syndrome, sepsis, and outcome in critically ill patients. Crit Care Med 26 (9): 1536–1544

Forceville X, Laviolle B, Annane D, Vitoux D, Bleichner G, Korach JM, Cantais E, Georges H, Soubirou JL, Combes A, Bellissant E (2007) Effects of high doses of selenium, as sodium selenite, in septic shock: a placebo-controlled, randomized, double- blind, phase II study. Crit Care 11 (4): R73 *[Diese Studie war nicht angelegt, einen Überlebensvorteil zu demonstrieren. Es wurde die Toxizität von Na-Selenit in sehr hohen Dosen untersucht, ohne dass relevante Unterschiede in Bezug auf sekundäre Organversagen gefunden wurden.]* ←

Forceville X, Mostert V, Pierantoni A, Vitoux D, Le Toumelin P, Plouvier E, Dehoux M, Thuillier F, Combes A (2009) Selenoprotein P, rather than glutathione peroxidase, as a potential marker of septic shock and related syndromes. Eur Surg Res 43 (4): 338–347

Heyland DK, Dhaliwal R, Suchner U, Berger MM (2005) Antioxidant nutrients: a systematic review of trace elements and vitamins in the critically ill patient. Intensive Care Med 31 (3): 327–337

Heyland D, Muscedere J, Wischmeyer PE, Cook D, Jones G, Albert M, Elke G, Berger MM, Day AG; Canadian Critical Care Trials Group (2013) A randomized trial of glutamine and antioxidants in critically ill patients. N Engl J Med 368: 1489–1497 *[In dieser Studie wurde eine enterale Sondennahrung mit einer Supplementierung von verschiedenen Elementen untersucht. Dieses Supplement enthielt verschiedene pro- und antientzündliche Komponenten, es wurde keine Bolus-Applikation gewählt. Zudem waren die Patienten nicht schwer erkrankt. Die Supplementierung hatte keinen Einfluss auf das Überleben der Patienten.]* ←

Heyland DK, Elke G, Cook D, Berger MM, Wischmeyer PE, Albert M, Muscedere J, Jones G, Day AG; on behalf of the Canadian Critical Care Trials Group (2014) Glutamine and antioxidants in the critically ill patient: a post hoc analysis of a large-scale randomized trial. JPEN J Parenter Enteral Nutr 39(4):401–409

Kryukov GV (2003) Characterization of mammalian selenoproteomes. Science 300: 1439–1443

Manzanares W, Biestro A, Torre MH, Galusso F, Facchin G, Hardy G (2011) High-dose selenium reduces ventilator-associated pneumonia and illness severity in critically ill patients with systemic inflammation. Intensive Care Med 37 (7): 1120–1127

Mishra V, Baines M, Perry SE, McLaughlin PJ, Carson J, Wenstone R, Shenkin A (2007) Effect of selenium supplementation on biochemical markers and outcome in critically ill patients. Clin Nutr 26 (1): 41–50

Reisinger J, Höllinger K, Lang W, Steiner C, Winter T, Winter A, Mori M, Lindorfer A, Kiblböck D, Siostrzonek P (2009) Does early administration of selenium improve neurological outcome after cardiac arrest? Am J Emerg Med 27 (2): 176–181

Sakr Y, Reinhart K, Bloos F, Marx G, Russwurm S, Bauer M, Brunkhorst F (2007) Time course and relationship between plasma selenium concentrations, systemic inflammatory response, sepsis, and multiorgan failure. Br J Anaesth 98 (6): 775–784

Sakr Y, Maia VP, Santos C, Stracke J, Zeidan M, Bayer O, Reinhart K (2014) Adjuvant selenium supplementation in the form of sodium selenite in postoperative critically ill patients with severe sepsis. Crit Care 18: R68

Steinbrenner H (2006) Selenoprotein P protects endothelial cells from oxidative damage by stimulation of glutathione peroxidase expression and activity. Free Radic Res 40 (9): 936–943

Thimmulappa RK, Lee H, Rangasamy T, Reddy SP, Yamamoto M, Kensler TW, Biswal S (2006) Nrf2 is a critical regulator of the innate immune response and survival during experimental sepsis. J Clin Invest 116: 984

Valenta J, Brodska H, Drabek T, Hendl J, Kazda A (2011) High-dose selenium substitution in sepsis: a prospective randomized clinical trial. Intensive Care Med 37 (5): 808–815

van Zanten AR, Sztark F, Kaisers UX, Zielmann S, Felbinger TW, Sablotzki AR, De Waele JJ, Timsit JF, Honing ML, Keh D, Vincent JL, Zazzo JF, Fijn HB, Petit L, Preiser JC, van Horssen PJ, Hofman Z (2014) High-protein enteral nutrition enriched with immune-modulating nutrients vs standard high-protein enteral nutrition and nosocomial infections in the ICU: a randomized clinical trial. JAMA 312 (5): 514–524

Zimmermann T, Albrecht S, Kühne H, Vogelsang U, Grützmann R, Kopprasch S (1997) Selenium administration in patients with sepsis syndrome. A prospective randomized study. Med Klin Munich 92, Suppl 3: 3–4

Protracted Critical Illness

Endokrine Dysfunktion

M.W.A. Angstwurm

K. Werdan et al. (Hrsg.), *Sepsis und MODS,*
DOI 10.1007/978-3-662-45148-9_18, © Springer-Verlag Berlin Heidelberg 2016

18.1 Nebenniereninsuffizienz

Das Stresssystem erhält und integriert kognitive, emotionale, neurosensorische und peripher somatische Signale über verschiedene Wege. Die Antwort auf eine derartige Situation ist adaptiv, normalerweise zeitlich begrenzt und wird durch die Achse Hypothalamus-Hypophyse-Nebennierenrinde (NNR) und das sympathoadrenale System mit noradrenergen Neuronen und Nebennierenmark hervorgerufen. Beide Systeme beeinflussen sich gegenseitig und führen zu einer Erhöhung des Energie- und Substratumsatzes, der klinisch mit erhöhten Glukosewerten einhergeht.

Seit mittlerweile mehr als einem halben Jahrhundert wird über Nutzen und Risiko einer Substitution von Hydrokortison bei kritisch Kranken diskutiert. Die klinische Relevanz und Pathophysiologie einer NNR-Insuffizienz des kritisch Kranken sind nur im Ansatz verstanden. Die aussagekräftigsten klinischen Studien liegen bei Patienten mit schweren Infektionen vor.

18.1.1 Akute Phase der Erkrankung

Die initiale Stimulation der Hypophysen-Nebennieren-Achse beginnt im Hypothalamus über CRH (»corticotropin-releasing hormone«). Perioperativ steigen ACTH (adrenokortikotropes Hormon), Kortisol sowie Vasopressin im Serum sehr rasch an. Kortisolwerte von über 100 µg/dl sind keine Seltenheit.

Zytokine vermindern die Synthese von Kortisol-bindendem Globulin (CBG). Die Elastase aus aktivierten Leukozyten führt zum Abbau von CBG. Aufgrund der zusätzlich limitierten Bindungskapazität von Albumin und CBG entstehen auf diese Weise sofort hohe Konzentrationen an freiem Kortisol, das die akute Entzündung moduliert. Das freie Kortisol lässt sich auch bei akut Kranken aus gesamtem Kortisol, CBG und Albumin errechnen.

Praxistipp

Eventuell kann die Bestimmung des freien Kortisols, gemessen z. B. aus dem Speichel, eine unnötige Substitution mit Hydrokortison vermeiden (Hamrahian et al. 2004).

18.1.2 Chronische Phase der Erkrankung

Bei Patienten mit schweren Erkrankungen ist eine Dissoziation zwischen normalen ACTH- und deutlich erhöhten Kortisolspiegeln typisch. Vasopressin, das autonome Nervensystem und Zytokine modulieren die NNR in der chronischen Phase.

Häufig verwendete Medikamente wie Etomidate oder Ketokonazol und Fluconazol blockieren spezifisch dosisabhängig die 11β-Hydroxylase, sodass die Vorstufe 11-Deoxycortisol ansteigt, jedoch Kortisol nicht mehr gebildet wird.

Cave

Bereits eine einmalige Verwendung von Etomidate kann die Stimulierbarkeit von Kortisol bis zu 48 h beeinträchtigen, sodass bei Verwendung von Etomidate an eine Substitution von Hydrokortison gedacht werden muss!

18.1.3 Definition einer Nebenniereninsuffizienz

Wichtig ist die Unterscheidung zwischen Patienten mit einer akuten NNR-Insuffizienz im Sinne eines M. Addison und Patienten, bei denen man eine im Verhältnis zum Schweregrad der Erkrankung insuffiziente NNR-Aktivität findet. Diese relative Insuffizienz wird im Bereich der Intensivmedizin als »critically illness related corticosteroid insufficiency«, CIRCI, bezeichnet. CIRCI beinhaltet auch einen hyperreninämischen Hypoaldosteronismus.

Klare diagnostischen Kriterien einer relativen NNR-Insuffizienz oder klare Definitionen für Interpretation und Durchführung von Stimulationstesten bei kritisch Kranken existieren bisher nicht!

Die Inzidenz einer NNR-Insuffizienz wird je nach Population und Messmethode zwischen 0 und 70% angegeben. Bei etwa 20% der internistischen kritisch kranken Patienten findet sich der Befund einer CIRCI. Mittels Metapyron-Test wird die Inzidenz der NNR-Insuffizienz bei Patienten mit schwerer Sepsis mit Schock von 60% angegeben (Annane et al. 2006). Reproduzierbare Hinweise zum sicheren Nachweis einer NNR-Insuffizienz eines klinisch schwer Kranken ergeben sich aus einem basalen Kortisol von <10 µg/dl.

Die Stimulierbarkeit der NNR im ACTH-Test ist oft verändert. Ein Anstieg von Kortisol um mehr als 9 µg/dl (250 nmol/l) 30 min nach Stimulation mit 250 µg Synacthen war prognostisch günstig bezüglich des Überlebens und Ansprechens auf Katecholamine unter einer Substitution mit Hydrokortison.

Nach Daten der CORTICUS-Studie (Sprung et al. 2008) bestehen gerade bei kritisch Kranken erhebliche Unterschiede in der Genauigkeit verschiedener Assay-Methoden: Im Vergleich zur HPLC (»high-performance liquid chromatography«) als Goldstandard finden sich mittels anderer Bestimmungen bei bis zu 30% der Patienten Abweichungen, die zu einer Fehleinschätzung hinsichtlich einer Hydrokortisonsubstitution führen!

18.1.4 Indikation zur Substitution mit Hydrokortison

Wird ein Grenzwert von 10 µg/dl Kortisol ohne Stimulation bei einem schwer kranken Patienten nicht überschritten, gilt eine NNR-Insuffizienz als hochwahrscheinlich, und es wird eine Substitution mit Hydrokortison empfohlen.

Im septischen Schock reagiert der verminderte periphere Gefäßwiderstand nur mehr ungenügend auf Katecholamine. Eine Substitution mit Hydrokortison stellt die Reagibilität der Gefäße über eine verstärkte Bildung der α- und β-Rezeptoren wieder her und verringert Ausmaß und Dauer eines septischen Schocks (Sprung et al. 2008; Keh et al. 2003); dies beeinflusst das Überleben günstig.

Nach dem aktuellem Konsens der europäischen und amerikanischen Fachgesellschaften der Intensivmedizin wird Hydrokortison ausschließlich bei Patienten mit septischem Schock empfohlen, die nicht auf Flüssigkeit und Katecholamine ansprechen (siehe auch ▶ Kap. 15 und Serviceteil S. 379).

Bei weniger schwerkranken Patienten ohne Schock verbessert Hydrokortison das Überleben nicht.

Allerdings mehren sich Hinweise auf eine insuffiziente Funktion der NNR bei Patienten mit Pneumonie oder mit Muskelschwäche nach längerer Beatmung, aber auch nach kardiovaskulären Ereignissen wie Reanimation, nach hämorrhagischem Schock oder Polytrauma. Teilweise wurden hier auch positive Ergebnisse unter einer Substitution mit Hydrokortison beschrieben. Klare Richtlinien bei diesen Patienten existieren nicht.

18.1.5 Dosierung von Hydrokortison

Nach kardiochirurgischen Eingriffen werden im Mittel 43,8 µg/dl Kortisol im Serum gefunden. Ähnliche Werte lassen sich durch Zufuhr von 4 µg/kg KG/min Hydrokortison erreichen. Diese Dosis erreicht perioperativ eine maximale Suppression von IL-6.

Aber auch »niedrig dosiertes« Hydrokortison (200–300 mg/Tag) führt bereits zu so hohen Konzentrationen von freiem Kortisol, dass über die glukokortikoide Wirkung immer eine Immunsuppression entsteht. Vergleiche zwischen der kontinuierlichen Substitution oder einer Gabe als Bolus existieren nicht. Biologische Marker zur Definition einer ausreichenden oder überschießenden Wirkung von Hydrokortison fehlen. Ein abruptes Absetzen von Hydrokortison führt zu einem Rebound mit einer überschießenden Reaktion und Verschlechterung des Kreislaufs (Keh et al. 2003).

Nach dem bisherigen Wissen ist die Substitution von 200 mg/Tag Hydrokortison ausreichend, um auch eine mineralokortikoide Wirkung zu erzielen. Ob die Gabe von reinen Glukokortikoiden in der Phase der überschießenden Immunantwort einer Sepsis sinnvoll ist, wurde bisher nicht untersucht. Es gibt aber gute Hinweise auf eine periphere Glukokortikoidresistenz bei septischen Patienten (Guerrero et al. 2013) (siehe auch ▶ Kap. 15 und Serviceteil S. 379).

18.2 Schilddrüsenfunktion

Während einer schweren Erkrankung ist es unmöglich, die Schilddrüsenparameter zu interpretieren, ohne dass das Ausmaß und der Verlauf der

Tab. 18.1 Einfluss von Medikamenten auf die TSH-Sekretion

Wirkung auf die TSH-Sekretion	Medikament
TSH-Sekretion gesteigert	Metoclopramid Amiodarone
TSH-Sekretion supprimiert	Adrenalin, Noradrenalin Dopamin, Dobutamin Glukokortikoide Progesteron Phenytoin Benzodiazepin Metoclopramid Pyridostigmin Somatostatin, Sandostatin

Erkrankung, der klinische Zustand und der Ernährungszustand des Patienten mitberücksichtigt werden. Es kommt zu typischen pathophysiologischen Veränderungen und typischen Interaktionen mit Medikamenten, die schwere Hypo- oder Hyperthyreosen maskieren können.

18.2.1 Begriffsbestimmung

Veränderungen im Stoffwechsel der Schilddrüsenhormone als Folge einer schweren akuten oder chronischen Erkrankung werden als »Euthyroid-sick-Syndrom« bezeichnet. Im deutschen Sprachraum spricht man oft vom »Nieder-T3-Syndrom«.

Allerdings betreffen die Veränderungen auch einen Abfall von Thyroxin (T4) und TSH (thyreoideastimulierendes Hormon). Diese Bereitstellung von T4 muss wahrscheinlich getrennt vom Metabolismus des T4 (Thyroxin) in aktives T3 (Trijodthyronin) analysiert werden.

Ein Euthyroid-sick-Syndrom ist keine eigenständige Erkrankung und muss nicht behandelt werden. Diese Laborkonstellation kann bei allen Patienten auftreten, die eine unzureichende Nahrungszufuhr aufweisen, jedoch nicht kritisch krank sind.

18

18.2.2 Pathophysiologie

Akutphase der Erkrankung

▪ Abfall von TSH und T4

In Abhängigkeit vom Schweregrad der Erkrankung wird frühzeitig TRH vermindert sezerniert (Fliers et al. 1997). Sekundär sind die pulsatile Freisetzung und Peak-Ausschüttung von TSH aus der Hypophyse reduziert. Zytokine, Kortisol und Somatostatin, aber auch Therapiemaßnahmen wie Katecholamine oder Sedativa (Tab. 18.1) führen zu der verminderten TSH-Sekretion. Ein schwer kranker Patient weist somit immer ein gegenüber der Norm deutlich erniedrigtes, oft supprimiertes TSH auf (Abb. 18.1).

Aufgrund der verminderten Stimulation der Schilddrüse fällt das Serum-T4 ab. Erhöhte freie Fettsäuren, Albuminmangel oder Medikamente wie Furosemid verdrängen T4 aus den Bindungsproteinen und tragen zu der T4-Erniedrigung bei. Zudem wird bei schweren Erkrankungen auch das Thyroxin-bindende Globulin (TBG) vermindert gebildet und geht bei ausgeprägter Proteinurie verloren. Im Vergleich zum Abfall von T4 ist der Abfall von fT4 weniger stark ausgeprägt.

Bei schwer kranken, an der Schilddrüse jedoch gesunden Patienten ergibt sich somit im Verlauf die Konstellation einer sekundären Hypothyreose; die Patienten sind aber nach klinischen Kriterien euthyreot. In dieser Phase ist die Mortalität am höchsten.

Ein TRH-Test ergibt eine normale Stimulierbarkeit von TSH, die Kombination von TRH (»thyreotropin releasing hormone«) mit GH-RH und GH-RP2 führt zum Anstieg von T4, sodass eine funktionelle Adaptation vorliegt (van den Berghe et al. 1999).

Praxistipp

Ein im Normbereich liegendes TSH bei einem schwer Kranken mit niedrigem T4 und T3 ist ein klares Indiz für eine Hypothyreose. Umgekehrt ist ein nicht nachweisbares TSH bei im oberen Normbereich gelegenen T3 und T4 bei schwer krankem Patienten ein Hinweis auf eine Hyperthyreose.

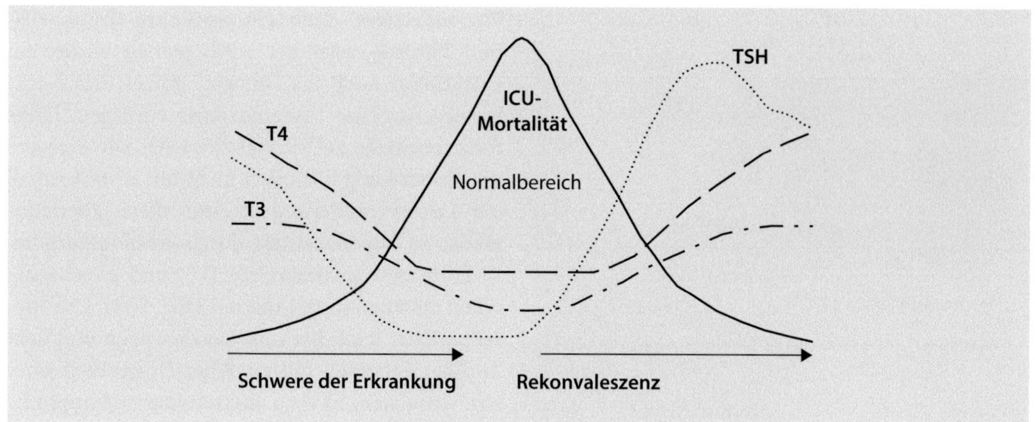

■ **Abb. 18.1** Typischer Verlauf der Schilddrüsenparameter beim kritisch kranken Patienten

Den typischen Verlauf der Schilddrüsenparameter beim kritisch kranken Patienten zeigt ■ Abb. 18.1.

▪ Abfall von T3 bei akuten Erkrankungen

T4 wird ausschließlich in der Schilddrüse gebildet und freigesetzt, während das aktive T3 zu über 90% in peripheren Organen aus T4 entsteht. Vor allem findet dies in Leber und Niere über die 5'Dejodinase Typ I sowie in der Muskulatur durch die Typ-II-Dejodinase statt.

Bei kritisch kranken Patienten ist die Aktivität der Typ-I-5'Dejodinase unabhängig von der Gabe von Selen vermindert (Peeters et al. 2003; Rodriguez-Perez et al. 2008). Umgekehrt ist jedoch die Aktivität der 5'Dejodinase Typ III erhöht, die T4 zur inaktiven Form reverse T3 (rT3) abbaut. Bei schweren Erkrankungen ist der rasche Abfall von T3 immer begleitet von einem reziproken Anstieg von rT3.

Jede schwere akute und chronische Erkrankung wie ein schlecht eingestellter Diabetes mellitus, jeder operative Eingriff, systemische Entzündung oder Sepsis, aber auch nur Fasten führen innerhalb weniger Stunden zu einer Erniedrigung von T3 im Serum. Neben Medikamenten wie Amiodaron oder Lithium werden der Anstieg von freien Fettsäuren, Glukokortikoiden oder Zytokinen in dieser Phase ursächlich für diese Veränderungen diskutiert, da in vivo eine inverse Beziehung der Zytokine zu T3 besteht. Zudem führt jede Form der verminderten Ernährung rasch zu einem Anstieg von rT3 und einem Abfall von fT3.

Erholungsphase der akuten Erkrankung

> **Je länger ein Patient krank ist, desto niedriger sind seine peripheren Schilddüsenhormone.**

Nach einer schweren Erkrankung mit der typischen Konstellation des Euthyroid-sick-Syndroms erholt sich als erstes die Sekretion von TRH, sekundär von TSH. Dieser TSH-Anstieg führt dann sekundär zu einem Anstieg von T4, das in der Schilddrüse neu synthetisiert wird. Die bei den Patienten erreichten Konzentrationen von TSH liegen bis zur Normalisierung von T3 oft im weit hypothyreoten Bereich. Ob eine Substitution in dieser Phase sinnvoll ist, wurde bisher nicht ausreichend geklärt.

Eine verzögerte Ernährung des Patienten führt zu einem anhaltenden Euthyroid-Sick-Syndrom (Langouche et al. 2013). Eine frühe Ernährung beeinflusst die Sekretion von TSH. Daraus kann jedoch nicht geschlossen werden, dass frühzeitig eine Ernährung sinnvoll ist!

Tab. 18.2 Auslöser eines Myxödemkomas

Erkrankungen	Medikamente
Verbrennung	Amiodarone
Gastrointestinale Blutung	β-Blocker
Pneumonie Influenza Sepsis Harnwegsinfekte	Anästhetika Barbiturate Benzodiazepin
Apoplex	Lithium
Trauma	Phenytoin Sunitinib
Chirurgische Eingriffe	Rifampicin

18.2.3 Diagnose einer manifesten Hyper- und Hypothyreose

Verdachtsdiagnose

Hypothyreose 3 Leitsymptome lenken den Verdacht auf eine manifeste schwere Hypothyreose:
- ungeklärtes Koma,
- Hypothermie (häufig unter 36°C) oder fehlender Temperaturanstieg trotz schwerer Infektion,
- Hyperkapnie.

Gerade Patienten mit einer ansonsten subklinischen Hypothyreose sind sehr stark gefährdet, nach kleineren Operationen, Traumata, gastrointestinalen Blutungen oder im Rahmen von Infekten eine manifeste Hypothyreose zu entwickeln. Bis zu 70% der Patienten mit der laborchemischen Konstellation einer Hypothyreose zeigen auch klinische Hinweise wie eine Schwäche der Skelett- und Atemmuskulatur, die das Abtrainieren von der Beatmung erschwert.

Hypothyreote Krise Die manifeste hypothyreote Krise tritt zumeist bei unbehandelten älteren Patienten oder bei Therapienebenwirkungen auf. Neben Medikamenten können Operationen, Infektionen, andere schwere Erkrankungen aber auch ein Schädelhirntrauma Auslöser eines Myxödemkomas sein (Tab. 18.2).

Thyreotoxikose Falls ein septisches Krankheitsbild klinisch vermutet wird, jedoch weder ein Infektfokus noch die Laborparameter dies bestätigen, kann eine Thyreotoxikose vorliegen. Diese führt ebenfalls zu Muskelschwäche. Die Schwere der Erkrankung korreliert nicht mit dem Ausmaß der Laborveränderungen. Eine offene Thyreotoxikose ist charakterisiert durch erhöhte periphere Hormone, insbesondere fT3, und gleichzeitig einen maximal supprimierten TSH-Wert. Die Thyreotoxikose kann bis zum Herzversagen und dem Tod des Patienten führen. Klinisch wertvoll kann ein Score sein, in dem die relevanten Symptome zusammengefasst sind (Burch u. Wartofsky 1993; Tab. 18.3).

Biochemische Sicherung

Es ist immer eine Kombination aus TSH, fT3 und fT4 in einer morgendlichen Abnahme erforderlich.

Eine Diskrepanz zwischen der klinischen Einschätzung des Patienten und der Höhe des TSH-Wertes sollte eine weitergehende Diagnostik mit Bestimmung der peripheren Schilddrüsenhormone nach sich ziehen. Zudem sind der Einfluss von Medikamenten (Tab. 18.1) sowie eine tageszeitliche Schwankung von TSH mit einem Maximum am Abend und in der Nacht zu beachten. Im Falle einer Hypothyreose supprimiert eine schwere Erkrankung das TSH nicht. Im TRH-Test reagieren diese Patienten mit einem Anstieg von TSH, während bei einer Hyperthyreose TSH nicht stimulierbar ist.

18.2.4 Therapie

Die Substitution von Schilddrüsenhormonen bei schwer kranken Patienten wird seit Langem diskutiert. Eine Substitution impliziert, dass
- eine klinisch relevante Hypothyreose mit zu stark erniedrigtem fT3 bei gleichzeitig für den Schweregrad der Erkrankung zu hohem, evtl. im Normbereich liegendem TSH vorliegt,
- die verabreichten Hormone physiologisch wirken und der Stoffwechsel nicht gestört ist,
- die therapeutische Maßnahme für den Patienten einen Vorteil erbringt.

Indikation zur Therapie

▪ Hypothyreose

Die Indikation zur Substitution mit Schilddrüsenhormonen ist nicht allein aus den Laborparametern zu stellen, sondern nur in Kombination mit Anamnese und klinischer Symptomatik.

Die physiologische Halbwertszeit von T4 von etwa 7 Tagen ist erheblich reduziert bei schweren Erkrankungen, insbesondere bei schweren Infektionen.

Eine bereits vor der Aufnahme auf die Intensivstation durchgeführte Therapie mit Schilddrüsenhormonen ist unbedingt fortzuführen.

Bereits bei Verdacht auf ein Myxödemkoma müssen Schilddrüsenhormone substituiert werden. Die Letalität des Myxödems beruht auf der kardiovaskulären Instabilität, Hypothermie und Infektionen (Beynon et al. 2008).

Es sollte immer auch auf eine ausreichende Funktion der Nebenniere geachtet werden, da häufig eine Koexistenz von Hypothyreose und Nebennierenrindeninsuffizienz vorliegt.

Keine Studie zeigte bisher, dass eine Substitution von T3 oder T4 bei Vorliegen eines Euthyroid-sick-Syndroms die Morbidität oder Mortalität günstig beeinflusst. Eine Substitution mit L-Thyroxin bei septischem akutem Nierenversagen erhöht sogar die Mortalität und die Inzidenz an Nierenersatzverfahren.

Eine fragliche Ausnahme stellen ansonsten gesunde pädiatrische Patienten nach herzchirurgischen Eingriffen dar, bei denen eine frühzeitige T3-Substitution in den ersten 6 h nach dem Eingriff transient zu einer Verbesserung der hämodynamischen Parameter führte (Bettendorf et al. 2000). Ein Überlebensvorteil oder eine geringere Komplikationsrate wurde nicht gefunden.

Da in der Erholungsphase einer lange andauernden und schwer verlaufenden Erkrankung ein vorübergehender Anstieg von TSH bis in den hypothyreoten Bereich häufig ist und einem Anstieg von T4 vorausgeht, kann möglicherweise eine Substitution von T4 in dieser Phase der Erkrankung sinnvoll sein. Es existieren aber auch

Tab. 18.3 Charakteristika der thyreotoxischen Krise. (Nach Burch u. Wartofsky 1993)

Organ(system), Untersuchungsparameter	Befund	Punktzahl
Anamnese	Negativ	0
	Positiv	10
ZNS	Agitation	10
	Delir, Psychose	20
	Anfälle, Koma	30
Herzfrequenz	99–109	5
	110–119	10
	120–129	15
	130–139	20
	>140	25
Herzinsuffizienz	Periphere Ödeme	5
	Beidseitig basal feucht	10
	Lungenödem	15
	Vorhofflimmern	20
Temperatur	< 37,7 °C	5
	37,8-38,3 °C	10
	38,4-38,8 °C	15
	38,9-39,4 °C	20
	39,5-39,9 °C	25
	>/= 40 °C	30
Gastrointestinaltrakt	Diarrhö, Übelkeit	10
	Ikterus	20
Bewertung:	Punktzahl >45	thyreotoxische Krise wahrscheinlich
	Punktzahl 25–44	verdächtig
	Punktzahl <25	unwahrscheinlich

hier keine eindeutigen Studienergebnisse, die einen Vorteil dieser Therapie zeigen.

Bedingt durch eine Rechtsherzinsuffizienz kann nicht von einer normalen enteralen Resorption ausgegangen werden. Zudem wird häufig eine gastrale Säureblockade durchgeführt. Ein dann alkalisches Milieu des Magensaftes vermindert jedoch die Resorption von oral applizierten Schilddrüsenhormonen. Bei oraler Substitution ist daher nach der Gabe von L-Thyroxin ein zeitlicher Abstand vor Protonenpumpenhemmung einzuhalten. Eine Dosisanpassung oder eine parenterale Substitution können erforderlich werden.

Prinzipiell kann eine Substitution mit T4 und zusätzlich mit T3 erfolgen. Der Vorteil der Therapie mit T3 besteht im rascheren Wirkungseintritt gegenüber T4. T3 begünstigt jedoch Nebenwirkungen, insbesondere Herzrhythmusstörungen. Kontrollierte Studien zum Einsatz von T3 in Kombination mit T4 bei Patienten im Myxödemkoma fehlen. Bei Patienten mit manifester Hypothyreose konnte eine Kombinationstherapie keinen Vorteil zeigen, sodass generell die Gabe von T4 empfohlen wird (Jonklaas et al. 2014). Häufig wird die parenterale Verabreichung von 250–500 μg/Tag T4 bei Hypothyreose bevorzugt. Der klinische Effekt ist innerhalb eines Tages zu erwarten. Er sollte nach etwa 3 Tagen im Labor überprüft werden.

Praxistipp

Häufig liegt bei Myxödemkoma auch eine NNR-Insuffizienz vor, sodass die Substitution von Hydrokortison empfohlen wird!

Therapie der hyperthyreoten Krise

Falls eine hyperthyreote Krise vorliegt, sollte immer ein endokrinologisch erfahrener Internist hinzugezogen werden. Die hyperthyreote Krise ist ein absoluter Notfall und bedarf immer einer intensivmedizinischen Überwachung durch Internisten.

Die adäquate medikamentöse Behandlung der thyreotoxischen Krise beruht auf 3 wesentlichen Säulen:

- Blockade der peripheren Schilddrüsenhormonwirkungen. Dazu sind β-Blocker wie Propranolol Mittel der Wahl, falls keine Herzinsuffizienz führend ist. Zusätzlich gibt es Erfahrungen mit dem Einsatz von Carnitin.
- Thyreostatische Therapie. Hierbei sollte immer eine parenterale Gabe bevorzugt werden. Hier sind Thioamide – Thiamazol (Favistan), Carbimazol (»prodrug« von Thiamazol) und Propylthiouracil (Propycil) – erforderlich.
- Behandlung systemischer Komplikationen.

Unter diesem Behandlungsregime tritt in der Regel innerhalb von 24–48 h eine klinisch sichtbare Verbesserung ein. Falls die medikamentöse Konversionshemmung nicht ausreichend wirkt, so kann akut ein Plasmaaustausch sinnvoll werden oder eine Thyreoidektomie. Falls möglich, sollte immer eine medikamentöse Therapie einer Operation vorausgehen, insbesondere sollte immer auch eine β-Blockade durchgeführt werden! Dies sollte nur in erfahrenen Zentren erfolgen.

Hinweis der Herausgeber
Der Themenkomplex »Glukosestoffwechsel« ist detailliert beschrieben in ► Abschn. 12.3.3 (»Metabolisches Monitoring«).

Literatur

Literatur zu ► Abschn. 18.1

Annane D, Maxime V, Ibrahim F, Alvarez JC, Abe E, Boudou P (2006) Diagnosis of adrenal insufficiency in severe sepsis and septic shock. Am J Respir Crit Care Med 15; 174 (12): 1319–1326

Guerrero J, Gatica HA, Rodríguez M, Estay R, Goecke IA (2013) Septic serum induces glucocorticoid resistance and modifies the expression of glucocorticoid isoforms receptors: a prospective cohort study and in vitro experimental assay. Crit Care 17 (3): *R107 [Durch Serum von septischen Patienten lässt sich eine Glukokortikoidresistenz in Monozyten übertragen, die durch veränderte Expression von Rezeptortypen bedingt ist.]* ←

Hamrahian AH, Oseni TS, Arafah BM (2004) Measurements of serum free cortisol in critically ill patients. N Engl J Med 350: 1629–1638

Keh D, Boehnke T, Weber-Cartens S et al. (2003) Immunologic and hemodynamic effects of »low-dose« hydrocortisone in septic shock: A double-blind, randomized, placebocontrolled, crossover study. Am J Respir Crit Care Med 167: 512–520

Marik PE, Pastores SM, Annane D, Meduri GU, Sprung CL, Arlt W, Keh D, Briegel D, Beishuizen A, Dimopoulou I, Tsagarakis S, Singer, M, Chrousos GC, Zaloga G, Bokhari F, Vogeser M (2008) Recommendations for the diagnosis and management of corticosteroid insufficiency in critically ill adult patients: Consensus statements from an international task force by the American College of Critical Care Medicine. Crit Care Med 36: 1937–1949 *[Dieser Übersichtsartikel beschreibt alle relevanten Aspekte einer Nebenniereninsuffizienz für Patienten der Intensivstation und die empfohlene Therapie.]* ←

Sprung CL, Annane D, Keh D, Moreno R, Singer M, Freivogel K, Weiss YG, Benbenishty J, Kalenka A, Forst H, Laterre PF, Reinhart K, Cuthbertson BH, Payen D, Briegel J; CORTICUS Study Group (2008) Hydrocortisone therapy for patients with septic shock. N Engl J Med 10; 358 (2): 111–124

Literatur zu ▶ Abschn. 18.2

Bettendorf M, Schmidt KG, Grenz S et al. (2000) Tri-iodthyronine treatment in children after cardiac surgery: a double blind, randomised, placebo-controlled study. Lancet 356: 529–534

Beynon J, Akhtar S, Kearney T (1993) Predictors of outcome in myxoedema coma. Critical Care 2008, 12: 111–112

Burch HB, Wartofsky L (1993) Life-threatening thyrotoxicosis. Thyroid storm. Endocrinol Metab Clin North Am 22 (2): 263–277

Fliers E, Guldenaar SE, Wiersinga WM, Swaab DF (1997) Decreased hypothalamic thyrotropin-releasing hormone gene expression in patients with nonthyroidal illness. J Clin Endocrinol Metab 82 (12): 4032–4036

Haugen BR (2009) Drugs that suppress TSH or cause central hypothyroidism. Best Pract Res Clin Endocrinol Metab 23: 793–800 *[In dieser aktuellen Zusammenfassung wird die Wirkung von verschiedenen Medikamenten auf die Hypophyse und die Freisetzung von TSH beschrieben.]* ←

Jonklaas J, Bianco AC, Bauer AJ, Burman KD, Cappola AR, Celi FS, Cooper DS, Kim BW, Peeters RP, Rosenthal MS, Sawka AM (2014) Guidelines for the treatment of hypothyroidism: prepared by the american thyroid association task force on thyroid hormone replacement. Thyroid 24 (12): 1670–1751

Langouche L, Vander Perre S, Marques M, Boelen A, Wouters PJ, Casaer MP, Van den Berghe G (2013) Impact of early nutrient restriction during critical illness on the nonthyroidal illness syndrome and its relation with outcome: a randomized, controlled clinical study. J Clin Endocrinol Metab 98: 1006–1013

Peeters RP, Wouters PJ, Kaptein E, vanToor H, Visser TJ, Van den Berghe G (2003) Reduced activation and increased inactivation of thyroid hormone in tissues of critically ill patients. J Clin Endocrinol Metab 88: 3202–3211

Rodriguez-Perez A, Palos-Paz F, Kaptein E (2008) Identification of molecular mechanisms related to nonthyroidal illness syndrome in skeletal muscle and adipose tissue from patients with septic shock. Clin Endocrinol 68: 821–827

Sprung CL, Annane D, Keh D et al. (2008) Hydrocortisone therapy for patients with septic shock. N Engl J Med 358: 111–124

Van den Berghe Greet (2014) Non-thyroidal illness in the ICU: A syndrome with different faces. Thyroid 24 (10): 1456–1465 *[In dieser aktuellen Zusammenfassung werden detailliert und anschaulich die Veränderungen des Metabolismus der Schilddrüsenhomone bei kritisch kranken Patienten beschrieben.]* ←

Van den Berghe G, Wouters P, Weekers F et al. (1999) Reactivation of pituitary hormone release and metabolic improvement by infusion of growth hormone releasing peptide and thyrotropin-releasing hormone in patients with protracted critical illness. J Clin Endocrinol Metab 1999 (84): 1311–1323

Wang W, Guan H, Martin Gerdes A, Iervasi G, Yang Y, Tang YD (2015) Thyroid status, cardiac function and mortality in patients with idiopathic dilated cardiomyopathy. J Clin Endocrinol Metab 100(8):3210–3218 *[In der aktuellen Arbeit wird ein Zusammenhang zwischen Hypothyreose und Mortalität von Patienten mit dilatativer Kardiomyopathie beschrieben.]* ←

CIP/CIM, septische Enzephalopathie und neurokognitive Dysfunktion

H. Axer, M. Pohl, B. Rosengarten

K. Werdan et al. (Hrsg.), *Sepsis und MODS*,
DOI 10.1007/978-3-662-45148-9_19,

19.1 Einleitung

Neurologische Komplikationen von Sepsis und SIRS sind häufig und können das Gehirn, das periphere Nervensystem und die Muskeln betreffen. Grundsätzlich können die Folgen der Sepsis auf Diagnoseebene klassifiziert werden; das sind auf neurologischem Gebiet

- die Critical-illness-Polyneuropathie (CIP),
- die Critical-illness-Myopathie (CIM),
- die septische Enzephalopathie.

Für den Patienten aber genauso relevant ist eine Einschätzung auf Symptom-/Syndromebene; das wären insbesondere die funktionellen Einschränkungen wie

- neuromuskuläre Schwäche,
- Delir,
- kognitive Störungen,
- psychische Störungen.

Eine septische Enzephalopathie führt zu einem sepsisassoziierten Delir und im Langzeitverlauf zu einer kognitiven Dysfunktion. Eine Schädigung des peripheren Nervensystems wird als CIP und eine Schädigung der Muskulatur als CIM bezeichnet.

Alle diese neurologischen Komplikationen verlängern die Beatmungszeit, den Krankenhausaufenthalt und die Rehabilitation und erhöhen die Letalität. Sie bedeuten für den Patienten eine deutliche Einschränkung der Lebensqualität und führen zu einer hohen ökonomischen Belastung.

Eine neurologische Untersuchung und Einschätzung septischer Patienten ist daher unverzichtbar.

19.2 Sepsisassoziiertes Delir und septische Enzephalopathie

Die Begriffe des Delirs (ICD 10: F05.8) und der Enzephalopathie (ICD 10: G93.4) sind hinsichtlich ihrer Verursachung durch eine Sepsis im ICD-10 nur unscharf voneinander abgegrenzt. Vielfach werden die Begriffe sogar synonym verwandt.

Delir

Das Delir (Reade u. Finfer 2014) ist ein klinischer Begriff und bezeichnet ein ätiologisch unspezifisches hirnorganisches Syndrom, das durch gleichzeitig bestehende Störungen des Bewusstseins, der Aufmerksamkeit, der Wahrnehmung, des Denkens, des Gedächtnisses, der Psychomotorik, der Emotionalität und des Schlaf-Wach-Rhythmus charakterisiert ist. Typisch ist der fluktuierende Verlauf, wobei Dauer und Schweregrad sehr unterschiedlich sind.

Häufig ist das Delir durch Alkohol oder andere psychotrope Substanzen bedingt, auch primäre Infektionen des Gehirns im Sinne einer Enzephalitis oder Meningitis können ein Delir verursachen. Bevor das Delir als sepsisassoziiert eingestuft wird, sollten andere therapierbare Ursachen ausgeschlossen werden.

Septische Enzephalopathie

Der Begriff der septischen Enzephalopathie zielt auf die organische Schädigung des Gehirnes ab und kann reversibel oder irreversibel sein (Gofton u. Young 2012).

Das sepsisassoziierte Delir ist daher als ein klinisches Symptom der beginnenden septischen Enzephalopathie aufzufassen. Im langfristigen Verlauf der septischen Enzephalopathie bilden sich Unruhe und Agitiertheit bzw. Vigilanz- und Bewusstseinsstörungen häufig zurück, und es imponieren überwiegend kognitive Störungen in den Bereichen der Konzentration und Aufmerksamkeit sowie des Kurz- und Langzeitgedächtnisses.

19.2.1 Epidemiologie und Risikofaktoren

Die septische Enzephalopathie ist häufig bei kritisch kranken Patienten auf der Intensivstation und tritt bei bis zu 70% der Patienten mit schwerer systemischer Infektion auf (Gofton u. Young 2012). Die Schwere der septischen Enzephalopathie

Tab. 19.1 Risikofaktoren für CIP/CIM und für die septischen Enzephalopathie. Dabei sind viele der genannten Risikofaktoren durchaus kontrovers diskutiert

CIP/CIM	Septische Enzphalopathie
- Sepsis und SIRS - Schwere der Erkrankung - Künstliche Beatmung - Multiorganversagen - Dauer des Intensivaufenthaltes - Nierenversagen und Nierenersatztherapie - Medikamente: Aminoglykoside, nichtdepolarisierende Muskelrelaxanzien, Kortikosteroide - Vasopressor- und Katecholamintherapie - Hypgonadismus bei Männern - Hyperkatabolismus - Parenterale Ernährung - Hyperglykämie - Hyperosmolarität - Septische Enzephalopathie - Immobilität	- Sepsis und SIRS - Zerebrale Vorschädigung - Höheres Alter - Sedativa - Internistische Erkrankungen von Lunge, Herz, Leber und Niere - Psychotrope Medikamente - Angst, fremde medizinische Umgebung und fehlende Kommunikation destabilisieren Abwehrmechanismen

kann dabei vom leichten Delir bis zum tiefen Koma reichen. Die Risikofaktoren für das Auftreten einer septischen Enzephalopathie sind in Tab. 19.1 zusammengefasst.

19.2.2 Pathophysiologie

Die molekularen Grundlagen der septischen Enzephalopathie sind komplex und – bezogen auf die unterschiedlichen Schweregrade einer Sepsis – sicherlich heterogen (Gofton u. Young 2012). Der Inflammationsprozess beginnt zunächst damit, dass Erreger (Bakterien, Viren, Pilze) oder ihre pathogenen molekularen Muster (z. B. Lipopolysaccharid, Lipoteichonsäure) die wirtseigenen Barrieren überwinden und dann von den immunkompetenten Zellen (T-Lymphozyten, Makrophagen, dendritische Zellen) über spezielle Rezeptorfamilien (Toll-like-Rezeptoren) erfasst werden. Es kommt darüber zu einer Aktivierung des Immunsystems (Leukozytose mit granulozytärer Reaktion) und einer Auslenkung in eine hyperinflammatorische Phase begleitet von einer exzessiven Zytokinausschüttung (TNF-α, IFN-γ, IL-6, Procalcitonin), einer Aktivierung von Entzündungsprozessen (v. a. Induktion von Zyklooxygenase) und dem Auftreten von Fieber.

Stickstoffmonoxyd und freie Radikale führen innerhalb von wenigen Stunden zu einer Mikrozirkulationsstörung, gekennzeichnet durch Zonen einer Hyper- wie auch Hypoperfusion. Vor allem die endkapillären Stromgebiete der unterversorgten Areale zeichnen sich durch eine verminderte Sauerstoff- und Substratversorgung aus. Über diese ischämischen Areale werden metabolisch aktive Organsysteme wie Gehirn, Herz und Lunge sukzessive in ihrer Funktion gestört.

Die Parameter der Makrozirkulation (Herzzeitvolumen, Blutdruck, Herzfrequenz), der Gesamtdurchblutung eines Organs und die arteriovenöse Sauerstoffdifferenz sind am Anfang nur unzureichend mit dem Mikrozirkulationsversagen korreliert. Klinisch ist die frühe Mikrozirkulationsstörung zumeist nur an einem sonst nicht erklärbaren Laktatanstieg zu erkennen. Weiterhin führt Stickstoffmonoxyd zu einer gestörten mitochondrialen Funktion und damit einem zellulären Energiemangel der Neurone. Im weiteren Verlauf fallen dann die Entgiftungsfunktion von Leber und Nieren sowie die metabolisch-nutritiven Funktionen der Leber zunehmend aus. Erhöhte Serumspiegel von aromatischen Aminosäuren führen v. a. nach einem Zusammenbruch der Blut-Hirn-Schranke zur Synthese falscher Neurotransmitter. Eine fehlende Ammoniakentgiftung sowie Elektrolytentgleisungen stören im weiteren Verlauf ebenfalls die Hirnfunktion. Schließlich kommt es zu einer disseminierten intravasalen Gerinnung, einem katecholaminresistenten Schock und durch eine zunehmende antiinflammatorische Auslenkung des Immunsystems zu weiteren opportunistischen Infektionen.

Die pathologischen Prozesse laufen zeitlich und bezüglich Schwere des Krankheitsbildes kaskadiert ab. Für das Gehirn bedeutet dies, dass nur für die Frühphase und leichte Sepsisverläufe eine Reversibilität durch vornehmlich funktionelle Störungen der Neuronenfunktion angenommen werden kann. Schwere und langdauernde Verläufe führen zu permanenten Nervenzellverlusten durch Ischämie, Apoptose oder weitere Komplikationen wie Hirnblutung oder Abszedierungen.

19.2.3 Diagnostik

> **Das sepsisassoziierte Delir tritt in über 70% der Fälle noch vor dem Vorliegen manifester anderer Zeichen der Sepsis auf und stellt damit ein Frühsymptom der Sepsis dar.**

Eine frühe Therapie der Sepsis innerhalb von 3 h ist prognoserelevant, weshalb der Diagnose eine entscheidende Rolle zukommt. Wichtig ist hierbei, dass in der Frühphase die klinisch-neurologische Untersuchung im Vordergrund steht. Technische Untersuchungsverfahren wie EEG, MRT oder andere elektrophysiologische Verfahren zur Untersuchung der Hirnfunktion sind im zumeist interdisziplinären Szenario oder in der Notaufnahme nur schlecht durchzuführen.

In den letzten Jahren wurden spezielle Tests zur Erfassung des Delirs entwickelt. Die Intensive Care Delirium Screening Checklist (■ Tab. 19.2) hat eine Sensitivität von 99% und eine Spezifität von 64% (Bergeron et al. 2001). Psychiatrische Patienten und Patienten mit ausgeprägter Vigilanzminderung müssen ausgeschlossen werden. Eine alternative Beurteilung des Delirs bietet die Confusion Assessment Method for ICU patients (Ely et al. 2001).

Das EEG zeigt je nach Schwere des Delirs zunächst eine Verlangsamung bis in das Theta-Delta-Band, bevor triphasische Wellen bis hin zum Burst-suppression-Muster auftreten. Fokale Befunde oder Zeichen erhöhter Anfallsbereitschaft sind ungewöhnlich und bedürfen weiterer Abklärung.

Typischerweise zeigen sich im MRT perivaskuläre Hyperintensitäten des Marklagers im Sinne einer Leukenzephalopathie oder von Mikroinfarkten (Polito et al. 2013). Darüber hinaus eignet sich das MRT, um auch andere Komplikationen der Sepsis wie territoriale Infarkte, Blutungen oder Abszesse zu erfassen. Zytoplasmaspiegel von neuronalen (NSE), astrozytären (S100B) oder glialen (GFAP) Markern sind nur begrenzt verwertbar, da sie bei einer nicht genau abschätzbaren Störung der Blut-Hirn-Schranke in deutlich höheren Konzentrationen auftreten.

19.2.4 Management

> **Die Therapie lehnt sich der frühen Therapie der Sepsis nach den aktuellen Leitlinien an.**

Im Vordergrund steht neben der Infektsanierung und Antibiotikagabe aufgrund des aktuellen pathophysiologischen Verständnisses die Wiederherstellung einer adäquaten mikrozirkulatorischen Perfusion. Unruhezustände mit Anzeichen einer Eigen- oder Fremdgefährdung sollten zunächst durch Reizabschirmung, dann aber bei Persistenz durch kurz wirksame Sedativa wie Benzodiazepine oder niederpotente Neuroleptika verhindert werden. Eine feste oder prophylaktische Medikation macht in den Frühstadien aufgrund des zumeist fluktuierenden Verlaufs keinen Sinn, sondern verwischt das klinische Bild des Patienten. Eine Fixierung der Patienten hat möglicherweise negative Einflüsse auf Komplikationen wie Pneumonien oder Dekubitus und ist schweren, anderweitig nicht zu beherrschenden Unruhezuständen vorbehalten.

Es kann angenommen werden (Reade u. Finfer 2014), dass das beste mögliche Outcome mit einem Protokoll erreicht werden kann, das die Tiefe der Sedierung, das Vorhandensein von Schmerz und Delir regelmäßig überwacht. Schmerzen sollten effektiv behandelt werden. Sedierende Medikamente sollen auf ein Minimum reduziert werden. Die frühe Mobilisierung des Patienten soll angestrebt werden.

Tab. 19.2 Werkzeuge zur klinischen Beurteilung von Delir, kognitiver Leistungsminderung und neuromuskulärer Schwäche

Syndrom	Werkzeug	Kurzbeschreibung	Zeitaufwand
Delir	Intensive Care Delirium Screening Checklist (ICDSC)	8 Items: – Bewusstsein – Aufmerksamkeitsstörung – Orientierung – Halluzination/Verkennung – Agitation/ Verlangsamung – Sprache/Stimmung – Schlaf-Wach Rhythmus.	4 min
	Confusion Assessment Method for ICUs (CAM-ICU)	Das Delirium wird anhand von 4 diagnostischen Merkmalen definiert: Ein Delir liegt vor, wenn Merkmal 1 (akute Veränderung des geistigen Zustandes oder fluktuierender Verlauf) und Merkmal 2 (Aufmerksamkeitsstörung) und entweder Merkmal 3 (unorganisiertes Denken) oder Merkmal 4 (Bewusstseinsstörung) vorliegen.	4 min
	Richmond Agitation Sedation Score (RASS)	10-stufige Skala zur Beurteilung der Tiefe einer Sedierung von nicht erweckbar bis aggressiv-agitiert	1 min
Kognitive Leistungsminderung	Informant Questionnaire on Cognitive Decline in the Elderly (IQCODE)	Fragebogen, der von einer Bezugsperson ausgefüllt wird, um eine verminderte kognitive Leistungsfähigkeit zu erfassen	5–10 min
	Montreal Cognitive Assessment (MoCA)	30-Punkte-Test zum Screening kognitiver Funktionen: – visiokonstruktive Funktionen – Benennen – Gedächtnis – Aufmerksamkeit – Sprache – Abstraktion – Erinnerung – Orientierung	10 min
	Mini-Mental-Status-Test (MMST)	Anhand von 9 Aufgabenkomplexen werden kognitive Funktionen überprüft: – zeitliche und räumliche Orientierung – Merk- und Erinnerungsfähigkeit – Aufmerksamkeit – Sprache und Sprachverständnis – Lesen – Schreiben – Zeichnen und Rechnen	10 min
Neuromuskuläre Schwäche	MRC-Skala (Medical-Research-Skala) der Muskelkraft	– 0 = keine Kontraktion – 1 = tastbare Zuckung und Spur einer Kontraktion – 2 = aktive Bewegung möglich unter Aufhebung der Schwerkraft – 3 = aktive Bewegung möglich gegen die Schwerkraft – 4 = aktive Bewegung möglich gegen Widerstand – 5 = normale Kraft	1 min pro Muskel

Praxistipp

Hinsichtlich der Vermeidung von Langzeitfolgen sollte schon früh ein kognitives Training und eine gute soziale Integration nach Abklingen der Akutphase angestrebt werden.

19.2.5 Neurokognitive Dysfunktion

Wird die Akutphase der schweren Sepsis überstanden, so rücken die Langzeitfolgen der Sepsis in den Vordergrund. Diese umfassen neben einem polyneuropathischen Syndrom (s. unten) und psychologischen Beeinträchtigungen (Depression und posttraumatische Belastungsstörung; ▶ Kap. 20) insbesondere kognitive Einschränkungen mit Störungen des Gedächtnisses, der Aufmerksamkeit, der planenden exekutiven Funktionen, des kognitiven Tempos und der visuell-räumlichen Fähigkeiten.

Eine große Kohortenstudie konnte zeigen, dass die schwere Sepsis mit substanziellem und persistierendem neu aufgetretenem kognitivem Abbau und funktioneller Einschränkung vergesellschaftet ist (Iwashyna et al. 2010). Eine Studie von 821 Intensivpatienten mit respiratorischem Versagen und Schock konnte eindrucksvoll zeigen, dass nach 12 Monaten 34% der Patienten kognitive Defizite vergleichbar zu Patienten mit leichtem Schädel-Hirn-Trauma aufweisen und gar 24% der Patienten kognitive Einbußen haben vergleichbar mit Patienten mit leichter Alzheimer-Erkrankung (Pandharipande et al. 2013). Hier war die Dauer des Delirs auf der Intensivstation zur kognitiven Einschränkung nach 3 und nach 12 Monaten assoziiert.

Damit kommt dem sepsisassoziierten Delir eine besondere prognostische Bedeutung zu. Eine längere Delirdauer bedingt auch kleinere Hirnvolumina in der MRT bis zu 3 Monaten nach Entlassung und dies wiederum ist zum kognitiven Abbau 12 Monate nach Sepsis assoziiert (Gunther et al. 2012). Darüber hinaus ist das Delir auch ein unabhängiger Prädiktor für die Mortalität bei kritisch kranken Patienten.

Unklar ist bislang, ob der kognitive Abbau alleinige Folge einer zerebralen Schädigung während der Akutphase der Sepsis ist mit den oben diskutierten Pathomechanismen, oder ob entzündliche Prozesse zusätzlich einen neurodegenerativen Prozess in Gang setzen, der einen zusätzlichen demenziellen Prozess anstößt.

Es gibt bisher keine einheitlichen Empfehlungen zur Verwendung einer bestimmten Screening-Methode zur Erfassung der neurokognitiven Folgen der septischen Enzephalopathie. Im klinischen Alltag haben sich einfache Tests wie der MoCA-Test (ursprünglich entwickelt für kognitive Störungen nach Schlaganfall) und der MMST (entwickelt als Screening-Test für Patienten mit Demenz) bewährt (◘ Tab. 19.2). Test-statistische Untersuchungen (Reliabilität und Validität) bei septischer Enzephalopathie existieren allerdings nicht.

Praxistipp

Wichtig ist im Langzeitverlauf insbesondere auf kognitive Dysfunktionen bei den Patienten zu achten, um hier rehabilitative Maßnahmen wie ergotherapeutisches und neuropsychologisches Training einleiten zu können.

19.3 Critical-illness-Polyneuropathie (CIP) und Critical-illness-Myopathie (CIM)

Obwohl sich für CIP und CIM separate Charakteristika definieren lassen, sind beide Erkrankungen häufig miteinander assoziiert und können somit gemeinsam Ursache einer Muskelschwäche sein. Die CIP (Zink et al. 2009) ist klinisch durch eine schlaffe, symmetrische Muskelschwäche der Extremitäten, aber auch der Atemmuskulatur mit Verlust der Muskeleigenreflexe charakterisiert. Im Verlauf kommt es zu einer Atrophie der Muskeln. Obwohl die Muskelschwäche häufig dominiert, kommt es darüber hinaus regelmäßig auch zu sensiblen Ausfallserscheinungen von Berührung, Schmerz, Temperatur oder des Vibrationsempfindens.

Die CIM (Latronico u. Bolton 2011) teilt mit der CIP die Muskelschwäche und die Muskelatrophie als Symptom, sodass die CIM klinisch nicht unmittelbar von der CIP unterschieden werden kann. Das Vorhandensein von sensiblen Ausfallserscheinungen deutet dabei auf die CIP hin.

Praxistipp

Auf der Intensivstation ist oft eine prolongierte oder fehlgeschlagene Entwöhnung von der Beatmung häufig ein erstes Zeichen von CIP oder CIM.
Darüber hinaus ist immer auch an das Vorhandensein einer relevanten Dysphagie zu denken.

19.3.1 Epidemiologie und Risikofaktoren

Neuromuskuläre Störungen sind häufige Komplikationen bei schwerkranken Patienten mit künstlicher Beatmung, Sepsis oder Multiorganversagen (Zink et al. 2009; Latronico u. Bolton 2011). 70% der Patienten mit Sepsis und Multiorganversagen entwickeln eine CIP nach elektrophysiologischen Kriterien, während 30% die klinischen Zeichen einer CIP aufweisen. Dabei verlängert die Entstehung einer CIP während schwerer Sepsis und septischem Schock die Dauer der Beatmung und die Dauer des Krankenhausaufenthaltes signifikant und ist darüber hinaus mit einer erhöhten Krankenhausmortalität assoziiert.

Eine Prognoseabschätzung basierend auf klinischen und elektrophysiologischen Befunden ist schwierig. Längerer Intensivaufenthalt, Dauer der Sepsis und größerer Gewichtsverlust sind mit einer schlechteren Erholung assoziiert. Die Mehrheit der Überlebenden hat 1 Jahr nach Erkrankungsbeginn noch signifikante Einschränkungen in ihren Aktivitäten des täglichen Lebens, der Lebensqualität und der Unabhängigkeit.

In einer Untersuchung an ARDS-Patienten (wovon mehr als 50% eine schwere Sepsis als Ursache hatten) konnten in mehr als der Hälfte der Fälle nach 5 Jahren signifikante physische Einschränkungen festgestellt werden (Herridge et al. 2011). Aufgrund der langsamen Aussprossung der Nerven mit einer Geschwindigkeit von etwa 1 mm pro Tag ist die Erholung der Patienten mit CIP verzögert, sodass bei ihnen eine verlängerte Rehabilitationsbehandlung notwendig ist.

CIP, CIM und die Kombination von beiden tritt etwa gleich häufig auf. Die CIM wird häufig unterdiagnostiziert, da eine starke Überlappung mit dem Auftreten der CIP besteht. Aufgrund der schnelleren Regeneration des Muskels hat die CIM eine bessere Prognose als die CIP.

Risikofaktoren für die Entwicklung einer CIP/CIM sind die Schwere der Erkrankung, SIRS und Sepsis, künstliche Beatmung, Multiorganversagen, parenterale Ernährung, Katecholamintherapie sowie die Gabe verschiedener Medikamente wie Aminoglykoside. ◘ Tab. 19.1 gibt hier einen Überblick über relevante Risikofaktoren.

19.3.2 Diagnostisches Vorgehen

Da für einen dezidierten neurologischen Status der Patient wach und kooperativ sein sollte, beschränkt sich die neurologische Untersuchung bei beatmeten Patienten im Wesentlichen auf den Reflexstatus. Die Elektroneurographie (ENG, ◘ Abb. 19.1) ist daher höchst wertvoll in der frühen Detektion der CIP (Zink et al. 2009). Typische elektroneurographische Befunde sind reduzierte Amplituden der motorischen und der sensiblen Potenziale. Die Amplitudenminderungen zeigen den axonalen Schaden und finden sich häufig bereits etwa 4 Tage nach Aufnahme auf die Intensivstation, noch bevor erste klinische Zeichen einer CIP vorhanden sind.

Praxistipp

Die Elektroneurographie (ENG) erlaubt eine sichere und frühe Diagnose der CIP und ist somit der diagnostische Goldstandard.

Im Gegensatz hierzu entwickeln sich Zeichen der akuten Denervierung (wie Fibrillationen oder positive scharfe Wellen) in der Elektromyographie (EMG, ◘ Abb. 19.2) des ruhenden Muskels typischerweise frühestens 14 Tage nach akutem axonalem Nervenschaden. So zeigt sich pathologische Spontanaktivität im EMG im Mittel 21 Tage nach Beginn des Intensivaufenthaltes. Allerdings kann Spontanaktivität bei einer myopathischen Mitbeteiligung (CIM) früher auftreten.

Eine Nervenbiopsie zeigt zwar den Verlust der Axone bei der CIP, jedoch erst relativ spät im Verlauf; sie sollte deshalb nur erwogen werden, wenn alternative Ursachen für eine Polyneuropathie ausgeschlossen werden sollen wie z. B. das Guillain-Barré-Syndrom.

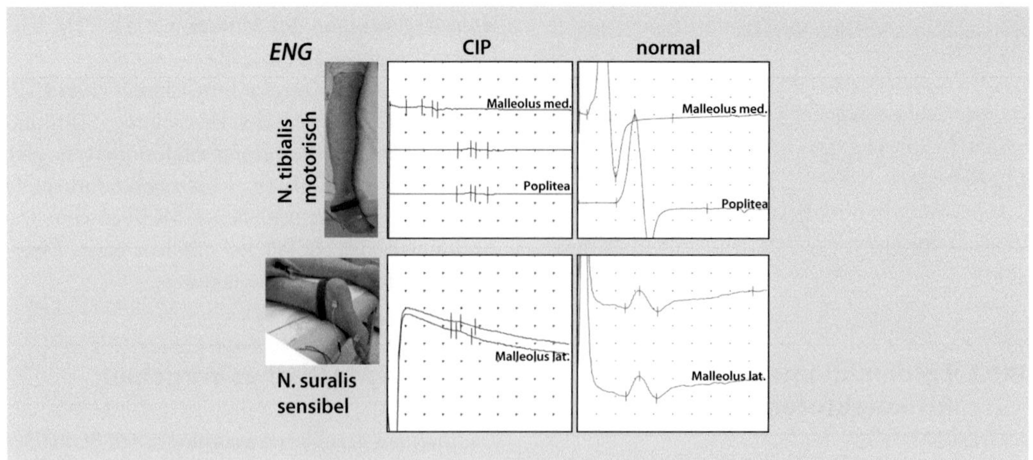

Abb. 19.1 a, b Elektroneurographische Befunde bei der Critical-illness-Polyneuropathie (CIP) zeigen insbesondere eine pathologische Verminderung der Amplituden sowohl der motorischen (oben) als auch der sensiblen Potenziale (unten) und sind Ausdruck des axonalen Schadens. Verzögerungen der Nervenleitgeschwindigkeit (als Ausdruck einer demyelinisierende Schädigung) sind zwar auch zu messen, treten aber deutlich im Ausmaß hinter den Amplitudenreduktionen zurück

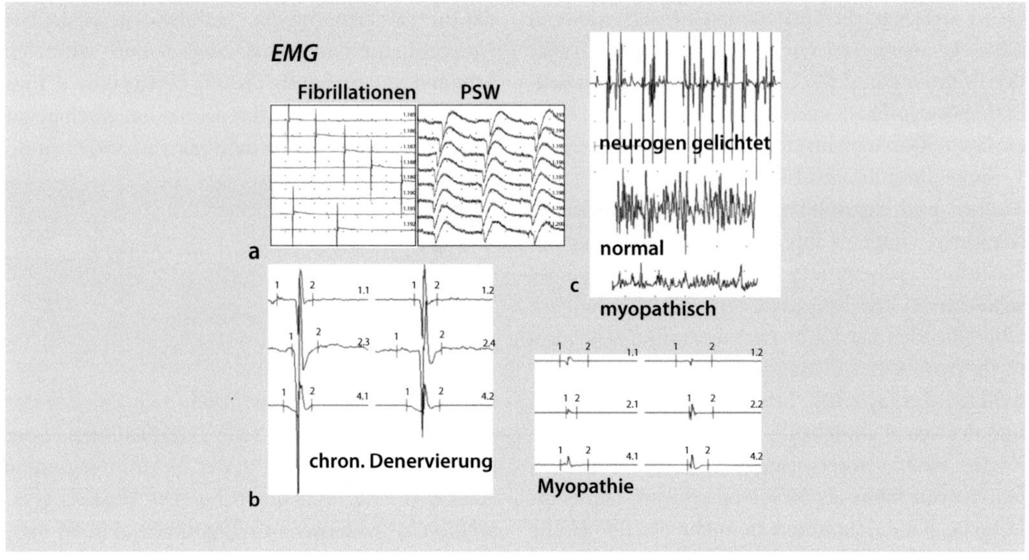

Abb. 19.2 a–c Elektromyographisch findet man pathologische Spontanaktivität wie Fibrillationen und positive scharfe Wellen (PSW) im ruhenden Muskel (a). Die pathologische Spontanaktivität ist Ausdruck akuter axonaler Denervierung und findet sich frühestens 14 Tage nach axonalem Schaden. Die Potenziale motorischer Einheiten (b) werden unter leichter Muskelkontraktion gemessen. Zeichen chronischer Denervierung sind hier erhöhte Muskelpotenziale, während bei einer Myopathie insbesondere sehr kleine Muskelpotenziale messbar sind. Unter Maximalinnervation des Muskels (c) sind gelichtete Interferenzmuster mit gelichteten einzelnen übergroßen Muskelpotenzialen als Ausdruck einer Denervierung zu finden, während bei der Myopathie ein vorwiegend dichtes, aber kleinamplitudiges Interferenzmuster auffällt (PSW = positve scharfe Wellen)

Auch die CIM zeigt Amplitudenreduktionen in den motorischen Summenpotenzialen in der ENG und Spontanaktivität im EMG. Darüber hinaus finden sich aber im EMG kleinamplitudige und polyphasische Potenziale motorischer Einheiten, die bei leichter Muskelkontraktion gemessen werden, sowie ein Interferenzmuster mit kleiner Amplitude unter maximaler Muskelkontraktion. Diese Untersuchungen erfordern aber einen kooperativen Patienten, was in der Akutphase der Sepsis meistens nicht der Fall ist.

Die direkte Muskelstimulation (DMS) ist hingegen ein elegantes frühes Diagnostikum zur Verifizierung der CIM. Der Muskel wird direkt elektrisch stimuliert, sodass kooperationsunabhängig Potenziale motorischer Einheiten gemessen werden können. Die CIM zeigt hier eine Amplitudenreduktion (<3 mV), zu der es infolge einer CIP nicht kommt.

Auch die Muskelbiopsie kann CIM-typische Befunde erbringen, ist aber invasiver als die DMS. Histologisch zeigt die CIM abnorme Muskelfaserkaliber, Atrophie von Typ-2-Fasern, angulierte Fasern, sog. »rimmed vacuoles«, internalisierte Kerne, fettige Degeneration, Fasernekrosen und Fibrosen. Charakteristisch ist der Verlust von dicken Myosinfilamenten. In der akuten nekrotisierenden Myopathie kommt es zu einer schweren Myonekrose mit der Auflösung und Phagozytose von Muskelfasern. In diesen Fällen finden sich erhöhte Serumwerte für Kreatininkinase (CK).

19.3.3 Pathophysiologie

Die Pathophysiologie der CIP ist komplex und bislang nicht vollständig verstanden (Latronico u. Bolton 2011). Der starke Zusammenhang zwischen Sepsis und CIP lässt vermuten, dass beide gemeinsame pathophysiologische Prinzipien teilen (Zink et al. 2009). Einerseits werden direkte oder indirekte neurotoxische Effekte durch inflammatorische Kaskaden vermutet. So fand sich eine signifikante Korrelation zwischen Endotoxin und Interleukin-2-Rezeptoren im Serum und der Amplitudenreduktion der motorischen Summenpotenziale in der ENG. Zusätzlich kommt es zu einer Mikrozirkulationsstörung in peripheren Nerven. Hyperglykämie und Zytokine beeinflussen die mikrovaskuläre Permeabilität, was zu endoneuralem Ödem, Extravasion von Entzündungszellen und schließlich zu einer hypoxischen Nervenläsion führt.

Hohe Blutglukosewerte sind linear mit der Entwicklung einer CIP assoziiert. Hyperglykämie und relativer Insulinmangel können die Funktion der Nerven beeinträchtigen. Hierbei werden direkte neurotoxische Effekte, z. B. mitochondriale Dysfunktion, sowie fehlende neuroprotektive und antiinflammatorische Effekte des Insulins diskutiert.

Auch die CIM ist hauptsächlich mit Sepsis und SIRS assoziiert. Eine elektrische Untererregbarkeit der Muskelzellen ist zunächst durch eine Dysregulation von Natriumkanälen verursacht. Endotoxin kann mit spannungsabhängigen Natriumkanälen interagieren und die Exzitabilität und damit die Kontraktilität des Muskels reduzieren. Neben der Sepsis wird häufig die Gabe von nicht depolarisierenden Muskelrelaxanzien und Kortikosteroiden mit der Entwicklung der CIM in Verbindung gebracht, obwohl hier die Datenlage durchaus widersprüchlich ist.

Darüber hinaus kommt es im Verlauf zu einem Verlust von Muskelmasse. Eine Depletion von Muskelproteinen wird insbesondere durch eine hyperkatabole Stoffwechsellage ausgelöst. Zytokine und Hormone wie auch Kortikosteroide sind in der Lage, die Muskelproteolyse zu aktivieren.

19.3.4 Management

Die rasche und leitliniengerechte Therapie der Sepsis steht im Hauptfokus zur Vermeidung von CIP und CIM.

Darüber hinaus ist aktuell keine spezifische Therapie der CIP und CIM etabliert. Allerdings führt das frühe Erkennen der neuromuskulären Schwäche zu einer Verbesserung des supportiven Managements dieser Patienten. Eine randomsierte Therapiestudie (Brunner et al. 2013) zeigte die Unwirksamkeit von Immunglobulinen bei CIP/CIM.

Es wurde in verschiedenen Studien gezeigt, dass eine intensivierte Insulintherapie die Inzidenz der CIP reduzieren kann (van den Berghe et al. 2005), allerdings ist mittlerweile klar, dass die intensivierte Insulintherapie häufig zu signifikanten hypoglykämen Nebenwirkungen führt.

Praxistipp

Das Management von Patienten mit CIM und CIP ist supportiv und besteht aus optimaler Ernährung, Physiotherapie, schrittweisem Weaning, Krankengymnastik, Reduktion der assistierten Beatmung und früher Mobilisation.

Der Gebrauch von nicht depolarisierenden Muskelrelaxanzien und Kortikosteroiden sollte auf das notwenige Maß begrenzt werden. Die elektrische Muskelstimulation verhindert in der Akutphase die Muskelatrophie und verbessert den Metabolismus der Muskulatur.

Da die CIP auch eine große Relevanz für die physischen Einschränkungen der Patienten eine lange Zeit nach der Sepsis hat, müssen Konzepte für die Rehabilitation und die weitere ambulante Versorgung entwickelt werden. Rehabilitatives Training verbessert die Symptome der Patienten, sodass der erste Schritt nach der intensivmedizinischen Behandlung im Akutkrankenhaus eine neurologische Rehabilitation sein muss.

Literatur

Bergeron N, Dubois MJ, Dumont M et al. (2001) Intensive Care Delirium Screening Checklist: evaluation of a new screening tool. Intensive Care Med 27: 859–864

Brunner R, Rinner W, Haberler C et al. (2013) Early treatment with IgM-enriched intravenous immunoglobulin does not mitigate critical illness polyneuropathy and/or myopathy in patients with multiple organ failure and SIRS/ sepsis: a prospective, randomized, placebo-controlled, double-blinded trial. Crit Care 17: R213

Ely EW, Inouye SK, Bernard GR et al. (2001) Delirium in mechanically ventilated patients: validity and reliability of the confusion assessment method for the intensive care unit (CAM-ICU). JAMA 286: 2703–2710

Gofton TE, Young GB (2012) Sepsis-associated encephalopathy. Nat Rev Neurol 8: 557–566

Gunther ML, Morandi A, Krauskopf E et al. (VISIONS Investigation, VISualizing Icu SurvivOrs Neuroradiological Sequelae) (2012) The association between brain volumes, delirium duration, and cognitive outcomes in intensive care unit survivors: the VISIONS cohort magnetic resonance imaging study. Crit Care Med 40: 2022–2032

Herridge MS, Tansey CM, Matté A et al. (Canadian Critical Care Trials Group) (2011) Functional disability 5 years after acute respiratory distress syndrome. N Engl J Med 364: 1293–1304

Iwashyna TJ, Ely EW, Smith DM, Langa KM (2010) Long-term cognitive impairment and functional disability among survivors of severe sepsis. JAMA 27: 304: 1787–1794 *[Eine prospektive Beobachtungsstudie an 1149 Patienten mit schwerer Sepsis, die eine Assoziation von schwerer Sepsis mit persistierenden kognitiven Leistungsminderungen bei den Überlebenden zeigen konnte.]* ←

Latronico N, Bolton CF (2011) Critical illness polyneuropathy and myopathy: a major cause of muscle weakness and paralysis. Lancet Neurol 10: 931–941

Pandharipande PP, Girard TD, Jackson JC et al. (BRAIN-ICU Study Investigators) (2013) Long-term cognitive impairment after critical illness. N Engl J Med 369: 1306–1316

Polito A, Eischwald F, Maho ALL et al. (2013) Pattern of Brain Injury in the Acute Setting of Human Septic Shock. Crit Care 17: R204

Reade MC, Finfer S (2014) Sedation and delirium in the intensive care unit. N Engl J Med 370: 444–454

Van den Berghe G, Schoonheydt K, Becx P, Bruyninckx F, Wouters PJ (2005) Insulin therapy protects the central and perpheral nervous system of intensive care patients. Neurology 64:1348–1353 *[Große prospektive, placebo-kontrollierte Studie an 1548 Intensivpatienten, die bei 405 Intensivlangzeitpatienten eine Reduzierung um 49% des Risikos, eine CIP zu entwickeln, durch die intensivierte Insulintherapie gezeigt hat.]* ←

Zink W, Kollmar R, Schwab S (2009) Critical illness polyneuropathy and myopathy in the intensive care unit. Nat Rev Neurol 5: 372–379 *[Ein umfassender aktueller Review zu CIP und CIM.]* ←

Posttraumatische Belastungsstörung bei Patienten und Angehörigen

J. Rosendahl, C. Meyer

K. Werdan et al. (Hrsg.), *Sepsis und MODS*,
DOI 10.1007/978-3-662-45148-9_20,

Die posttraumatische Belastungsstörung (PTBS) gilt als häufige psychische Folge lebensbedrohlicher Erkrankungen mit intensivmedizinischer Behandlung wie der schweren Sepsis. Die Störung wird als Teil des sog. Post-intensive-care-Syndroms (»post intensive care syndrome«, PICS) beschrieben und tritt sowohl bei den Patienten selbst als auch bei Angehörigen der Patienten auf (◻ Abb. 20.1).

Posttraumatische Belastungsstörung (PTBS)

Die posttraumatische Belastungsstörung (ICD-10 F 43.1) ist eine mögliche Folgereaktion eines oder mehrerer traumatischer Ereignisse, die den tatsächlichen oder drohenden Tod oder eine ernsthafte Verletzung oder eine Gefahr der körperlichen Unversehrtheit der eigenen Person oder anderer Personen beinhalten.

Zu den Auslösern der PTBS gehören neben Gewalterfahrungen und Unfällen auch das Erleben einer schweren körperlichen Erkrankung wie der schweren Sepsis bzw. damit verbundene Erfahrungen der intensivmedizinischen Behandlung. Auch für Familienmitglieder kann die lebensbedrohliche Erkrankung nahestehender Personen durch die damit verbundene Unsicherheit und die Angst vor dem Tod oder ernsthaften Folgeschäden eine traumatische und stressreiche Erfahrung sein.

In vielen Fällen kommt es zum Gefühl von Hilflosigkeit, intensiver Furcht oder Entsetzen und durch das traumatische Erleben zu einer Erschütterung des Selbst- und Weltverständnisses.

Während das ICD-10 als Kriterium für das Vorliegen einer PTBS einen Zeitraum innerhalb von 6 Monaten nach dem Belastungsereignis oder nach Ende einer Belastungsperiode vorsieht, ist im Diagnostischen und Statistischen Manual psychischer Störungen (American Psychiatric Association 2000) definiert, dass die Beeinträchtigungen länger als 1 Monat andauern.

20.1 Symptomatik

Die Kernsymptome der PTBS stellen eine Symptomtriade dar, die aus den in der ▶ Übersicht genannten Komponenten besteht.

Kernsymptome der posttraumatischen Belastungsstörung (PTBS)

- **Intrusionen/Wiedererleben**
  - Sich aufdrängende Erinnerungsfragmente (visuell, affektiv, körperlich, taktil, olfaktorisch, auditiv) aus dem traumatischen Ereignis (Flashbacks durch spezifische Auslösereize mit »Hier-und-jetzt-Qualität«), Albträume
- **Vermeidung**
  - Phobische Vermeidung von ereignisassoziierten Auslösern (Triggern)
  - Emotionale Stumpfheit oder Taubheit, innere Teilnahmslosigkeit
  - Dissoziative Phänomene, eingeschränkte affektive Schwingungsbreite
- **Chronische Übererregung/Hyper-Arousal**
  - Herzrasen, Atemnot, Beklemmungen, Anspannung, übersteigerte Wachsamkeit, Reizbarkeit, erhöhte Schreckhaftigkeit, Hypersensibilität, Konzentrations- und Aufmerksamkeitsstörungen, Ein- und/oder Durchschlafprobleme

Weitere, häufig nach psychischen Traumatisierungen auftretende Symptome sind:

- Interessenverlust an zuvor gerne ausgeübten Tätigkeiten,
- sozialer Rückzug,
- Erschütterung des Bedeutungs- und Wertesystems bezüglich (Selbst-) Sicherheit und (Selbst-) Vertrauen,
- Scham- und/oder Schuldgefühle.

Die Symptomatik kann unmittelbar oder auch mit (u. U. mehrjähriger) Verzögerung nach dem traumatischen Geschehen auftreten (verzögerte PTBS) (Flatten et al. 2011).

Diagnostisch abzugrenzen ist die PTBS von der akuten Belastungsreaktion (ABR), im ICD-10 klassifiziert als psychoreaktive Störung von beträchtlichem Schweregrad (F 43.0), die sich auch bei nicht manifest psychisch gestörten Personen als Reaktion auf außergewöhnliche körperliche oder seelische Belastungen entwickeln kann und die im Allgemeinen innerhalb von Stunden oder Tagen abklingt.

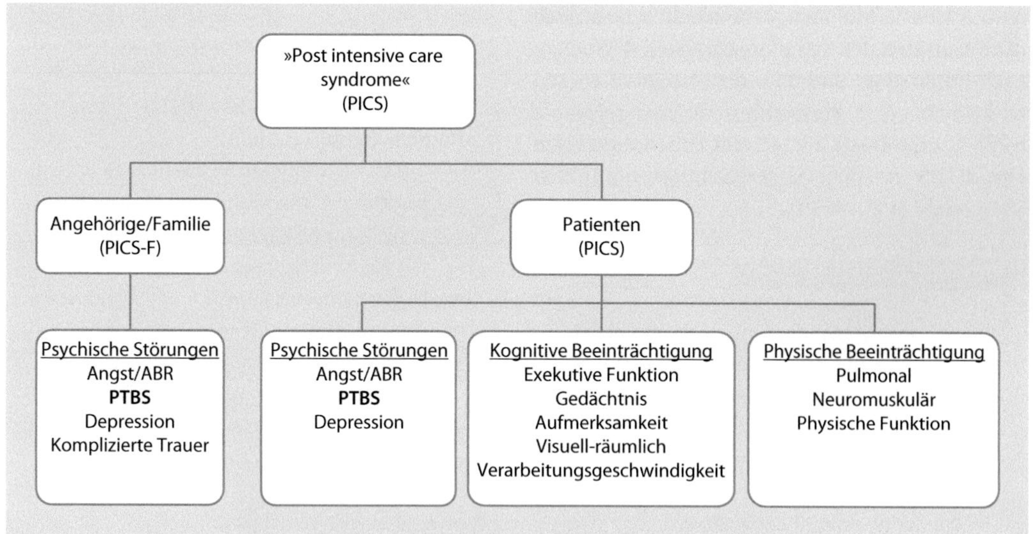

Abb. 20.1 Die posttraumatische Belastungsstörung (PTBS) als Komponente des »post intensive care syndrome« bei Patienten (PICS) und Angehörigen (PICS-F; ABR = akute Belastungsreaktion). (Nach Needham et al. 2012)

Als weitere Differenzialdiagnosen kommen in Betracht:

- andauernde Persönlichkeitsveränderung nach Extrembelastungen (F 62.0; auch als komplexe PTBS bezeichnet),
- somatoforme Dissoziation (F 44.4–44.7),
- aber auch Depression (F32.-),
- spezifische Phobie (F 40.2) und
- Anpassungsstörung (F43.2).

20.2 Epidemiologie

Es gibt nur wenige Studien zur Prävalenz der PTBS bei Patienten nach (schwerer) Sepsis bzw. septischem Schock und deren Angehörigen. Schelling et al. (2001) berichten in einer Studie mit 27 Patienten mit septischem Schock und einer mittleren intensivmedizinischen Behandlung von 35 Tagen 1–12 Jahre nach ITS-Entlassung eine PTBS-Prävalenz von 59%, in einer weiteren Studie (Schelling et al. 1999) mit 11 Patienten mit septischem Schock (mittlere ITS-Dauer 32 Tage) 21–49 Monate nach ITS-Entlassung eine PTBS-Prävalenz von 64%.

In einer Studie mit 135 Patienten, die an einer abdominalen Sepsis litten (89% mit intensivmedizinischer Behandlung, die im Mittel 7 Tage dauerte), wiesen 12 Monate nach der Erkrankung 38% der Patienten eine klinisch-relevante PTBS-Symptomatik auf (Boer et al. 2008).

In einer weiteren Studie, die 55 Patienten mit schwerer Sepsis und deren Lebenspartner im Mittel 4,5 Jahre nach ITS-Entlassung untersuchte, berichteten 69% der Patienten und 62% der Lebenspartner eine klinisch relevante PTBS-Symptomatik (Rosendahl et al. 2013a).

20.3 Verlauf

Es gibt kaum Langzeitstudien, die den Verlauf der PTBS-Symptomatik nach schwerer Sepsis und intensivmedizinischer Behandlung verfolgen. In einer aktuellen Längsschnittstudie zum Verlauf posttraumatischer Stresssymptomatik nach schwerer Sepsis wiesen von 90 zu allen 3 Messzeitpunkten untersuchten Patienten 13% 4 Wochen nach ITS-Entlassung, 17% 3 Monate und 22% 6 Monate nach ITS-Entlassung eine PTBS in voller bzw. subsyndromaler Ausprägung auf. Von den untersuchten Patienten zeigten 18% einen verzögerten Beginn der Symptomatik nach 3 bzw. 6 Monaten, 13% erholten sich nach dem Auftreten der Symptomatik nach 4 Wochen nach Entlassung, und 64% der Patienten wiesen zu keinem der 3 Messzeitpunkte eine relevante PTBS-Symptomatik auf. 4% der Patienten zeigten eine PTBS zu allen Untersuchungszeitpunkten (Rosendahl et al. 2013b).

Praxistipp

Diese Daten zeigen, dass innerhalb des ersten Jahres eine erhebliche Varianz des Spontanverlaufs besteht, möglicherweise aufgrund von Veränderungen im Verlauf der somatischen Erkrankung. Danach ist eher eine Konstanz der Symptomatik wahrscheinlich, wenn keine Behandlung erfolgt (Köllner 2013).

Für diese Annahme sprechen auch die Ergebnisse der oben genannten Querschnittstudie, in denen sich bei bis zu 10-jähriger Katamnesedauer kein Effekt der seit der ITS-Entlassung vergangenen Zeitspanne auf die PTBS-Symptomatik feststellen ließ (Rosendahl et al. 2013a; Scragg et al. 2001).

20.4 Komorbidität, Beeinträchtigung und sekundäre Probleme

Die Symptome der PTBS können zu erheblichen Beeinträchtigungen in sozialen, Bildungs- und beruflichen Funktionen führen. Es ist nicht ungewöhnlich, dass PTBS-Patienten ihren Arbeitsplatz verlieren, weil entweder die beeinträchtigende Symptomatik oder Schlaf- und Konzentrationsprobleme eine regelmäßige Arbeit erschweren oder weil die Patienten nicht in der Lage sind, wiederkehrende Erinnerungen an das traumatische Ereignis zu bewältigen. Die daraus resultierenden finanziellen Probleme sind eine häufige Quelle von zusätzlichem Stress.

Die Erkrankung hat negative Auswirkungen auf die sozialen Beziehungen und führt häufig zu sozialem Rückzug. Probleme in der Familie und der Abbruch wichtiger sozialer Beziehungen sind nicht ungewöhnlich. Die Betroffenen können auch weitere sekundäre psychische Störungen als Komplikation der PTSD entwickeln. Die häufigsten Komplikationen sind in der ► Übersicht dargestellt.

Sekundäre Störungen/Komplikationen im Zusammenhang mit der posttraumatischen Belastungsstörung (PTBS)

Häufige Komplikationen

- Substanzstörungen: Missbrauch von Alkohol, Drogen, Medikamenten, Koffein oder Nikotin zur Bewältigung der Symptome bis hin zur Abhängigkeit
- Depression, einschließlich der Suizidgefahr
- Andere Angststörungen, wie z. B. Panikstörung, was zu zusätzlichen Einschränkungen führen kann (z. B. die Unfähigkeit, öffentliche Verkehrsmittel zu benutzen) (National Collaborating Centre for Mental Health 2005).

Weitere mögliche mit der PTBS assoziierte Probleme

- Somatisierung, chronische Schmerzen und gesundheitliche Beeinträchtigungen verbunden mit einer ausgeprägten Nutzung medizinischer Behandlungseinrichtungen (Schnurr u. Green 2004).

Schätzungen gehen davon aus, dass bei bis zu 50–100% der Patienten mit PTBS komorbide Störungen vorliegen, bei vielen Patienten mit PTBS mehr als eine weitere komorbide Störung (Maercker 2013).

Die allgemein beschriebenen Beeinträchtigungen werden auch bei PTBS nach schwerer Sepsis mit intensivmedizinischer Behandlung berichtet. Sowohl bei Patienten als auch bei deren Angehörigen geht die PTBS auch Jahre nach der psychischen Traumatisierung häufig einher mit körperlichen Einbußen, weiteren psychischen Beschwerden sowie einer eingeschränkten körperlichen und psychischen Lebensqualität. Patienten, die eine schwere Sepsis überlebt haben, sowie deren Angehörige berichten über signifikant stärkere körperliche Beschwerden wie Erschöpfung, Magen- und Gliederschmerzen oder Herzbeschwerden, eine stärkere Angst und Depressivität sowie eine geringere körperliche und psychische Lebensqualität, wenn sie unter klinisch relevanten posttraumatischen Belastungssymptomen leiden (◘ Abb. 20.2) (Jaenichen et al. 2012).

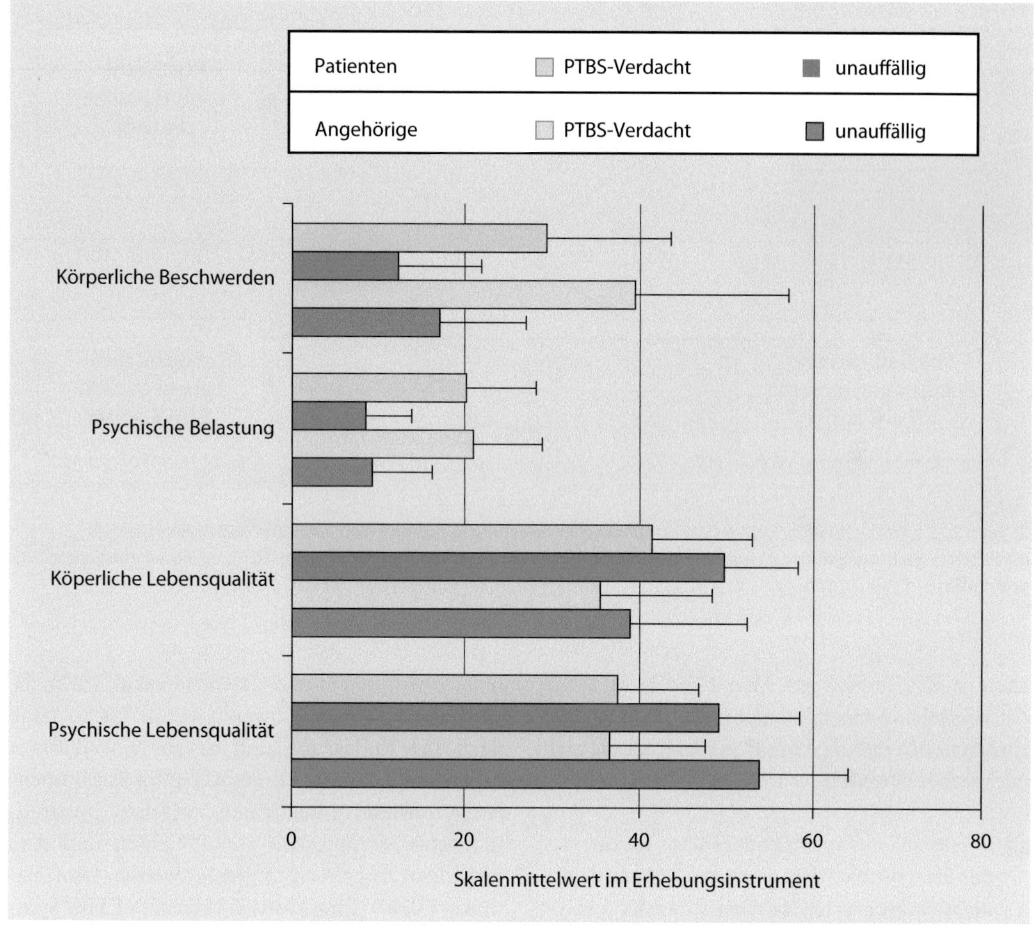

Abb. 20.2 Sekundäre Störungen/Komplikationen im Zusammenhang mit der posttraumatischen Belastungsstörung (PTBS). Dargestellt sind Mittelwerte und Standardabweichungen. Körperliche Beschwerden erfasst über den Gießener Beschwerdebogen (GBB-24), psychische Belastung über die Hospital Anxiety and Depression Scale (HADS) und körperliche/psychische Beschwerden über den Fragebogen zum Gesundheitszustand (SF-36); Daten von 87 Patienten und 90 Angehörigen

20.5 Prädiktoren

Als allgemeine Risikofaktoren für die Entwicklung einer PTBS gelten frühere Traumatisierung in der Kindheit (Missbrauch und andere Traumata), geringe Intelligenz bzw. Bildung, geringer sozioökonomischer Status und weibliches Geschlecht sowie Schwere des Traumas, fehlende soziale Unterstützung und Alltagsstress (Brewin et al. 2000).

Als signifikante Prädiktoren einer relevanten PTBS-Symptomatik nach Sepsis identifizierten Boer et al. (2008)

- jüngeres Alter,
- Dauer der intensivmedizinischen Behandlung sowie
- traumatische Erinnerungen an die intensivmedizinische Behandlung oder den Krankenhausaufenthalt.

In einer randomisiert-kontrollierten Studie mit Patienten mit septischem Schock (Schelling et al. 2001) konnte gezeigt werden, dass die Gabe von Hydrokortison während des septischen Schocks mit einer geringeren PTBS-Inzidenz im Langzeitverlauf (21–49 Monate nach ITS-Entlassung) asso-

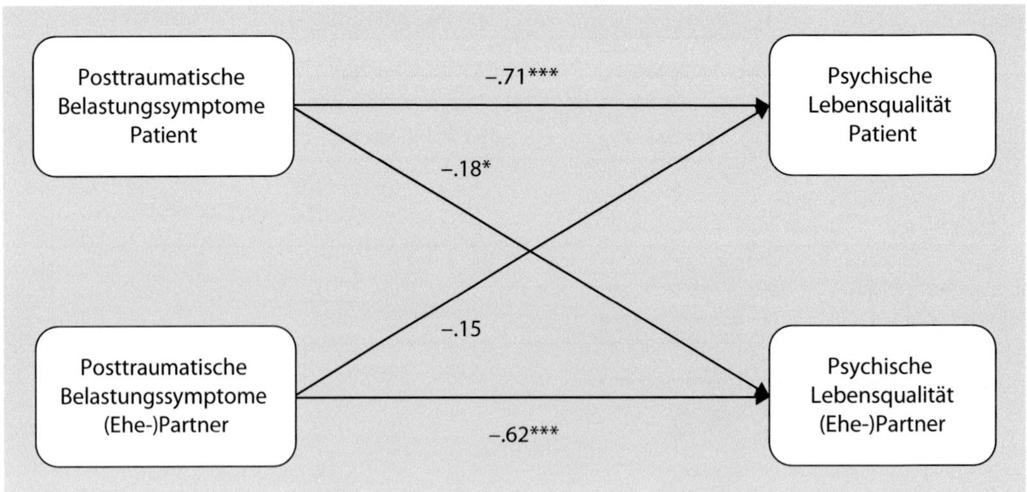

Abb. 20.3 Wechselseitiger Einfluss posttraumatischer Belastungssymptome von Patienten und Partnern auf die psychische Lebensqualität des Paares (standardisierte Regressionskoeffizienten; ***$p < 0{,}001$; *$p < 0{,}05$). (Nach Rosendahl et al. 2013a)

ziiert ist. Ein Einfluss von Alter, Geschlecht, Dauer der septischen Schockphase bzw. der intensivmedizinischen Behandlung konnte in dieser Studie nicht nachgewiesen werden.

> **Ein signifikanter protektiver Faktor scheint das Persönlichkeitsmerkmal Resilienz zu sein, definiert als psychische Widerstandsfähigkeit bzw. als stabile Fähigkeit zur flexiblen Anpassung an situative Anforderungen.**

Resilienz erwies sich sowohl bei Patienten als auch Angehörigen als starker, signifikanter Prädiktor für eine geringere PTBS-Symptomatik nach schwerer Sepsis; Dauer der intensivmedizinischen Behandlung, Alter und Geschlecht hingegen wiederum nicht (Jaenichen et al. 2012).

20.6 Zusammenhänge zwischen Patienten und Angehörigen

Patienten, die eine schwere Sepsis überlebt haben, und deren Angehörige weisen häufig eine Konkordanz in der PTBS-Symptomatik auf. In der oben genannten Studie (Jaenichen et al. 2012), die Überlebende einer schweren Sepsis bis 10 Jahre nach ITS-Entlassung und deren (Ehe-)Partner untersuchte, konnte ein signifikanter Zusammenhang mittlerer Effektstärke zwischen posttraumatischen Symptomen von Patienten und dem jeweiligen Angehörigen gezeigt werden (Korrelation $r = 0{,}40$). Eine klinisch relevante PTBS-Symptomatik wiesen bei 47% der Paare beide Partner auf, bei 23% nur der Patient, bei 16% nur der Partner, und bei 14% der Paare weder Patient noch Partner.

In diesem Zusammenhang ist von einem wechselseitigen Einfluss der posttraumatischen Belastungssymptomatik auf die psychische Lebensqualität zwischen den (Ehe-)Partnern auszugehen. Posttraumatische Belastungssymptome von Patienten und Partnern stehen nicht nur in negativer Beziehung zur jeweils eigenen psychischen Lebensqualität. Die Belastung des Patienten wirkt sich negativ auf die psychische Lebensqualität der Partner aus; ebenso wie die Belastung des Partners einen negativen Einfluss auf die psychische Lebensqualität des Patienten hat (Abb. 20.3; Rosendahl et al. 2013a).

20.7 Therapie

Für die Therapie der PTBS nach schwerer Sepsis gelten die allgemeinen Leitlinien der PTBS-Therapie (Flatten et al. 2011).

Praxistipp

Als evidenzbasierte Therapien sind traumafokussierte kognitive Verhaltenstherapie und »eye movement desensitization and reprocessing« (EMDR) nachgewiesen (Bisson u. Andrew 2007), die im Wesentlichen unabhängig von der Art der Traumatisierung Therapieoptionen mit hoher Wirksamkeit darstellen.

Diese traumaadaptierten Psychotherapieverfahren werden in der aktuellen S3-Leitlinie zur PTBS ebenso empfohlen wie die ausschließliche Behandlung durch Psychotherapeuten, die in traumaspezifischen Behandlungsmethoden ausgebildet wurden (Flatten et al. 2011).

Mehlhorn et al. (2014) untersuchten in einem Review vorliegende Interventionen zur Verbesserung der psychischen und körperlichen Funktion nach intensivmedizinischer Behandlung und konstatieren, dass wirksame Therapieoptionen für Post-ITS-Patienten bislang selten sind.

Hinsichtlich der Reduktion der PTBS-Symptomatik werden positive Effekte für das sog. **Intensiv-Tagebuch** beschrieben. Das Intensiv-Tagebuch ist eine speziell für Patienten mit PTBS nach intensivmedizinischer Behandlung und deren Angehörige entwickelte Therapieoption, die insbesondere in Skandinavien und England weit verbreitet ist und dort seit mehr als 20 Jahren erfolgreich eingesetzt wird. Es wird während eines Intensivaufenthaltes von Pflegenden und Angehörigen geführt. Der Patient kann das Tagebuch auf eigenen Wunsch später lesen, damit die Zeit der Bewusstlosigkeit rekonstruieren und so seine intensivmedizinischen Erfahrungen besser verstehen.

Die Wirksamkeit der Tagebücher ist mittlerweile dokumentiert, es liegen Studien mit Evidenz in Hinblick auf eine Reduktion der PTBS-Symptomatik sowie von Angst und Depressivität vor (Jones et al. 2010). Vielversprechende Befunde gibt es auch für die Wirksamkeit des Intensiv-Tagebuches auf die PTBS-Symptomatik bei Angehörigen der Patienten (Jones et al. 2012; Garrouste-Orgeaset al. 2012).

Vor dem Hintergrund der hohen Prävalenz von PTBS bei Angehörigen von Sepsispatienten sowie der oben beschriebenen Konkordanz psychischer Belastungen sollten im Kontext einer adäquaten Folgebehandlung der PTBS nach schwerer Sepsis auch Partner bzw. nahe Angehörige der Patienten einbezogen werden.

Literatur

American Psychiatric Association (2000) Diagnostic and Statistical Manual of Mental disorders. DSM-IV-TR, 4th edn, Text Revision). American Psychiatric Association, Washington DC

Bisson J, Andrew M (2007) Psychological treatment of post-traumatic stress disorder (PTSD). Cochrane Database Syst Rev 3: CD003388

Boer KR, van Ruler O, van Emmerik AA et al. (2008) Factors associated with posttraumatic stress symptoms in a prospective cohort of patients after abdominal sepsis: a nomogram. Intensive Care Med 34: 664–674

Brewin CR, Andrew B, Valentine JD (2000) Meta-analysis of risk factors for posttraumatic stress disorder in trauma-exposed adults. J Consult Clin Psychol 68: 748–766

Flatten G, Gast U, Hofmann A, Knaevelsrud C, Lampe A, Liebermann P, Maercker A, Reddemann L, Woller W (2011) S3 - Leitlinie Posttraumatische Belastungsstörung. Trauma Gewalt 3: 202–210

Garrouste-Orgeas M, Coquet I, Périer A et al. (2012) Impact of an intensive care unit diary on psychological distress in patients and relatives. Crit Care Med 40: 2033–2040

Jaenichen D, Brunkhorst FM, Strauss B, Rosendahl J (2012) Körperliche und psychische Langzeitfolgen nach intensivmedizinischer Behandlung einer schweren Sepsis bei Patienten und Angehörigen. Psychother Psych Med 62: 335–343

Jones C, Bäckman C, Capuzzo M et al. (2010) Intensive care diaries reduce new onset post traumatic stress disorder following critical illness: a randomised, controlled trial. Crit Care 14: R168 *[Randomisiert-kontrollierte Studie zur Effektivität des Intensiv-Tagebuchs auf die PTBS-Symptomatik bei Patienten nach intensivmedizinischer Behandlung.]* ←

Jones C, Bäckman C, Griffiths RD (2012) Intensive Care Diaries and Relatives' Symptoms of Posttraumatic Stress Disorder After Critical Illness: A Pilot Study. Am J Crit Care 21: 172–176

Köllner V (2013) Posttraumatische Belastungsstörungen bei körperlichen Erkrankungen und medizinischen Eingriffen. In: Maercker A (Hrsg) Posttraumatische Belastungsstörungen, 4. Aufl. Springer, Berlin Heidelberg New York, S 441–453

Maercker A (2013) Symptomatik, Klassifikation und Epidemiologie. In: Maercker A (Hrsg) Posttraumatische Belastungsstörungen, 4. Aufl. Springer, Berlin Heidelberg New York, S 13–34

Mehlhorn J, Freytag A, Schmidt K, Brunkhorst FM, Graf J, Troitzsch U, Schlattmann P, Wensing M, Gensichen J (2014) Rehabilitation interventions for postintensive care syndrome: a systematic review. Crit Care Med 42: 1263–1271 *[Aktuelle systematische Übersichtsarbeit zur Effektivität von Interventionen von im Post-intensive-care-Syndrom subsumierten Störungen im Rahmen der Rehabilitation von Patienten nach intensivmedizinischer Behandlung.]* ←

National Collaborating Centre for Mental Health (2005) Posttraumatic stress disorder: the management of PTSD in adults and children in primary and secondary care. Gaskell & BPS, London/Leicester

Needham DM, Davidson J, Cohen H, Hopkins RO, Weinert C, Wunsch H et al. (2012) Improving long-term outcomes after discharge from intensive care unit: report from a stakeholders' conference. Crit Care Med 40 (2): 502–509 *[Übersichtsbeitrag zur Beschreibung der Langzeitfolgen intensivmedizinischer Behandlung, zusammengefasst unter dem Begriff des Post-intensive-care-Syndroms.]* ←

Rosendahl J, Brunkhorst FM, Jaenichen D et al. (2013a) Physical and mental health in patients and spouses after intensive care of severe sepsis: a dyadic perspective on long-term sequelae testing the Actor-Partner Interdependence Model. Crit Care Med 41 (1): 69–75 *[Beobachtungsstudie zur Häufigkeit der PTBS bei Patienten nach schwerer Sepsis und ihren (Ehe-)Partnern sowie zur Konkordanz der psychischen Belastung von Patienten und Partnern.]* ←

Rosendahl J, Wintermann G, Oehmichen F et al. (2013b) Stress disorders following prolonged critical illness in patients with severe sepsis. Infection 41: 81

Schelling G, Stoll C, Kapfhammer HP et al. (1999) The effect of stress doses of hydrocortisone during septic shock on posttraumatic stress disorder and health-related quality of life in survivors. Crit Care Med 27 (12): 2678–2683

Schelling G, Briegel J, Roozendaal B et al. (2001) The effect of stress doses of hydrocortisone during septic shock on posttraumatic stress disorder in survivors. Biol Psychiat 50 (12): 978–985

Schnurr P, Green BL (2004) Trauma and health: physical health consequences of exposure to extreme stress. American Psychological Association, Washington D.C.

Scragg P, Jones A, Fauvel N (2001) Psychological problems following ICU treatment. Anaesthesia 56: 9–14

Sepsis bei speziellen Patientengruppen

In der Notaufnahme

J. Wilhelm, H. Ebelt, K. Werdan

K. Werdan et al. (Hrsg.), *Sepsis und MODS*,
DOI 10.1007/978-3-662-45148-9_21, © Springer-Verlag Berlin Heidelberg 2016

21.1 Sepsis: »Zeit ist Leben!«

Die Bedeutung der Sepsis in der Akut- und Notfallmedizin ist unzweifelhaft anderen akut lebensbedrohlichen Erkrankungen – Herzinfarkt, Schlaganfall – gleichzusetzen (Schmidbauer et al. 2013)! Ähnlich wie bei diesen Krankheitsbildern vermögen auch bei der Sepsis nur die unmittelbare Diagnosestellung und die sofortige Therapieeinleitung den deletären, oftmals letalen Verlauf zu verhindern.

> **Einer der Hauptgründe der unverändert hohen Letalitätsrate der schweren Sepsis und des septischen Schocks liegt sicherlich in der zu späten Diagnose und der daraus resultierenden Therapieverzögerung, sowohl bei bereits hospitalisierten als auch bei über die Notaufnahme aufgenommenen Patienten!**

21.2 Ambulant erworbene versus nosokomiale Sepsis

Die Sepsis kann entweder ambulant (»community-acquired«) oder nosokomial (im Krankenhaus) erworben sein. In der Notaufnahme finden wir Patienten mit ambulant erworbener Sepsis in der Frühphase, während auf der Intensivstation in der Regel die späteren Stadien von ambulant erworbener und nosokomialer schwerer Sepsis bis hin zum septischen Schock betreut werden.

Unser Bild des Patienten mit Sepsis ist üblicherweise geprägt von der Spätphase des Patienten mit ambulant erworbenem oder nosokomialem septischem Schock auf der Intensivstation (◘ Abb. 21.1b): Dieser Patient zeigt typischerweise das Bild des »warmen«, hyperzirkulatorischen Schocks mit weitgestellter Peripherie infolge der massiven Vasodilatation. Dieser Patient hat mittlerweile in den ersten Stunden nach Diagnosestellung mehrere Liter Flüssigkeit zur Aufrechterhaltung eines adäquaten Blutdrucks erhalten, ebenso wie inotrope und vasopressorische Substanzen. An der Haut zeigen sich unterschiedliche Ausprägungen der disseminierten intravasalen Gerinnung. Häufig besteht bereits ein ausgeprägtes Organversagen, der Patient ist beatmet und analgosediert, und er muss wegen eines akuten Nierenversagens hämofiltriert werden.

Ganz anders präsentiert sich dagegen der Patient dem Notarzt und dem Notaufnahmearzt in der »**Frühestphase**« einer Sepsis, schweren Sepsis oder eines septischen Schocks (◘ Abb. 21.1a): Dieser Patient ist häufig exsikkiert; die Gefäße sind noch reagibel und meist noch konstringiert, sodass eher ein hypodynamer Schock mit »kalter« Peripherie imponiert. Der Blutdruck ist häufig noch normoton oder sogar hyperton. Da der Patient initial noch nicht beatmet ist, kann der Notarzt den zerebralen Zustand beurteilen: Oft fehlgedeutet, sind Unruhe, Verwirrtheit und Somnolenz bis hin zum Koma bereits erste Zeichen einer septischen Enzephalopathie (▶ Kap. 19.2).

21.3 Eine Patientengeschichte

Im Laufe des späten Nachmittags während der Arbeit kam es bei dem 57-jährigen Arzt zunächst zu allgemeinem Unwohlsein, das dann abends zu Hause gering an Intensität bis zum Zubettgehen zunahm. Gegen 3.00 Uhr morgens stellten sich dann Übelkeit und massiver Schüttelfrost ein, sodass er sich in der Notaufnahme vorstellte. Die Körpertemperatur betrug 38,0°C, die Herzfrequenz 100/min, der körperliche Untersuchungsbefund war unauffällig. Nach sofortiger Abnahme von Blutkulturen und Blut für die Labordiagnostik wurde unter der Verdachtsdiagnose »Sepsis« ca. 30 min nach dem Eintreffen die Antibiotikagabe begonnen.

Die ersten Laborparameter (◘ Abb. 21.2) zeigten ein CRP von 147,9 mg/dl (Normbereich <5), ein PCT von 0,7 ng/ml (keine schwere Sepsis < 0,5) und ein IL-6 von 1.123 pg/ml (Normbereich <15). Die klinische Besserung unter der ebenfalls eingeleiteten Infusionstherapie und Fortführung der Antibiose trat bereits am Abend ein, obwohl das PCT am Folgetag noch auf 4,52 ng/ml und das CRP auf 174,8 mg/dl anstieg, dann aber ein rascher Abfall der Inflammationsparameter zu erkennen war (◘ Abb. 21.2).

Nach einer Woche waren alle Laborparameter wieder im Normbereich, und der Patient war ohne Folgeschäden wieder voll ins Berufsleben integriert. Die Blutkulturen waren negativ geblieben, ein konkreter entzündlicher Fokus bzw. Keim konnte nicht identifiziert werden.

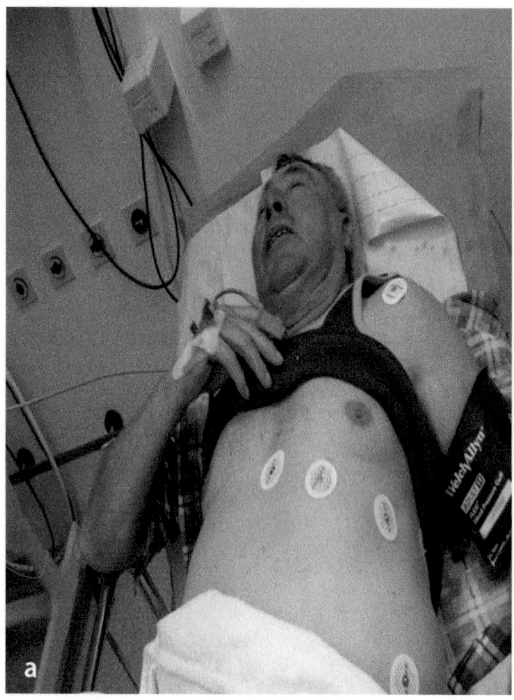

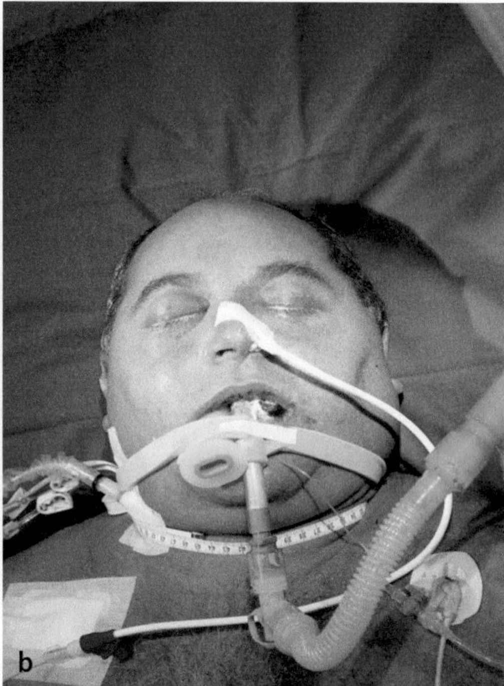

Abb. 21.1a, b Unterschiedliches Erscheinungsbild von Patienten mit schwerer Sepsis: **a** Patient in der Frühphase einer ambulant erworbenen schweren Sepsis in der Notaufnahme. **b** Patient in der Spätphase einer ambulant erworbenen Sepsis auf der Intensivstation. (Aus Müller-Werdan et al. 2009, mit Genehmigung der Patienten).

Praxistipp

Denken Sie daran, dass auch ein nicht schwer krank wirkender Patient in der Notaufnahme eine Sepsis haben kann!

21.4 Charakteristika der ambulant erworbenen Sepsis – der Patient in der Notaufnahme

Patienten mit schweren Infektionen repräsentieren eine wichtige Gruppe der in einer Kliniknotaufnahme behandelten Patienten. Sepsispatienten stellen 2,1–6,3% aller Notaufnahmepatienten dar, wobei der Anteil mit schwerer Sepsis 0,6–0,9% beträgt (Majuran u. Clancy 2008; Rezende et al. 2008; Wang et al. 2007).

Da die Struktur und das Betreiben von Notaufnahmen sowohl im Ländervergleich als auch innerhalb Deutschlands große Unterschiede aufweisen kann, ist die Verallgemeinerung nationaler und internationaler Literaturdaten nicht unproblematisch. Insofern wollen die Autoren an dieser Stelle im Wesentlichen über die Ergebnisse ihrer prospektiven monozentrischen ProFS-Studie – (PROgnose der Frühen Sepsis) berichten, welche von August 2006 bis September 2010 in der Zentralen Notaufnahme – jährliche Betreuung von ca. 40.000 Patienten – des Universitätsklinikums Halle (Saale) durchgeführt worden ist. Intention der ProFS-Studie war die Charakterisierung und Prognoseerfassung von Patienten mit Verdacht auf ambulant erworbene Sepsis (Hettwer et al. 2012; Wilhelm et al. 2012, 2013, 2014).

21.4.1 Verdacht auf Sepsis: Septischer Patient vs. nichtseptischer Patient

Von denjenigen Patienten, bei denen ein erfahrener Arzt in der Notaufnahme den klinischen Verdacht auf eine Sepsis äußert und demzufolge Blutkulturen abnimmt (Hettwer et al. 2012; Wilhelm et al. 2012),

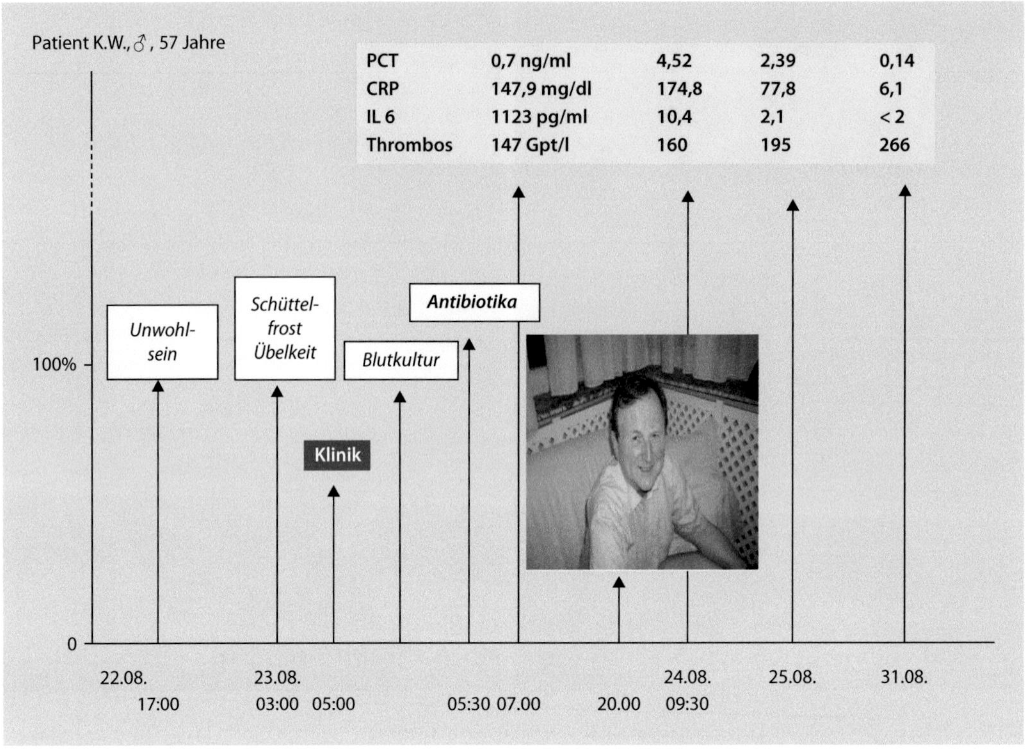

Abb. 21.2 57-jähriger Patient mit ambulant erworbener Sepsis. Normalbereiche der aufgeführten Laborparameter: C-reaktives Protein (CRP): <5 mg/ml; Interleukin-6 (»IL-6«): <15 pg/ml; Procalcitonin (»PCT«): keine schwere Sepsis < 0,5 ng/ml; Thrombozyten (»Thrombos«): 140–440 Gpt/l. (Aus Müller-Werdan et al. 2009, mit Genehmigung des Patienten)

sind entsprechend den internationalen Sepsisdefinitionen (American College of Chest Physicians/Society of Critical Care Medicine Consensus Conference 1992) 70% septisch (40% mit Sepsis, 20% mit schwerer Sepsis und 10% mit septischem Schock) und 30% nichtseptisch.

In der prospektiven monozentrischen ProFS-Beobachtungsstudie (Hettwer et al. 2012) unterschieden sich die 153 septischen von den 56 nichtseptischen Patienten signifikant durch eine um 0,3°C höhere Körpertemperatur bei Aufnahme (38,8±1,1°C vs. 38,5±0,9°C), v. a. aber durch die höhere Herzfrequenz (108,0±20,1 min^{-1} vs. 81,2±15,7 min^{-1}), nicht dagegen durch den mittleren Blutdruck (87,3±19,5 mm Hg vs. 85,0±15,1 mm Hg).

Von den Labormarkern finden sich mit breiter Überlappung höhere Werte bei Aufnahme bei den septischen Patienten für

- Leukozyten (14,6±13,4 Gpt × l^{-1} vs. 11,7±7,4 Gpt × l^{-1}, p = 0,042),
- PCT (14,4±42,2 ng × ml^{-1} vs. 3,4±6,3 ng × ml^{-1}; nicht signifikant (n.s.),
- CRP (173,6±136,9 mg × l^{-1} vs. 135,7±111,1 mg × l^{-1}; n.s.) und
- IL-6 (3580±11898 pg × ml^{-1} vs. 921±2180 pg × ml^{-1}; n.s.).

Die septischen Patienten waren deutlich kränker, wie dies der höhere Wert des APACHE II Score ausweist (17,0±8,1 vs. 13,1±9,3; p = 0,005), und sie hatten ein ausgeprägteres neurologisches Defizit (Glasgow Coma Scale: 13,6±2,7 vs. 14,4±2,0; p = 0,014). 18 der 153 septischen Patienten (11,8%) und keiner der 56 nichtseptischen Patienten starben innerhalb von 30 Tagen (Hettwer et al. 2012).

Praxistipp

Bei klinischem Verdacht auf ambulant erworbene Sepsis ist die initiale Unterscheidung des septischen vom nichtseptischen Patienten in der Notaufnahme sowohl klinisch als auch laborchemisch schwierig!

21.4.2 Fokus und Keimspektrum

Fokus der ambulant erworbenen Sepsis ist zu 40% die Lunge, zu weiteren 40% sonstige internistische Organe, zu 10% Urogenitalinfektionen und zu weiteren 10% andere Infektionsquellen (Hettwer et al. 2012).

In der ProFS-Studie (Hettwer et al. 2012) fanden sich bei 43,5% der Patienten eine oder mehrere positive Blutkulturen, wobei das Keimspektrum (grampositiv 60,2%; gramnegativ 38,7%; Pilze 1,1%) sich überwiegend aus den Erregern der pneumogen bedingten und der Urosepsis zusammensetzte:

- 35% Escherichia coli,
- 15% Staphylococcus aureus,
- 10% Streptococcus pneumoniae und
- 10% Staphylococcus epidermidis.

Patienten mit positiven Blutkulturen waren kränker und hatten eine ungünstigere Prognose als diejenigen Patienten ohne positive Blutkulturen.

- APACHE-II-Score 18,7 vs. 14,4, p = 0,001;
- SOFA-Score 4,3 vs. 2,7, p = 0,001;
- PCT 10,6 vs. 11,6, p = n.s.;
- IL-6 3383 vs. 1963 pg × ml–1, p = 0,019;
- Dauer des Intensivstationsaufenthaltes 11,4 vs. 7,8 Tage, p = n.s.;
- Dauer des Krankenhausaufenthaltes 16,9 vs. 13,0 Tage, p = 0,019;
- 30-Tage-Letalität 12,6 vs. 6,2%, p = n.s.;
- kombinierter Endpunkt aus Letalität, Intensivpflichtigkeit, maschineller Beatmung und Nierenersatztherapie: 51,7 vs. 32,7%, p = 0,009.

Im Vergleich zur Blutkulturanalytik hat die PCR-Diagnostik der Keim-DNA trotz theoretischer Vorteile – Ergebnis innerhalb von 6 h verfügbar – in der Notaufnahme zur Sepsisdiagnostik bisher noch nicht überzeugt (Hettwer et al. 2012; Loonen et al. 2014) (siehe auch ► Kap. 2.2.2).

21.4.3 Septischer Kreislaufschock und septische Kardiomyopathie

Der augenscheinlichste Unterschied des Patienten mit Sepsis in der Frühphase auf der Notaufnahme (◘ Abb. 21.1a) und dem Patienten mit Sepsis in der späteren Phase auf der Intensivstation (◘ Abb. 21.1b) findet sich im Herz-Kreislauf-Bereich: Während der septische Patient auf der Intensivstation meist ein relativ hohes Herzzeitvolumen infolge der toxischen Vasodilatation mit stark erniedrigtem systemischem Gefäßwiderstand besitzt (s. auch ► Abb. 9.1 in ► Abschn. 9.1 und ► Abschn. 9.4.2.) – hyperzirkulatorischer, »warmer« Schock (◘ Abb. 21.1b)– sind die Gefäße des Sepsispatienten in der Frühphase auf der Notaufnahme noch auf endogene vasopressorische Katecholamine reagibel; diese Patienten zeigen bei relativem Volumenmangel infolge des Gefäß-Leakage eine kompensatorische Vasokonstriktion als Versuch der Blutdruckstabilisierung, klinisch als zentralisierter, »kalter« Schock imponierend (◘ Abb. 21.1a).

Der mittels Impedanzmessung bestimmbare Herzindex (HI) beläuft sich im Mittel auf 2,8 l/min × m^{-2} und der systemische Gefäßwiderstand (SGW) auf 1384 dyn × s × cm^{-5} (Normbereich 1.100 ± 200) (s. auch ► Abb. 9.1 und ► Abb. 9.5 in ► Kap. 9).

Bereits in der Notaufnahme kann bei Patienten mit ambulant erworbener Sepsis eine **septische Kardiomyopathie** nichtinvasiv mittels transthorakaler Impedanzmessung des HZV (TaskForce Monitor, CNsystems, Graz, Österreich) und Berechnung des nachlastbezogenen HZV (»afterload-related cardiac performance«, ACP) verlässlich nachgewiesen werden. Wie in ► Abschn. 9.4.2 erläutert, beschreibt der ACP-Wert die gemessene Herzleistung als Prozentsatz derjenigen Herzleistung, die ein nicht septisch geschädigtes Herz bei dem vorgegebenen systemischen Gefäßwiderstand erbringen würde, um den Blutdruck zu stabilisieren.

Bereits in dieser Frühphase der Sepsis lässt sich eine Herzfunktionseinschränkung in Abhängigkeit vom Sepsisschweregrad nachweisen (◘ Abb. 21.3): Während bei Sepsis ohne Organversagen nur 20% der Patienten eine Herzfunktionseinschränkung (ACP ≤80%) aufweisen, steigt dieser Anteil

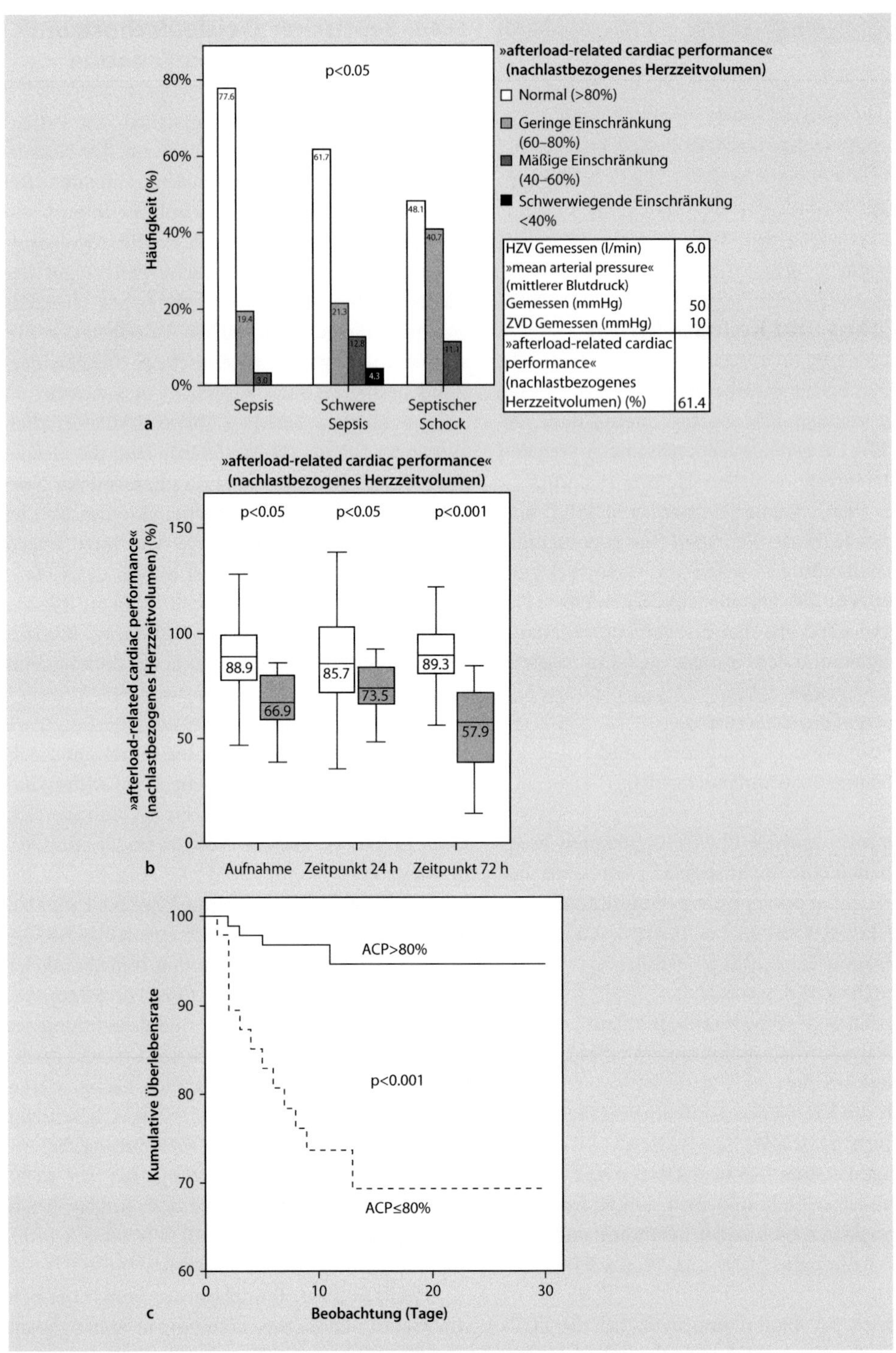

Abb. 21.3a–c Messung des nachlastbezogenen Herzzeitvolumens in% der Norm (»afterload-related cardiac performance«, ACP) bei 141 Patienten mit ambulant erworbener Sepsis. Die HZV-Messung für die ACP-Berechnung erfolgte initial in der Notaufnahme mit der nichtinvasiven Impedanzkardiographie und im weiteren Verlauf (Intensivstation) mit dem Pulmonalarterienkatheter oder dem PiCCO-System. **a** Ausmaß der Pumpfunktionseinschränkung in der Initialphase

bei schwerer Sepsis auf 40% und bei septischem Schock auf 50%!

Bereits bei der Erstuntersuchung in der Notaufnahme ist bei später gestorbenen septischen Patienten eine signifikante Pumpschwäche nachweisbar (◘ Abb. 21.3b), die sich innerhalb der ersten 72 h auf der Intensivstation weiter verschlimmert: Während die ACP-Werte bei den später Versterbenden nach 72 h bis auf 60% absinken, bleiben die ACP-Werte bei den überlebenden Sepsispatienten innerhalb dieser Zeit konstant über 80% (◘ Abb. 21.3b). Ein ACP-Wert von 80% bei Aufnahme diskriminiert bereits in dieser frühen Sepsisphase zwischen Überleben und Sterben (◘ Abb. 21.3c). Nur die Bestimmung des nachlastbezogenen Herzzeitvolumens in% der Norm (ACP), nicht aber die des Herzindex (HI) oder des »cardiac power index« (CPI) erreicht diese Trennschärfe (Wilhelm et al. 2013) (siehe auch ► Tab. 9.2).

Auch die kardialen Biomarker BNP, NT-proBNP und hsTnT sind bei Patienten mit ambulant erworbener Sepsis in einem beträchtlichen Prozentsatz erhöht, bekanntermaßen infolge unterschiedlicher Ursachen (Wilhelm et al. 2013, 2014) (s. auch ► Abschn. 9.4.2). Die hsTnT-Spiegel korrelieren mit dem Schweregrad der Sepsis, dem Vorliegen einer koronaren Herzkrankheit sowie einer chronischen Herzinsuffizienz und dem Tod (Wilhelm et al. 2014).

21.4.4 Prognosefaktoren

Eine wichtige Aufgabe beim Patienten mit ambulant erworbener Sepsis und einer erwarteten Letalität um 10% ist die Prognoseabschätzung noch in der Notaufnahme, nicht nur die Abschätzung des Letalitätsrisikos, sondern auch, welcher Patient ein MODS entwickeln wird, welcher auf der Intensivstation behandelt und welcher beatmet werden muss, und welcher eine Nierenersatztherapie benötigt.

Für die 211 Patienten der ProFS-Studie mit Verdacht auf (n = 56) bzw. manifester Sepsis (n = 153) in der Notaufnahme gibt ◘ Tab. 21.1 die wichtigsten Risikofaktoren hinsichtlich der Letalität wieder.

Hilfreich zur Beantwortung dieser Fragen sind einerseits Biomarker wie CRP, PCT und IL-6 und andererseits verschiedene Scores. Als Scores kommen zum einen speziell für den Sepsispatienten in der Notaufnahme entwickelte Scores wie der MEDS-Score (Shapiro et al. 2003) in Frage (s. auch ► Abschn. 21.7), zum anderen aber auch für den Intensivpatienten entwickelte Scores zur Beurteilung des Schweregrads der Erkrankung (z. B. APACHE-II-Score; Chen et al. 2006; Knaus et al. 1985; Nguyen et al. 2008) oder Sepsis-Scores, z. B. SOFA-Score (Innocenti et al. 2013; Jones et al. 2009; Vincent et al. 1996), PIRO-Score (Chen u. Li 2014; Howell et al. 2011).

In der ProFS-Studie (Wilhelm et al. 2012) fanden sich für die 211 Patienten mit Verdacht auf bzw. manifester Sepsis nur niedrige AUC-ROC-Werte von 0,5–0,7 für die Biomarker CRP, PCT und IL-6 im Hinblick auf die 30-Tage-Letalität, die Intensivpflichtigkeit sowie die Notwendigkeit zur maschinellen Beatmung und zur Nierenersatztherapie. Dagegen zeigten APACHE-II-, MEDS- und SOFA-Score Werte von 0,65–0,8, die beste Trennschärfe fand sich für den APACHE-II-Score.

In einer weiteren Studie mit 680 septischen Patienten in der Notaufnahme zeigte auch der PIRO-Score ein sehr gutes Ergebnis und war dem MEDS-Score überlegen und dem APACHE-II-Score zumindest nicht unterlegen (Chen u. Li 2014).

Aufgrund der Datenlage und eigener Erfahrung bevorzugen wir den APACHE-II-Score in der Notaufnahme, da er bei Verlegungen auf die Intensivstation kontinuierlich weiterverwendet werden kann. Die zur APACHE-II-Score-Erhebung geforderten 24 h Beoabachtungszeit werden beim Aufnahme-Scoring in der Notaufnahme auf die zurückliegenden 24 h vor Aufnahme projiziert.

in Abhängigkeit vom Schweregrad der Sepsis. Als normale Herzleistung wurde ein ACP-Wert >80% der Norm eingestuft (weiße Säulen); hellgraue Säule: ACP 60 bis ≤80%; dunkelgraue Säule: ACP 40 bis <60%; schwarze Säule: <40%. Die Zahlen in der Tabelle zeigen die Berechnung des ACP mittels Herzzeitvolumen (HZV), arteriellem Mitteldruck (MAP) und zentralem Venendruck (ZVD) (zur Berechnung s. ► Abschn. 9.4.2). **b** ACP-Verläufe bei überlebenden und später gestorbenen Sepsispatienten. Whisker-Plots mit Medianwerten, 25% und 75%-Perzentilen und niedrigsten und höchsten Werten. **c** Kaplan-Meier 30-Tage-Überlebenskurve bei Patienten mit ambulant erworbener Sepsis in Abhängigkeit vom initialen ACP-Wert. (Adaptiert nach Wilhelm et al. 2013).

Tab. 21.1 Der Sepsispatient in der Notaufnahme – prognostische Faktoren. Die Zusammenstellung nach Wilhelm et al. (2012) enthält die Daten von 211 Patienten, die mit Verdacht auf Sepsis (153 mit gesicherter Sepsis) in der Notaufnahme betreut und bei denen wegen des Verdachts auf Sepsis Blutkulturen abgenommen worden sind

Parameter	Überlebende n = 193	Nicht Überlebende n = 18	p
Alter (Jahre)	62,6±18,0	64,2±14,6	n.s.
Männer/Frauen (n,%)	114 (59,1%)/79 (40,9%)	13 (72,2%)/5 (27,8%)	n.s.
Patienten aus Pflegeheim (%)	11,5	22,2	n.s.
BMI (kg × m^{-2})	26,4±5,5	28,5±6,2	n.s.
Infektionsfokus (%)			
Pneumogen-internistisch	40,6	38,9	n.s.
Nicht pneumogen-internistisch	38,0	38,9	n.s.
Urogenital	11,2	5,6	n.s.
Andere	10,2	16,7	n.s.
Komorbiditäten (%)			
Chronische Niereninsuffizienz	25,8	16,7	n.s.
Diabetes mellitus	28,4	38,9	n.s.
Neurologische Vorerkrankung	24,7	55,6	<0,01
Arterielle Hypertonie	57,9	83,3	<0,05
Solide Tumoren	16,8	22,2	n.s.
Koronare Herzkrankheit	34,2	55,6	n.s.
Chronische Herzinsuffizienz	17,4	44,4	<0,01
Obstruktive Lungenerkrankung	10,5	5,6	n.s.
Patientenbefunde			
Herzfrequenz (min^{-1})	100,3±21,7	117,4±22,2	<0,01
MAP (mm Hg)	86,9±18,3	85,7±21,2	n.s.
Körpertemperatur (°C)	38,9±1,0	37,9±1,7	<0,01
Infektions-/Inflammationsmarker			
Leukozyten (Gpt × l^{-1})	13,6±12,0	16,3±14,0	n.s.
PCT (ng × ml^{-1})	10,8±37,9	21,1±26,9	<0,001
CRP (mg × ml^{-1})	154,8±127,8	247,6±140,4	<0,001
IL-6 (pg × ml^{-1})	2.094±7.137	11.483±25.947	<0,01
Scores			
APACHE II	15,3±8,0	25,0±8,4	<0,001
MEDS	7,0±4,5	12,0±4,2	<0,001
SOFA	3,1±2,7	5,7±5,0	<0,01

Ungünstige, routinemäßig erfassbare Prognosefaktoren

- Vorbestehende Herzinsuffizienz
- Hohe Ruheherzfrequenz
- Hohe Plasmaspiegel von PCT und CRP
- Hohe Werte des APACHE-II- und des SOFA-Score

(s. auch ◘ Tab. 21.1.)

21.5 Der Patient mit ambulant erworbener Sepsis – Prähospitalphase

Praxistipp

Die wichtigste Aufgabe des Notarztes ist das Erkennen der Sepsis, obwohl der Patient noch gar nicht »septisch« aussieht!

Das **klinische Bild** eines septischen Patienten in der Prähospital- und in der Notaufnahmephase ist relativ variabel. Typischerweise ist dieser Patient

- hypotensiv und tachykard,
- tachy- und dyspnoeisch,
- exsikkiert,
- hyper- oder hypotherm, evtl. mit Schüttelfrost,
- unruhig, verwirrt, somnolent bis komatös als Ausdruck einer septischen Enzephalopathie.

Praxistipp

Der Notarzt muss anhand der von ihm vorgefundenen klinischen Situation (◘ Tab. 21.2) und der verfügbaren anamnestischen Angaben sowohl zur Krankenvorgeschichte als auch zum akuten Krankheitsverlauf (▶ Übersicht) die Sepsis differenzialdiagnostisch in Betracht ziehen, die Soforttherapie vitaler Störungen einleiten und die Wahl des anzufahrenden Krankenhauses treffen (Sterling et al. 2014) !

Wegweisende anamnestische Angaben zur Sepsisdiagnose

- Septische Prädisposition bei bestehender Immunsuppression oder antibiotischer Vorbehandlung, maligner Grunderkrankung, HIV-Infektion, Diabetes mellitus oder stattgehabter Splenektomie mit Entwicklung eines OPSI-Syndroms (»overwhelming postsplenectomy infection«)
- Kürzlich durchgeführte Operation mit möglicher postoperativer Wundinfektion
- Vor kurzem durchgeführte endoskopische oder zahnärztliche Eingriffe
- Angaben über Dysurie, Pollakisurie, Polyurie als Hinweis einer urologisch-nephrologischen Infektionsquelle
- Angaben über bestehende Diarrhöen als Hinweis einer Enteritis
- Angaben über kürzliche Auslandsaufenthalte

(aus Wilhelm u. Werdan 2009)

21.5.1 Sepsistherapie schon im Notarztwagen?

Erste Bemühungen einer präklinischen Sepsistherapie (Schmidbauer et al. 2013) scheinen erfolgversprechend (Bayer et al. 2013): 4 mit einem Notarzt besetzte Rettungsmittel in Thüringen wurden mit einem »Sepsis-Kit« ausgestattet, bestehend aus 2 g Ceftriaxon sowie 2 Sets Blutkulturflaschen. Bei 29 Patienten der Sepsis-Kit-Gruppe wurde vom Notarzt nach Blutkulturgewinnung noch am Einsatzort die Antibiotikagabe und, falls erforderlich, eine Volumentherapie durchgeführt und das Ergebnis mit dem bei einer Kontrollgruppe von 14 Sepsispatienten mit Therapiebeginn im Krankenhaus verglichen. Der Medianwert für den Antibiotikabeginn war in der Sepsis-Kit-Gruppe signifikant kürzer (18 min vs. 115 min) als in der Kontrollgruppe, und die prähospitale Flüssigkeitstherapie mit 3 l vs. 2 l ausgeprägter. Bemerkenswert ist auch der sehr hohe Anteil an positiven Blutkulturen von 72% in der Sepsis-Kit-Gruppe im Vergleich zu den 21% in der Kontrollgruppe ($p = 0{,}014$).

Tab. 21.2 Wegweisende klinische Befunde zur Sepsisursache. (Aus Wilhelm u. Werdan 2009)

Klinischer Befund	Verdachts-/Differenzialdiagnosen
Vitiumtypisches Geräusch bei der kardialen Auskultation	Endokarditis
Pulmonale Rasselgeräusche oder seitendifferente oder abgeschwächte Auskultationsbefunde bei der Lungenauskultation	Pneumonie Pleuraempyem
Abdomineller Druckschmerz oder Flankenschmerzen/Klopfschmerz	Pankreatitis Cholezystitis Pyelonephritis Adnexitis
Abdominelle Abwehrspannung	Peritonitis Pankreatitis
Meningismus bei der neurologischen Untersuchung	Meningitis Meningoenzephalitis Enzephalitis
Rötung, Überwärmung, Schmerz der Haut, Haut-, Wund- oder Weichteilinfektion	Phlegmone Abszess Erregereintrittspforte

Man darf gespannt sein, wie und ob sich dieses Konzept – ganz im Sinne von »Zeit ist Leben« – bewähren wird. Voraussetzung für den Erfolg wird die sichere Diagnosestellung bei erheblich eingeschränkten Möglichkeiten sein.

21.6 Der Sepsispatient in der Notaufnahme

Die verantwortliche Tätigkeit des Notaufnahmearztes beinhaltet 4 wesentliche Aspekte (Wilhelm u. Werdan 2009):

- Erkennen der Verdachtsdiagnose »Sepsis«,
- Einleitung weiterführender diagnostischer Maßnahmen,
- Stratifizierung der Patienten entsprechend dem Krankheitsschweregrad und dem Letalitätsrisiko,
- Triage der Patienten mit klinischem Verdacht auf Infektion und Sepsis auf der Notaufnahmestation.

Von der richtigen Diagnosestellung hängt das Überleben ab!

In einer Studie (Bastani et al. 2012) mit 267 Patienten mit Sepsis und schwerer Sepsis in der Notaufnahme und richtiger Diagnosestellung »Sepsis« überlebten 72,3%, ohne korrekte Diagnose waren es nur 58,9%!

Einleitung der erforderlichen diagnostischen Schritte sowie der initialen kausalen und supportiven Therapiemaßnahmen

- Abnahme von Blutkulturen [mindestens 2 (besser 3) Paare, bestehend aus jeweils einer Flasche für aerobe und anaerobe Erreger] (▶ Kap. 5.2)
- Einleitung der Antibiotikatherapie innerhalb 1 h (▶ Kap. 6)
- Fokussanierung falls möglich
- Rasche Volumensubstitution (500–1000 ml kristalloider Lösung) und ggf. Behandlung mit inotropen/vasoaktiven Substanzen (▶ Kap. 8)
- Monitoring

21.6.1 Diagnostik

Körperliche Untersuchung

Bei der klinisch-körperlichen Untersuchung sollte das Hauptaugenmerk auf die Erkennung möglicher Infektherde und der Erkennung von bereits bestehenden oder sich entwickelnden Organfunktionsstörungen gerichtet werden (▣ Tab. 21.2).

Anamnese

Anamnestische Angaben zur Krankenvorgeschichte sind bei der Suche nach dem Infektfokus ebenfalls bedeutsam (▶ Übersicht »Wegweisende anamnestische Angaben zur Sepsisdiagnose« in ▶ Abschn. 21.5).

Laboruntersuchungen: Infektions- vs. Inflammationsmarker

Praxistipp

Neben dem (Differenzial-)Blutbild ist die Bestimmung von Procalcitonin der wichtigste Laborparameter zur Sepsiserkennung!

Laborchemisch fallen bei der in der Regel bakteriellen Sepsis eine Leukozytose/Leukopenie mit Linksverschiebung, erhöhte Inflammationsmarker (CRP, IL-6) und Marker einer systemischen Infektion (Procalcitonin) auf.

Das innerhalb von 2 h in unserer Notaufnahme verfügbare **Procalcitonin** (▶ Übersicht) kann derzeit bei allen Mängeln als verlässlichster Sepsisdiagnosemarker betrachtet werden (falsch-positiv bei kurz zurückliegenden großen Operationen und Schock (infolge bakterieller Translokation?) (s. auch ▶ Kap. 5).

Procalcitonin

- < 0,5 ng/ml: Sepsis unwahrscheinlich
- 0,5-2,0 ng/ml: Schwere Infektion
- > 2,0 ng/ml: Sepsis hochwahrscheinlich

Auch die Bakteriämie und der Schweregrad der Infektion lassen sich semiquantifizieren, wesentlich besser durch Procalcitonin als durch CRP (▣ Tab. 21.1; Chan et al. 2004; Loonen et al. 2014). In ähnlicher Weise hat sich auch das Zytokin **Interleukin-6** (IL-6 >1000 pg/ml: schwere Sepsis) als guter Marker für den Schweregrad und die Prognose einer Sepsis erwiesen (▣ Tab. 21.1).

Die Biomarker **BNP/NT-proBNP** und **hsTnT** können ebenfalls bei Patienten mit septischem Schock erhöht sein (Wilhelm et al 2014).

Weitere laborchemische Parameter der Sepsis sind

- abnorme **Gerinnungsparameter** (Thrombozytopenie, Quickwerterniedrigung,
- erhöhte D-Dimere,
- erniedrigtes Antithrombin,
- Gerinnungs-Scores (▶ Kap. 14.1.2)
- die **Laktatazidose** sowie
- das Vorhandensein einer arteriellen **Hypoxämie** und
- einer **Hypokapnie**.

Die Hypokapnie in der Frühphase der Sepsis ist Folge einer zentral induzierten Hyperventilation mit Tachypnoe, die arterielle Hypoxämie ist Ausdruck einer beginnenden respiratorischen Insuffizienz.

Bildgebende Diagnostik

Bei anhaltender Unklarheit ist frühzeitig auch eine weitergehende bildgebende Diagnostik einzuleiten (▣ Tab. 21.3).

21.6.2 Sepsistherapie – Keine Zeit verschenken!

In der Notaufnahme steht v. a. die unmittelbar nach Abnahme der Blutkulturen zu erfolgende Antibiotikagabe innerhalb der 1. Stunde nach Stellung der Verdachtsdiagnose »Sepsis« im Vordergrund (▶ Kap. 6), gefolgt – bei Patienten mit schwerer Sepsis und septischem Schock – von einer an definierten Zielgrößen orientierten hämodynamischen Stabilisierung (▶ Kap. 8).

Bei chirurgischen Sepsisformen kommt der Fokussanierung die größte Bedeutung zu, bei internistischen wird dies eher selten möglich sein.

Als Monitoring in der Notaufnahme dienen die Messung von Herzfrequenz, Körpertemperatur und Blutdruck; Standard sind weiterhin das Anfertigen eines EKG und entsprechende Laborparameter (▶ Abschn. 21.6.1). Die venösen Zugänge müssen alle erforderlichen diagnostischen (Blutkulturen) und therapeutischen (Flüssigkeitstherapie, Infusion

21

Tab. 21.3 Bildgebende Diagnostik bei Sepsisverdacht. (Aus Wilhelm u. Werdan 2009)

Bildgebendes Diagnoseverfahren	Differenzialdiagnosen
Abdominelle Sonographie	Niere (Harnaufstau, Nephrolithiasis, Schockniere) Gallenblase (Cholezystitis, Cholelithiasis, Empyem) Intraabdominelle Prozesse/Abszesse (Leber, Milz, Pankreas)
Transthorakale/transösophageale Echokardiographie	Endokarditis (insbesondere bei Patienten mit stattgehabtem Klappenersatz oder bei auskultatorisch nachweisbarem vitiumtypischem Geräusch)
Röntgenbild des Thorax	Pneumonie Pleuraempyem Pulmonaler Abszess
Computertomographie/NMR	Fragliche Abszessherde intrazerebral, intrathorakal, intraabdominell, retroperitoneal, paravertebral

von Inotropika und Vasopressoren) Maßnahmen erlauben.

21.7 Brauchen wir einen Sepsis-Score in der Notaufnahme?

Ein wesentliches diagnostisches Dilemma in der Initialphase der Sepsisbetreuung ist die Schwierigkeit, diejenigen Patienten mit einem schleichenden septischen Krankheitsverlauf zu identifizieren, welche bereits eine globale Gewebehypoxie bzw. eine zelluläre Sauerstoffverwertungsstörung aufweisen, klinisch aber noch weitgehend unauffällig sind und noch weitgehend normale Vitalparameter aufweisen. Diese Schwierigkeit kann zu einer für den Krankheitsverlauf und die Prognose möglicherweise deletären Verzögerung des Therapiebeginns führen. Umso bedeutsamer sind entsprechende Hilfsmittel wie Prognose-Scores oder Biomarker, welche eben diese Patienten zu identifizieren helfen.

Der MEDS-Score (Shapiro et al. 2003) hat zum Ziel, Prädiktoren einer erhöhten Letalität bereits in der Initialphase der Krankenhausbehandlung zu identifizieren, um jene Patienten zu selektieren, die potenziell von einer frühzeitigen intensiven Sepsistherapie und einer raschen Verlegung auf die Intensivstation profitieren können (▶ Abschn. 21.8). Für die in der Notaufnahme eingelieferten Patienten mit klinischem Verdacht auf eine Infektion identifiziert der MEDS-Score (Tab. 21.4) verschiedene unabhängige multivariate Letalitätsprädiktoren mit einer dem angegebenen Punktwert entsprechenden Relevanz für das Letalitätsrisiko.

> **Mit dem »Mortality-in-Emergency-Department-Sepsis-Score« (MEDS-Score) (Tab. 21.4) wurde erstmals ein Prognose-Score speziell für Patienten der Notaufnahmestation mit Verdacht auf eine systemische Infektion entwickelt (Shapiro et al. 2003).**

Der MEDS-Score leistet bei der Prognoseabschätzung des Sepsispatienten in der Notaufnahme unbestritten gute Dienste. Bei quantitativem Vergleich mit dem APACHE-II-Score (Tab. 21.1) schneidet Letzterer aber – obwohl initial nur bei Intensivpatienten validiert – sogar besser ab: Die Area-under-the-curve-Werte der Receiver-operator-characteristic- (ROC-) Kurven betragen für die 30-Tage-Letalität bzw. die Notwendigkeit einer Intensivtherapie für den MEDS-Score 0,785 bzw. 0,648, wohingegen sie für den APACHE-II-Score mit 0,801 bzw. 0,762 höher liegen (Wilhelm et al. 2012).

Praxistipp

Unseres Erachtens kann anstelle des MEDS-Score auch der APACHE-II-Score zur Prognoseabschätzung der Sepsispatienten in der Notaufnahme eingesetzt und dann ggf. auf der Intensivstation weitergeführt werden.

Tab. 21.4 Mortality-in-Emergency-Department-Sepsis-Score (MEDS-Score; Shapiro et al. 2003)

Item		Punkte
1.	Erkrankung im Terminalstadium (Lebenserwartung <30 Tage)	6
2.	Respiratorische Insuffizienz, definiert als Tachypnoe, niedrige Sauerstoffsättigung oder hoher Sauerstoffbedarf	3
3.	Septischer Schock, definiert als anhaltende Hypotonie (systolischer Blutdruck <90 mm Hg) nach einer initialen »fluid-challenge« von 20–30 ml/kg KG	3
4.	Thrombozyten <150.000/mm^3	3
5.	Alter über 65 Jahre	3
6.	Infektion des unteren Respirationstraktes	2
7.	Heimbewohner	2
8.	Reduzierter mentaler Status	2

Die Letalität betrug nach Auswertung von 2.132 Patienten mit klinischem Verdacht auf Infektion in der Notaufnahme für 0–4 Punkte 0,4%, für 5–7 Punkte 3,3%, für 8–12 Punkte 6,6% und für ≥13 Punkte 31,6% (Howell et al. 2007).

Neben dem MEDS- und APACHE-II-Score ist auch die **Laktatserumkonzentration** als Ausdruck des gestörten Energiestoffwechsels ein wegweisender Prognosemarker: Ein erhöhter Laktatspiegel zeigt ein erhöhtes Letalitätsrisiko an.

21.8 Triage der Patienten mit klinischem Verdacht auf Infektion und Sepsis in der Notaufnahme

Bei Patienten mit klinischem Verdacht auf Infektion und Sepsis sollte in der Notaufnahme möglichst rasch über die Verlegung des Patienten auf eine Intensivstation (Level III, II, I; Valentin u. Ferdinande 2011) oder auf eine Allgemeinstation entschieden werden, je nach Krankheitsschwere und -einschätzung (Scores, Biomarker) und Ansprechen auf die initialen Therapiemaßnahmen.

Jeder Patient mit schwerer Sepsis (d. h. mit Organversagen) oder septischem Schock sollte schnellstmöglich auf die Intensivstation verlegt werden!

21.8.1 Verlegung auf die Intensivstation »Level of Care« (LOC) III (Patienten mit Zwei- oder Mehrorganversagen mit lebensbedrohlichem Charakter)

Die Entscheidung zur Verlegung eines septischen Patienten auf die Intensivstation mit LOC III ergibt sich:

- bei ausbleibender hämodynamischer Stabilisierung auf die initiale Volumengabe mit der Notwendigkeit zum Einsatz von Katecholaminen,
- bei zunehmender respiratorischer Insuffizienz mit möglicher Beatmungspflichtigkeit.

21.8.2 Verlegung auf die Intensivstation LOC II/I

- **LOC II:** Patienten mit Einorganversagen mit lebensbedrohlichem Charakter und der Notwendigkeit des Monitoring und pharmakologischer und/oder Geräteunterstützung,
- **LOC I:** Instabile Patienten mit drohendem Organversagen und Monitoring-Pflichtigkeit bzw. hohem Pflegeaufwand).

Patienten mit einem hohen MEDS/APACHE-II-Score (◘ Tab. 21.1) und einem entsprechend erhöhten Letalitätsrisiko sollten trotz initialer hämodynamischer Stabilität nach Volumengabe zunächst auf einer LOC-II/I-Station weiter behandelt und überwacht werden.

21.8.3 Verlegung auf die Allgemeinstation

Patienten mit einem guten Ansprechen auf die initiale Volumentherapie und einem niedrigen MEDS/APACHE-II-Score können nach Stabilisierung und Beginn der entsprechenden antiinfektiösen Therapie auf eine Normalstation verlegt werden.

Als **kontinuierliches Monitoring** des Sepsisverlaufes sind geeignet:

- die Körpertemperatur,
- hämodynamische Parameter (Herzfrequenz, arterieller Mitteldruck),
- die Flüssigkeitsbilanz, ggf. mit Erfassung der Stundendiurese,
- die respiratorische Situation (Pulsoxymetrie, Atemfrequenz) und
- laborchemische Parameter [(Differenzial-) Blutbild, PCT, Laktat, Gerinnung, Säure-Basen-Haushalt].

> **Überlebenswichtig für den Sepsispatienten auf Allgemeinstation ist das rechtzeitige Erkennen einer Befundverschlechterung von der Sepsis zur schweren Sepsis und die rechtzeitige Verlegung auf eine Intensivstation!**

Literatur

American College of Chest Physicians/Society of Critical Care Medicine Consensus Conference (1992) Definitions for sepsis and organ failure and guidelines for the use of innovative therapies in sepsis. Crit Care Med 20: 864–874

Bastani A, Galens S, Rocchini A, Walch R, Shaqiri B, Palomba K, Milewski AM, Falzarano A, Loch D, Anderson W (2012) ED identification of patients with severe sepsis/septic shock decreases mortality in a community hospital. Am J EmergMed 30 (8): 1561–1566 *[Überzeugende Argumente für die Wichtigkeit der Diagnosestellung für das Überleben!]* ←

Bayer O, Stumme C, Schneider K, Bloos F, Schaefer R, Hohenstein C, Herdtle S, Reichel J, Reinhart K, Winning J (2013) PO-3.3.12 Evaluierung einer präklinischen vom Notarzt initiierten Sepsistherapie. Anästh Intensivmed 54: S351

Chan YL, Tseng CP, Tsay PK, Chang SS, Chiu TF, Chen JC (2004) Procalcitonin as a marker of bacterial infection in the emergency department: an observational study. Crit Care 8: R12–R20

Chen CC, Chong CF, Liu YL, Chen KC, Wang TL (2006) Risk stratification of severe sepsis patients in the emergency department. Emerg Med J 23: 281–285

Chen YX, Li CS (2014) Risk stratification and prognostic performance of the predisposition, infection, response, and organ dysfunction (PIRO) scoring system in septic patients in the emergency department: a cohort study. Critical Care 18: R74

Hettwer S, Wilhelm J, Schürmann M, Ebelt H, Hammer D, Amoury M, Hofmann F, Oehme A, Wilhelms D, Kekulé AS, Klöss T, Werdan K (2012) Microbial diagnostics in patients with presumed severe infection in the emergency department. Med Klin Intensivmed Notfmed 107: 53–62

Howell MD, Donnino MW, Talmor D, Clardy P, Ngo L, Shapiro NI (2007) Performance of Severity of Illness Scoring Systems in Emergency Department Patients with Infection. Acad Emerg Med 14: 709–714

Howell MD, Talmor D, Schuetz P, Hunziker S, Jones AE, Shapiro NI (2011) Proof of principle: the predisposition, infection, response, organ failure sepsis staging system. Crit Care Med 39: 322–327

Innocenti F, Bianchi S, Guerrini E, Vicidomini S, Conti A, Zanobetti M, Pini R (2013) Prognostic scores for early stratification of septic patients admitted to an emergency department-high dependency unit. Eur J Emergency Med 21 (4): 254–9

Jones AE, Trzeciak S, Kline JA (2009) The sequential organ failure assessment score for predicting outcome in patients with severe sepsis and evidence of hypoperfusion at the time of emergency department presentation. Crit Care Med 37: 1649–1654

Knaus WA, Draper EA, Wagner D, Zimmermann JE (1985) APACHE II: a severityof disease classification system. Crit Care Med 13: 818–829

Loonen AJM, de Jager CPC, Tosserams J, Kusters R, Hilbink M et al. (2014)Biomarkers and Molecular Analysis to Improve Bloodstream Infection Diagnostics in an Emergency Care Unit. PLoS ONE 9 (1): e87315 *[Exzellenter aktueller Überblick über die Nachweismethoden einer Bakteriämie inkl. der PCR-Diagnostik von Bakterien-DNA!]* ←

Majuran M, Clancy M (2008) Determination of the size of the different sepsis categories presenting to a UK teaching hospital emergency department. Emerg Med 25: 11–14

Müller-Werdan U, Wilhelm J, Hettwer S, Nuding S, Ebelt H, Werdan K (2009) Spezielle Aspekte bei Sepsispatienten – Initiale Phase auf der Notaufnahme, Lebensalter, Geschlecht, Postintensivphase. Internist 50 (7): 828–840

Nguyen HB, Banta JE, Cho TW, Van Ginkel C, Burroughs K, Wittlake WA, Corbett SW (2008) Mortality predictions using current physiologic scoring systems in patients meeting criteria for early goal-directed therapy and the severe sepsis resuscitation bundle. Shock 30: 23–28

Rezende E, Silva JM, Isola AM, Campos EV, Amendola CP, Almeida SL (2008) Epidemiology of severe sepsis in the emergency department and difficulties in the initial assistance. Clinics 63: 457–464

Schmidbauer W, Stuhr M, Veit C, Hölldobler G, Kerner T (2013) Die Sepsis in der Notfallmedizin – Präklinische und frühe innerklinische Notfalltherapie. Anästhesiol – Intensivmed – Notfallmed – Schmerzther 48 (9): 524–532 *[Ausgezeichnete aktuelle Übersicht über die wichtigsten diagnostischen und therapeutischen Maßnahmen in der Prähospitalphase und der Notaufnahme!]* ←

Shapiro NI, Wolfe RE, Moore RB, Smith E, Burdick E, Bates DW (2003) Mortality in Emergency Department Sepsis (MEDS) score: A prospectively derived and validated clinical prediction rule. Crit Care Med 31: 670–675 *[Beschreibung eines speziell für Sepsispatienten in der Notaufnahme entwickelten Scores.]* ←

Sterling SA, Puskarich MA, Jones AE (2014) Prehospital treatment of sepsis: what really makes the "golden hour" golden? Crit Care 18: 697

Valentin A, Ferdinande P; ESICM Working Group on Quality Improvement (2011) Recommendations on basic requirements for intensive care units: structural and organizational aspects. Intensive Care Med 37: 1575–1587

Vincent JL, Moreno R, Takala J, Willatts S, De Mendonça A, Bruining H, Reinhart CK, Suter PM, Thijs LG (1996) The SOFA (Sepsis-related Organ Failure Assessment) score to describe organ dysfunction/failure. On behalf of the Working Group on Sepsis-Related Problems of the European Society of Intensive Care Medicine. Intensive Care Med 22: 707–710

Wang HE, Shapiro NI, Angus DC, Yealy DM (2007) National estimates of severe sepsis in United States emergency departments. Crit Care Med 35: 1928–1936

Wilhelm J, Werdan K (2009) Sepsis. In: Madler C, Jauch KW, Werdan K, SiegristJ, Pajonk FG (Hrsg.): Akutmedizin – die ersten 24 Stunden – Das NAW-Buch (Kapitel 54). Elsevier Urban & Fischer: München, 4. Auflage 555–564

Wilhelm J, Hettwer S, Hammer D, Schürmann M, Christoph A, Amoury M, KlössT, Finke R, Ebelt H, Werdan K (2012) Outcome prediction using clinical scores and biomarkers in patients with presumed severe infection in the emergency department. Med Klin Intensivmed Notfmed 107 (7): 558–563 *[Das Ausmaß der septischen Kardiomyopathie korreliert bereits in dieser frühen Sepsisphase mit der Letalität.]* ←

Wilhelm J, Hettwer S, Schuermann M, Bagger S, Gerhardt S, Mundt S, Muschik S, Zimmermann J, Bubel S, Amoury M, Klöss T, Finke R, Loppnow H, Mueller-Werdan U, Ebelt H, Werdan K (2013) Severity of cardiac impairment in the early stage of community-acquired sepsis determines worse prognosis. Clin Res Cardiol 102 (10): 735–744

Wilhelm J, Hettwer S, Schuermann M, Bagger S, Gerhardt F, Mundt S, Muschik S, Zimmermann J, Amoury M, Ebelt H, Werdan K (2014) Elevated troponin in septic patients in the emergency department: frequency, causes, and prognostic implications. Clin Res Cardiol 103 (7): 561–567

In fortgeschrittenem Lebensalter

U. Müller-Werdan, S. Nuding

K. Werdan et al. (Hrsg.), *Sepsis und MODS*,
DOI 10.1007/978-3-662-45148-9_22,

22.1 Steigende Anzahl älterer Sepsispatienten

Die demographische Entwicklung macht an der Schwelle der **Intensivstation** nicht Halt (Sacanella et al. 2009), mit einem 3,8-fach höheren Risiko der über 85-Jährigen im Vergleich zu 18- bis 44-Jährigen, intensivpflichtig zu werden (Seferian u. Afessa 2006).

Eine übliche internationale Klassifizierung spricht von

- »älter« (>65 Jahre),
- »alt« (>75 Jahre) und
- »sehr alt« (>85 Jahre, »oldest old«).

Nach dieser Definition ist die Hälfte unserer Intensivpatienten »älter« (Marik 2006) und 5% sogar »sehr alt« (Brunner-Ziegler et al. 2007). Die Letalität der Patienten im Alter >85 Jahre ist signifikant höher als jene von Patienten <65 Jahren (relatives Risiko 1,8) (Brunner-Ziegler et al. 2007). Damit ist der Faktor »Lebensalter« ein wichtiger und unabhängiger Prädiktor der Letalität. Als viel wichtigerer Letalitätsrisikofaktor fand sich aber bei diesen Patienten der mittels Score ermittelte akute Schweregrad der Erkrankung (Brunner-Ziegler et al. 2007).

Auch bei der **Sepsis** spielt das Patientenalter eine wichtige Rolle (Übersicht in Starr u. Saito 2014): Eine longitudinale Beobachtungsstudie mit 10 Mio. Sepsispatienten aus den Jahren 1979–2002 (Martin et al. 2006) zeigte auf, dass 64,9% aller Sepsispatienten ≥65 Jahre und das Sepsisrisiko der älteren Patienten 13,1-fach höher ist.

Ältere Patienten hatten häufiger gramnegative Infektionen, oft in Verbindung mit einer Pneumonie (relatives Risiko 1,66). Die Komorbidtät der älteren Patienten war erwartungsgemäß beträchtlich höher (relatives Risiko 1,99). Das höhere Lebensalter war ein unabhängiger Risikofaktor (2,26) für das Versterben (Martin et al. 2006).

Auf deutschen Intensivstationen fallen die Patienten mit schwerer Sepsis zu je 1/3 in die Altersgruppen »unter 50 Jahre«, »50–65 Jahre« und »über 65 Jahre« (je etwa 10–12% aller Intensivpatienten). Die Sterblichkeit der 18- bis 59-Jährigen liegt bei 46%, die der 60- bis 72-Jährigen bei 60,8% und die der über 72-Jährigen bei 58,6% (Engel et al. 2007).

Risikofaktoren alter Sepsispatienten

Risikofaktoren im Alter sind nicht nur

- die **Immunseneszenz** (► Abschn. 22.2), sondern auch
- ein **reduzierter Allgemeinzustand** durch Inaktivitätsatrophie und Sarkopenie der Muskulatur und Anorexie,
- reduzierte Organfunktionen,
- **Komorbiditäten** (Neoplasien, chronische Lebererkrankungen, Niereninsuffizienz, chronisch-obstruktive Lungenerkrankungen, Herzerkrankungen) und
- die praktizierte Polypharmakotherapie.

22.2 Immunseneszenz als Basis für eine erhöhte Infektanfälligkeit im Alter

Ältere Patienten sind stärker gefährdet als jüngere, an einer Infektion zu erkranken, bedingt durch die Alterung des Immunsystems (Immunseneszenz) und Komorbiditäten (Werdan et al. 2014). Der Alterungsprozess nimmt einen unterschiedlichen Einfluss auf die natürliche Immunabwehr (»innate immunity«) (Kollmann et al. 2012) und das spezifische Immunsystem (»acquired immunity«) (Fülöp et al. 2013): Während das archaische System der natürlichen Immunabwehr im Alter erhalten bleibt oder sogar verstärkt basal aktiviert ist, verschlechtert sich die Funktion des evolutionär neueren, komplexeren Systems der erworbenen Immunität altersabhängig ganz erheblich.

Komponenten der **natürlichen Immunabwehr** (Franceschi et al. 2000) sind die Makrophagen und deren sezernierte Mediatoren, natürliche Killerzellen und Komplement. Der gesteigerte basale Inflammationszustand im Alter zeigt sich etwa durch eine Erhöhung der Blutspiegel für TNF-α, für die löslichen TNF-Rezeptoren und für IL-6. Trotz basal erhöhter TNF-α-Spiegel zeigen ältere Patienten im Falle einer bakteriellen Infektion eine weniger effiziente Immunreaktion mit trägerem Anstieg der TNF-α-Blutspiegel und einem verzögerten Abfall im Krankheitsverlauf.

Die **spezifische Immunität** mit der Fähigkeit zur klonalen Expansion und »Gedächtnisbildung« wird dagegen getragen durch CD4+- und CD8+-T-Lymphozyten und B-Zellen. Neben der T-Zell-Immunseneszenz wirkt sich v. a. die starke Abnahme der Zahl peripherer B-Zellen mit einer Reduktion spezifischer Antikörper und einer abgeschwächten Impfantwort auf die Abwehrkraft ungünstig aus (Franceschi et al. 2000).

22.3 Klinische Manifestation der Sepsis im höheren Alter

Zu den **häufigsten Infektionen** bei geriatrischen Patienten zählen Harnwegsinfekte, Pneumonien und antibiotikaassoziierte Diarrhöen. Sie treten nicht selten als Komplikationen von Hospitalisationen auf und bleiben oftmals oligosymptomatisch oder zeigen sich atypisch.

Praxistipp

Bei allen Änderungen des klinischen Status eines hochbetagten Patienten ist nach Infektionen als Ursache zu suchen!

Die **Diagnose der Sepsis** ist im höheren Alter erschwert (Singler u. Heppner 2012). Die typischen klinischen Zeichen (Fieber oder Hypothermie, Tachykardie, Tachypnoe) können nur gering ausgeprägt sein oder ganz fehlen. Stattdessen kann sich die Sepsis als Schwäche, Krankheitsgefühl, Delir, Appetitverlust, Sturz oder Harninkontinenz manifestieren. Die üblichen Infektionsfoci sind bei älteren dieselben wie bei jüngeren Patienten.

22.4 Therapie des älteren Patienten mit schwerer Sepsis

Sowohl die internationalen als auch die deutschen Sepsisleitlinien (▶ Servicteil, S. 376–382) geben keine spezifischen Empfehlungen für den älteren Sepsispatienten.

Influenza- und Pneumokokkenimpfung können als wirksame Sepsisprophylaxe angesehen werden; zu berücksichtigen ist allerdings die potenziell abgeschwächte Antikörperproduktion im hohen Lebensalter.

Generell muss die im Alter eingeschränkte Nierenfunktion bei der Dosierung von Medikamenten beachtet werden. Vor allem die kardiopulmonale und renale Organfunktionseinschränkung und die häufigen Komorbiditäten disponieren beim älteren Patienten zur Entwicklung eines Multiorgandysfunktions-Syndroms. Ältere Patienten haben ein besonders hohes Risiko, ein Delir zu entwickeln, was mit einer erheblichen Morbidität einhergeht und deshalb rasch erkannt (und nicht als Alkoholfolge »verkannt«) und behandelt werden muss (Marik 2006).

»End-of-life-care« und »end-of-life-decisions« spielen erwartungsgemäß v. a. beim alten und sehr alten Patienten eine ganz entscheidende Rolle (Farmer et al. 2006; Soukup u. Kellner 2012; Valentin 2007; Vincent 2009).

22.5 Was bleibt »danach« beim älteren Intensivpatienten an Lebensqualität?

Die 1-Jahres-Letalität nach Intensivbehandlung ist bei über 85-Jährigen doppelt so hoch wie bei 65- bis 74-Jährigen (Seferian u. Afessa 2006). Dennoch scheinen viele ältere Patienten nach Überleben einer schweren, intensivpflichtigen Erkrankung – auch diejenigen nach schwerer Sepsis – ein erhebliches Maß an Lebensqualität nachhaltig zurückzugewinnen!

Für ein erhebliches Maß an nachhaltig zurückgewonnener Lebensqualität sprechen die Ergebnisse einer großen Querschnittsuntersuchung (Kaarlola et al. 2006): Die kumulative 3-Jahres-Letalität der 882 älteren Intensivpatienten (≥65 Jahre) war mit 57% höher als die der 1.827 Kontrollpatienten <65 Jahre von 40% ($p<0{,}05$). Alle älteren Patien-

22

ten mit einem hohen SOFA-Score an Tag 1 starben noch während des Intensivstationsaufenthaltes. Die Mehrzahl der poststationär nicht überlebenden älteren Patienten starb innerhalb eines Monats nach Intensivstationsentlassung. Die im Zeitraum 10 Monate bis 7 Jahre poststationär mittels Fragebögen erfasste Lebensqualität war bei 88% der Älteren gut bis zufriedenstellend; 66% bzw. 48% fanden ihren Zustand vergleichbar oder besser als 12 Monate zuvor bzw. sogar vor der Krankenhausaufnahme. Das höhere Lebensalter führte v. a. zu einer Abnahme der physischen Leistungsfähigkeit und Vitalität, wohingegen die älteren Patienten sogar einen besseren mentalen Gesundheitszustand hatten als die jüngeren. Insgesamt war jedoch die quantitativ erfassbare Lebensqualität bei den Älteren um 21–35% niedriger.

Immerhin konnte die überwiegende Mehrzahl der älteren überlebenden Patienten wieder in die Autonomie nach Hause entlassen werden.

Literatur

Brunner-Ziegler S, Heinze G, Ryffel M et al. (2007) »Oldest old« patients in intensive care: prognosis and therapeutic activity. Wien Klin Wochenschr 119/12: 14–19

Engel C, Brunkhorst FM, Bone HG (2007) Epidemiology of sepsis in Germany: results from a national prospective multicenter study. Intensive Care Med 33: 606–618 *[Wichtige epidemiologische Daten deutscher Intensivstationen.]* ← (siehe auch ► Kap. 1.2)

Farmer JC (ed), Levy MM, Curtis JR (co-eds) (2006) Improving the quality of end-of-life care in the ICU. Crit Care Med 34 (11): S301–S420

Franceschi C, Bonafe M, Valensin S et al. (2000) Inflammaging. An evolutionary perspective on immunosenescence. Ann NY Acad Sci 908: 244–254 *[Konzept der Immunseneszenz.]* ←

Fülöp T, Larbi A, Pawelec G (2013) Human T cell aging and the impact of persistent viral infections. Front Immunol 13 (4): 1–9 (Article 271)

Kaarlola A, Tallgren M, Pettilä V (2006) Long-term survival, quality of life, and quality-adjusted life-years among critically ill elderly patients. Crit Care Med 34: 2120–2126

Kollmann TR, Levy O, Montgomery RR, Goriely S (2012) Innate immune function by Toll-like receptors: distinct responses in newborns and the elderly. Immunity 37: 771–783

Marik PE (2006) Management of the critically ill geriatric patient. Crit Care Med 34(9):S176–S182

Martin GS, Mannino DM, Moss M (2006) The effect of age on the development and outcome of adult sepsis. Crit Care Med 34: 15–21

Müller-Werdan, Wilhelm J, Hettwer S, Nuding S, Ebelt H, Werdan K (2009) Spezielle Aspekte bei Sepsispatienten - Initiale Phase auf der Notaufnahme, Lebensalter, Geschlecht, Postintensivphase. Internist 50 (7): 828–840

Sacanella E, Pérez-Castejón JM, Nicolás JM et al. (2009) Mortality in healthy elderly patients after ICU admission. Intensive Care Med 35: 550–555

Seferian EG, Afessa B (2006) Demographic and clinical variation of adult intensive care unit utilization from a geographically defined population. Crit Care Med 34: 2113–2119

Singler K, Heppner HJ (2012) Besonderheiten des älteren Notfallpatienten – Wie können mögliche Fehleinschätzungen präklinisch und in Notaufnahmen vermieden werden? Notfall Rettungsmed 15 (3): 255–264

Soukup J, Kellner P (2012) Der »alte« Intensivpatient zwischen Ethik und Ökonomie. Intensiv- und Notfallbehandlung 27 (2): 51–62

Starr ME, Saito H (2014) Sepsis in old age: review of human and animal studies. Aging Dis 5: 126–136

Valentin A (2007) Intensivmedizin im höchsten Lebensalter: Errungenschaft oder Fehlentwicklung? Intensiv-News 11 (1): 19–20

Vincent JL (2009) Elderly Care. ICU Management 9 (1): 1–15

Werdan K, Dietz S, Löffler B, Niemann S, Bushnaq H, Silber RE, Peters G, Müller-Werdan U (2014) Mechanisms of infective endocarditis: pathogen-host interaction and risk states. Nat Rev Cardiol 11: 35–50

Tumorerkrankungen und Neutropenie

M. Kochanek

K. Werdan et al. (Hrsg.), *Sepsis und MODS*,
DOI 10.1007/978-3-662-45148-9_23, © Springer-Verlag Berlin Heidelberg 2016

23.1 Pathophysiologie

In den letzten Jahren konnte durch viele Forschungsergebnisse die Pathophysiologie der Sepsis bei nicht neutropenischen Patienten aufgeklärt werden, obgleich noch viele Fragen unbeantwortet bleiben (s. auch ► Kap. 3).

Bei **immuninkompetenten** bzw. **neutropenen Patienten** ist das Puzzle der pathophysiologischen Entstehung der Sepsis nicht geklärt, da viele Faktoren wie Makrophagen, Monozyten oder Leukozyten aufgrund der Neutropenie fehlen oder nur in sehr geringen Mengen vorhanden sind. Selbst die bei der Sepsisforschung in den Fokus kommenden Thrombozyten können bei Patienen mit einer Aplasie aller 3 Zellreihen keine Rolle spielen. Das klinische Bild aber, welches wir in der täglichen Routine sehen, entspricht zumindest in der Anfangsphase dem septischen Bild von immunkompetenten Patienten. Hier gilt es noch viele Fragen zu beantworten.

23.2 Definition der Sepsis

Die formalen Definitionen einer Sepsis, der schweren Sepsis und des septischen Multiorganversagens richten sich, auch bei immunsupprimierten bzw. neutropenischen Patienten, nach den Anfang 2013 veröffentlichten Surviving Sepsis Campaign Guidelines (Dellinger et al. 2013).

Allerdings können die inflammatorischen Veränderungen wie Leukozytenzahl und Leukozytenverlauf und der Anteil der unreifzelligen Leukozyten wie auch die unter den Organveränderungen aufgeführte Verlauf der Thrombozytenzahl nicht in die Diagnose einer Sepsis mit einfließen.

23.3 Inzidenz und Mortalität

Die tatsächliche Inzidenz septischer neutropener Patienten ist nicht bekannt, prospektive Studien sind nicht vorhanden. Bei Zugrundelegung der genannten Sepsiskriterien hätten fast 90% aller neutropenen Patienten mit Fieber in Aplasie eine Sepsis gemäß den Definitionskriterien. Septische Phasen während der Neutropenie können bei ca. 70% aller Patienten nach einer myelosuppressiven Chemotherapie nachgewiesen werden (Danai et al. 2006).

In einer retrospektiven Analyse über einen Zeitraum von 11 Jahren hatten 55% der Patienten mit einer Neutropenie, die auf eine Intensivstation mit Zeichen einer Sepsis aufgenommen wurden, den Nachweis einer mikrobiologisch dokumentierten Infektion. Die Mortalität hat sich in den letzten Jahren aufgrund der besseren Behandlungsmöglichkeiten von 58,7% auf 43% reduziert, liegt aber höher als bei immunkompetenten Patienten mit einer Sepsis auf der Intensivstation (Legrand et al. 2011).

23.4 Risikofaktoren und Prognose

Neben der Neutropenie als unabhängigem Risikofaktor spielt auch die Dauer der Aplasie einer Rolle für die Entwicklung einer Sepsis (Elting et al. 1997). Darüber hinaus gibt es eine Vielzahl an unterschiedlichen Risikofaktoren (■ Tab. 23.1).

Um das Risikoprofil neutropener Patienten besser zu erfassen, wurde im Jahr 2000 der sog. MASCC-Score (Multinational Association for Supportive Care in Cancer) entwickelt (Klastersky et al. 2000). Ziel dieses Scores ist es, neutropene Patienten zu erfassen, bei denen man zusätzliche infektiöse Komplikationen im Rahmen einer Neutropenie erwartet. Das Scoring-System umfasst 8 Charakteristika, die in die Berechnung der Wahrscheinlichkeit medizinischer Komplikationen eingehen (■ Tab. 23.2).

Obwohl das Modell interessante Ansätze zur Identifizierung von Komplikationen bei neutropenen Patienten zeigt, hat es sich im klinischen Alltag nicht durchgesetzt.

Praxistipp

Nach wie vor drücken der APACHE-Score und der SAPS-II-Score das Risiko zu sterben auch für neutropene Patienten auf einer Intensivstation gut aus. Ein hoher APACHE-Score mit der Notwendigkeit einer maschinellen Beatmung ist signifikant korreliert mit einer hohen Intensivmortalität.

Tab. 23.1 Risikofaktoren für eine Sepsis (Auszug) bei neutropenischen Patienten

Mit der Grunderkrankung assoziiert	Aplasiedauer
	Art der malignen Grunderkrankung
	Remissionsstatus
	Art der Chemotherapie
	Transplantation autolog/allogen Art der Immunsuppression
	Zahl der Vortherapien; Chemotherapie
	Radiatio
Mit der Intensivmorbidität assoziiert	Anzahl Organversagen
	Intubation
	Invasive Maßnahmen
	Akutes Nierenversagen
	Therapierefraktäres Fieber
	Dosis der Katecholamine
	Massentransfusionen
	APACHE-Score
	Ernährungszustand
	Resistenzlage Mikrobiologie
	Invasive Pilzinfektion

Das Überleben auf der Intensivstation hängt unmittelbar von den medizinischen Komplikationen ab, wohingegen das Langzeitüberleben dieser Patienten von der zugrundeliegenden malignen Grunderkrankung abhängt und nicht von den akuten Intensivkomplikationen (Sculier et al. 2000; Cherif et al. 2007). Ein verzögerte Aufnahme von neutropenischen Patienten führt ebenfalls zu einer Prognoseverschlechterung (Mokart et al. 2013)

Bislang gab es immer große Kontroversen, ob onkologische Patienten auf eine Intensivstation aufgenommen werden sollen. Durch die rasanten Fortschritte nicht nur in der Behandlung hämatoonkologischer Patienten und die damit einhergehende Prognoseverbesserung, sondern auch in der Behandlung septischer Komplikationen auf der Intensivstation muss diese Frage mehr von der Langzeitprognose der hämatoonkologischen Grunderkrankung beantwortet werden als durch die akute

Tab. 23.2 Multinational Association for Supportive Care in Cancer (MASCC-Score)

Charakteristikum	Punkte
Schwere der Erkrankung (keine oder milde Symptome)	5
Keine Hypotension	5
Keine COPD	4
Solider Tumor oder keine vorherige Pilzinfektion	4
Keine Dehydration	3
Schwere der Erkrankung (moderate Symptome)	3
Outpatient Status	3
Alter <60 Jahre	2

Auswertung: Die Summe der vergebenen Punkte zeigt die Wahrscheinlichkeit an, wie hoch die Gefahr ernsthafter medizinischer Komplikationen bei neutropenen Patienten ist. Score-Werte von über 21 Punkten gehen mit einer nur geringen Wahrscheinlichkeit von medizinischen Komplikationen einher.

Komplikation, die zur Intensivaufnahme geführt hat (Vandijck et al. 2008; von Bergwelt-Baildon et al. 2010).

Grundsätzlich sollten Krebspatienten auf eine Intensivstation aufgenommen werden und im interdisziplinären Gespräch zusammen mit dem Hämatoonkologen die Prognose des Patienten abgeschätzt werden.

23.5 Diagnostik der Sepsis bei neutropenen Patienten

Die Diagnostik der Sepsis bei neutropenen Patienten unterscheidet sich nicht wesentlich von der nicht neutropener Patienten (Tab. 23.3).

Die mikrobiologische Kulturgewinnung sollte grundsätzlich vor Beginn oder Wechsel einer antibimikrobiellen Therapie erfolgen.

PCR-basierte Blutkulturuntersuchungen sind zurzeit noch nicht etabliert bzw. werden gerade in klinischen Studien getestet.

Tab. 23.3 Übersicht über mikrobiologische/virologische und pathologische Untersuchungen

Was	Material	Bemerkung
Mikrobiologie	Blutkultur	Häufig nur in 30% positiv (Feld 2008)
	Urinkultur	
	Sputum, Trachealsekret, bronchoalveoläre Lavage	
	Stuhlkultur	Wenn indiziert
	Liquor	Wenn indiziert
	Aszites	Wenn indiziert
	Sonstiges Material (Abszess etc.)	
	Aspergillusantigen	Serologie, im Verlauf
Virologie	Herpes simplex Typ 1 und 2	PCR, Kopienzahl
	CMV	PCR, Kopienzahl
	EBV	PCR, Kopienzahl
	VZV	PCR
	Adenovirus	PCR
	Influenza	PCR
	Parainfluenza	PCR
	Enteroviren	PCR
Pathologie	Biospiematerial	Gramfärbung, direkter Nachweis des Pathogens (Cryptokokken, Toxoplasmose etc.), Silberfärbung zum Nachweis von Hyphen bei Verdacht auf Pilzinfektionen

Tab. 23.3 zeigt einen Überblick über die mikrobiologischen Routineuntersuchungen bei Verdacht auf Sepsis bei neutropenen Patienten. Bei zusätzlichen Hinweisen auf andere Infektionen sollten spezifische Testmethoden eingesetzt werden.

23.5.1 Bildgebende Diagnostik

Zur bildgebenden Diagnostik können je nach Fragestellung unterschiedliche Methoden angewendet werden. Die Hauptfragestellung gilt dabei immer nach dem Fokus des Infektes.

Bei neutropenen Patienten mit Fieber sollte nach 48–72 h bei Verdacht auf eine pulmonale Ursache ein natives Dünnschicht-CT Thorax gefahren werden. Hier werden wesentlich schneller und spezifischer Infiltrate sichtbar, und es kann damit eine spezifische Therapie eingeleitet werden (Heussel 2011).

23.5.2 Mikrobiologie

Das Erregerspektrum entspricht in etwa dem Spektrum nicht neutropener Patienten, abgesehen von invasiven Pilzinfektionen und Virusinfektionen, die insgesamt gehäufter auftreten bei neutropenen Patienten.

Eine retrospektive Analyse von neutropenen Patienten mit schwerer Sepsis von Legrand et al. (2011) zeigte bei 237 Patienten mit einer mikrobiologisch gesicherten Infektion in 84% der Fälle eine bakterielle, in 20% eine invasive Pilz- und in 10% eine Virusinfektion. 73% der bakteriellen Infektionen waren durch gramnegative Bakterien verursacht, führend mit E. coli (30%) und Pseudomonas (25%). Grampositive Bakterien wurden in 25% der Fälle nachgewiesen. Führend bei den Pilzinfektionen waren Infektionen mit Aspergillus spp. (56%) und Candida spp. (23%). Die häufig gefürchteten »Exoten« bei neutropenen Patienten konnten eher selten nachgewiesen werden: Stenotrophomonas maltophilia (4%), Mycobacterium tuberculosis (1%).

Pneumonien (29,9%), positive Blutkulturen (18,1%), katheterassoziierte Infektionen (13,1%) und Infektionen im abdominellen Bereich (10,1%) sind die häufigsten Orte für Infektionen (Legrand et al. 2011).

23.6 Behandlung der Sepsis neutropener Patienten

Folgende Unterpunkte sollen die wichtigsten Unterschiede oder Besonderheiten bei der Behandlung neutropener Patienten erläutern.

23.6.1 Antibiotikabehandlung

Eine empirische Breitspektrumantibiotikatherapie sollte unmittelbar zu Beginn von Fieber oder Zeichen einer beginnenden Sepsis bei neutropenen Patienten nach Abnahme von mikrobiologischen Kulturen begonnen werden.

Die in ◻ Abb. 23.1 gezeigte Übersichtsgrafik stellt ein Work-up zur Diagnostik und antimikrobiellen Therapie bei Fieber in Neutropenie dar.

23.6.2 Pulmonale Therapieoptionen

Fast 15% der hämatoonkologischen Patienten und ca. 30% der neutropenen Patienten entwickeln eine akute respiratorische Insuffizienz, die zu einem Intensivaufenthalt führt (Azoulay et al. 2013).

Einmal intubiert und beatmet steigt die Mortalität dramatisch an (Azoulay et al. 2013). Die nicht invasive Ventilationstechnik (NIV) stellt eine gute Alternative zur Intubation dar. Aufgrund der aktuellen Datenlage kann die NIV bei neutropenen bzw. immunsupprimierten Patienten nach den aktualisierten AWMF-Leitlinien „Nichtinvasive Beatmung als Therapie der akuten respiratorischen Insuffizienz" (Registrierungsnummer 020-004) mit einer Grad IIb Empfehlung eingesetzt werden (▶ http://www.awmf.org/leitlinien/detail/ll/020-004.html; Schnell et al. 2014).

Allerdings zeigt eine Auswertung von Adda et al. (2008), dass fast die Hälfte der NIV-Patienten doch noch intubiert werden müssen. Bei diesen Patienten steigt die Mortalität dramatisch an. Eine Identifikation dieser NIV-Versager ist allerdings sehr schwer. Lemiale et al. (2014) konnten in einer Multivariatanalyse zeigen, dass die Notwendigkeit einer Sauerstofftherapie bei Intensivstationsaufnahme, Anzahl der Quadranten mit Infiltraten im Thoraxröntgenbild und hämodynamischer Instabilität mit einer statistisch signifikanten Wahrscheinlichkeit einer Intubation mit nachfolgender mechanischer Beatmung einhergehen. Die Interpretation dieser beiden Studien legt eine rasche Intubation ohne den Versuch einer NIV-Beatmung bei entsprechenden Kriterien nahe.

Vor Beginn der NIV-Beatmung müssen absolute und relative Kontraindikationen abgeklärt sein (▶ Übersicht).

Kontraindikationen der NIV-Beatmung

- Absolute Kontraindikationen
  - fehlende Spontanatmung, Schnappatmung
  - fixierte oder funktionelle Verlegung der Atemwege
  - gastrointestinale Blutung oder Ileus
- Relative Kontraindikationen
  - Koma
  - massive Agitation
  - massiver Sekretverhalt trotz Bronchoskopie
  - schwergradige Hypoxämie oder Azidose (pH <7,1)
  - hämodynamische Instabilität (kardiogener Schock, Myokardinfarkt)
  - anatomische und/oder subjektive Interface-Inkompatibilität
  - Zustand nach oberem gastrointestinalem Eingriff

(nach Schönhofer et al. 2008)

Behandlungspfad – Fieber in der Neutropenie

Gesamtneutropenie <500/µl für <10d
z.B. Stammzellmobilisierung

Gesamtneutropenie <500/µl für >10d
AML/MDS-Induktion

Gesamtneutropenie <500/µl für >10d
AML-Konsolidierung und Erhaltung, ALL

Autologe SCT

Stuhlscreening auf ESBL-bildende Enterobakterien bei Aufnahme

Prophylaxe

- Alemtuzumab, Fludarabin (2nd line), Steroide >21d: Cotrimoxazol 960 mg Mo-Mi-Fr p.o.; Alle anderen: **Keine** Prophylaxe
- Cotrimoxazol 960 mg Mo-Mi-Fr p.o. + Posaconazol 5 ml 3x/d p.o.
- 3x/Woche Aspergillus-Antigen im Serum → Cotrimoxazol 960 mg Mo-Mi-Fr p.o.
- Vor Engraftment: **Keine** Prophylaxe; Nach Engraftment bis Tag 100: Cotrimoxazol 960 mg Mo-Mi-Fr p.o., Valacyclovir 500 mg 1-1-1

Fieber unklarer Ursache

Blutkulturen (zentral + peripher), weitere Kulturen (Urin, Stuhl, Sputum) bei Symptomen, bei Mukositis: Mundabstriche (HSV/VZV, Pilze), bei Bauchschmerzen/Obstipation: Sono Abdomen, bei Fieber innerhalb 3 Tagen nach Aufnahme: Röntgen Thorax, bei Pneumonie CT Thorax erwägen (s. Pfad »CT-Thorax«)

1st line

Ceftriaxon 2 g/d + Gentamicin 5 mg/kg/d i.v.

Piperacillin 4 g + Tazobactam 0,5 g 3x/d i.v. (Autologe SCT)

Nachgewiesene Besiedlung mit -MRSA: Zusätzlich Vancomycin 1 g 2x/d i.v.; **-ESBL**: Austausch gegen Meropenem 1 g 3x/d i.v.
Ambulant erworbene Pneumonie (Röntgen/CT Thorax mit Infiltrat und Fieber innerhalb 3 Tagen nach Aufnahme): Zusätzlich Clarithromycin 500 mg 2x/d i.v. oder p.o. (cave QTc!)

kein Ansprechen nach 96h

Blutkulturen (zentral + peripher), weitere Kulturen (Urin, Stuhl, Sputum) bei Symptomen, Aspergillus-Antigen im Serum täglich über 5d, CT Thorax innerhalb 24h (s. Pfad »CT-Thorax«), PCT, bei Bauchschmerzen/Obstipation: s. Pfad »Chemotherapie-assoziierte abdominelle Komplikation«

2nd line

Piperacillin 4 g + Tazobactam 0,5 g 3x/d i.v.

Keine Änderung (Autologe SCT)

CT Thorax

- »Pilztypisches« Infiltrat → Hohe Wahrscheinlichkeit einer pulmonalen Aspergillose
- »Pilztypisches« Infiltrat / Sonstiges Infiltrat → BAL: Galactomannan, PCP, resp. Viren, TBC, E+R Bakterien, Pilze → Erreger identifiziert?
  - **Galactomannan** pos. (≥0,5 1x BAL oder 2x im Serum) → Hohe Wahrscheinlichkeit einer pulmonalen Aspergillose
  - **Sonstiger Erreger** → Spezifische Therapie
  - **Nein** → Bisher kein Erregernachweis
- Sonstiges Infiltrat / Kein Infiltrat → Bisher kein Erregernachweis → Veränderung der antibiotischen und antimykotischen Therapie nur nach infektiologischem Konsil

Hohe Wahrscheinlichkeit einer pulmonalen Aspergillose → Gezielte antimykotische Therapie

Voriconazol 6 mg/kg2x/d an Tag 1, dann 4 mg/kg2x/d i.v. Erhaltungsdosis
oder
Liposomales Amphotericin B 3 mg/kg/d i.v.
(Sollte bei Durchbruchmykose unter Posaconazolprophylaxe bevorzugt werden.)

→ Mindestens 14d i.v. Therapie, danach Oralisierung auf Voriconazol 4 mg/kg 2x/d p.o.

Chemotherapie-assoziierte abdominelle Komplikation

Definition:
Fieber plus abdominelle Schmerzen
oder
Fieber plus Obstipation ≥3 Tage

Sono Abdomen, bei Obstipation zusätzlich Röntgen Abdomen, neue Stuhlkulturen, bei Auftreten unter laufender antibiotischer Therapie: erneut Blutkulturen

Empirische Therapieerweiterung (z. B. Metronidazol) ohne erwiesenen Nutzen
Brei-/Schonkost
Symptomkontrolle
Antibiotische Therapie sollte Stuhlflora erfassen

Obstipation
- Aggressiv abführen
- ggf. Opiate pausieren
- bei Spiegelbildung Magen-Darm-Passage anstreben

Diarrhoe
- Kein Loperamid vor Ergebnis der Stuhlkulturen
- Kein Loperamid bei Nachweis darmpathogener Erreger (insbes. Clostridien)

Abb. 23.1 Grafik Behandlungspfad Neutropenie. (Abbildung von M. Vehreschild, J. Vehreschild und O.A. Cornely, Universitätsklinik Köln, Med. Klinik I, mit freundlicher Genehmigung)

Es müssen eindeutige Zielkriterien vor Beginn der NIV-Therapie definiert werden (Tab. 23.4). Werden diese in einem adäquaten Zeitrahmen nicht erreicht, muss eine sofortige Intubation erfolgen. Eine zu lange hinausgezögerte Intubation erhöht ebenfalls die Mortalität (Adda et al. 2008).

Wenn der Patient doch intubiert werden muss, sollten die Therapieoptionen der lungenprotektiven Beatmung durchgeführt werden.

Das diagnostische Procedere sollte sich nach dem vermuteten infektiösen Pathogen richten. Eine Bronchoskopie mit BAL stellt ein gutes diagnostisches Tool dar, besitzt aber auch ein hohes Risiko, dass respiratorisch marginale Patienten deswegen intubiert werden müssen. Daher sollte eine Bronchoskopie nur von Pulmonologen bzw. erfahrenen Intensivmedizinern durchgeführt werden (Azoulay et al. 2010). Eine strenge Nutzen-Risiko-Bewertung sollte stattfinden, zumal in vielen Fällen Trachealsekret, Serologie und PCR-Techniken ausreichend sind, um eine artspezifische Diagnose zu stellen.

Tab. 23.4 Erfolgskriterien NIV

Kriterium	Erfolgskriterien der NIV
Dyspnoe	Abnahme
Vigilanz	Zunehmende Verbesserung
Atemfrequenz	Abnahme
Ventilation	p_aCO_2-Abnahme
pH	Anstieg
Oxygenierung	Zunahme SO_2 %
Herzfrequenz	Abnahme

23.6.3 Behandlung der disseminierten intravasalen Gerinnung (DIC)

Neutropene Patienten habe in der Regel auch eine Panzytopenie, also eine Störung aller drei Zellreihen (Erythrozyten, Thrombozyten, Leukozyten) der Blutbildung. Dies stellt im Rahmen einer Verbrauchskoagulopathie ein besonderes Risiko für manifeste, häufig lebensbedrohliche Blutungen dar. Alle Versuche, die Letalität bei kritisch Kranken bzw. von Patienten mit Sepsis/septischem Schock durch gezielte Behandlung einer DIC zu senken, sind bei nicht neutropenischen Patienten bislang erfolglos geblieben (Jaimes et al. 2009; Afshari et al. 2008). Untersuchungen bei neutropenen Patienten sind bisher nicht durchgeführt worden, aber in Analogie zu den genannten Studien muss man mit ähnlichen Ergebnissen rechnen.

Aufgrund der teilweise massiv erniedrigten Thrombozytenzahl bei neutropenen Patienten sollte eine Transfusion von Thrombozyten in der Regel immer bei Werten unter 10.000/µl erfolgen. Im akuten Stadium einer Sepsis und häufig auch begleitenden plasmatischen Gerinnungsstörungen kann die Triggerschwelle für Thrombozyten auf 20.000–30.000/µl erhöht werden. Dies hängt vom klinischen Zustand (manifeste Blutungszeichen), aber auch von entsprechenden Begleiterkrankungen (intrazerebrale Tumoren oder Zustand nach intrazerebraler Blutung etc.) ab.

Die Ergebnisse des PROWESS Shock Trials haben dazu geführt, dass rhAPC (APC = aktiviertes Protein C) von der Firma komplett vom Markt genommen wurde (s. auch ▶ Kap. 13).

23.6.4 Hämatopoetische Wachstumsfaktoren

Der Einsatz hämatopoetischer Wachstumsfaktoren wie z. B. G-CSF oder GM-CSF zur schnelleren Rekonstitution der neutrophilen Granulozyten als supportive Therapie wurde in vielen Studien untersucht. Sowohl eine große Metaanalyse als auch eine Cochrane-Analyse zeigten keine Vorteile bezüglich der Gesamtmortalität durch den Einsatz von G(M)-CSF (Clark et al. 2005; Herbst et al. 2009). Es gibt vermehrt Studien, die zeigen, dass es durch den Einsatz von G(M)-CSF bei neutropenen Patienten mit einer Pneumonie in der Phase der Rekonstitution der Leukozyten zu schwerem ARDS kommen kann (Karlin et al. 2005; Azoulay et al. 2002).

Der Einsatz von G(M)-CSF bei neutropenen Patienten führt zu keiner signifikanten Reduktion der Mortalität der Sepsis und wird daher nicht empfohlen.

23.6.5 Ernährung

Ebenso wie bei nicht neutropenen Patienten (▶ Kap. 12.3) steht der Einsatz der enteralen Ernährung vor der parenteralen Ernährung. Die Zusammensetzung der Ernährung unterscheidet sich nicht. Es sollte ein langsamer Kostaufbau je nach Ernährungszustand und klinischem Zustand erfolgen. Eine Hyperalimentation ist genauso zu vermeiden wie eine Hypoalimentation. Neutropene Patienten zeigen allerdings wesentlich häufiger schon im Vorfeld des Intensivaufenthaltes eine Mangelernährung. Dies gilt es in die Berechnung des Kalorienbedarfes mit einfließen zu lassen.

23.6.6 Hydrokortison und Kortison

Hydrokortison wird leitliniengemäß (Dellinger et al. 2013) nur noch bei katecholaminrefraktärem Schock empfohlen (»schwache Empfehlung«). Allerdings muss bei neutropenen Patienten stets daran gedacht werden, dass in vielen Fällen Kortison Teil der Chemotherapie ist und es daher bei abruptem Absetzen zu einem M. Addison kommen kann. Ebenfalls kann Kortison Teil einer immunsuppressiven Therapie bei der »graft versus host disease« (GvHD) sein. Auch hier verbietet sich das abrupte Absetzen, da es zu schwersten lebensbedrohlichen Abstoßungsreaktionen kommen kann.

Praxistipp

Im Einzelfall sollte immer ein Zentrum kontaktiert werden.

23.6.7 Identische Therapieoptionen zu nicht neutropenen Patienten

Folgende Therapien werden analog zu den Therapien von nicht neutropenen Patienten durchgeführt:

- »early goal directed therapy« (Rivers et al. 2001) und kardiovaskuläre Stabilisierung (siehe auch ▶ Kap. 8),
- lungenprotektive Beatmung nach dem ARDS-Network-Richtlinien (2000) (siehe auch ▶ Kap. 10),
- Management des akuten Nierenversagens (Augustine et al. 2004) (siehe auch ▶ Kap. 11),
- Stabilisierung des Blutzuckerspiegels bei Spiegeln zwischen 150–180 mg/dl (Brunkhorst et al. 2008) (siehe auch ▶ Kap. 12.3.3).

23.7 Zusammenfassung

Die große Herausforderung bei neutropenen Patienten stellt die exakte und zeitgerechte Diagnose zur Sepsis dar. Die klassischen Sepsiskriterien liegen manchmal nur versteckt vor oder können nicht verwertet werden (Neutropenie). Nach der mikrobiologischen Materialgewinnung muss rasch eine breite empirische Therapie durchgeführt werden. Der Behandlungspfad Fieber in der Neutropenie stellt eine gute Grundlage dar. Abgesehen von einigen Besonderheiten wird die Therapie der Sepsis analog den Empfehlungen der Surviving Sepsis Campaign Guidelines Committee durchgeführt.

Grundsätzlich sollten Krebspatienten intensivmedizinisch versorgt werden und nach Rücksprache mit einem hämatologischen Zentrum die Prognose besprochen werden. Krebspatienten profitieren deutlich, ebenso wie nicht neutropenische Patienten von einer raschen und frühen Übernahme auf eine Intensivstation.

Literatur

Acute Respiratory Distress Syndrome Network (ARDS) (2000) Ventilation with lower tidal volumes as compared with traditional tidal volumes for acute lung injury and the acute respiratory distress syndrome. The Acute Respiratory Distress Syndrome Network. N Engl J Med 342 (18): 1301–1308 *[Wichtigste Studie zur lungenprotektiven Beatmung.]* ←

Adda M, Coquet I, Darmon M, Thiery G, Schlemmer B, Azoulay E (2008) Predictors of noninvasive ventilation failure in patients with hematologic malignancy and acute respiratory failure. Crit Care Med 36 (10): 2766–2672 *[Diese Arbeit zeigt eine gute Zusammenfassung der Prädiktoren für ein Versagen einer NIV Beatmung bei hämatoonkologischen Patienten.]* ←

Afshari A, Wetterslev J, Brok J, Moller AM (2008) Antithrombin III for critically ill patients. Cochrane Database Syst Rev (3): CD005370

American College of Chest Physicians/Society of Critical Care Medicine Consensus Conference (1992) definitions for sepsis and organ failure and guidelines for the use of innovative therapies in sepsis. Crit Care Med 20 (6): 864–874

Augustine JJ, Sandy D, Seifert TH, Paganini EP (2004) A randomized controlled trial comparing intermittent with continuous dialysis in patients with ARF. Am J Kidney Dis 44 (6): 1000–1007

Azoulay E, Darmon M, Delclaux C et al. (2002) Deterioration of previous acute lung injury during neutropenia recovery. Crit Care Med 30 (4): 781–786

Azoulay E, Thiery G, Chevret S et al. (2004) The prognosis of acute respiratory failure in critically ill cancer patients. Medicine (Baltimore) 83 (6): 360–370

Azoulay E, Mokart D, Lambert J, Lemiale V, Rabbat A, Kouatchet A, Vincent F, Gruson D, Bruneel F, Epinette-Branche G, Lafabrie A, Hamidfar-Roy R, Cracco C, Renard B, Tonnelier JM, Blot F, Chevret S, Schlemmer B (2010) Diagnostic strategy for hematology and oncology patients with acute respiratory failure: randomized controlled trial. Am J Respir Crit Care Med 182: 1038–1046

Azoulay E et al. (2013) Outcomes of critically ill patients with hematologic malignancies: prospective multicenter data from France and Belgium – A Groupe de Recherche Respiratoire en Reanimation Onco-Hematologique Study. J Clin Oncol 31: 2810–2818 *[Größte und bislang umfassendste Studie zu Patienten mit einer Krebserkrankung, die auf eine Intensivstation aufgenommen wurden. Bei fast 1700 Patienten werden Risikofaktoren und Prognose von Krebspatienten herausgearbeitet und beschrieben.]* ←

Brunkhorst FM, Engel C, Bloos F et al. (2008) Intensive insulin therapy and pentastarch resuscitation in severe sepsis. N Engl J Med 358 (2): 125–139

Cherif H, Martling CR, Hansen J, Kalin M, Bjorkholm M (2007) Predictors of short and long-term outcome in patients with hematological disorders admitted to the intensive care unit for a life-threatening complication. Support Care Cancer 15 (12): 1393–1398

Clark OA, Lyman GH, Castro AA, Clark LG, Djulbegovic B (2005) Colony-stimulating factors for chemotherapy-induced febrile neutropenia: a meta-analysis of randomized controlled trials. J Clin Oncol 23 (18): 4198–4214

Conti G, Marino P, Cogliati A et al. (1998) Noninvasive ventilation for the treatment of acute respiratory failure in patients with hematologic malignancies: a pilot study. Intensive Care Med 24 (12): 1283–1288

Danai PA, Moss M, Mannino DM, Martin GS (2006) The epidemiology of sepsis in patients with malignancy. Chest 129 (6): 1432–1440

Dellinger RP, Levy MM, Rhodes A, et al; and the Surviving Sepsis Campaign (2013) Guidelines Committee including the Pediatric Subgroup. Surviving Sepsis Campaign: International Guidelines for Management of Severe Sepsis and Septic Shock: 2012. Intensive Care Med 39(2):165–228/Crit Care Med 41(2):580–637 *[Die aktuellste Sepsisdiagnostik- und -therapieempfehlungen von 2012 der Surviving Sepsis Campaign.]* ←

Elting LS, Rubenstein EB, Rolston KV, Bodey GP (1997) Outcomes of bacteremia in patients with cancer and neutropenia: observations from two decades of epidemiological and clinical trials. Clin Infect Dis 25 (2): 247–259

Feld R (2008) Bloodstream infections in cancer patients with febrile neutropenia. Int J Antimicrob Agents 32 (1): 30–3

Herbst C, Naumann F, Kruse EB et al. (2009) Prophylactic antibiotics or G-CSF for the prevention of infections and improvement of survival in cancer patients undergoing chemotherapy. Cochrane Database Syst Rev (1): CD007107

Heussel CP (2011) Importance of pulmonary imaging diagnostics in the management of febrile neutropenic patients. Mycoses 54 (1): 17–26

Hilbert G, Gruson D, Vargas F et al. (2001) Noninvasive ventilation in immunosuppressed patients with pulmonary infiltrates, fever, and acute respiratory failure. N Engl J Med 344 (7): 481–487

Jaimes F, De La Rosa G, Morales C et al. (2009) Unfractioned heparin for treatment of sepsis: A randomized clinical trial (The HETRASE Study). Crit Care Med 37 (4): 1185–1196

Karlin L, Darmon M, Thiery G et al. (2005) Respiratory status deterioration during G-CSF-induced neutropenia recovery. Bone Marrow Transplant 36 (3): 245–250

Klastersky J, Paesmans M, Rubenstein EB et al. (2000) The Multinational Association for Supportive Care in Cancer risk index: A multinational scoring system for identifying low-risk febrile neutropenic cancer patients. J Clin Oncol 18 (16): 3038–3051

Kreymann KG, de Heer G, Nierhaus A, Kluge S (2007) Use of polyclonal immunoglobulins as adjunctive therapy for sepsis or septic shock. Crit Care Med 35 (12): 2677–2685

Legrand M, Max A, Peigne V et al. (2011) Survival in neutropenic patients with severe sepsis or septic shock. Crit Care Med 22: 2094–2100

Lemiale V, Lambert J, Canet E, Mokart D et al. (2014) Identifying cancer subjects with acute respiratory failure at high risk for intubation and mechanical ventilation. Respir Care 59 (10): 1517–1523

Levy MM, Fink MP, Marshall JC et al. (2003) 2001 SCCM/ESICM/ACCP/ATS/SIS International Sepsis Definitions Conference. Crit Care Med 31 (4): 1250–1256

Maschmeyer G, Beinert T, Buchheidt D et al. (2009) Diagnosis and antimicrobial therapy of lung infiltrates in febrile neutropenic patients: Guidelines of the infectious diseases working party of the German Society of Haematology and Oncology. Eur J Cancer 45 (14): 2462–2472 *[Empfehlungen bzw. Leitlinie der DGHO zur Diagnose und Therapie von Lungeninfiltraten bei febrilen neutropenischen Patienten.]* ←

Mokart D, Lambert J, Schnell D et al. (2013) Delayed intensive care unit admission is associated with increased mortality in patients with cancer with acute respiratory failure. Leuk Lymphoma 54 (8): 1724–1729 *[Studie, die zeigt, wie wichtig es ist, Patienten mit einer Krebserkrankung frühzeitig auf eine Intensisvstation aufzunehmen.]* ←

Rittirsch D, Flierl MA, Ward PA (2008) Harmful molecular mechanisms in sepsis. Nat Rev Immunol 8 (10): 776–787

23

Rivers E, Nguyen B, Havstad S et al. (2001) Early goal-directed therapy in the treatment of severe sepsis and septic shock. N Engl J Med 345 (19): 1368–1377

Schnell D, Timsit JF, Darmon M, Vesin A et al. (2014) Non-invasive mechanical ventilation in acute respiratory failure: trends in use and outcomes. Intensive Care Med 40 (4): 582–591

Schönhofer B, Kuhlen R, Neumann P et al. (2008) S3-Leitlinie NIV bei akuter respiratorischer Insuffizienz Pneumologie 62: 449–479

Sculier JP, Paesmans M, Markiewicz E, Berghmans T (2000) Scoring systems in cancer patients admitted for an acute complication in a medical intensive care unit. Crit Care Med 28 (8): 2786–2792

Sriskandan S, Altmann DM (2008) The immunology of sepsis. J Pathol 214 (2): 211–223

Vandijck DM, Benoit DD, Depuydt PO et al. (2008) Impact of recent intravenous chemotherapy on outcome in severe sepsis and septic shock patients with hematological malignancies. Intensive Care Med 34 (5): 847–855

von Bergwelt-Baildon MS, Hallek MJ, Shimabkuro-Vornhagen AA, Kochanek M (2010) CCC meets ICU: Redefining the role of critical care of cancer patients. BMC Cancer 10 (1): 612

Xiang M, Fan J (2010) Pattern recognition receptor-dependent mechanisms of acute lung injury. Mol Med 16 (1–2): 69–82

Spezielle Populationen auf der Intensivstation: Reiserückkehrer

T. Zoller

K. Werdan et al. (Hrsg.), *Sepsis und MODS*,
DOI 10.1007/978-3-662-45148-9_24, © Springer-Verlag Berlin Heidelberg 2016

24.1 Einleitung

Bei Patienten, die unter dem Verdacht auf eine Infektionskrankheit eine intensivmedizinische Behandlung benötigen, sollte stets eine Reiseanamnese erhoben werden. Tropenmedizinische Erkrankungen, die nicht durch die üblichen Standardtherapien erfasst würden, dürfen nicht übersehen werden. In der Praxis ist hierbei in allererster Linie und mit hoher zeitlicher Dringlichkeit eine Malariainfektion auszuschließen. Inkubationszeiten und das rasche Einholen epidemiologischer Informationen über das Reiseland geben weitere erste Hinweise über das Spektrum der zu erwartenden Infektionen (◘ Tab. 24.1).

Bei der Behandlung von Reiserückkehrern sollte nicht unterschätzt werden, dass in dieser Patientengruppe gewöhnliche, aber reiseassoziierte Erkrankungen wie Pneumonien, Influenza, Harnwegsinfekte und Lungenembolien aufgrund der Umstände und der Belastungen der Reise noch häufiger sind als tropenspezifische Infektionen. Ferner sind sehr häufig Koinfektionen zu beobachten (z. B. Malaria und Harnwegsinfekt oder Pneumonie). Auch wenn z. B. eine Malaria als Fieberursache gesichert ist, ist daher eine klinische Basisdiagnostik zum Ausschluss anderer häufiger Infektursachen unbedingt erforderlich.

Insbesondere wenn Reisende sich im Reiseland (insbesondere Südeuropa, arabische Halbinsel, Naher Osten, Nordafrika, Asien) in medizinischer Behandlung befunden haben, werden in deutlich zunehmendem Maße Besiedelungen und Infektionen mit hochresistenten bakteriellen Erregern beobachtet (z. B. »community-acquired« MRSA, hochresistente Acinetobacter baumannii ESBL- (= Extended-spectrum-Betalaktamase) oder Carbapenemasen bildende gramnegative Erreger). Dieser Umstand sollte initial ggf. zu einem Aufnahme-Screening mit Abstrichen und zu prophylaktischen Isolierungsmaßnahmen führen sowie auch bei der Wahl der kalkulierten antiinfektiven Therapie bedacht werden. Ausbrüche auf Intensivstationen mit diesen importierten Erregern wurden beobachtet.

Dieses Kapitel soll eine auf die Bedürfnisse der klinischen Praxis in der Intensivmedizin fokussierte Übersicht und Handlungsempfehlung für das erste diagnostische und therapeutische Vorgehen bei den häufigsten zu erwartenden Krankheitsbildern bei Reiserückkehrern auf der Intensivstation geben.

24.2 Diagnostische und therapeutische Prioritäten nach Aufnahme des schwer erkrankten Reiserückkehrers

In der ersten Phase nach Aufnahme des schwer erkrankten, intensivmedizinisch zu betreuenden Reiserückkehrers sind neben der Stabilisierung der vitalen Funktionen folgende Punkte unmittelbar zu klären:

- Liegt eine (komplizierte) Malaria vor?
- Handelt es sich um eine kontagiöse Erkrankung (z. B. viral-hämorrhagisches Fieber)?

Mit Ausnahme des seit Februar 2014 in Westafrika bestehenden und zum Zeitpunkt der Drucklegung noch anhaltenden Ebola-Ausbruchs werden viral-hämorrhagische Fieber (VHF), wie das Lassa-, das Marburg- oder das Ebola-Fieber, selten nach Europa importiert (weniger als ein importierter Fall nach Europa pro Jahr). In den meisten Verdachtsfällen gibt bereits die Reiseanamnese sehr gute Anhaltspunkte, einen entsprechenden Verdacht zu erhärten. Typischerweise sind betroffen:

- medizinisches Personal von humanitären Organisationen mit Kontakt zu Erkrankten,
- enger Kontakt zu bekanntermaßen Erkrankten, insbesondere Kontakt zu Körperflüssigkeiten oder Ausscheidungen,
- längerer Aufenthalt in einem Endemiegebiet unter sehr einfachen Umständen, ggf. mit Kontakt zu Reservoirtieren (Nagern, Fledermäusen, Primaten) oder Exposition gegenüber deren Ausscheidungen oder Tierbissen.

Meldungen über aktuelle Ausbrüche sind in die Risikoabschätzung unbedingt mit einzubeziehen (Quellen s. ◘ Tab. 24.2). Zu bedenken ist auch, dass Reiserückkehrer typischerweise nicht die erste erkrankte Person eines noch nicht bekannten Ausbruchs sind (auch wenn dies nicht ausgeschlossen werden kann). Meistens liegen bereits epidemiologische Informationen über Ausbrüche von hämorrhagischem Fieber in Endemiegebieten vor. Bei den meisten touristischen Reisen kann daher ein relevantes Expositionsrisiko und der Verdacht auf ein VHF zumeist anamnestisch weitgehend ausgeräumt werden. Im Zweifelsfall sollte Kontakt mit einem Kompetenz-

Tab. 24.1 Typische Krankheitsbilder bei Reiserückkehrern in der Intensivmedizin

Häufige Krankheitsbilder mit möglichem schwerem Verlauf	Andere Krankheitsbilder mit möglichem schwerem Verlauf		
	Bakteriell	Parasitär	Viral
Pneumogene Sepsis	Typhus abdominalis	Amöbenruhr (Peritonitis bei Leber- oder Darmperforation)	Dengue-Fieber
Harnwegsinfekt/Urosepsis	Schwere Gastroenteritis mit prärenalem Nierenversagen	Afrikanische Schlafkrankheit (Trypanosomiasis)	Hepatitis A
Malaria	Meningitis		Viral-hämorrhagisches Fieber
Lungenembolie	Leptospirose		H1N1
	Infektionen mit multiresistenten bakteriellen Erregern		SARS (schweres akutes respiratorisches Syndrom)
	Melioidose		Tollwut

und Behandlungszentrum für hochkontagiöse Erkrankungen aufgenommen werden (Tab. 24.2).

Die Inkubationszeit eines viral-hämorrhagischen Fiebers (VHF) beträgt maximal 21 Tage.

Klinische, jedoch unspezifische Anhaltspunkte für ein viral-hämorrhagisches Fieber (VHF) sind die Konstellation aus Fieber und einem oder mehreren der folgenden Symptome (s. auch ► Übersicht):
- Pharyngitis,
- retrosternale Schmerzen,
- Konjunktivitis,
- extreme Abgeschlagenheit,
- ungewöhnliche Blutungsneigung.

Praxistipp

Bei konkreten anamnestischen und klinischen Anhaltspunkten für ein viral-hämorrhagisches Fieber (VHF) sollte aus Infektionsschutzgründen kein Probenversand in Routinelabors erfolgen, sondern direkt Kontakt mit einem Kompetenz- und Behandlungszentrum aufgenommen werden (Tab. 24.2), um eine weitere Plausibiliätsüberprüfung durchzuführen.

In vielen Verdachtsfällen liegt jedoch eine Malaria vor; im Zweifel kann ggf. mit einem Schnelltest vor Ort und vor Probenversand in andere Labors die Malaria nachgewiesen werden.

Erstdiagnostik des schwer erkrankten Reiserückkehrers
- Differenzialblutbild
- Transaminasen
- Bilirubin
- CRP (C-reaktives Protein)
- PCT (Procalcitonin)
- Kreatinin
- Blutgasanalyse inkl. Elektrolyte
- Säure-Basen-Status
- Laktat
- LDH (Laktatdehydrogenase)
- Glukose
- Kalzium
- 3 Paare an Blutkulturen, die bei unklarer Diagnose länger bebrütet werden sollten
- Urindiagnostik (Stix) (falls auffällig durch Kultur und Mikroskopie ergänzen)

- EKG
- Thoraxröntgenaufnahme
- Malariadiagnostik
- Stündliche Dokumentation der Harnausscheidung
- Bei Bewusstlosigkeit, Meningismus oder Kopfschmerzen bei Fieber: Liquorpunktion (Cave: Thrombopenie!)

Laborbefunde bei viral-hämorrhagischem Fieber Der Verdacht auf ein VHF kann durch folgende Laborbefunde erhärtet werden:
- Thrombopenie,
- Verbrauchskoagulopathie und
- deutlich erhöhte Transaminasen.

24.2.1 Malariadiagnostik

Indikation zur Malariadiagnostik Die Indikation zur Malariadiagnostik besteht grundsätzlich bei allen akut erkrankten Patienten, welche sich in einem Malariaendemiegebiet aufgehalten haben – und zwar auch dann, wenn die Symptome für eine Malaria nicht typisch sind oder bereits eine andere Diagnose gestellt wurde. Bei unklarem Fieber besteht die Indikation unabhängig vom Zeitpunkt der Rückkehr über mehrere Jahre hinweg.

Praxistipp

Eine anderweitig unerklärte Thrombopenie ist ein typischer Leitbefund für eine Malaria und sollte Anlass zur Malariadiagnostik sein.

Eine schwere Malariainfektion kann auch unabhängig von den häufig zusätzlich vorhandenen bakteriellen Koinfektionen mit stark erhöhten Procalcitoninwerten einhergehen.

▪ Mikroskopische Untersuchung

Die mikroskopische Untersuchung (Blutausstrich und dicker Tropfen) ist nach wie vor der Goldstandard der Diagnostik und kann nur von in dieser Diagnostik erfahrenen Ärzten oder Laborpersonal durchgeführt werden. Deren notfallmäßige Verfügbarkeit stellt jedoch in der Praxis häufig ein Problem dar. Bei kritisch kranken Patienten sollte eine Malaria tropica innerhalb weniger Stunden ausgeschlossen werden. Es empfiehlt sich, eine Kooperationsvereinbarung zur Durchführung der Diagnostik mit einem entsprechenden Labor abzuschließen (Kontaktadressen s. ◘ Tab. 24.2).

Im entsprechenden Fall kann ein ungefärbter, methanolfixierter Blutausstrich, ein luftgetrockneter dicker Tropfen sowie EDTA-Blut per Bote oder Taxi zur Diagnostik versandt werden. Nur in der mikroskopischen Diagnostik können die Parasitämie als ein Kriterium für die komplizierte Malaria tropica bestimmt werden sowie eine exakte Speziesdifferenzierung erfolgen.

Schnelltests Malaria-Schnelltests, welche plasmodiumspezifische Antigene (HRP-2 und pLDH) nachweisen können, sind in den letzten Jahren methodisch verbessert worden. Sie sind relativ einfach durchzuführen und stellen eine wichtige Ergänzung zur mikroskopischen Diagnostik dar, insbesondere, wenn eine mikroskopische Diagnostik im eigenen Hause nicht möglich ist.

Die diagnostische Sensitivität und Spezifität liegt bei allen erhältlichen Test-Kits und Untersuchungskonstellationen durchweg über 90%. Ein positives Testergebnis rechtfertigt daher bei entsprechendem klinischem Bild den Beginn einer Therapie. Ein negatives Testergebnis kann jedoch eine Malaria nicht sicher genug ausschließen.

Praxistipp

Der Schnelltest kann daher in der Praxis einen erheblichen Zeitvorteil bringen; die mikroskopische Diagnostik ist parallel dazu jedoch immer zu veranlassen. Beide Untersuchungsmethoden ergänzen sich und erhöhen die diagnostische Sensitivität (sehr geringe Parasitämien können z. B. im Blutausstrich unentdeckt bleiben).

Eine negative Diagnostik muss bei fortbestehendem Verdacht mehrfach in 12- bis 24-stündigem Abstand wiederholt werden.

24.2.2 Therapeutisches Vorgehen bei Malaria

Nach Diagnosestellung einer Malaria tropica (P. falciparum) ist für das unmittelbare weitere Vorgehen die Einteilung in eine komplizierte vs. unkomplizierte Malaria entscheidend. Trifft eines der Kriterien für eine komplizierte Malaria zu (▶ Übersicht), liegt eine komplizierte Malaria vor, und der Patient muss auf eine Überwachungs- bzw. Intensivstation verlegt werden, wohingegen die unkomplizierte Malaria normalerweise auf der Normalstation behandelt werden kann.

Kriterien der komplizierten Malaria tropica

- Bewusstseinseintrübung, zerebraler Krampfanfall
- Respiratorische Insuffizienz, unregelmäßige Atmung, Hypoxie
- Hypoglykämie (BZ < 40 mg/dl bzw. < 2,2 mmol/l)
- Schocksymptomatik (RR_{sys} <90 mm Hg oder RR_{mittel} <70 mm Hg trotz Volumentherapie)
- Spontanblutungen
- Azidose (»base excess« unter –8 mmol/l), Hyperkaliämie (>5,5 mmol/l)
- Schwere Anämie (Hb < 6 g/dl bzw < 3,7 mmol/l)
- Niereninsuffizienz (Ausscheidung <400 ml/24 h und/oder Kreatinin > 2,5 mg/dl bzw. > 220 micromoll bzw. im Verlauf rasch ansteigende Kreatinin- oder Cystatin-C-Werte)
- Hämoglobinurie (ohne bekannten G6PD-Mangel)
- Hyperparasitämie (≥5% der Erythrozyten von Plasmodien befallen oder >100.000 Plasmodien/µl)

Die komplizierte Malaria tropica ist ein tropenmedizinischer Notfall und erfordert sofortiges Handeln.

Weitere diagnostische oder organisatorische Maßnahmen dürfen daher den Behandlungsbeginn nicht verzögern; unter Umständen ist daher bereits bei dem zuverlegenden Krankenhaus oder in der Notaufnahme die Behandlung einzuleiten. Es empfiehlt sich grundsätzlich eine Rücksprache mit einem tropenmedizinisch erfahrenen Arzt oder einer entsprechenden Institution.

Die antiparasitäre Therapie muss bei der komplizierten Malaria tropica immer intravenös begonnen werden; für die intravenöse antiparasitäre Therapie ist in Deutschland nur **Chinin** zugelassen. Chinin hat das Potenzial, Rhythmusstörungen (insbesondere Torsade-de-Pointes-Tachykardien) und Reizleitungsstörungen auszulösen oder bestehende Reizleitungsstörungen bis hin zum AV-Block zu verstärken (Einzelheiten hierzu in der Leitlinie »Malaria«; s. ◻ Tab. 24.2); auf das spezielle Infusionsschema ist zu achten (s. unten ▶ Übersicht »Komplizierte Malaria tropica: Management in der ersten Phase und Therapieschemata zur antiparasitären Therapie«). Eine Hypoglykämie kann durch Chinin verstärkt werden. Chinin wird in Kombination mit Doxycyclin oder Clindamycin (pädiatrischer Einsatz) gegeben.

Bei einer Parasitämie von 10% und höher war in Studien in Südostasien und Afrika das Gesamtüberleben unter Gabe von intravenösem **Artesunat** höher. Auch aufgrund des besseren Nebenwirkungsspektrums und insbesondere der unproblematischen Gabe bei kardiologischen Vorerkrankungen wird mittlerweile in der deutschen Leitlinie Artesunat vorrangig gegenüber i.v.-Chinin empfohlen. Aufgrund von ursächlich noch nicht vollständig geklärten hämolytischen Reaktionen, die 2–6 Wochen nach Artesunat-Gabe bei bis zu 30% der Patienten auftreten können, sollte bei allen mit dieser Substanz behandelten Patienten mindestens nach 14 und 28 Tagen eine Hb- und LDH-Kontrolle erfolgen. Eine evtl. bestehende hämolytische Anämie ist selbstlimitierend und wird mit Transfusionen nach den üblichen Richtwerten behandelt. Aufgrund des besseren Überlebens sollte insbesondere bei hoher und sehr hoher Parasitämie der Einsatz von Artesunat gezielt erwogen werden.

Grundsätzlich problematisch ist die **Verfügbarkeit von intravenösen Malariamedikamenten**; i.v.-Chinin ist nicht mehr kommerziell erhältlich, kann jedoch in der Regel durch Apotheken individuell hergestellt werden (ggf. Kontaktaufnahme mit einem tropenmedizinischen Zentrum und Bevorratung; ◻ Tab. 24.2). i.v.-Artesunat muss aus

China importiert werden. Die Arzneimittelqualität wird durch die WHO überwacht, entspricht jedoch nicht europäischem GMP-Standard. Abschließend ist bei der Indikationsstellung zu beachten, dass für i.v.-Artesunat in Deutschland keine Zulassung besteht (Heilversuch).

Die häufigsten **Komplikationen** im Rahmen der komplizierten Malaria sind das akute Nierenversagen, die zerebrale Malaria (Somnolenz, Koma) sowie bakterielle Koinfektionen. Die bakterielle Sepsis ist eine häufige Todesursache nach erfolgreich parasitologisch behandelter Malaria tropica.

In der ersten Phase ist neben der antiparasitären Therapie und Kontrollen der Glukose eine bilanzierte Volumengabe von zentraler Bedeutung: Häufig besteht eine Exsikkose, was ein prärenales Nierenversagen begünstigt. Wird andererseits zu viel Volumen gegeben, besteht die Gefahr eines Lungenödems; diese in der Literatur oft beschriebene Komplikation wird in der Praxis jedoch selten beobachtet. Die Volumengabe sollte sich daher nach dem zu erwartenden Volumendefizit, den hämodynamischen Verhältnissen und nach dem ZVD richten.

Praxistipp

Die Indikation zum hämodynamischen Monitoring z. B. mittels PiCCO-Katheter sollte beim kritisch kranken Patienten großzügig gestellt werden.

Aufgrund der Häufigkeit eines akuten Nierenversagens sollte bei nicht ausreichender Diurese über einige Stunden hinweg frühzeitig die Indikation zur Dialyse gestellt werden.

Die Durchführung von Austauschtransfusionen oder einer Erythrozytapherese bei sehr hoher Parasitämie ($>15\%$) ist sehr aufwendig und geht mit einem relevanten Risiko für Komplikationen einher. Der Nutzen dieser Maßnahmen ist jedoch umstritten und konnte nie bewiesen werden. Eine eindeutige Empfehlung zur Durchführung dieser Therapien kann nicht ausgesprochen werden.

Mit dem vermehrten Einsatz der Artemisinine auch in die Therapie der komplizierten Malaria und ihrer Potenz zur sehr raschen Elimination der Parasiten aus dem Blut sollten Austauschtransfusion und Erytrozytapherese endgültig obsolet werden.

Die Parasitämie ist regelmäßig zu kontrollieren. Nach klinischer Stabilisierung, Abfall der Parasitämie auf $<1\%$ und sobald der Patient oral Medikation aufnehmen kann, sollte die antiparasitäre Therapie oralisiert werden. Dies ist bei den meisten Patienten ab dem 3.–4. Behandlungstag möglich. Die Medikamente zur oralen Therapie sind in Deutschland zugelassen und regulär erhältlich.

Praxistipp

Es empfiehlt sich im Anschluss an die intravenöse Therapie die Gabe eines kompletten Behandlungszyklus z. B. mit Artemether-Lumefantrin (Riamet) oder Atovaquone-Proguanil (Malarone).

Komplizierte Malaria tropica: Management in der ersten Phase und Therapieschemata zur antiparasitären Therapie

Chinin

- 20 mg Chininsalz/kg KG über 4 h als »loading dose«*, dann 4 h Pause, dann alle 8 h 10 mg/kg KG Chininsalz** über 4 h Infusionsdauer.
- Kombination mit Doxycyclin (z. B. 2 × 100 mg i.v.) oder Clindamycin.
  - * Keine »loading dose« bei Vortherapie mit Mefloquin bis 14 Tage vorher.
  - ** Bei Nieren-, Leber- oder Multiorganversagen Dosisreduktion gemäß Leitlinie Malaria beachten (s. Tab. 24.2).

Artesunat

- 2,4 mg/kg KG i.v. als Bolus über 1–2 min zum Zeitpunkt 0, 12 und 24 h. Weiter mit 2,4 mg/kg KG alle 24 h.

Besondere Aspekte in der ersten Phase der Behandlung:

- Bilanzierte Volumentherapie mit kristalloiden Lösungen, Menge hinsichtlich Kreislaufverhältnissen (Schock), renaler Perfusion und ZVD dosieren. Keine unbilanzierte übermäßige Volumengabe.
- Wiederholte Kontrollen der Serumglukose, insbesondere unter Chinin-Therapie.

- Nierenversagen: Rechtzeitig Dialyse beginnen.
- Transfusion bei schwerer Anämie.
- Täglich EKG, insbesondere unter Chinin-Therapie mit Bestimmung der QTc-Zeit.
- Mg^{2+} bei Torsade-de pointes-Tachykardien unter Chinin oder Wechsel auf Artesunat.
- Paracetamol (kein ASS) bei Hyperpyrexie.
- Kontrollen der Parasitämie mindestens alle 24 h.
- Regelmäßige Untersuchungen auf bakterielle Koinfektionen oder Zeichen der bakteriellen Sepsis; ggf. rechtzeitige breite antibiotische Therapie.

24.3 Weitere intensivmedizinisch relevante tropenmedizinische Erkrankungen

Die komplizierte Malaria tropica sowie nicht tropenspezifische, aber reiseassoziierte Erkrankungen sind mit großem Abstand die wichtigsten Krankheitsbilder mit Relevanz für die Intensivmedizin. Die wichtigsten Informationen zu einer Auswahl anderer intensivmedizinisch relevanter tropenmedizinischer Krankheitsbilder sind hier in Kurzform aufgeführt. Weiterführende aktuelle Literatur hierzu ist in den Verweisen in ◘ Tab. 24.2 angegeben. Bei Verdacht auf ein viral-hämorrhagisches Fieber (▶ Abschn. 24.2), H1N1-Infektion oder SARS ist immer ein Kompetenz- und Behandlungszentrum zu kontaktieren (Adressen s. ◘ Tab. 24.2).

Die im Folgenden genannten Inkubationszeiten beziehen sich auf die meisten Fälle in der klinischen Praxis, jedoch können längere oder kürzere Zeiten beobachtet werden.

24.3.1 Dengue-Fieber

Inkubationszeit Gewöhnlich 4–7 Tage.

Die Diagnose wird häufig klinisch (Aufenthalt in endemischem Gebiet, Fieber, ausgeprägte Knochenschmerzen, Leuko- und ggf. Thrombopenie, ggf. Exanthem) und durch den Ausschluss anderer Krankheitsbilder, insbesondere Malaria und Typhus abdominalis, gestellt. In der klinischen Praxis sind einfach durchzuführende Antigen- und IgM-Schnelltests zur Unterstützung der Diagnose sehr hilfreich. Negative Tests sollten in den Folgetagen wiederholt werden. PCR und ELISA sind möglich, jedoch spezialisierten virologischen Labors vorbehalten.

Schwere, hämorrhagische bzw. komplizierte Verläufe sind selten. Aktuell erfolgt eine Einteilung des klinischen Bilds in

- Dengue-Fieber ohne oder mit Warnsymptomen und
- kompliziertes Dengue-Fieber gemäß der revidierten WHO-Klassifikation (▶ Übersicht).

Therapie Die Therapie bei der unkomplizierten Form ist immer supportiv (Bettruhe, Fiebersenkung mit Paracetamol, Flüssigkeitsgabe); eine spezifische Therapie existiert nicht. Bei der komplizierten Form ist der Patient primär durch einen Schock, verursacht durch ein ausgeprägtes Kapillarleck, vital bedroht. Diesem muss mit rascher und großzügiger Volumensubstitution entgegengewirkt werden. Auf die Warnzeichen eines steigenden Hämatokrits, Thrombopenie und klinischer Ödembildung muss daher besonders geachtet werden.

Aspirin bzw. Thrombozytenaggregationshemmer sollten vermieden werden.

Revidierte Dengue-Fallklassifikation

Wahrscheinliches Dengue-Fieber:

- Aufenthalt in endemischem Gebiet und mindestens 2 der folgenden Symptome:
  - Erbrechen/Übelkeit
  - Exanthem
  - Knochenschmerzen
  - positiver Tourniquet-Test
  - Leukopenie

oder eines der folgenden

Warnzeichen:

- Bauchschmerz oder Abwehrspannung
- rezidivierendes Erbrechen
- Ödeme
- Schleimhautblutungen

- Lethargie oder Unruhe
- Hepatomegalie >2 cm
- Anstieg des Hämatokrits in Verbindung mit Thrombopenie

Kompliziertes Dengue-Fieber:

- Schock
- Ödem
- respiratorische Insuffizienz
- schwere Blutungen
- Transaminasen >1000 U/l
- Bewusstseinstrübung
- schwere Organdysfunktion

(nach WHO 2009)

24.3.2 Typhus abdominalis

Inkubationszeit 3–21 Tage, gewöhnlich 8–14 Tage.

Der Typhus abdominalis (Salmonella enterica Serovar typhi) ist ein schweres und insbesondere auch in der 2. Woche zu Komplikationen neigendes Krankheitsbild.

Klinik Klinisch charakteristisch sind persistierend hohes Fieber (Malaria tropica: häufig undulierendes Fieber), Kopfschmerzen, Somnolenz, ein gelegentlich auftretendes makulopapulöses Exanthem (»rose spots«) sowie eine typische relative Bradykardie. Initial sind die Patienten häufig obstipiert, Diarrhö tritt oft erst später auf. Im weiteren Verlauf kann es zu Organkomplikationen wie z. B. Darmperforationen und -blutungen, Peritonitis, Meningitis, Osteomyelitis und Meningitis kommen.

Diagnostik Bei den meisten Typhusinfektionen kann der Erreger nach kurzer Zeit in der Blutkultur nachgewiesen werden; die Blutkultur sollte daher routinemäßig bei febrilen Reiserückkehrern erfolgen. Der Antigennachweis (Widal-Reaktion) ist in der Praxis selten erforderlich.

Therapie Die Behandlung erfolgt typischerweise mit Ciprofloxacin oder mit Ceftriaxon i.v., wobei ggf. Resistenzen zu berücksichtigen sind.

24.3.3 Leptospirose

Inkubationszeit 2–20 Tage, gewöhnlich 5–14 Tage.

Eine typische Expositionsanamnese für die Leptospirose ist der Kontakt mit Süßwasser im Urlaubsland (z. B. auch »River-Rafting«), worin sich die von Nagern und Hunden im Urin ausgeschiedenen Erreger befinden. In der Regenzeit ist das Risiko erhöht. Die Infektion kann jedoch auch in Europa erworben werden.

Klinik Die Leptospirose ist ein variables Krankheitsbild, das in der Mehrzahl der Fälle relativ mild verläuft. In ca. 10% der Fälle kommt es jedoch zu einem schweren, generalisierten Verlauf, dessen Präsentation nach einer Phase mit grippeartigen Beschwerden dem eines viral-hämorrhagischen Fiebers ähneln kann: Häufig bestehen Ikterus, Hepatitis und Nierenversagen (sog. M. Weil), ferner typische konjunktivale und pulmonale Blutungen, Pneumonie oder auch Meningitis.

Diagnose Die Diagnose erfolgt durch einen Mikroagglutinationstest, ELISA und die Kultur. Bei entsprechendem Verdacht sollte eine Rücksprache mit dem örtlichen mikrobiologischen Labor erfolgen.

Therapie Die Behandlung sollte zum frühestmöglichen Zeitpunkt, auch bereits bei klinischem Verdacht eingeleitet werden. Als kalkulierte Initialtherapie bei Krankheitsverdacht eignet sich z. B. Ceftriaxon, um auch andere Erreger mit zu erfassen. Penicillin G oder Doxycyclin sind gegen Leptospiren am besten wirksam.

Weiterführende Literatur und Internet-Ressourcen zur schnellen Information über importierte Infektionskrankheiten zeigt Tab. 24.2.

Tab. 24.2 Weiterführende Literatur und Internet-Ressourcen zur schnellen Information über importierte Infektionskrankheiten

Themengebiet	Titel, Inhalt	Herausgeber	Erscheinungsjahr	Internet-Adresse
Schnelle Information zu Ausbrüchen und Weltseuchenlage	ProMEDmail	International Society for Infectious Diseases	Laufend	► www.promedmail.org
	WHO, Global Alert and Response	World Health Organization (WHO)		► www.who.int/csr/en/
	HealthMap	Children's Hospital, Boston		► www.healthmap.org
Übersicht zu allen importierten Infektionserkrankungen	Steckbriefe seltener und importierter Infektionskrankheiten	Robert Koch-Institut (RKI)	2011	► www.rki.de
Endemiegebiete für Malaria, Dengue-Fieber u.a.	WHO International Travel and Health, Disease distribution maps	World Health Organization (WHO)	Jährlich aktualisiert	► www.who.int/ith/en
Tropenmedizinische Institutionen und Kliniken in Deutschland	Internetseite der DTG	Deutsche Gesellschaft für Tropenmedizin und Internationale Gesundheit (DTG)	Jährlich aktualisiert	► www.dtg.org
Malaria	Leitlinie: Diagnostik und Therapie der Malaria	Deutsche Gesellschaft für Tropenmedizin und Internationale Gesundheit (DTG)	2014	► www.awmf.org
Dengue-Fieber	Dengue. Guidelines for Diagnosis, Treatment, Prevention and Control	World Health Organization	2009	► www.who.int
Viral-hämorrhagische Fieber: klinische Falldefinitionen, Labore, Kontaktadressen	Webseiten der ENIVD und der StAkoB	European Network for Diagnostics of »Imported« Viral Diseases (ENIVD)	Laufend	► www.enivd.de
		Ständige Arbeitsgemeinschaft der Kompetenz- und Behandlungszenten für hochkontagiöse Erkrankungen		► www.stakob.org
		WHO Global Alert and Response		► http://www.who.int/csr/disease/en/

Literatur

WHO (2009) Dengue. Guidelines for Diagnosis, Treatment, Prevention and Control. World Health Organization, Geneva *[Weitere wichtige Quellenangaben und Internetadressen s. ■ Tab. 24.2.]* ←

HIV-Infektion und Aids in der Intensivmedizin

M. Stoll

K. Werdan et al. (Hrsg.), *Sepsis und MODS*,
DOI 10.1007/978-3-662-45148-9_25, © Springer-Verlag Berlin Heidelberg 2016

25.1 Historischer Abriss

Das Krankheitsbild Aids (»acquired immunodeficiency syndrome«) wurde Anfang der 1980-er Jahre erstmals beschrieben. Wenige Jahre später konnte gezeigt werden, dass eine chronische Infektion mit dem humanen Immundefizienzvirus (HIV) der Auslöser dieser Erkrankung ist.

Bis weit in die Mitte der 1990-er Jahre hinein gab es keine langfristigen erfolgversprechenden Therapieoptionen. Erste antiretrovirale Medikamente waren zwar bereits Ende der 1980-er Jahre verfügbar geworden, konnten aber das Überleben und die Progression zum Krankheitsbild Aids nur einige Monate aufhalten. War das Vollbild des Immundefekts, also das Stadium Aids mit der Manifestation einer der Aids-definierenden Erkrankungen (Tab. 25.1) erst einmal erreicht, lag das mittlere Überleben selbst unter Einsatz von antiretroviraler Therapie und Prophylaxe gegen opportunistische Infektionen bei nur 2 Jahren.

25.2 Die Rolle der Intensivmedizin für HIV-Infizierte

Angesichts der ehedem schlechten Prognose für fortgeschrittene Krankheitsbilder bei HIV-Infizierten waren bis in die Mitte der 1990-er Jahre die Behandlungsansätze weniger aggressiv und insbesondere bei den fortgeschrittenen Fällen vorwiegend palliativ ausgerichtet. Damalige Studien zur Behandlung der Pneumocystis-jirovecii-Pneumonie zeigten, dass das Überleben der Patienten nur noch bei etwa 10% lag, wenn diese intensivpflichtig wurden und beatmet werden mussten. Solche Daten machten es seinerzeit geradezu zu einer Verpflichtung, dem Patienten, wenn irgend möglich, das Menetekel der Verlegung auf die Intensivstationen zu ersparen.

Diese Situation hat sich seit Ende der 1990-er Jahre mit der Etablierung der kombinierten antiretroviralen Kombinationstherapien (cART) grundsätzlich geändert. Die cART ist in den letzten 2 Jahrzehnten die erfolgreichste lebensverlängernde medikamentöse Therapie in der Medizin geworden: Die so behandelten Patienten haben eine Lebenszeitzugewinn von mehreren Jahrzehnten.

> **Selbst junge HIV-positive Erwachsene haben bei rechtzeitiger Behandlung mit cART damit die Aussicht auf eine normale Lebenserwartung.**

Auch Patienten mit weit fortgeschrittenem Immundefekt und mehreren Aids-definierenden Ereignissen in der Vorgeschichte können unter antiretroviraler Behandlung eine Normalisierung ihrer verminderten CD4-Helferzellen und die Remission aller klinischen Symptome erreichen.

Praxistipp

Insofern besteht inzwischen keine Veranlassung mehr für eine Zurückhaltung bei notwendigen intensivmedizinischen Maßnahmen für Menschen mit einer HIV-Infektion.

25.2.1 Intensivmedizinische Besonderheiten der HIV-Infektion

Trotz der unbestreitbaren medizinischen Fortschritte durch die Einführung der antiretroviralen Kombinationstherapie stellt ein HIV-Infizierter aus unterschiedlichen Gründen eine besondere Herausforderung auf einer Intensivstation dar.

Best-Case-Szenario: Der Patient unter erfolgreicher antiretroviraler Therapie (cART)

Nur eine Minderzahl der intensivbehandlungsbedürftigen HIV-Infizierten kommt unter einer gut eingestellten cART auf die Intensivstation. Diese Patienten haben vorteilhafterweise in der Regel

- (a) einen funktionell ausreichenden Immunstatus,
- (b) keine opportunistischen Infektionen, und es sind
- (c) die Wirksamkeit und Verträglichkeit ihrer individuellen antiretroviralen Kombinationstherapie schon unter Beweis gestellt.

Die folgende Aufstellung soll aufzeigen, welche besonderen Klippen potenziell trotzdem noch umschifft werden müssen.

Tab. 25.1 Liste wichtiger Aids-definierender Erkrankungen. (Modifiziert nach: Europäische Fassung der CDC-Klassifikation, Park et al. 1992; CDC 2014)

Erreger /Auslöser	Krankheitsbild	Therapieoptionen	Primärpropylaxe	Sekundärprophylaxe	Bemerkungen	Indikation zur intensivmedizinischen Therapie
Pneumocystis jirovecii	Pneumocystis Pneumonie	Hochdosis Cotrimoxazol und Prednisolon	Niedrigdosis Cotrimoxazol bei CD4 <200	Niedrigdosis Cotrimoxazol	Häufigste Aids-Erstmanifestation in Europa und USA	+++
M. tuberculosis	Tuberkulose	Antituberkulotische Therapie	–	–	Häufigste Aids-Erstmanifestation weltweit	Selten
Toxoplasma gondii	Zerebrale Toxoplasmose	Pyrimethamin, Folinat und Clindamycin (oder Sulfadiazin)	Niedrigdosis Cotrimoxazol	Pyrimethamin, Folinat und Clindamycin (oder Sulfadiazin)		++
Ubiquitäre Mykobakterien, (diverse Spezies)	Generalisierte atypische Mykobakteriose	Azithromycin (oder Clarithromycin), Ethambutol, (Rifabutin)	In Europa: Keine	Azithromycin (oder Clarithromycin)	Meist als sekundäre und sehr späte Aids-Manifestation	selten
Epstein-Barr-Virus (EBV)	Hochmaligne B-Zelllymphome	u. a. (R-)-CHOP (kurative Option bei Aids-definierenden B-NHL)	– (frühzeitige antiretrovirale Therapie)	Antiretrovirale Therapie	Meist primär extranodal und vom GI-Trakt ausgehend. Sehr häufig primär Knochenmarkinfiltration	+ Zunehmend häufiger, da relative Zunahme der Lymphome als erste Aids-Manifestation
Candida spp.	Candida-Ösophagitis	Fluconazol, andere Azol-Antimykotika, Echinocandine	–	Niedrigdosis Fluconazol	Wird häufiger übersehen, da »Begleitinfektion« oder Manifestation sekundär erst unter Antibiotika	Sehr selten
	Organmanifestationen, invasive Candidiasis				Selten. Überschätzung durch Keimnachweis in nicht sterilen Körperkompartimenten	

Tab. 25.1 Fortsetzung

Erreger /Auslöser	Krankheitsbild	Therapieoptionen	Primärpropylaxe	Sekundärprophylaxe	Bemerkungen	Indikation zur intensivmedizinischen Therapie
JC-Virus (ein Polyomavirus)	PML (progressive multifokale Leukenzephalopathie)	Keine (diverse, teilweise rational anmutende Ansätze u. a. mit Mefloquin oder Mirtazapin)	frühzeitige antiretrovirale Therapie	Antiretrovirale Therapie	Bei manifester PML Progression auch unter antiretroviraler Therapie häufig	++ (wegen des Ausfalls von Schutzreflexen) Meist progredienter Verlauf und infauste Prognose
HIV	HIV-Enzephalopathie	Antiretrovirale Therapie	Frühzeitige antiretrovirale Therapie	Antiretrovirale Therapie	Trotz antiretroviraler Therapie zuweilen verspätete oder inkomplette Resolution	Sehr selten
CMV	Organmanifestationen (außer Leber, Milz, Lymphknoten)	Ganciclovir oder Foscarnet	–	Ggf. Erhaltungstherapie mit Ganciclovir		Selten
Cryptococcus neoformans	Kryptokokkenmeningitis und -enzephalitis	Antimykotika	–	Fluconazol	Hohes Risiko eines Immunrekunstitutionssyndroms unter cART	+

(R-)-CHOP = (R = Rituximab), C = Cyclophosphamid, H = Hydroxy-Doxorubicin, O = Vincristin, P = Prednison.
cART = antiretrovirale Kombinationstherapie.
JC-Virus = humanes Polyomavirus 2.
PML = progressive multifokale Leukenzephalopathie.

Arztgeheimnis

Gerade bei asymptomatischen Patienten ist die HIV-Infektion ein vor dem sozialen Umfeld oft sorgfältig gehütetes Geheimnis. Selbst im Umfeld der ambulanten ärztlichen Behandler weiß zwar naturgemäß der »HIV-Schwerpunkt-Arzt« über die Infektion Bescheid, aber nicht unbedingt der Hausarzt des Patienten, und häufig erst recht nicht andere mitbehandelnde Fachärzte.

Im privaten Umfeld darf ebenfalls nicht immer darauf vertraut werden, dass selbst nahestehende Bezugspersonen von der HIV-Infektion wissen. Es ist vorgekommen, dass vom Patienten per dessen eigener Verfügung eingesetzte Betreuer zu medizinischen Entscheidungen nichts vom Vorliegen einer HIV-Infektion der zu betreuenden Person wussten. In Fall eines Ehepaares – beide waren, ohne dies voneinander zu wissen, mit HIV infiziert – verlangten beide Partner unabhängig voneinander beharrlich von ihrem gemeinsamen Arzt, ihre eigene Infektion gegenüber dem Ehepartner auf keinen Fall zu offenbaren.

Insofern ist äußerstes Fingerspitzengefühl gerade auf der Intensivstation gefragt, in der Zeit also, da mit dem intubierten Patienten über diese Umstände nicht direkt gesprochen werden kann: Keinesfalls darf eine HIV-Infektion unbefugt offenbart werden. Andererseits sollten die nächsten Angehörigen nicht durch eine Informationsblockade vor den Kopf gestoßen werden, erst recht dann nicht, wenn diese ohnehin bereits von der HIV-Infektion wissen.

Professioneller hygienischer Umgang mit der HIV-Infektion

Die optimale Hygiene im Krankenhaus ist eine wichtige Herausforderung. Die HIV-Infektion erfordert aber – mit Ausnahme weniger besonderer Eingriffe – keine Hygienemaßnahmen, wie sie nicht auch gegenüber Menschen mit unbekanntem oder negativem Serostatus zu fordern wären.

Darüberhinausgehende Maßnahmen, wie besondere Isolationsmaßnahmen, Deklarierung des HIV-Status an der Zimmertür, am Patientenbett und auf der Außenseite der Patientenakte, das Verweigern von Funktionsuntersuchungen innerhalb des regulären Patientenbetriebs usw. sind nicht nur kontraproduktiv, sondern auch diskriminierend. Dieser Hinweis ist leider auch in professionellen medizinischen Kreisen immer noch nicht ganz überflüssig.

Fortführung der antiretroviralen Therapie

Die im normalen Alltag überaus wirksame cART ist nicht für intensivmedizinische Bedingungen konzipiert.

Regel Nr. 1 **Eine einmal begonnene antiretrovirale Therapie sollte niemals ohne sehr stichhaltige Gründe unterbrochen werden.**

Die Erkenntnis potenziell lebensbedrohlicher Folgen von Therapieunterbrechungen zeigte die 2006 publizierte SMART-Studie (El-Sadr et al. 2006).

Unglücklicherweise gibt es bisher keine antiretrovirale Kombinationsbehandlung, die komplett parenteral verabreicht werden könnte. Die enterale Resorption der üblichen antiretroviralen Medikation unter den Bedingungen der Intensivmedizin ist unsicher. Nur wenige Substanzen sind als Lösung oder Suspension erhältlich. Bei zahlreichen antiretroviralen Medikamenten wird vom Hersteller von der Zerkleinerung der Filmtabletten oder Kapseln abgeraten. Manche Elemente einer cART werden unzureichend resorbiert, wenn Protonenpumpeninhibitoren oder Antazida gegeben werden, was in der Intensivmedizin regelhaft der Fall ist.

Cave

Insofern muss in der Intensivtherapie mit unzureichenden Wirkspiegeln der antiretroviralen Substanzen gerechnet werden. Die Folgen unzureichender Wirkspiegel sind mit vergleichsweise hohen Risiken für die Generierung multiresistenter HI-Viren gegeben, die, einmal erworben, auf Dauer den Therapieerfolg einschränken können.

Daher gilt

Regel Nr. 2 **Eine nennenswert unterdosierte und/oder unregelmäßig verabreichte cART ist bereits innerhalb weniger Wochen riskanter als eine Unterbrechung der cART.**

Leider ist der einfache Schluss, die antiretrovirale Kombination im Zweifel einfach komplett zu pausieren, in der Mehrzahl der Fälle erst Recht mit Risiken zur Resistenzentwicklung verbunden.

Denn hier gilt

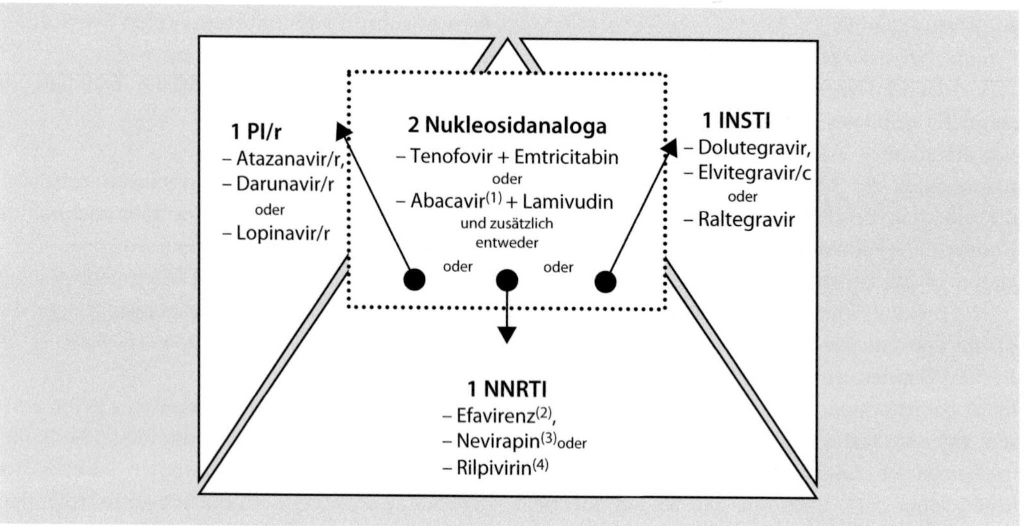

Abb. 25.1 Bevorzugte Kombinationen für die antiretrovirale Initialtherapie. 1 = Einsatz nach negativem Screening auf HLA-B*5701, Einsatz mit Vorsicht bei Plasmavirämie >100.000 Kopien/ml und hohem kardiovaskulärem Risiko (Framingham-Score >20%/10 Jahre). 2 = Kein Einsatz bei Schwangerschaft und bei Frauen mit Schwangerschaftswunsch. 3 = Einsatz mit Vorsicht bei bestehender Lebererkrankung, bei Männern mit mehr als 400 CD4+-T-Zellen/µl bzw. bei Frauen mit mehr als 250 CD4+-T-Zellen/µl. 4 = Cave: Nicht bei HIV-RNA >100.000 Kopien/ml (keine Zulassung) (NNRTI = nichtnukleosidaler Reverse-Transkriptase-Inhibitor; INSTI = Integraseinhibitor; PI = Proteaseinhibitor; /r = Boosterung des Proteasehemmers mit niedrig dosiertem Ritonavir, /c = Boosterung des Integrasehemmers mit Cobicistat). (Adapitert nach Deutsch Österreichische Leitlinien zur antiretroviralen Therapie 2014)

Regel Nr. 3 **Eine auf einem NNRTI (nonnukleosidaler Reverse-Tanskriptase-Inhibitor-basierende cART soll niemals zeitgleich abgesetzt werden.**

Die Begründung liegt in den stark unterschiedlichen Halbwertszeiten der verschiedenen antiretroviralen Substanzen. Diese führen dazu, dass die Nukleosidanaloga sehr rasch abklingen, hingegen der besonders rasch und nachhaltig zur Resistenzselektion führende NNRTI noch bis zu mehrere Wochen in **sub**therapeutischer Dosierung im Körper verbleibt. Insofern soll bei einem geplanten Absetzen einer NNRTI-basierten cART zunächst für die Dauer von 2–4 Wochen der NNRTI auf einen geboosterten Proteasehemmer (PI/r, Abb. 25.1) umgesetzt werden, bevor diese modifizierte Kombination dann komplett abgesetzt wird.

Dieses Vorgehen erfordert allerdings, dass die alternativ eingesetzten PI/r im individuellen Fall auch verträglich und wirksam sind.

Ein Aufenthalt auf der Intensivstation ist in aller Regel nicht schon Wochen vorab zu planen. Insofern stößt das Konzept einer Therapieumstellung von einem NNRTI auf einen PI/r im klinischen Alltag an seine Grenzen.

■ **Arzneimittelinteraktionen und Kotoxizitäten**

Antiretrovirale Medikation zählen zu den besonders interaktionsfreudigen Substanzen.

Geboosterte Proteasehemmer (PI/r) enthalten Ritonavir, den stärksten bekannten Inhibitor des Cytochrom P450 3A4. Der Abbau häufig in der Intensivmedizin eingesetzter Medikamente wird damit teilweise um mehrere Zehnerpotenzen verlangsamt: Steroidhormone, die »modernen« Antihistaminika, Kalziumantagonisten, trizyklische Antidepressiva, Neuroleptika, Antimykotika, Immunsuppressiva, PDE-5-Hemmer, Statine und Opioide gehören dazu. Andere Isoenzyme des Cytochrom-P450-Komplexes können durch Ritonavir und andere Proteasehemmer hingegen induziert werden, sodass u. a. orale Antikoagulanzien dann höher dosiert werden müssen.

Die NNRTI hingegen bewirken vorwiegend eine Enzyminduktion des Cytochrom-P450-Systems.

Zusätzlich bestehen Interaktionen mit der für den Arzneimittelmetabolismus wichtigen UDP-Glucuronosyltransferase (UDP-GT1) und mit anderen Abbauwegen, die bisher im Einzelnen nur unzureichend untersucht worden sind.

Praxistipp

Der multimorbide und multipel pharmakotherapierte HIV-Infizierte unter cART auf einer Intensivstation ist somit eine besondere Herausforderung auch an einen versierten klinischen Pharmakologen. Eine gewisse Orientierung bieten für den Individualfall online zugängliche Datenbanken, die eine Abfrage zu Interaktionen auch bei komplexer Medikation bieten.

Zusammenfassend bietet also das angenommene »Best-Case-Szenario« bereits eine ganze Reihe von kaum konfliktfrei lösbaren Problemen in der Intensivmedizin. Bei weniger günstigen Voraussetzungen wird die Entscheidungsfindung nicht einfacher.

Worst-Case-Szenario: Der symptomatische Late-Presenter mit zuvor unbekannter HIV-Infektion

Dieses Szenario ist mit schätzungsweise mehr als 2/3 aller Fälle geradezu der Regelfall des HIV-positiven Patienten in der Intensivmedizin. Das Problem beginnt meist damit, dass der Patient ernsthaft krank zur Aufnahme kommt, ohne dass er selber und seine Ärzte von einer HIV-Infektion wissen. Meist führt erst die Diagnose einer opportunistischen Erkrankung (◘ Tab. 25.1) zur Diagnose der zugrunde liegenden HIV-Infektion.

■ Medizinische Überlegungen

Die HIV-Infektion besteht beim Late-Presenter meist schon viele Jahre. Die HI-Plasmavirämie ist in der Regel hoch, und der zelluläre Immunstatus (CD4+-T-Lymphozytenzahl) ist stark beeinträchtigt. Der Patient, der in diesem Stadium primär intensivpflichtig wird, hat oft mehr als eine behandlungsbedürftige opportunistische Erkrankung, ist seit längerer Zeit in einem schlechten Allgemeinzustand und hat dabei oft erheblich an Gewicht verloren. Er bedarf dann zeitgleich einer Initiierung von multiplen Therapien mit bis zu dutzenden verschiedenen Pharmaka, viele davon hoch dosiert, potenziell toxisch und interaktionsreich, teilweise in der Kombination deswegen relativ oder absolut kontraindiziert.

Angesichts der vital bedrohlichen Krankheitsphase stellt sich beim symptomatischen Late-Presenter mit zuvor unbekannter HIV-Infektion die Frage nach der Wertigkeit der (sofortigen) Einleitung einer antiretroviralen Therapie. Therapieleitlinien zur HIV-Infektion weisen darauf hin, dass die rechtzeitige Einleitung einer cART das Auftreten opportunistischer Erkrankungen sehr wirksam verhindert – und dass bei Patienten, die ohne cART symptomatisch geworden sind, eine antiretrovirale Therapie nicht verzögert werden sollte.

Diese Empfehlung ist aber mehr an der Situation in der ambulanten Versorgung ausgerichtet – in dem Sinne, den Patienten verbindlich in das notwendige langfristige Management seiner chronischen HIV-Infektion einzubeziehen. Ob hingegen ein sofortiger Beginn der cART intensivmedizinisch behandelter Fälle Vorteile bringt, ist mangels Daten bisher unbewiesen.

Vorhandene Evidenz stammt meist aus Kohortenanalysen und nicht aus kontrollierten Studien. Diese Daten sind bisher widersprüchlich. Es gibt Studien, die unter sofort eingeleiteter cART paradoxe klinische Verschlechterungen der opportunistischen Erkrankungen mit letalen Verläufen beschreiben, die als IRIS (immunrekonstitutionelle inflammatorische Syndrome) erklärt werden. Auch ist es belegt, dass die Verträglichkeit einer cART deutlich besser ist, wenn der Patient nicht in einer symptomatischen Phase mit dieser Therapie beginnt. Für die Adhärenz des Patienten zum verordneten antiretroviralen Regime und somit für den langfristigen Therapieerfolg ist aber die Verträglichkeit bei Einleitung der cART die wichtigste Voraussetzung.

Wegen der offenen Fragen laufen derzeit klinische Studien zum Nutzen einer unverzüglich eingeleiteten cART bei Late-Presentern.

Schon jetzt aber kann konstatiert werden, dass nach den aktuellen Therapieleitlinien vor Einleitung einer cART folgende Untersuchungen zunächst abgewartet werden sollten:

- bestätigtes Ergebnis des HIV-Tests; nicht allein ausreichend zur Diagnosestellung einer HIV-Infektion sind
  - die nicht medizinisch zugelassenen bettseitigen Schnelltests (z. B. Oraquick),
  - der alleinige Suchtest (ELISA) ohne Bestätigungstest (Western Blot),
- Bestimmung des zellulären Immunstatus,
- Bestimmung der HIV-Plasmavirämie,
- Ergebnis der genotypischen Resistenztestung aus dem Primärisolat des Virus einschließlich Ergebnis des HIV-Typs (HIV-1 oder HIV-2),
- Bestimmung des HLA-B*5701 (im positiven Fall Kontraindikation für das Nukleosidanalogon Abacavir).

■ **Ethische Überlegungen**

Solange der Beweis eines Nutzens einer Maßnahme aussteht, ist es eine ethisch begründete Forderung des ärztlichen primum nihil nocere, diese Maßnahme zu unterlassen. Die vermeintliche Unterlassung einer sofortigen cART-Einleitung ist daher auch im Fall eincs intensivpflichtig gewordenen Late-Presenters derzeit – von besonderen Einzelfällen (z. B. schwere HIV-Enzephalopathie) abgesehen – nicht als das Vorenthalten einer unmittelbar lebensrettenden Maßnahme anzusehen.

> **Die Testung auf HIV ist einem ärztlichen Eingriff gleichgestellt und unterliegt der Einwilligung durch den Patienten. Die wichtigste Begründung hierfür ist das ausdrückliche patientenseitige Recht auf Nichtwissen um die schwerwiegende Erkrankung.**

In einem Teil der Fälle von intensivpflichtig erkrankten Late-Presentern mit einer HIV-Infektion wird der HIV-Test erfolgt sein, notgedrungen ohne dass eine ausdrückliche Einwilligung durch den Erkrankten selbst eingeholt werden konnte. Sollte die Möglichkeit in Betracht zu ziehen sein, dass der Patient bewusst auf einen HIV-Test verzichtet haben könnte, so wäre es ethisch bedenklich, ihn ohne seine Einwilligung auch sogleich antiretroviral zu behandeln. Denn der Patient wäre dann – gemäß den Ergebnissen der SMART-Studie – nachweislich höheren Gefahren ausgesetzt, wenn er die einmal fremdbestimmt begonnene cART nachträglich wieder absetzt, als wenn diese Therapie – dem eigentlichen Patientenwillen folgend – noch gar nicht begonnen worden wäre.

25.3 Mehrere opportunistische Ereignisse

Unvorbehandelte Late-Presenter und antiretroviral vorbehandelte HIV-Infizierte gelangen oft mit vieldeutigen Symptomen auf die Intensivstation und zeigen zuweilen auch laborchemische Hinweise auf mehrere gleichzeitige opportunistische Ereignisse. Die nachfolgende Aufstellung benennt eine Auswahl relevanter Laborparameter und Hinweise zu deren Bewertung.

■ **HIV-Plasmavirämie**

Eine messbare HI-Viruslast ist bei HIV-Infizierten ohne cART der Normalfall. Sehr hohe Werte (>1 Mio. cp/ml) finden sich bei der akuten HIV-Infektion. (Die Konstellation einer frischen Serokonversion zeichnet sich aus durch eine hochpositive Extinktion im ELISA und anfänglich noch einen negativen bzw. fraglich positiven Western Blot). Mögliche Promotoren der HIV-Replikation in der chronischen Infektion sind

- die Syphilis,
- die Tuberkulose und
- maligne Lymphome.

■ **Inflammationsmarker und Proliferationsmarker**

Empfehlenswert ist – zumindest initial – die Bestimmung mehrerer Marker:

- C-reaktives Protein (und/oder Procalcitonin),
- Ferritin (als potenzieller Indikator für Mykobakteriosen, M. Hodgkin, Hämophagozytose, M. Castleman),
- Laktatdehydrogenase (LDH; Verlaufsparameter der Pneumocystispneumonie, B-NHL-Proliferationsmarker),
- Eiweißelektrophorese (ggf. quantitative Bestimmung der Immunglobuline: Eine polyklonale Hypergammaglobulinämie ist regelhafte Begleiterscheinung einer längere Zeit unbehandelten HIV-Infektion).

Antigennachweise und Infektionsserologie
Serologie und Immunproliferationstests (z. B. der Tbc-IGRA) sind Ausdruck der Leistung des Immunsystems, das bei HIV-Infizierten beeinträchtigt ist. Insofern sind einzeitig bestimmte serologische Marker zur Diagnose einer apparenten Infektion kaum geeignet.
Ein Erregernachweis, insbesondere der Nachweis der Replikation bekanntermaßen chronisch persistierender und ggf. rezidivierend replizierender Virusinfektionen (z. B. alle Vertreter von Herpesviren) ist nicht notwendigerweise der Beweis einer behandlungsbedürftigen Erkrankung. Unter Hinzuziehung eines klinischen Infektiologen kann aus den Parametern aber das bei schwer kranken Late-Presentern anfänglich oft polypragmatisch begonnene Therapiekonzept sinnvoll eingeschränkt oder spezifiziert werden.

Antigennachweise, Infektionsserologie
- Hepatitis A, B, C, (ggf. auch D und E)-Screening
- Lues-, Toxoplasmaserologie (Anmerkung: Eine Aids-definierende ZNS-Toxoplasmose geht **praktisch niemals** mit einem Anstieg von Toxo-IgM oder -IgA-AK einher)
- CMV-pp65-Ag auf Leukozyten (oder CMV-PCR im Plasma)
- Serologie für HSV, CMV, EBV, VZV
- Kryptokokkenantigen im Serum
- Stuhlgang auf pathogene Erreger inkl. Kryptosporidien
- Evoziertes Sputum (oder Lavage-Material) auf Pneumocysten und Tbc
- Tuberkulose: Interferon-γ-Release Assay (IGRA) und Tuberkulin-Intrakutantest
- ggf. zusätzliche Antigen- und Erregernachweise nach klinischer Fragestellung

▪ **Fokussuche**
Insbesondere bei schwer kranken Late-Presentern und bei HIV-Infizierten mit stark verminderten CD4+-T-Lymphozyten sollte eine breitere Diagnostik durchgeführt werden (▶ Übersicht).

Fokussuche bei schwer kranken Late-Presentern und bei HIV-Infizierten mit stark verminderten CD4+-T-Lymphozyten
- Thoraxröntgen (ggf. Thorax-CT) – gezielt nach zentral betonter interstitieller Zeichnungsvermehrung fahnden
- Abdomensonographie
- MRT des Kopfes (ein alleiniges cCT ist im Gegensatz zum MRT für den Ausschluss/Nachweis entzündlicher Veränderungen und von ZNS-Lymphomen praktisch ohne Wert)
- Funduskopie (Retinitis?)
- ggf. Echokardiographie, gynäkologische Untersuchung (HPV? Zervixkarzinom?) und andere Untersuchungen

25.4 Welche empirische Therapie ist sinnvoll?

Die opportunistischen Infektionen im Kontext einer HIV-Infektion zeichnen sich durch ein relativ umschriebenes Erregerspektrum von zumeist endogen reaktivierten (z. B. Herpesfamilie, Toxoplasmose) oder ubiquitär verbreiteten Pathogenen (z. B. Kryptokokken, Candida) aus. Hospitalismuskeime gehören primär nicht dazu. Danach ist die Auswahl einer empirischen antiinfektiven Therapie und Prophylaxe auszurichten.
- Cotrimoxazol-Prophylaxe (3 × 960 mg pro Woche; bei CD4 <200 und bei jeder interkurrenten opportunistischen Infektion zunächst indiziert).
- Fluconazol (2 × 100 mg pro Woche, in Phasen, in denen eine antibiotische systemische Therapie auf der Intensivstation gegeben wird).
- Schon bei Verdacht auf eine (begleitende) Pneumocystispneumonie sollte empirisch behandelt werden (3 × tgl. 5–6 Amp. à 480 mg Cotrimoxazol i.v. + Prednisolon 0,7–1 mg/kg KG pro Tag).

Praxistipp

Diese Therapie stört nicht den Erregernachweis in der Lunge, wenn dieser in den nächsten Tagen nachgeholt wird.

- Schon bei klinischem Verdacht auf ein fokales Geschehen im ZNS ist eine empirische Therapie einer ZNS-Toxoplasmose angezeigt.
- Eine sofortige Einleitung einer antiretroviralen Therapie bei zuvor unbehandelten Patienten gehört nach derzeitigem Wissenstand, wie oben dargelegt, normalerweise nicht zu den unmittelbar notwendigen Erstmaßnahmen auf einer Intensivstation, wohl aber die Bestimmung von HI-Plasmavirämie und des zellulären Immunstatus und der weiter oben genannten Untersuchungen, um im Verlauf über die Einleitung einer cART zu entscheiden.

Literatur

Abdool Karim SS (2006) Report from the XVI International AIDS Conference. SMART and DART: intermittent antiretroviral treatment is suboptimal and should be avoided. AIDS Clin Care 18: 100

AWMF Leitlinienreport – Therapie und Prophylaxe opportunistischer Infektionen bei HIV-infizierten Patienten. ▶ http://www.awmf.org/uploads/tx_szleitlinien/055-006m_S2k_Opportunistische_Infektionen_bei_HIV_infizierten_Patienten_2011_03.pdf, Zugriff 8.12.2014 *[Eine Leitlinie der KAAD/ DAIG unter Mitarbeit der ÖAG. Stand März 2011.]* ←

CDC (2014) Revised surveillance case definition for HIV infection – United States, 2014. MMWR Recomm Rep 63: 1–10

Deutsche AIDS-Gesellschaft – DAIG. [▶ http://www.daignet.de/site-content/hiv-therapie/leitlinien-1/Deutsch_Osterreichische%20Leitlinien%20zur%20antiretroviralen%20Therapie%20der%20HIV_Infektion.pdf] Zugriff 30.12.2014 *[Deutsch-Österreichische Empfehlungen der DAIG und ÖAG: Leitlinien zur antiretroviralen Therapie der HIV-1-Infektion.]* ←

Deutsch Österreichische Leitlinien zur antiretroviralen Therapie, Stand Juni 2014 [▶ http://www.daignet.de/site-content/hiv-therapie/leitlinien-1/Deutsch_Osterreichische%20Leitlinien%20zur%20antiretroviralen%20Therapie%20der%20HIV_Infektion.pdf]

El-Sadr WM, Lundgren J, Neaton JD et al. (2006) CD4+ count-guided interruption of antiretroviral treatment. N Engl J Med 355: 2283–2296

HIV-Druginteractions.org. ▶ http://www.hiv-druginteractions.org, Zugriff 30.12.2014 *[Datenbank der Universität Liverpool zu Arzneimittelinteraktionen.]* ←

Hoffmann C, Rockstroh J (Hrsg) (2014) HIV2014/15. ▶ www.hivbuch.de, Zugriff 8.12.2014 *[Jährlich aktualisiertes, online zugängliches, umfangreiches medizinisches Kompendium zum Thema HIV und Aids.]* ←

Park RAA (1992) European AIDS definition. Lancet 1992; 339: 671

Gender-Aspekte

U. Müller-Werdan

K. Werdan et al. (Hrsg.), *Sepsis und MODS*,
DOI 10.1007/978-3-662-45148-9_26, © Springer-Verlag Berlin Heidelberg 2016

26.1 Sexueller Dimorphismus der Immunantwort

Frauen erkranken im Vergleich zu Männern zwar seltener an atherosklerotischen Herz-Kreislauf-Erkrankungen, jedoch treten Autoimmunerkrankungen bei Frauen deutlich häufiger auf (z. B. systemischer Lupus erythematodes, Hashimoto-Thyreoditis, rheumatoide Arthritis).

Zumindest einige dieser geschlechterspezifischen Unterschiede in der Inzidenz und im Verlauf bestimmter Erkrankungen scheinen durch den experimentell und klinisch belegten sexuellen Dimorphismus der humoralen und zellulären Immunantwort geprägt zu sein (Angele et al. 2000; Nadkarni u. McArthur 2013): So haben Frauen im Mittel höhere Plasmaantikörperspiegel als Männer, und die zelluläre Immunantwort ist verstärkt.

Dieser sexuelle Dimorphismus der Immunantwort lässt sich eindrücklich bei humaner experimenteller Endotoxinämie – Probanden erhalten eine geringe Menge Endotoxin – nachweisen (Van Eijk et al. 2007): Bei Frauen sind die endotoxininduzierten Anstiege des CRP und des TNF-α im Blut signifikant höher als bei Männern, als Ausdruck der stärkeren Aktivität der angeborenen Immunität; interessanterweise war auch die endotoxininduzierte Abschwächung der vasokonstriktorischen Noradrenalinwirkung bei Männern wesentlich ausgeprägter als bei Frauen, was auf eine stärkere funktionelle Gefäßschädigung durch Endotoxin bei Männern als bei Frauen hinweist.

> **Rezeptoren für Sexualhormone lassen sich auf Zellen des Immunsystems nachweisen. Sie bilden die Grundlage für den sexuellen Dimorphismus der Immunantwort.**

Der Krankheitsverlauf bei Sepsis, Schock und Trauma wird wesentlich von der akut eskalierenden Entzündungsreaktion des Organismus determiniert, zu der sowohl die angeborene als auch die erworbene Immunität beitragen. Diese Immunantwort scheint bei den Geschlechtern unterschiedlich auszufallen, mit einem klaren Überlebensvorteil für das weibliche Geschlecht sowohl klinisch als auch tierexperimentell (Übersicht in: Angele et al. 2014).

Dieser Geschlechtsunterschied zeichnet sich bereits im Kindesalter ab: Nach schweren Brandverletzungen war in einer Studie (Barrow u. Herndon 1990) bei Jungen (mittleres Alter 5,8 Jahre) im Vergleich zu Mädchen (mittleres Alter: 5,1 Jahre) die Sterblichkeit mit 15 von 118 vs. 3 von 67 trotz vergleichbarem Krankheitsschweregrad signifikant höher. Diese Beobachtung wirft die Frage auf, inwieweit bereits bei Kindern vor der Pubertät Unterschiede im Immunsystem bestehen.

Andererseits zeigt eine aktuelle Datenbankanalyse (Ghuman et al. 2013), dass die Sepsissterblichkeit bei präpubertären Knaben und Mädchen ähnlich ist, dass aber postpubertäre männliche junge Patienten eine höhere Sepsissterblichkeit haben als postpubertäre junge Patientinnen. Dies unterstreicht die Bedeutung des Hormonstatus.

26.2 Sind es die Östrogene?

Östrogene entfalten an zahlreichen Zellspezies genomische Effekte durch Aktivierung der beiden bekannten Östrogenrezeptoren α und β, welche beide zur Superfamilie der Steroidrezeptoren gehören (Mendelson u. Karas 1999) und als ligandaktivierte Transkriptionsfaktoren die Expression östrogenresponsiver Elemente des Genoms induzieren (Moggs u. Orphanides 2001).

Daneben zeitigen Östrogene noch wenig verstandene rasche, nicht genomische Effekte, etwa eine NO-abhängige Vasodilatation 5–20 min nach Gabe von Östrogen, die nicht durch eine Veränderung der Genexpression zustande kommt, sondern durch eine direkte Einflussnahme auf zytosolische Signalkaskaden.

Zahlreiche experimentelle Studien sprechen dafür, dass Sexualhormone über direkte und indirekte Wirkungen die immunologischen als auch die kardiovaskulären Reaktionen in der Sepsis beeinflussen (Übersicht in Angele et al. 2014).

> **Ob Östrogene für die günstigere Prognose der Frauen bei Sepsis mitverantwortlich sind, ist eine derzeit noch nicht geklärte Frage!**

26.3 Was sagen die Studien?

Die Mehrzahl der klinischen Studien kommt zu dem Ergebnis, dass Frauen bei Sepsis und SIRS eine bessere Prognose haben als Männer, und auch dass Frauen ein niedrigeres Risiko haben, eine Sepsis zu entwickeln: Dies trifft zu für Patientinnen auf der chirurgischen Intensivstation hinsichtlich der Letalität (Schröder et al. 1998), für die Entwicklung einer Sepsis bei Traumapatientinnen (Oberholzer et al. 2000; Offner et al. 1999) und für das Auftreten schwerer septischer Komplikationen bei chirurgischen Patientinnen, nicht jedoch für die sepsisbezogene Letalität (Wichmann et al. 2000). Andererseits wurde auch eine höhere Sepsissterblichkeit bei 80- bis 89-jährigen chirurgischen Patientinnen beschrieben (Hubacek et al. 2001).

In einer großen kanadischen Kohortenstudie mit knapp 25.000 männlichen und weiblichen Intensivpatienten hatten Frauen über 50 Jahre sogar eine um 20% höhere Sterblichkeit als altersgleiche Männer, wobei – bei vergleichbarem Krankheitsschweregrad – eine niedrigere Rate der Aufnahme auf die Intensivstation, der maschinellen Beatmung und des invasiven hämodynamischen Monitorings der Patientinnen potenzielle Überlebensvorteile der Frauen zunichte gemacht haben könnten (Fowler et al. 2007). Eine Analyse der US National Trauma Data Bank bestätigte jedoch das männliche Geschlecht als unabhängigen prognostischen Faktor der Sepsissterblichkeit (Kisat et al. 2013).

Die uneinheitlichen Ergebnisse könnten durch altersbezogen unterschiedliche Komorbiditäten bei Männern und Frauen mitbedingt sein (Mayr et al. 2014). Auch Unterschiede im ICU-Management werden diskutiert: So wurden in einer großen österreichischen Kohortenstudie männlichen Patienten auf der Intensivstation häufiger invasive Prozeduren zuteil, trotz eines etwas niedrigeren Krankheitsschweregrads (Valentin et al. 2003).

26.4 Genotyp und Sepsis – gibt es Geschlechtsunterschiede?

TNF-α ist ein zentraler Mediator der natürlichen Immunabwehr und gilt als wesentlicher Trigger der eskalierenden systemischen Entzündungsreaktion in der Sepsis. Der **TNF Genlocus** (Gene für TNF-α und TNF-β) des Menschen ist innerhalb des »major histocompatibility complex« (MHC) auf dem kurzen Arm des Chromosoms 6 angesiedelt. Es sind mehrere Polymorphismen des TNF-Locus identifiziert worden. Homozygotie für das Allel TNFB2 des TNFn-Polymorphismus (NcoI), der innerhalb des ersten Introns des TNF-β-Gens liegt, ist bei septischen Patienten assoziiert mit einer verstärkten Freisetzung von TNF-α und einer erhöhten Letalität (Stüber et al. 1996). Eine Folgestudie fand überraschenderweise, dass nur bei Männern – nicht bei Frauen – der Genotyp TNFB2/TNFB2 mit einer erhöhten Letalität der schweren Sepsis assoziiert ist (Schröder et al. 2000).

Eine analoge Konstellation fand sich für einen **Polymorphismus des LBP** (Lipopolysaccharid-bindendes Protein) in der Sepsis (Hubacek et al. 2001): Nur bei Männern war der LBP-Polymorphismus, der an der Position 98 zum Austausch von Zystein gegen Glyzin führt, mit einer Prädisposition zur Sepsis assoziiert. Homozygote Patienten für diesen und/oder einen weiteren LBP-Polymorphismus (Pro436 → Leu) waren ausschließlich Nichtüberlebende der Sepsis. Die Überlagerung der Wirkung von Polymorphismen durch das Geschlecht der Patienten wurde in weiteren Studien bestätigt (z. B. Watanabe et al. 2010).

26.5 Geschlechtshormontherapie bei Sepsis?

Frauen sind anscheinend weniger sepsisgefährdet als Männer: Aufgrund der aktuellen experimentellen und klinischen Datenlage kann davon ausgegangen werden, dass für Männer eine höhere Gefährdung besteht, auf infektiöse und nichtinfektiöse Stimuli mit einer schweren Sepsis zu reagieren. Und auch die Überlebenschancen bei manifester Sepsis sind bei Patientinnen höher als bei Patienten.

Kann das erhöhte Sepsisrisiko bei Männern vermindert werden? Tierexperimentell ist dies durchaus möglich (Angele et al. 2000; Cristofaro et al. 2006; Jarrar et al. 2001): Zur Anwendung am Menschen werden Dehydroepiandrosteron (DHEA) – ein Steroidhormon der Nebenniere, welches an Östrogenrezeptoren bindet - diskutiert

(Jarrar et al. 2001), ebenso der tierexperimentell sehr erfolgversprechende Östrogenrezeptor-β-Agonist WAY-202196 (Cristofaro et al. 2006) sowie der Androgenrezeptorantagonist Flutamid (Angele et al. 2014).

Literatur

Angele MK, Pratschke S, Hubbard WJ, Chaudry IH (2014) Gender differences in sepsis – Cardiovascular and immunological aspects. Virulence 5: 12–19 *[Sehr gute aktuelle Übersichtsarbeit]* ←

Angele MK, Schwacha MG, Ayala A, Chaudry IH (2000) Effect of gender and sex hormones on immune responses following shock. Shock 14: 81–90

Barrow RE, Herndon DN (1990) Incidence of mortality in boys and girls after severe thermal burns. Surg Gynecol Obstet 170: 295–298

Cristofaro PA, Opal SM, Palardy JE et al. (2006) WAY 202196, a selective estrogen receptor-beta agonist, protects against death in experimental septic shock. Crit Care Med 34: 2188–2193

Fowler RA, Sabur N, Li P et al. (2007) Sex- and age-based differences in the delivery and outcomes of critical care. CMAJ 177(12): 1513–1519

Ghuman AK, Newth CJL, Khemani RG (2013) Impact of Gender on Sepsis Mortality and Severity of Illness for Prepubertal and Postpubertal Children. J Pediatr 163: 835–840

Hubacek JA, Stüber F, Fröhlich D et al. (2001) Gene variants of the bactericidal/permeability increasing protein and lipopolysaccharide binding protein in sepsis patients: Gender-specific genetic predisposition to sepsis. Crit Care Med 29: 557–561

Jarrar D, Kuebler JF, Wing P, Bland KI, Chaudry IH (2001) DHEA: a novel adjunct for the treatment of male trauma patients. Trends in Molecular Medicine 7: 81–85

Kisat M, Villegas CV, Onguti S, Zafar SN, Latif A, Efron DT, Haut ER, Schneider EB, Lipsett PA, Zafar H, Haider AH (2013) Predictors of sepsis in moderately severely injured patients: an analysis of the National Trauma Data Bank. Surg Infect (Larchmt) 14: 62–68 *[Gender-Analyse einer großen Traumadatenbank.]* ←

Mayr FB, Yende S, Angus DC (2014) Epidemiology of severe sepsis. Virulence 5: 4–11

Mendelson ME, Karas RH (1999) The protective effects of estrogen on the cardiovascular system. N Engl J Med 340: 1801–1811

Moggs JG, Orphanides G (2001) Estrogen receptors: orchestrators of pleiotropic cellular responses. EMBO reports 2: 775–781

Nadkarni S, McArthur S (2013) Oestrogen and immunomodulation: new mechanisms that impact on peripheral and central immunity. Curr Opin Pharmacol 13: 576–581 *[Pathophysiologische Gesichtspunkte der Gender-Aspekte.]* ←

Oberholzer A, Keel M, Zellweger R et al. (2000) Incidence of septic complications and multiple organ failure in severely injured patients is sex specific. J Trauma 48: 932–937

Offner PJ, Moore EE, Biffl WL (1999) Male gender is a risk factor for major infections after surgery. Arch Surg 134: 935–940

Schröder J, Kahlke V, Staubach K-H et al. (1998) Gender differences in human sepsis. Arch Surg 133: 1200–1205

Schröder J, Kahlke V, Book M, Stüber F (2000) Gender differences in sepsis: genetically determined? Shock 14: 307–311

Stüber F, Petersen M, Bokelmann F, Schade U (1996) A genomic polymorphism within the tumor necrosis factor locus influences plasma tumor necrosis factor-α concentrations and outcome of patients with severe sepsis. Crit Care Med 24: 381–384

Valentin A, Jordan B, Lang T, Hiesmayr M, Metnitz PG (2003) Gender-related differences in intensive care: a multiple-center cohort study of therapeutic interventions and outcome in critically ill patients. Crit Care Med 31: 1901–1907

Van Eijk LT, , Dorresteijn MJ, , Smits P et al. (2007) Gender differences in the innate immune response and vascular reactivity following the administration of endotoxin to human volunteers. Crit Care Med 35: 1464–1469

Watanabe E, Buchman TG, Hirasawa H, Zehnbauer BA (2010) Association between lymphotoxin-alpha (tumor necrosis factor-beta) intron polymorphism and predisposition to severe sepsis is modified by gender and age. Crit Care Med 38: 181–193

Wichmann MW, Inthorn D, Andress HJ, Schildberg FW (2000) Incidence and mortality of severe sepsis in surgical intensive care patients: the influence of patient gender on disease process and outcome. Intensive Care Med 26: 167–172

Der Postintensivpatient

Allgemeinstation und Rehabilitation

S. Hagel

K. Werdan et al. (Hrsg.), *Sepsis und MODS*,
DOI 10.1007/978-3-662-45148-9_27,

27.1 Allgemeinstation

Intensivmedizin ist ein zentraler Bestandteil der stationären Krankenversorgung mit enger Anbindung an Notfallaufnahme, Operationseinheiten und die weiterversorgenden Allgemeinstationen. Aufgrund begrenzter Ressourcen müssen täglich Entscheidungen über die Aufnahme und Verlegung von Patienten im Gesamtkonzept Krankenhaus getroffen werden. Für den Bereich der Intensivmedizin existieren Leitlinien zur Aufnahme und Verlegung von Intensivpatienten (American College of Critical Care Medicine, Society of Critical Care Medicine 1999), die tägliche Entscheidung jedoch wird vorwiegend durch die Erfordernisse des klinischen Alltags bestimmt (Graf u. Janssens 2003a, b). In ▶ Abschn. 27.1.1 bis ▶ Abschn. 27.1.3 werden unterschiedliche Aspekte bei der Verlegung von Intensivpatienten und deren Betreuung auf der Allgemeinstation betrachtet.

27.1.1 Allgemeine Aspekte

Wird die Entscheidung getroffen, einen Intensivpatienten auf die Allgemeinstation zu verlegen, können unterschiedliche Situationen vorliegen. Im Idealfall hat der Patient die bedrohliche Situation, in der grundlegende Lebensfunktionen intensivmedizinisch temporär überwacht, ersetzt oder unterstützt werden mussten, überstanden, und die weitere medizinische Betreuung bis zur Entlassung in die Rehabilitation oder in die häusliche Umgebung kann auf einer Allgemeinstation fortgeführt werden. Daneben gibt es eine kleine Gruppe von Patienten, die aufgrund schwerster, therapierefraktärer Erkrankungen zum Sterben auf die Allgemeinstation verlegt werden.

Unabhängig davon, welcher Gruppe der Patient angehört, werden er und seine Angehörigen mit der Tatsache konfrontiert, dass auf einer Allgemeinstation in der Regel sowohl technisch als auch personell geringere Ressourcen verfügbar sind. So erfolgt auf der Intensivstation eine Patientenbetreuung mit einem Pflegeschlüssel von 1:2–3 und in den meisten Fällen eine Online-Überwachung der Vitalfunktionen. Im Gegensatz hierzu werden auf einer Allgemeinstation in der Nachtschicht teilweise mehr als 20 Patienten von einer Pflegekraft betreut, und die Vitalparameter werden nur zu bestimmten Zeitpunkten, z. B. 3-mal täglich, erhoben.

Im schlimmsten Fall muss der Patient aufgrund eines multiresistenten Erregers in einem Einzelzimmer isoliert werden, und der Kontakt zu Pflegenden und Mitpatienten ist zusätzlich eingeschränkt. Viele Patienten, v. a. Patienten mit einer hohen Pflegebedürftigkeit und Immobilität, äußern in dieser Situation Ängste und das Gefühl des »Alleingelassenseins«. War zuvor auf der Intensivstation ein enger Kontakt zu den Pflegenden gegeben, die sich nahezu immer im Zimmer des Patienten aufgehalten haben und sofort behilflich sein konnten, muss auf einer Allgemeinstation damit gerechnet werden, dass u. U. einige Zeit vergehen kann, bis dem Patient z. B. beim Umlagern geholfen wird.

Praxistipp

Die im Vergleich zur Intensivstation geringeren Pflegeressourcen und Überwachung auf der Allgemeinstation sollten idealerweise schon von den Kollegen auf der Intensivstation angesprochen werden, um den Patienten und dessen Angehörige auf diese Situation vorzubereiten, um so spätere Konflikte auf der Allgemeinstation zu vermeiden.

Die sowohl technischen, als auch personell geringeren Ressourcen auf einer Allgemeinstation können v. a. bei Patienten mit einer weiterhin hohen Überwachungs- und/oder Pflegeabhängigkeit das Risiko für Komplikationen steigern. Vor Verlegung eines Patienten mit implantierten, penetrierenden und externen Systemen bzw. Devices (z. B. Trachealkanüle, Beatmung, Kunstherz) muss gewährleistet sein, dass das weiterbetreuende Team – sowohl Pflegende, Physiotherapeuten und ärztliches Personal – mit der Pflege und Umgang der Devices vertraut sind und das notwendige Material zur Pflege sowie in Notfallsituationen (Absaugung, Monitoring, Wechselkanüle etc.) verfügbar ist.

> **Zentrale Bedeutung besitzen weiterhin das Erkennen von Notfallsituationen und deren Management (z. B. verlegte Trachealkanüle).**

27.1.2 Verlegungspraxis

Die Entscheidung zur Verlegung eines Intensivpatienten auf eine Allgemeinstation erfolgt zunehmend aufgrund begrenzter Ressourcen auf den Intensivstationen, unabhängig von den pflegerischen und therapeutischen Bedürfnissen des Patienten. Dies spiegelt sich in mehreren Studien wider, die zeigen konnten, dass in den vergangenen Jahren Intensivpatienten vermehrt in der Nachtschicht, und somit außerplanmäßig, verlegt werden mussten. Patienten, die nach 20:00 Uhr verlegt wurden, hatten hierbei eine (adjustiert nach der Schwere der Erkrankung) knapp 2-fach höhere Krankenhausmortalität als Patienten, die zwischen 8:00 und 20:00 Uhr auf eine Allgemeinstation verlegt wurden (Beck et al. 2002).

Auch fand sich eine höhere Krankenhausmortalität und Wiederaufnahmerate auf die Intensivstation in Zeiten mit hoher Bettenbelegung auf der Intensivtherapiestation – Hinweise, dass Patienten zu früh von der Intensivtherapiestation verlegt wurden (Chrusch et al. 2009). Erschwerend kommt hinzu, dass Patienten, die ungeplant verlegt werden müssen, möglicherweise aufgrund fehlender Bettenkapazität in der spezialisierten Fachabteilung in Fachabteilungen übernommen werden, die keine Expertise in der Behandlung der Grunderkrankung des Patienten aufweisen.

Im Fall einer akuten Verlegung, leider jedoch nicht ausschließlich, besteht in der Praxis häufig das Problem, dass Verlegungsbriefe nur unvollständig verfasst werden und teilweise wochenlange Intensivtherpapieaufenthalte in einer kurzen Epikrise abgehandelt werden. Wichtige Aspekte für die weitere Behandlung auf der Allgemeinstation (▶ Übersicht) werden häufig nur kurz oder gar nicht erwähnt.

Intensivstations-Verlegungsbrief: Wichtige Aspekte für die weitere Behandlung auf der Allgemeinstation

- Therapieziel
- Therapiekonzept mit weiteren geplanten Schritten
- Antimikrobielle Therapie (bisherige Therapie, geplante Dauer etc.)
- Gespräche und Festlegungen mit dem Patienten bzw. Betreuer/Angehörigen (Therapielimitation etc.)
- Notwendigkeit einer Isolation

Dies erschwert die weitere Behandlung auf der Allgemeinstation in einem hohen Maße.

Praxistipp

Um den Therapieverlauf und getroffene Entscheidungen für die weiterbehandelnden Kollegen nachvollziehbar zu machen, ist eine kontinuierliche Dokumentation des Krankheitsverlaufs während der intensivmedizinischen Behandlung zu empfehlen.

Eine kontinuierliche Dokumentation des Krankheitsverlaufs erleichtert es im Rahmen der weiteren Behandlung, die bereits getroffenen Entscheidungen nachzuvollziehen und eine z. B. differenzierte antimikrobielle Therapie durchzuführen. Neben der umfassenden Dokumentation des Krankheitsverlaufes ist die Dokumentation, wann Devices, wie z. B. intravasale Katheter, gelegt wurden, unabdingbar. Idealerweise sollte die Indikation von intravasalen Kathetern, Blasenverweilkatheter etc. bei der Verlegung auf eine Allgemeinstation überdacht und bei fehlender Notwendigkeit die Katheter entfernt werden, um das Risiko von nosokomialen Infektionen (z. B. katheterassoziierte Infektionen) zu minimieren.

27.1.3 Einwilligung zu Studien

Sollte der primär nicht einwilligungsfähige Patient im Rahmen der intensivmedizinischen Behandlung über die Einrichtung eines Betreuungsverfahrens in eine klinische Prüfung bzw. Studie eingeschlossen worden sein, ist der Patient nachträglich über die klinische Prüfung zu informieren und die Zustimmung einzuholen, sofern der gesundheitliche

Zustand während des Krankenhausaufenthaltes dies zulässt. Sollte der Patient sich gegen eine Teilnahme entscheiden, muss geprüft werden, inwieweit die Möglichkeit bzw. Notwendigkeit besteht, nachträglich alle im Rahmen der Studie erhobenen Daten zu löschen und alle evtl. vorhandenen Laborproben vernichten zu lassen.

27.2 Rehabilitation

Neben der medizinisch-fachlichen Betreuung müssen auf der Allgemeinstation die – meist schon auf der Intensivstation begonnenen – rehabilitativen Maßnahmen fortgeführt und intensiviert werden. Gerade vor dem Hintergrund der Vielfältigkeit der Sepsisfolgen, wie eine Critical-illness-Polyneuropathie (CIP) oder -Myopathie (CIM), Dysphagie und kognitive Störungen, müssen verschiedene Berufsgruppen (Logopäden, Pyschologen, Physiotherapeuten etc.) gemeinsam zusammenwirken und ein Therapiekonzept entwickeln. Dies sollte z. B. eine Atemtherapie, Physiotherapie, ggf. Ergotherapie, ein kognitives Training und Schlucktraining beinhalten und individuell für jeden Patienten und dessen Erkrankungsschwere zusammengestellt werden.

Der behandelnde Stationsarzt muss eine zentrale Koordinations- und Kontrollposition einnehmen.

27.3 Rückverlegung auf die Intensivstation

Etwa jeder zehnte bereits von der Intensivstation auf eine Allgemeinstation verlegte Patient muss während des Krankenhausaufenthaltes erneut auf die Intensivstation aufgenommen werden. Wiederaufnahmen betreffen häufiger internistische als chirurgische Patienten. In bis zu 50% der Fälle ist dasselbe Organsystem wie zum Zeitpunkt der initialen Aufnahme betroffen.

Unabhängig von der initialen Aufnahmediagnose stellt eine respiratorische Insuffizienz die häufigste Ursache für eine Rückverlegung auf die Intensivstation dar. Etwa 1/3 aller Patienten werden innerhalb von 48 h nach Verlegung auf die Allgemeinstation erneut auf die Intensivstation aufgenommen.

Bei erneut auf die Intensivstation aufgenommenen Patienten ist die Krankenhaussterblichkeit 4- bis 7-fach höher und die Krankenhausverweildauer mindestens doppelt so lange wie bei Patienten mit nur einem Intensivstationsaufenthalt.

Bisher gibt es keine Möglichkeit, z. B. einen Score, um bei Verlegung von der Intensivstation mit hinreichender Genauigkeit vorherzusagen, welcher Patient ohne Gefährdung und erneute spätere Notwendigkeit der Wiederaufahme auf die Allgemeinstation verlegt werden kann.

Eine Metaanalyse aus 11 Studien mit über 200.000 Patienten konnte jedoch zeigen, dass die Schwere der Erkrankung, gemessen am APACHE-II-, APACHE-III-, SAPS- oder SAPS-II-Score, sowohl zum Zeitpunkt der initialen Aufnahme auf der Intensivstation, als auch am Tag der Verlegung auf die Allgemeinstation positiv mit der Rückverlegungsrate korreliert (Frost et al. 2009). Die Diskriminationsfähigkeit dieser Modelle ist zur individuellen Vorhersage der Rückverlegung jedoch unzureichend und im klinischen Alltag nicht umsetzbar. Neben dem Schweregrad der Erkrankung fand sich als weiterer Risikofaktor für eine Rückverlegung auf die Intensivstation eine zeitnahe Verlegung nach Extubation (Median 1 vs. 2 Tage).

27.4 Sekundär sklerosierende Cholangitis (SSC)

Praxistip

Bei anhaltend erhöhten Cholestaseparametern bei Postintensivpatienten müssen die Differenzialdiagnose einer sekundär sklerosierenden Cholangitis (SSC) bedacht werden und weiterführende diagnostische Maßnahmen eingeleitet werden.

Untersuchungen konnten zeigen, dass bis zu 1/3 kritisch kranker Patienten während der Behandlung auf der Intensivtherapiestation eine Cholestase und/oder Leberinsuffizienz aufweisen. Die Ursachen sind mannigfaltig und beinhalten u. a.

- die hypoxische Hepatopathie (Schockleber),
- eine (medikamenten-)toxische Schädigung oder
- eine endotoxinvermittelte Cholestase.

Für eine detaillierte Beschreibung der einzelnen Syndrome und Krankheitsbilder wird auf die entsprechende Literatur verwiesen. Im Folgenden soll speziell die sekundär sklerosierende Cholangitis (SSC) betrachtet werden, die eine bislang wenig bekannte Komplikation bei kritisch kranken Intensivpatienten darstellt und erstmals 2001 in einer Fallserie beschrieben wurde.

Sklerosierende Cholangitis

Unter einer sklerosierenden Cholangitis versteht man eine chronische, fortschreitende Erkrankung der Gallenwege, die durch entzündliche Veränderungen, Fibrose und multiple Strikturenbildung der Gallenwege gekennzeichnet ist. Die Folge davon ist ein zunehmender Verschluss von Gallengängen und durch die progressive Fibrosierung, die auch auf das Parenchym übergreift, die Entwicklung einer biliären Zirrhose.
Während bei der primären sklerosierenden Cholangitis (PSC) immunpathogenetische Mechanismen beteiligt sind, sind die häufigsten bekannten Ursachen einer sekundären sklerosierenden Cholangitis (SSC) eine chronische biliäre Obstruktion, entweder durch intraduktale Konkremente, iatrogen nach einer Cholezystektomie oder durch benigne Gallengangsstenosen.

Darüber hinaus wurde in den vergangenen Jahren vermehrt über Patienten berichtet, die nach Aufenthalt auf der Intensivtherapiestation mit aggressiver Therapie (hochdosierte Katecholamintherapie, invasive Beatmung mit hohen Beatmungsdrücken und evtl. Bauchlagerung) trotz weitergehender Genesung anhaltend erhöhte Cholestasewerte aufweisen. Cholangiographisch finden sich bei diesen Patienten, bei denen keine biliäre oder hepatische Vorerkrankung bekannt ist, schon nach wenigen Wochen Veränderungen der Gallenwege, die an das Bild einer fortgeschrittenen PSC erinnern.

Im Rahmen einer endoskopisch retrograden Cholangiopankreatikographie (ERCP) lässt sich aus den intrahepatischen Gallenwegen teilweise zähes, dunkles Material (»casts«) extrahieren, das die kleinen und mittelgroßen intrahepatischen Gallenwege ausfüllt. Im Gegensatz zur PSC sind nur die intrahepatischen Gallenwege betroffen, der Ductus choledochus weist keine Stenosierungen auf.

Die **Pathogenese** der SSC beim Intensivpatienten ist nicht geklärt, vermutet wird eine multifaktorielle Mikrozirkulationsstörung mit hypoxisch-ischämischer Schädigung der intrahepatalen Gallengänge. Es gibt keinen spezifischen laborchemischen Marker, der die **Diagnose** einer SSC erlaubt und eine Differenzierung von einer z. B. endotoxinassoziierten Cholestase ermöglicht. Die alkalische Phosphatase und die γ-GT können Werte >1000 U/l erreichen, die Transaminasen sind nur diskret oder gar nicht erhöht (Lin et al. 2014).

Praxistipp

Die ERCP ist die einzige Untersuchung, mit der sich die biliären »casts« und beginnende Strikturen nachweisen lassen.

Die **therapeutischen Möglichkeiten** sind begrenzt und können die fortschreitende Destruktion der Gallenwege und den Übergang in eine biliäre Zirrhose nicht verhindern, in vielen Fällen ist eine Lebertransplantation die Ultima ratio. Aktuell gibt es keine allgemeingültigen Empfehlungen zur Behandlung dieser Patienten. Empfohlen wird eine regelmäßige (d. h. alle 6–8 Wochen) Kontrolle der Cholestaseparameter zur Erfassung stärkerer Cholangitisschübe und zur Überwachung der Progredienz der Erkrankung.

Neben der mechanischen Säuberung der größeren Gallengänge im Rahmen der ERCP wird die hochdosierte Verabreichung von Ursodesoxycholsäure (UDC) diskutiert, nachdem die Verabreichung von Ursodesoxycholsäure auch bei anderen chronischen cholestatischen Erkrankungen, wie der PSC oder der primär biliären Zirrhose, einen günstigen Einfluss hat. Empfohlen wird in diesen Fällen eine tägliche Einnahme von UDC in einer Dosierung von mindestens 13–15 mg/kg KG. Neben diesen Maßnahmen scheint eine frühe Diagnose der Erkrankung wichtig zu sein, um frühzeitig die okkludierenden biliären »casts« zu entfernen, welche spätere Cholangitiden begünstigen, die ihrerseits wiederum der Gallengangsdestruktion Vorschub leisten (Gelbmann u. Schölmerich 2007).

27.5 Versterben von Intensivpatienten auf der Allgemeinstation

Insgesamt liegt die Krankenhaussterblichkeit, je nach Studie und untersuchtem Patientenkollektiv, nach Verlegung auf eine Allgemeinstation bei ungefähr 10%. Die Todesursachen dieser Patienten sind weitestgehend nicht systematisch untersucht worden. Mehrere Studien konnten einen Zusammenhang zwischen Therapeutic Intervention Scoring System (TISS) Score bei Verlegung von der Intensivstation und Krankenhausmortalität nach Entlassung aus der Intensivstation feststellen. So zeigte sich in einer Studie, dass Patienten mit einem TISS-Score von >30, die auf eine Allgemeinstation verlegt wurden, eine höhere Krankenhausmortalität hatten, als Patienten, die auf eine Intermediate Care Station (Level of Care I nach Valentin et al. 2011) verlegt wurden (OR 1,3; Beck et a. 2002).

Somit besitzt der therapeutische und pflegerische Aufwand bis zum Zeitpunkt der Verlegung der Patienten ebenfalls einen prädiktiven Wert für die Krankenhausmortalität. Ob die Ursache für die erhöhte Mortalität bei Patienten mit einem erhöhten therapeutischen und pflegerischen Aufwand an einer zu zeitigen Verlegung von der Intensivstation, der Schwere der Grunderkrankung oder Versorgungsdefiziten auf der Allgemeinstation liegt, wurde nicht systematisch untersucht.

Um die Rate an Rückverlegungen und Mortalität nach Entlassung von der Intensivstation zu reduzieren, wurden in einigen Krankenhäusern »Frühwarnsysteme« und sog. »medical emergency teams« (MET) oder »critical care outreach teams« (CCOT) eingeführt. Diese Teams, die meist aus einem Intensivmediziner und einer Intensivpflegekraft bestehen, werden sofort hinzu gerufen, wenn sich der Gesundheitszustand von Patienten auf der Allgemeinstation akut verschlechtert. Im Rahmen des Frühwarnsystems werden anhand klinischer Parameter wie z. B. Fieber, Tachykardie, Hypotonie, Tachypnoe oder Veränderung der Vigilanz die Patienten auf der Allgemeinstation identifiziert und durch das Team mit betreut, ggf. auf die Intensivstation übernommen.

Ob diese Strategie mit einer geringeren Morbidität und Mortalität einhergeht, wurde in einer Cochrane-Analyse untersucht (McGaughey et al. 2007). Von den 16 vorhandenen Studien erfüllten jedoch nur 2 Studien die strengen Einschlusskriterien und konnten in die Analyse eingeschlossen werden. In einer australischen Studie konnte kein Unterschied bezüglich der Endpunkte – unerwarteter Tod und Rückverlegung auf die Intensivstation – gezeigt werden; eine britische Studie konnte hingegen eine signifikant reduzierte Krankenhausmortalität zeigen (OR 0,52).

Die Autoren schlussfolgern, dass anhand der jetzigen Datenlage keine Aussage getroffen werden kann, ob die Einführung von Frühwarnsystemen und Notfallteams mit einem Vorteil für die Patientenversorgung einhergeht (McGaughey et al. 2007).

Literatur

American College of Critical Care Medicine, Society of Critical Care Medicine (1999) Guidelines for intensive care unit admission, discharge, and triage. Crit. Care Med 27: 633–638 *[Empfehlung des ACCP/SCCM über Aufnahme und Verlegung von Intensivpatienten.]* ←

Beck DH, McQuillan P, Smith GB (2002) Waiting for the break of dawn? The effects of discharge time, discharge TISS scores and discharge facility on hospital mortality after intensive care. Intensive Care Med 28: 1287–1293 *[Retrospektive Kohortenstudie in einem britischen Krankenhaus über den Zusammenhang zwischen TISS-Score, Verlegungszeitpunkt und Krankenhausmortalität.]* ←

Chrusch CA, Olafson KP, McMillan PM, Roberts DE, Gray PR (2009) High occupancy increases the risk of early death or readmission after transfer from intensive care. Crit Care Med 37: 2753–2758

Frost SA et al. (2009) Severity of illness and risk of readmission to intensive care: a meta-analysis. Resuscitation 80: 505–510

Gelbmann CM, Schölmerich J (2007) Sekundär sklerosierende Cholangitis bei Intensivpatienten. Der Gastroenterologe 3: 45–50 *[Sehr gute Übersichtsarbeit über die Sekundär Sklerosierende Cholangitis beim Intensivpatienten.]* ←

Graf J, Janssens U (2003a) Der Post-Intensivpatient. Wiederaufnahme auf die Intensivstation und Tod auf Normalstation. Intensivmed Notfallmed 40: 92–99 *[Sehr gute Übersichtsarbeit über Wiederaufnahme auf die Intensivstation und Tod auf Normalstation.]* ←

Graf J, Janssens U (2003b) Der Post-Intensivpatient. Langzeitüberleben und Lebensqualität nach Intensivtherapie. Intensivmed Notfallmed 40: 184–194 *[Sehr gute Übersichtsarbeit über Langzeitüberleben und Lebensqualität nach Intensivtherapie.]* ←

Lin T, Qu K, Xu X, Tian M, Gao J, Zhang C, Di Y, Zhang Y, Liu C (2014) Sclerosing cholangitis in critically ill patients: an important and easily ignored problem based on a German experience. Front Med 8 (1): 118–126

McGaughey J et al. (2007) Outreach and Early Warning Systems (EWS) for the prevention of intensive care admission and death of critically ill adult patients on general hospital wards. Cochrane Database Syst Rev 18(3):CD005529 (doi:10.1002/14651858.CD005529.pub2) *[Cochrane-Analyse über Effektivität von Frühwarnsystemen und »medical emergency teams«.]* ←

Valentin P, Ferdinande P; ESICM Working Group on Quality Improvement (2011) Recommendations on basic requirements for intensive care units: structural and organizational aspects. Intensive Care Med 37: 1575–1587

Chronisch kritisch krank – Langzeitfolgen von Sepsis und multipler Organdysfunktion

F. Oehmichen, M. Pohl

K. Werdan et al. (Hrsg.), *Sepsis und MODS*,
DOI 10.1007/978-3-662-45148-9_28,

Die Behandlung akuter und lebensbedrohlicher Erkrankungen erfordert in der Regel die Mittel einer Intensivstation. In den meisten Fällen lässt sich durch adäquate therapeutische Interventionen die kritische Phase schnell überwinden. Bei positivem Verlauf wird der Patient nach kurzer Zeit von der Intensivstation auf die Normalstation zur weiteren Betreuung verlegt, dementsprechend liegt die mittlere Verweildauer auf einer Intensivstation in Deutschland im Mittel bei 3,7 Tagen (Nationales Referenzzentrum für Surveillance von nosokomialen Infektionen – NRZ 2014).

28.1 Komplizierter Verlauf der akuten kritischen Erkrankung

In einigen Fällen verzögert sich jedoch die Heilung des schweren Krankheitsbildes. Insbesondere bei Polytrauma, bei Multiorganversagen, bei schwerer Sepsis und bei septischem Schock lässt sich die Notwendigkeit für eine länger dauernde Behandlung auf der Intensivstation beobachten. Je länger die Behandlung auf der Intensivstation dauert, umso häufiger treten vergleichbare und von der Grunderkrankung unabhängige Folgeprobleme auf.

Nach Abschluss der primären, in der Regel operativen oder interventionellen Versorgung der akuten Erkrankung kann es zur Stabilisierung der kardiopulmonalen Situation kommen, der Bedarf an kreislaufstützenden Medikamenten sinkt, und die Oxygenierung wird zunehmend unproblematisch. Dennoch versagt bei einigen Patienten trotz Tracheotomie das Weaning vom Respirator. Häufig muss zusätzlich eine Nierenersatzbehandlung wegen persistierender Niereninsuffizienz fortgeführt werden. So rücken diese Folgeschäden zunehmend in den Vordergrund der Behandlung. Zudem lassen sich in der Regel auch ohne neurologische Grunderkrankung eine schwere neuromuskuläre Schwäche und eine erhebliche zerebrale Dysfunktion beobachten. Rezidivierende Infekte sowie Hautschäden und Wunden komplizieren zusätzlich den Verlauf (Nelson et al. 2010).

28.2 Chronifizierung der akuten kritischen Erkrankung

Dieser sich infolge der protrahierten Intensivbehandlung neu entwickelnde Zustand lässt sich zutreffend mit chronisch kritisch krank beschreiben (Girard u. Raffin 1985). Prinzipiell kann er sich aus jeder akut- und intensivmedizinisch behandlungspflichtigen Grunderkrankung entwickeln (◻ Abb. 28.1).

28.3 Begriffsbestimmung chronisch kritisch krank

In der Literatur werden unterschiedliche Definitionen dieses Folgezustandes formuliert. Während einige Autoren als trennendes Kriterium zwischen »akut und chronisch kritisch krank« eine Mindestdauer des Aufenthaltes auf der Intensivstation [7 (Daly et al. 2009) bis 21 Tage (Cox et al. 2004; Kahn et al. 2009)] oder der Beatmung [72 h (Daly et al. 2009) bis 21 Tage (MacIntyre et al. 2005), jeweils mehr als 6 h am Tag] angeben, fordern andere die Durchführung einer Tracheotomie [ohne definierte Mindestdauer der Beatmung (Engoren u. Arslanian-Engoren 2005; Estenssoro et al. 2006; Nelson et al. 2007; Nierman u. Mechanick 2000) oder nach mindestens 10 Tagen Beatmung (Nierman u. Mechanick 2000), nicht aus HNO-Ursache und zur Beatmungsentwöhnung durchgeführt (Nelson et al. 2010)]. Dabei sollte der Patient nicht als zeitnah von der Beatmung zu entwöhnen oder als moribund eingeschätzt werden (Nelson et al. 2010).

Unter der definierenden Voraussetzung, dass die Tracheotomie zur Fortführung der Beatmung bzw. zum Weaning angelegt wurde, ließen sich 12% der Patienten einer Intensivstation als chronisch kritisch krank klassifizieren (Estenssoro et al. 2006).

Übereinstimmend lässt sich für alle Fälle mit protrahierter kritischer Erkrankung konstatieren, dass nach dem Überleben der ersten Phase der Intensivtherapie wegen der Grundkrankheit oder wegen des Auftretens von Folgekrankheiten keine Heilung erreicht werden kann und neben erheblichen Funktionseinschränkungen (evtl. mit Abhän-

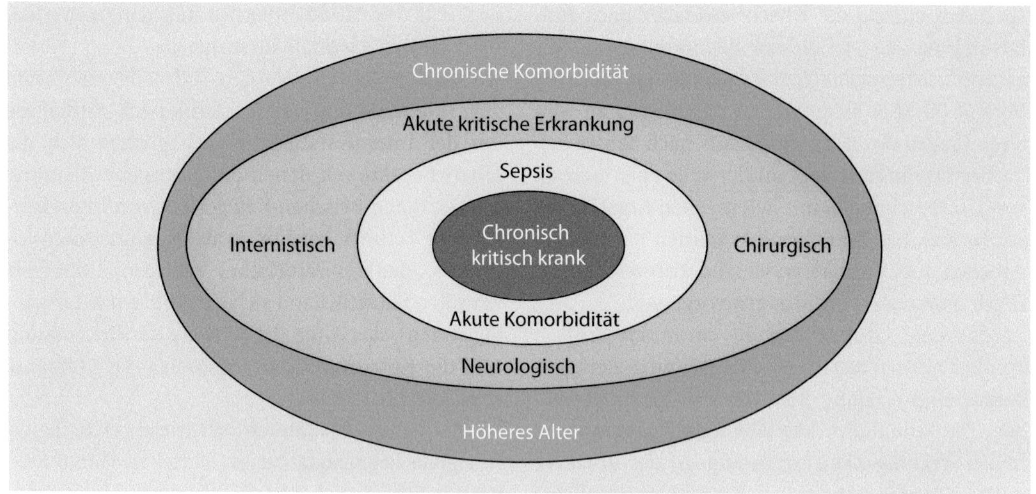

Abb. 28.1 Physische und nicht physische Folgen nach chronisch kritischer Krankheit (in Anlehnung an die Empfehlungen des National Institute for Health and Clinical Excellence 2009)

gigkeit von Pflege) eine Abhängigkeit von Technologien zur Lebenserhaltung und damit ein besonderer Überwachungsbedarf verbleibt.

Nach unserer Auffassung setzt der Begriff chronisch kritisch krank eine mindestens 21 Tage dauernde und nicht nur kurzfristig, d. h. noch mindestens 14 Tage weiter bestehende kritische Situation mit der Notwendigkeit zur intensivmedizinischen Behandlung voraus (Tab. 28.1). In der Regel besteht bei diesen Patienten eine Abhängigkeit von implantierten, penetrierenden (z. B. Trachealkanüle) und/oder externen technischen Systemen mit intermittierender (z. B. Beatmungsgerät, Dialysemaschine) bzw. permanenter (z. B. Kunstherz, Zwerchfellstimulator) Verbindung in den Körper.

In Abgrenzung zur chronischen Pflegebedürftigkeit allein besteht bei diesen Patienten infolge der andauernden kritischen Situation ein besonderer technischer oder personeller Überwachungsbedarf (Tab. 28.1). Somit ist Pflegebedürftigkeit zwar in der Regel vorhanden, aber dennoch nicht konstituierend. Das kurzfristige Versterben des Patienten ist nicht absehbar oder wird nicht zugelassen (Tab. 28.1).

Tab. 28.1 Definition des Begriffs chronisch kritisch krank

Hauptkriterien	≥21 Tage dauernde intensivmedizinische Behandlung
	≥14 Tage weiter bestehende kritische Situation mit Notwendigkeit zur Fortsetzung der intensivmedizinischen Behandlung
Nebenkriterien	Abhängigkeit von implantierten, penetrierenden und/oder externen technischen Systemen
	Anhaltende Pflegebedürftigkeit
	Kurzfristiges Versterben des Patienten ist nicht absehbar
Chronisch kritisch krank ist ein Patient, wenn beide Hauptkriterien oder 1 Hauptkriterium und 2 Nebenkriterien erfüllt sind.	

28.4 Langzeitverlauf chronisch kritischer Krankheit

Die Letalität auf der Intensivstation oder im Krankenhaus ist ein traditioneller Ergebnisparameter der Intensivmedizin. Bedeutsam für den Patienten sind aber ebenso die Überlebensdauer nach Entlassung aus der stationären Behandlung und die gesundheitsbezogene Lebensqualität im weiteren Verlauf (Graf et al. 2009). Zu diesen und zu weiteren Fragen des Langzeitverlaufs nach akuter kritischer Erkrankung liegt mittlerweile eine Vielzahl von Untersuchungen mit heterogenen Ergebnissen vor (► Kap. 29). Im Folgenden werden wesentliche Arbeiten mit z. T. stark voneinander abweichenden Ergebnissen und Bewertungen vorgestellt.

Für eine Gruppe von 50 chronisch kritisch kranken Patienten in einem Weaning-Zentrum konnte eine Weaning-Rate von 50% ermittelt werden. Die kumulative Mortalität nach Übernahme in das Weaning-Zentrum betrug auf der Intensivstation 12%, bis zum Ende des stationären Verlaufs 16%, bis 3 Monate nach Entlassung 52% und bis 6 Monate nach Entlassung 60% (Nelson et al. 2004).

Chronisch kritisch kranke Traumapatienten weisen trotz schwerer Erkrankung offenbar eine relativ gute Langzeitprognose auf. In einer Verlaufsuntersuchung von 173 Traumapatienten mit Multiorganversagen ergab sich eine sehr hohe Krankenhausletalität von 60% (Grotz et al. 2001). Bei einer Nachuntersuchung nach 5 Jahren zeigten sich weder in der Anamnese noch in der körperlichen Untersuchung Residuen des Organversagens. Nur bei 25% der Patienten lagen signifikante Bewegungseinschränkungen der großen Gelenke vor. 64% der untersuchten Patienten waren beruflich rehabilitiert.

Geringere Rückkehrraten in den Beruf waren bei Patienten mit Schädel-Hirn-Trauma und bei Patienten mit verminderter allgemeiner körperlicher Leistungsfähigkeit zu verzeichnen. Allerdings wurde bei diesen Patienten weder die Häufigkeit des Auftretens einer Sepsis noch das Auftreten einer CIP (Critical-Illness-Polyneuropathie) bzw. CIM (Critical-illness-Myopathie) gesondert untersucht (Grotz et al. 2001).

Patienten mit Sepsis wiesen im Vergleich mit Traumapatienten eine höhere Kurzzeit- (intrahospitale Mortalität) und eine höhere Langzeitmortalität (2-Jahres-Verlauf) auf, die Lebensqualität war in beiden Gruppen vergleichbar reduziert (Korosec-Jagodic et al. 2006).

Die vergleichsweise gute Prognose kritisch kranker Patienten nach Trauma wurde auch in anderen Arbeiten bestätigt. So untersuchten Niskanen et al. bei 12.180 Patienten den Langzeitverlauf bis 5 Jahre nach einer Intensivbehandlung (Niskanen et al. 1996). Die meisten Todesfälle ereigneten sich innerhalb der ersten 2 Jahre nach Aufnahme auf der Intensivstation, danach glichen sich die Überlebenskurven denen der Normalbevölkerung an. Die diagnostischen Kategorien (von Intoxikation über Trauma, kardiovaskuläres, gastroenterologisches oder respiratorisches Versagen, Tumor bis zum Kreislaufstillstand sich vermindernde Überlebensraten), das Alter, die Schwere der Erkrankung und die Komorbidität beeinflussten das Outcome (Niskanen et al. 1996).

Bei 30 Sepsispatienten wurde die gesundheitsbezogene Lebensqualität im Mittel 16,6±10,6 Monate nach Krankenhausentlassung untersucht. Dabei ergab sich zwar eine signifikant schlechtere Lebensqualität im Vergleich zur Normalbevölkerung, sie war aber vergleichbar eingeschränkt wie bei Patienten nach ARDS (»acute respiratory distress syndrome«) und bei Patienten mit chronischer Lungenerkrankung (Heyland et al. 2000).

Eine andere Studie zeigte bei Patienten mit schwerer Sepsis oder mit septischem Schock 6 Monate nach Entlassung von der ITS eine ähnlich eingeschränkte gesundheitsbezogene Lebensqualität wie bei ITS-Patienten ohne Sepsis oder septischen Schock (Granja et al. 2004).

In einem Vergleich von 1.520 Krankenhausbehandlungen wegen schwerer Sepsis mit 5.574 Krankenhausbehandlungen ohne Sepsis zeigte sich hingegen, dass die schwere Sepsis mit einem häufigen Auftreten körperlicher Einschränkungen und kognitiver Schädigungen verbunden war, die im Ergebnis vermehrt zur Pflegeabhängigkeit führten (Iwashyna et al. 2010).

Eine systematische Übersichtsarbeit zur Langzeitmortalität und zur Lebensqualität nach Sepsis analysierte 30 Studien (Winters et al. 2010). Die 28-Tage-Mortalität schwankte zwischen 5,1% und 63%, die 1-Jahres-Mortalität zwischen 21,5% und 71,9%.

In allen Studien zeigte sich, wenn auch in unterschiedlichem Ausmaß, deutliche Langzeitfolgen, welche die Lebensqualität zum Teil erheblich beeinflussten (Winters et al. 2010).

28.5 Folgen chronisch kritischer Krankheit

Bei der Mehrzahl dieser chronisch kritisch kranken Patienten fallen neben der Beatmungsabhängigkeit und der Tracheotomie bereits frühzeitig unterschiedliche und oft schwerwiegende neurologische Veränderungen wie Enzephalopathie, Myopathie, Polyneuropathie sowie Epilepsie auf, welche auch längerfristig persistieren. Eine Übersicht der Folgen, unter denen chronisch kritisch Kranke leiden, ist in ◘ Tab. 28.2 dargestellt.

28.5.1 Muskelschwächesyndrom

Kritisch kranke Patienten, die längerfristig auf einer Intensivstation behandelt werden müssen, haben ein erhöhtes Risiko, ein generalisiertes Schwächesyndrom auszubilden (Oehmichen et al. 2012b; Pohl u. Mehrholz 2013; Ponfick et al. 2014; Prange 2004). Es resultiert aus mindestens 3 verschiedenen Funktionsstörungen, die isoliert oder überlappend auftreten können und klinisch selten voneinander abgrenzbar sind (Nates et al. 1997):

- Erstens der Critical-illness-Polyneuropathie (CIP),
- zweitens einer Criticall-illness-Myopathie (CIM) und
- drittens einer Störung der neuromuskulären Überleitung.

Die CIP und die CIM werden bei Intensivpatienten am häufigsten nachgewiesen (Coakley et al. 1998; Koch et al. 2010; Prange 2004) (siehe auch ► Kap. 19.3).

Bei Patienten nach überlebtem ARDS lassen sich 1 Jahr nach Entlassung von der Intensivstation trotz normalisierter Lungenfunktion noch immer ein funktionell bedeutender Muskelschwund und eine Muskelschwäche finden (Herridge et al. 2003). Die physischen, aber auch die psychischen Einschränkungen persistierten auch 5 Jahre nach Behandlung des ARDS (Herridge et al. 2011).

Nach Auffassung der Autoren spielen die in ◘ Tab. 28.2 aufgeführten peripheren oder zentralen neurologischen bzw. neuropsychiatrischen Veränderungen nach kritischer Erkrankung eine zentrale Rolle bei der Entstehung einer Langzeitabhängigkeit von der Beatmung und tragen im erheblichen Ausmaß zur Chronifizierung der akuten kritischen Erkrankung bei (Oehmichen et al. 2012b).

◘ **Tab. 28.2** Physische und nicht physische Folgen nach chronisch kritischer Krankheit (in Anlehnung an die Empfehlungen des National Institute for Health and Clinical Excellence 2009)

Physische Folgen	Muskelabbau
	Muskelschwäche
	Muskuloskelettale Veränderungen einschließlich Kontrakturen
	Sensorische Störungen
	Schmerzen
	Schluckstörungen
	Kommunikationsstörungen
Nicht physische Folgen	Psychisch (Angst, Albträume etc.)
	Emotional (Depression)
	Kognitiv (hirnorganisches Psychosyndrom, Gedächtnisstörungen, Konzentration- und Aufmerksamkeitsstörungen)
	Psychiatrisch (Verhaltensstörungen)

Bei einer vorbestehenden chronisch-obstruktiven Lungenerkrankung sind auf der Intensivstation erworbene Paresen ein unabhängiger Risikofaktor für ein verlängertes Weaning (De Jonghe et al. 2004). In einer Untersuchung auf einer allgemeinen Intensivstation trat bei 76% der Patienten mit septischem Schock bereits innerhalb von 72 h eine klinisch und elektrophysiologisch nachgewiesene CIP auf. Bei Patienten mit septischem Multiorganversagen trat in allen Fällen eine CIP auf. Deshalb halten die Autoren dieser Untersuchung die CIP sogar für einen integralen Bestandteil des septischen Multiorganversagens (Tepper et al. 2000).

Die Bedeutung der elektrophysiologischen Untersuchung ist unklar (Martin 2002). Bei eindeutiger Anamnese und typischen klinischen Befunden bringt die elektrophysiologische Untersuchung bei chronisch kritisch kranken Patienten keinen diagnostischen Gewinn bezüglich der Diagnose der CIP/CIM (Oehmichen et al. 2012b). Wegen fehlender therapeutischer Konsequenz besteht in der Regel keine klinische Notwendigkeit zur Differenzierung zwischen CIP oder CIM. Allerdings scheint auf Basis der Ergebnisse der sensiblen und der motorischen Neurographie eine Schweregradeinteilung der CIP/CIM und damit auch eine Prognoseabschätzung möglich (Baum et al. 2011).

Bei Patienten mit schwerer Sepsis oder septischem Schock (einer internistisch-allgemeinchirurgischen Intensivstation einer Universitätsklinik), die zu Weaning-Beginn neurologisch und elektrophysiologisch untersucht wurden, zeigte sich in 53,1% der Fälle eine CIP. Die Beatmungsdauer war bei CIP/CIM-Patienten signifikant länger als bei den übrigen Patienten (im Median 34 Tage vs. 14 Tage). Eine multiple logistische Regressionsanalyse erbrachte als Ursache der Weaning-Probleme als einzigen unabhängigen Risikofaktor die CIP/CIM (Garnacho-Montero et al. 2005).

Bei 42 ≥48 h beatmeten Patienten mit SIRS (»systemic inflammatory response syndrome«) wurden in 33% zwischen dem 3. und dem 13. Intensivtag klinisch distal betonte symmetrische Paresen diagnostiziert. Dabei hatte die Diagnose dieser Folgestörungen auch eine prognostische Bedeutung; die 180-Tage Überlebensrate der Patienten ohne Paresen lag bei 77% im Vergleich zu 38% in der Gruppe mit Paresen (Brunello et al. 2010).

Die Entstehung einer CIP/CIM hat erheblichen Einfluss auf den Langzeitverlauf kritischer Erkrankungen. Ein Jahr nach ARDS sind Patienten im Wesentlichen durch die Schwäche in der Lebensqualität eingeschränkt, die Lungenfunktion hat bereits wieder Normalbereiche erreicht (Herridge et al. 2003). Nach schwerer kritischer Krankheit lassen sich in bis zu 90% auch nach 5 Jahren noch Muskelschwäche und neurophysiologische Einschränkungen nachweisen (Fletcher et al. 2003). Trotz dieser großen prognostischen Bedeutung der CIP/CIM und obwohl viele klinische Studien eine hohe Inzidenz berichten, bleibt sie in der klinischen Praxis häufig undiagnostiziert (Doherty u. Steen 2010; Hudson u. Lee 2003).

28.5.2 Zwerchfellparese

Eine gesonderte Problematik stellt im Rahmen einer kritischen Erkrankung und maschineller Beatmung die Zwerchfellparese dar. In tierexperimentellen Studien (Schild et al. 2008; Vassilakopoulos u. Petrof 2004) und intraoperativ (Levine et al. 2008) konnten Hinweise auf z. T. erhebliche Zwerchfellschädigungen gefunden werden. Allerdings steht ein im klinischen Alltag praktikables diagnostisches Verfahren noch aus. Effektive therapeutische Ansätze sind ebenfalls noch nicht evaluiert (Vassilakopoulos et al. 2006). Damit bleibt nach entsprechender Ausschlussdiagnostik nur ein möglicher Zwerchfellschaden als Erklärung für das Weaning-Versagen.

28.5.3 Neuropsychiatrische Folgen

Die akute kritische Krankheitsphase von Intensivpatienten wird nicht selten von einem Delirium begleitet (Griffiths u. Jones 2007). Anhaltend kognitive Einschränkungen finden sich häufig bei chronisch kritisch Kranken (Desai et al. 2011; Griffiths u. Jones 2007; Iwashyna et al. 2010; Lee u. Hudson 2001; Misak 2009; Nelson et al. 2010), besonders bei Patienten mit Sepsis (Iwashyna et al. 2010). Auch langfristig behindern kognitive Einschränkungen den Rehabilitationsverlauf und schränken die Patienten in ihrer Alltagskompetenz ein (Iwashyna et al. 2010; Misak 2009) (siehe auch ► Kap. 19.2).

28.5.4 Psychische Folgen

Neben den Einschränkungen der Mobilität und der Kognition scheinen die psychischen Folgen von großer Bedeutung zu sein. In einer Gruppe von 50 chronisch kritisch kranken Patienten waren 72% in der Lage, Auskunft über ihre Belastungen zu geben. Mehr als 60% berichteten dabei über erhebliche psychische Probleme, 90% beklagten die eingeschränkte Kommunikationsfähigkeit als sehr belastend. Neben erheblichem Durst bei 80% der Patienten bemerkten 20% der Patienten eine deutliche Appetitlosigkeit (Nelson et al. 2004).

Bei Überlebenden einer Intensivbehandlung wurden in einer Metaanalyse im Median bei 28% klinisch signifikante depressive Symptome ermittelt. Weder das Geschlecht, das Alter noch die Schwere der Erkrankung konnten als Risikofaktoren ermittelt werden. Lediglich ein frühzeitiges Auftreten der depressiven Symptome nach Verlassen der ITS war ein Indikator für auch im Verlauf fortbestehende psychische Probleme mit substanziell eingeschränkter Lebensqualität (Davydow et al. 2009).

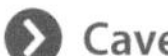
Cave

Nicht selten bildet sich das Vollbild einer posttraumatischen Belastungsstörung aus, was ein spezielles Behandlungskonzept verlangt (Griffiths u. Jones 2007; Lee u. Hudson 2001) (siehe auch ▶ Kap. 20).

28.5.5 Weitere Folgen

Neben den oben genannten neuromuskulären, kognitiven und psychischen Folgen können noch zahlreiche andere Einschränkungen im Rahmen einer chronisch kritischen Krankheit entstehen. Diese lassen sich teilweise den oben genannten Folgen zuordnen oder entstehen aus dem Zusammenwirken mehrerer Funktionsstörungen. Beispielhaft werden an Beschwerden von Patienten häufig beschrieben (Desai et al. 2011):

- Schmerzen,
- Schluckstörungen,
- Schmeck- und Riechstörungen,
- Schlafstörungen und
- Hörstörungen.

Klinisch imponiert ein Gewichtsverlust bis zur Kachexie und im Rahmen der Tracheotomie nicht selten Funktionsstörungen im Bereich der Trachea (z. B. Trachealstenose). Laborchemisch finden sich hormonelle Dysregulationen und/oder eine anhaltende Niereninsuffizienz (Desai et al. 2011).

Zusammenfassend muss konstatiert werden, dass bei chronisch kritisch kranken Patienten eine Vielzahl von physischen, psychischen, neuropsychiatrischen und organischen Komplikationen auftreten, welche im Ergebnis die Überlebensdauer und die Lebensqualität beeinflussen. Diese potenziellen Folgen müssen im Verlauf der stationären und der ambulanten Behandlung erkannt, berücksichtigt und durch entsprechende therapeutische Interventionen minimiert werden.

Entsprechend der aktuellen Leitlinien ist es deshalb erforderlich, aktiv die Folgen akuter kritischer Krankheit zu suchen, um so eventuelle Funktionsdefizite zu erkennen und zu minimieren (Reinhart et al. 2010).

28.6 Behandlungskonzepte bei chronisch kritischer Krankheit

Zur Minimierung pulmonaler, neuromuskulärer, kognitiver und physischer Folgen werden bereits in der Primärversorgung neben der Behandlung der Grunderkrankung die Blutzuckerkontrolle, die restriktive Anwendung von Kortikostereoiden und von Muskelrelaxanzien sowie ein früher Rehabilitationsbeginn auf der Intensivstation mit konsequenter Weiterführung dieser Rehabilitation im weiteren Verlauf empfohlen (Desai et al. 2011). Dabei sind physiotherapeutische Interventionen auch in der akuten Phase einer kritischen Erkrankung evidenzbasiert (Stiller 2000) und haben sich als komplikationsarm und sicher erwiesen (Zeppos et al. 2007). Insbesondere die Hypoglykämieprävention und die zurückhaltende Sedierung scheinen zur Minimierung der psychischen und kognitiven Folgen beizutragen (Desai et al. 2011).

Mit dem Übergang der akuten kritischen Krankheit in die chronische Phase treten die funktionellen Beeinträchtigungen durch die Grund- und/oder Folgekrankheit zunehmend in den Vordergrund. Infolge des reduzierenden intensivmedizinischen Behandlungsbedarfs lassen sich rehabilitative Behandlungsansätze umsetzen. Dabei müssen allgemeine Empfehlungen zur Rehabilitation bei Intensivpatienten, spezielle Erkenntnisse aus der Betreuung chronisch kritisch kranker Patienten, positive Erfahrungen aus pneumologischen bzw. kardiologischen Rehabilitationsprogrammen und aus der neurologischen bzw. der Schlaganfallrehabilitation aufgenommen und zu einem speziellen Konzept erweitert werden (Herridge 2007).

◘ Tab. 28.3 Ausgewählte negative Folgen prolongierter Bettruhe. (Adaptiert nach Truong et al. 2009)

Muskuloskelettal	Abnehmende Synthese muskulärer Proteine
	Muskelatrophie und Abnahme der Muskelmasse
	Abnahme der Dehnbarkeit der Muskulatur
	Abnehmende Belastungskapazität
	Bänderverkürzung und Gelenkkontrakturen
	Sinkende Knochendichte
	Druckulzera
Pulmonal	Atelektasen
	Pneumonien
	Verminderter maximaler inspiratorischer Druck und forcierte Vitalkapazität
Kardiovaskulär	Abnehmende Herzgröße
	Abnehmende venöse Compliance der unteren Extremität
	Orthostatische Intoleranz
	Verminderte kardiale Ejektionsfraktion und reduzierter peripherer Gefäßwiderstand
	Gestörte mikrovaskuläre Funktion
	Verminderte kardiale Antwort auf Carotis-Sinus-Stimulation
Endokrinologisch und metabolisch	Verminderte Insulinsensitivität
	Verminderte Aldosteron- und Plasma-Renin-Aktivität
	Steigendes atriales natriuretisches Peptid

Ziele der multidimensionalen und multidisziplinären Behandlung sind dabei

- ein individuelles Maximum an Unabhängigkeit,
- die (Re-)Integration in die Gesellschaft und
- eine optimale gesundheitsbezogene Lebensqualität (Martin 2002).

28.6.1 Allgemeine Empfehlungen bei kritischer Krankheit

Die Verordnung von Bettruhe ist eine typische Maßnahme bei akut kritisch kranken Patienten (Thomsen et al. 2008). Prolongierte Bettruhe führt allerdings zu vielfältigen negativen Folgen (◘ Tab. 28.3). Die durch die kritische Erkrankung entstehende allgemeine Muskelschwäche führt zur eingeschränkten Mobilität, zur Verlängerung der Beatmungsdauer und der Dauer des Intensiv- bzw. Krankenhausaufenthaltes und schließlich im Ergebnis zur Reduktion der Lebensqualität im Langzeitverlauf (Pohl et al. 2012).

Offenbar reduzieren bereits passive Bewegungsübungen den Muskelverlust bei kritisch Kranken (Griffiths et al. 1995). Da durch frühzeitige Mobilisierung und Aktivierung des Patienten auch weitere negativen Folgen vermindert werden, finden sich klare Empfehlungen zur Physiotherapie bei akut kritisch kranken Menschen in der Literatur (Bailey et al. 2007; Burtin et al. 2009; Gosselink et al. 2008; Zeppos et al. 2007).

Praxistipp

Die mobilisierende Aktivität kann unmittelbar nach Stabilisierung der Hämodynamik und der respiratorischen Situation beginnen, d. h. in der Regel 24–48 h nach Aufnahme auf der Intensivstation (Bailey et al. 2007; Pohlman et al. 2010).

Neben allgemeiner Mobilisierung sind spezialisierte physiotherapeutische Maßnahmen erforderlich. Bei sedierten oder bewusstlosen bzw. bei unkooperativen Patienten werden lediglich passive Maßnahmen im Rahmen der Bewegungsmöglichkeiten in Frage kommen.

Für den weiteren Verlauf werden beim wachen und teilkooperativen bzw. kooperativen Patienten schrittweise Steigerungen empfohlen (Thomsen et al. 2008). So sollte der inaktive Patient im Minimum 3-mal täglich je 20 min im Bett sitzen (Bailey et al. 2007). Wenn ein Arm aktiv gegen die Schwerkraft bewegt werden kann, soll als nächste Stufe zusätzlich das Sitzen an der Bettkante für mindestens

20 min am Tag folgen (Bailey et al. 2007). Wenn auch die Beinbewegung gegen Schwerkraft möglich geworden ist, folgen anstelle des Sitzes an der Bettkante mindestens 20 min Sitz im Sessel pro Tag (Morris et al. 2011).

Parallel dazu werden weitere physiotherapeutische Maßnahmen empfohlen. Hierbei sind zu nennen (Needham et al. 2009):

- die elektrische Muskelstimulation,
- die Anwendung des Bettfahrrads und
- das Laufen unter Beatmung

Die elektrische Muskelstimulation verringert den Muskelabbau (Gerovasili et al. 2009). Durch die regelmäßige Anwendung eines Bettfahrrades (täglich 20 min, ab Tag 5) wird die 6-min-Gehstrecke des Patienten bei Entlassung von der Intensivstation erhöht (Burtin et al. 2009). Prinzipiell ist in einigen Fällen auch das Laufen mit beatmeten Patienten möglich, diese Intervention ist aber mit einem erheblichen Personalaufwand verbunden.

Bei beatmeten Patienten hat sich das spezielle Atemmuskeltraining als hilfreich zur Steigerung des maximalen Inspirationsdruckes erwiesen (Aldrich u. Karpel 1985; Aldrich et al. 1989; Martin et al. 2010; Sprague u. Hopkins 2003).

Zusätzliches Atemtraining kann auf einer spezialisierten Weaning-Station nach Entwöhnung in 30% aller Fälle, also auch bei tracheotomierten Patienten, erfolgreich angewendet werden. Es führt zur Belastungssteigerung und zur Minderung von Dyspnoe (Porta et al. 2005).

Physiotherapeutische Maßnahmen führen neben der sich bessernden körperlichen Funktion und der Symptomenlinderung auch zu positiven Folgen für die psychische Situation. Frühzeitige Übungen und Mobilisierung in sedierungsfreien Intervallen verkürzen die Beatmungsdauer, vermindern das Delirium im Zusammenhang mit der Intensivbehandlung und verbessern den funktionellen Zustand bei Krankenhausentlassung (Schweickert et al. 2009).

Darüber hinaus wird die Anwendung adjuvanter Methoden diskutiert. Dabei wird vermutet, dass sich unter ärztlicher Aufsicht die Anwendung von (im Kraft- und Ausdauersport angewandten) leistungssteigernden Substanzen und Nahrungsergänzungsmittel (z. B. Kreatin, zweikettige Aminosäuren, β-Hydroxy-beta-Methylbutyrat = HMB) positiv auf die Prävention und die Behandlung des intensivmedizinischen Schwächesyndroms auswirkt. Allerdings werden zunächst entsprechende plazebokontrollierte Studien gefordert, um die Effektivität der einzelnen Substanzen zu beschreiben und die optimale Dosierungen festzulegen (Weitzel et al. 2009).

Ebenfalls als wichtiger Schwerpunkt werden die Erkennung und die Beachtung kognitiver Dysfunktionen nach kritischer Krankheit eingeschätzt. Entsprechend spezialisierte Rehabilitationsansätze werden gefordert (Misak 2009) bzw. empfohlen (Griffiths u. Jones 2007).

Empfehlung zur Physiotherapie bei kritischer Krankheit

Das Statement zur Physiotherapie bei kritisch Kranken der European Respiratory Society und European Society of Intensive Care Medicine gibt allgemeine Empfehlungen für diese Patientengruppe (Gosselink et al. 2008). Hierzu zählen passive und aktive Mobilisierung sowie das Muskeltraining.

Für Patienten mit respiratorischer Insuffizienz werden verschiedene Maßnahmen vorgeschlagen und bewertet. Dabei wird zwischen nicht intubierten, intubierten Patienten sowie zwischen Maßnahmen zur Intubationsvermeidung und nach Weaning unterschieden. Die Notwendigkeit der adäquaten Überwachung des Patienten und der Zusammenarbeit mit anderen Berufsgruppen, insbesondere der Pflege, wird betont.

In den genannten Empfehlungen wird die Bedeutung der mobilisierenden bzw. der physiotherapeutischen Interventionen zur Verhinderung der Chronifizierung der kritischen Krankheit zwar hervorgehoben, spezielle Empfehlungen nach Eintritt dieser Situation werden hingegen nicht gegeben.

28.6.2 Leitlinie zur Rehabilitation nach kritischer Krankheit

Die Empfehlungen des National Institute for Health and Clinical Excellence" zur Rehabilitation nach kritischer Krankheit (NICE 2009; Tan et al. 2009) trennen zwischen physischen und nicht physischen Problemen (◘ Tab. 28.2).

Die Leitlinie empfiehlt einen möglichst frühzeitigen Rehabilitationsbeginn, der allerdings mit einer nicht näher definierten physiologischen Stabilität noch etwas ungenau beschrieben ist.

Durch ein Screening soll ein Rehabilitationsbedarf bei Patienten frühzeitig erkannt werden, um dann Rehabilitationsziele zu formulieren und entsprechende Rehabilitationsmaßnahmen einzuleiten. Dabei muss das Screening sowohl auf der Intensivstation (regelmäßig im Verlauf und vor Verlegung auf die Normalstation) als auch auf der Normalstation (nach Aufnahme und vor Entlassung) erfolgen.

Besonders bemerkenswert ist die klare Empfehlung zur Weiterführung des rehabilitativen Konzeptes im nichtstationären Bereich. Auch 2–3 Monate nach Entlassung wird ein erneutes Screening auf Rehabilitationsbedarf bzw. auf Folgen der kritischen Erkrankung empfohlen. Die Empfehlungen zu praktikablen Instrumenten für das klinische Screening sind allerdings noch zu optimieren.

Die Leitlinie hebt neben den physischen Folgen auch die Bedeutung der nicht physischen Folgen einer kritischen Erkrankung hervor. Sie betont die Notwendigkeit der sich wiederholenden und an den Verlauf anzupassenden Information des Patienten und, wenn möglich, auch der Angehörigen über die Behandlung.

28.7 Spezielle Erfahrungen bei chronisch kritisch kranken Patienten

Zur Rehabilitation chronisch kritisch kranker Patienten liegen bisher keine gesonderten Empfehlungen vor. Allerdings analysieren einzelne Studien die Ergebnisse rehabilitativer Maßnahmen bei diesen Patienten in postprimären Intensivstationen (Chiang et al. 2006; Doherty u. Steen 2010; Martin et al. 2002, 2011; Thomsen et al. 2008). So wurden in einer randomisierten Vergleichsstudie 69 mehr als 41,9 Tage beatmete Patienten mit speziellem Training der inspiratorischen Muskelkraft mit einer Gruppe ohne dieses Training verglichen. Die Weaning-Rate in der aktiven Gruppe lag mit 71% im Vergleich zur Kontrolle mit 47% signifikant höher (Martin et al. 2011).

Neben diesen Erfahrungen müssen in die Erstellung von Behandlungskonzepten für chronisch kritisch kranke Patienten besonders Erkenntnisse aus der neurologischen Rehabilitation einfließen. Hierzu zählt beispielsweise die motorische Schlaganfallrehabilitation, die heute auf den Prinzipien des repetitiven, aufgaben- und kontextspezifischen Trainings an der Leistungsgrenze basiert (Mehrholz et al. 2012; Pohl et al. 2002).

Auch sind die speziellen Konzepte zur Behandlung von Schluckstörungen einschließlich der Entwöhnung von der Trachealkanüle im Kontext der neurologischen Rehabilitation hervorzuheben. In diesem Zusammenhang sei auf weiterführende Literatur verwiesen (Frommelt u. Lösslein 2010; Mehrholz 2011). Die Strukturen und Konzepte der neurologischen Rehabilitation in Deutschland bieten sich nach Meinung der Autoren geradezu an, die komplexen und vielschichtigen Folgen der chronisch kritisch kranken Patienten zu rehabilitieren.

Zur Belastungssteuerung können Erkenntnisse und Erfahrungen aus der kardiologischen Rehabilitation übernommen werden (z. B. Belastungssteuerung über die Borg-Skala oder über die Vorgabe einer Trainingsherzfrequenz).

28.7.1 Kommunikation mit Patient und Angehörigen

Neben den therapeutischen Herausforderungen bestehen in der Versorgung chronisch kritisch kranker Menschen auch spezielle kommunikative Probleme. Die Befähigung des Patienten und/oder der Angehörigen zum Umgang mit einer Erkrankung spielt eine wesentliche Rolle.

Aus Erfahrungsberichten von Patienten, die lange auf einer Intensivstation behandelt wurden, geht immer wieder hervor, dass sie besonders unter der eingeschränkten Kommunikationsfähigkeit (meist durch die Beatmungszugänge) gelitten hatten (Brill-Kurzweg 2012; Nelson et al. 2004). Außerdem seien sie zu schlecht aufgeklärt worden, warum bestimmte Maßnahmen (wie die langfristige Beatmung, Dialyse oder andere medizinische

Maßnahmen) überhaupt angewendet wurden (Brill-Kurzweg 2012). Es besteht also Bedarf, Wege zu finden, die die Kommunikation mit den Patienten optimieren.

Bei kritisch kranken Patienten muss häufig zunächst mit den Angehörigen kommuniziert werden. Aus Untersuchungen auf primär versorgenden Intensivstationen ist bekannt, dass Angehörige im Trend (aber nicht statistisch signifikant) mit der Kommunikation auf der Intensivstation zufriedener sind, je früher sie klare prognostische Informationen zur Entscheidungsfindung erhalten (LeClaire et al. 2005).

Als wesentliche Bestandteile in den Gesprächen wurden identifiziert (Nelson et al. 2005):

- die Natur der Erkrankung bzw. der Behandlung,
- die Prognose,
- das Ziel der Behandlung,
- die potenziellen Komplikationen,
- die Möglichkeiten der Weiterversorgung nach der Entlassung und
- die Alternativen zur Behandlungsfortführung.

Allerdings gaben fast 50% von 100 Befragten an, keine Informationen über die Mehrzahl von 18 wesentlichen Items zu den oben genannten Themenbereichen erhalten zu haben. Dementsprechend müssen Strategien für eine effektive Kommunikation in dieser klinischen Situation untersucht und implementiert werden (Nelson et al. 2007).

Erschwerend für die Beteiligten kommt bei komplizierten Verläufen hinzu, dass komplexe Sachverhalte im Gespräch nur vereinfacht dargestellt werden können und bei undulierendem Verlauf mit vielen Rückschlägen prognostische Vorhersagen unausweichlich fluktuieren. Unterschiedliche Beteiligte können zu unterschiedlichen Bewertungen kommen, sodass für die Angehörigen oder den Patienten weitere Belastungen entstehen.

Die prognostischen Abschätzungen für den Verlauf chronisch kritisch kranker Patienten sind bisher nur unzureichend möglich.

In einer Studie wurden mehr als 72 h beatmete Patienten als chronisch kritisch krank definiert und im Verlauf beobachtet (Daly et al. 2009). Ein gutes Ergebnis wurde definiert als 2 Monate nach Entlassung nicht vorhandenes kognitives Defizit und 4 Monate nach Entlassung zu Hause lebend. Ein schlechtes Ergebnis wurde als bleibendes kognitives Defizit definiert bzw. wenn der Patient innerhalb von 4 Monaten nach Entlassung verstarb oder in einer Pflegeeinrichtung betreut wurde.

Von den 1041 untersuchten Patienten verstarben 37,8% in der Klinik (Daly et al. 2009). Von den 218 nicht beatmet entlassenen Patienten hatten 50,9% ein »gutes Ergebnis« (wie oben definiert). Von 159 Patienten, welche bei Entlassung keine kognitiven Einschränkungen aufwiesen, konnten 69,8% 4 Monate nach Entlassung auch zu Hause leben. Demgegenüber konnte von den 39 beatmet entlassenen Patienten nur 1 Patient (3%) ohne neurologisches Defizit zu Hause leben. Bemerkenswert ist auch, dass sich bei den 98 bei Entlassung kognitiv beeinträchtigten Patienten bei 30% der Zustand besserte, sodass sie nach 4 Monaten im Sinne eines »guten Ergebnisses« ohne Defizit zu Hause leben konnten (Daly et al. 2009).

Die Akzeptanz einer Langzeitbehandlung auf der Intensivstation hängt von unterschiedlichen Faktoren ab. Trotz der Schwere der Erkrankung würden sich von 30 chronisch kritisch kranken Patienten (in dieser Studie definiert als mehr als 7 Tage beatmet und tracheotomiert, z. T. noch beatmet auf der Intensivstation, z. T. bereits in einer Pflegeeinrichtung betreut) 75,9% erneut für eine Beatmung entscheiden. Patienten, die sich gegen eine erneute Beatmung entschieden, wiesen häufiger depressive Symptome auf. Weder die Länge der Beatmung noch die Gesamtdauer der Intensivtherapie hatten einen Einfluss auf die Entscheidung. Patienten, die die erneute Beatmung ablehnten, würden ihre Entscheidung ändern, wenn sich ihr Gesundheitszustand verbessern würde oder die mit der Erkrankung verbundenen finanziellen oder emotionalen Belastungen für die Familie minimiert werden könnten (Guentner et al. 2006).

133 Patienten, die mehr als 1 Jahr nach einer mehr als 48-stündigen Beatmung noch am Leben waren, wurden in einer anderen Untersuchung zu erneuter Beatmung befragt (Mendelsohn et al. 2002). Hier hätten sich 86,5% für eine erneute Beatmung entschieden. Dabei lehnten ältere und

schwerer betroffene Patienten die erneute Beatmung häufiger ab. Auch in dieser Studie wurde deutlich, dass bei der Entscheidung auch finanzielle Belastungen der Familien eine Rolle spielen (Mendelsohn et al. 2002).

Die Lebensqualität nach Intensivtherapie wird laut den Ergebnissen einer schwedischen Arbeitsgruppe insbesondere durch die soziale Einbindung des Betroffenen, aber auch durch vorbestehende Erkrankungen beeinflusst (Orwelius et al. 2010, 2011). Keinen Einfluss hingegen hatten Faktoren, die den Intensivaufenthalt selbst betrafen wie Dauer der Beatmung oder der Intensivbehandlung (Orwelius et al. 2011). Die Autoren schlussfolgern, dass insbesondere die soziale Integration bei der Planung der Weiterversorgung besonderes Augenmerk verdient.

Soziale Kontakte spielen bei chronisch kritisch kranken Patienten bereits auf der Intensivstation eine wesentliche Rolle. Ein spezielles Problem ist der Kontakt zu Kindern im Verlauf der Intensivtherapie. Bisher gibt es hierzu keine allgemeingültigen Empfehlungen. Dem Besuch unter 12-jähriger Kinder stehen Pflegende positiver gegenüber als Ärzte (Knutsson u. Bergbom 2007). Aus unserer Sicht sollte man auch unter 12-jährigen Kindern, wenn sie es wünschen und eine Vor- und Nachbereitung der Situation durch die Familie erfolgt, auf jeden Fall den Zugang zu Angehörigen auf der Intensivstation ermöglichen. Dieser Kontakt ist sowohl für den Patienten als auch für die Kinder bedeutsam.

Bei Patienten mit einem Langzeitaufenthalt auf einer Intensivstation sind Konflikte häufig. Bei 656 Patienten mit einer mittleren Aufenthaltsdauer von 18±15 Tagen traten bei 209 Patienten 248 Konfliktsituationen auf, somit kam es bei 32,1% der Langzeit-ITS-Patienten zu einem Konflikt. 57,3% der Konflikte entstanden zwischen der Familie des Patienten und dem Behandlungsteam, 30,6% innerhalb des Teams und 12,1% innerhalb der Familie.

Praxistipp

Pflegende detektierten diese Konflikte stets besser als Ärzte (Studdert et al. 2003).

28.7.2 Therapiezielwechsel und Palliativbetreuung

Im Verlauf der stationären Behandlung chronisch kritisch kranker Patienten bedarf es immer wieder der Überprüfung des angemessenen Therapieziels (Dinges u. Oehmichen 2012). Zu Beginn der Behandlung wird das oberste Therapieziel in den meisten Fällen in der Lebensverlängerung liegen. Dabei wird in jedem Fall eine temporäre Reduktion der Lebensqualität akzeptiert. Im weiteren Verlauf kann es jedoch sein, dass Komplikationen in immer dichterer Folge auftreten. Eine Abschätzung der Prognose bezüglich der Wiedererlangung der Selbstständigkeit oder der Entscheidungsfähigkeit wird genauer möglich.

Vor diesem Hintergrund kann es Gründe des Patienten geben, auf die weitere Lebensverlängerung zu verzichten. Es können aber auch medizinische Gründe bestehen, die einen Wechsel vom Therapieziel der Lebensverlängerung auf das Therapieziel der optimalen Lebensqualität, ggf. auch unter Inkaufnahme einer möglichen Verkürzung der Lebensdauer erfordern bzw. empfohlen oder geboten sein lassen (Dinges u. Oehmichen 2012). Für diese Situationen bedarf es in der Entscheidungsfindung entsprechender Konzepte, die von der Teamberatung über das Einholen einer fachlichen Zweitmeinung, einer moderierten Entscheidungsfindung durch einen Ethikberater bis hin zum Votum eines klinischen Ethikkomitees reichen können.

Entscheidungen sollten dabei im Konsens oder im Kompromiss gefällt werden (Dinges u. Oehmichen 2012; Oehmichen u. Holtappels 2011). Besteht Dissens zum Willen des Patienten, kann die gerichtliche Klärung der letzte Ausweg sein.

In Anbetracht der Schwere der Erkrankung muss in der Versorgung chronisch kritisch kranker Patienten auch die Möglichkeit angemessener palliativmedizinischer Versorgung bis hin zur unmittelbaren Sterbebegleitung gegeben sein. Dabei bestehen insbesondere wegen der in der Regel fehlenden Malignität der Grunderkrankung und der damit verbundenen prognostischen Unsicherheit, der Abhängigkeit von technischer Unterstützung und der häufig bestehenden kognitiven Beeinträchtigung des Patienten besondere Anforderungen.

28.7.3 Wo werden chronisch kritisch kranke Patienten betreut?

Bei der Versorgung chronisch kritisch kranker Patienten gibt es (bisher) weder international noch national eindeutig definierte Versorgungswege. Der Behandlungsverlauf hängt von vielfältigen und schwer zu standardisierenden Randbedingungen ab, sodass vorliegende Daten nur mit Mühe und Einschränkungen beurteilt werden können. Selbst in Deutschland, wo die sektorale Zuordnung zu Krankenhausbehandlung, zu stationärer Rehabilitation und zu ambulanter Behandlung ggf. einschließlich ambulanter Rehabilitation klar geregelt scheint, bestehen bei näherer Betrachtung in der Versorgung chronisch kritisch kranker Patienten erhebliche Unterschiede.

Die Ursachen liegen in vielfältigen patientenbezogenen, medizinischen und organisatorischen, aber auch in individuellen, wirtschaftlichen und sozialrechtlichen Gegebenheiten (Kahn et al. 2011). Chronisch kritisch kranke Patienten werden im Verlauf ihrer Erkrankung in Krankenhäusern auf Intensivstationen, IMC-Stationen und auf Normalstationen betreut. Darüber hinaus haben sich Weaning-Zentren – ggf. mit pneumologischem (Schönhofer et al. 2008) oder neurologischem Schwerpunkt (Bertram u. Brandt 2013; Oehmichen et al. 2012a, 2013; Rollnik et al. 2010) – und in den USA auch sog. »long term acute care hospitals« etabliert (Kahn et al. 2012).

Beatmungsentwöhnung ist selbstverständlich eine übliche Aufgabe von allen Intensivstationen in primärversorgenden Krankenhäusern. Kommt es allerdings nicht zu einer schnellen Heilung der akuten Erkrankung und verbleiben oder entstehen funktionelle Schädigungen, so tritt im Verlauf die Behandlung der akuten Erkrankung zunehmend in den Hintergrund, und der rehabilitative Behandlungsbedarf der Folgen in den Vordergrund. Bei chronisch kritisch kranken Patienten mit prolongiertem Weaning schließlich bestehen neben dem intensivmedizinischen und dem allgemeinen mobilisierenden sowie therapeutischen Behandlungsbedarf spezielle medizinische und rehabilitative Herausforderungen. Damit wandeln sich die strukturellen, personellen und organisatorischen Anforderungen an die die Behandlung durchführende Intensivstation. Dabei muss zur Gewährleistung der optimalen Versorgung dieser speziellen Patienten ein angemessener Ausgleich zwischen akutmedizinischen Bedürfnissen und rehabilitativen Möglichkeiten gefunden werden.

Nicht zuletzt wegen der geringen Häufigkeit derart komplizierter Verläufe der Behandlung pro primärversorgender Intensivstation scheint die Schaffung spezieller rehabilitativer Ressourcen auf allen diesen Stationen zwar grundsätzlich denkbar, jedoch strukturell, personell und organisatorisch nicht sinnvoll. Der Behandlungsansatz in Weaning-Zentren unterscheidet sich vom Ansatz im primärversorgenden Krankenhaus. Er fokussiert nicht mehr auf die Primärerkrankung, sondern auf deren (primäre und sekundäre) Folgen. Dementsprechend stehen die Beatmungsentwöhnung, die Folgen der Primärerkrankung sowie ggf. weitere neurologische bzw. neuropsychische Folgen der akuten Erkrankung für die intensivmedizinische und die rehabilitative Behandlung im Mittelpunkt des Interesses.

Infolge der Instabilität der medizinischen Situation kann jedoch im Verlauf jederzeit eine erneute Verschiebung des Behandlungsschwerpunktes eintreten. In Abhängigkeit von der neuen medizinischen Situation und den Möglichkeiten im Weaning-Zentrum kann die Behandlung dort fortgeführt werden, oder aber es muss eine Verlegung in eine andere, entsprechend geeignete Klinik erfolgen. Aufgrund der Schwere der Erkrankung ist bei den Patienten mit Verlegungen zwischen den verschiedenen Versorgungsstrukturen zu rechnen (Unroe et al. 2010).

> **Insofern muss der sich im Verlauf ändernde Behandlungsschwerpunkt chronisch kritisch kranker Patienten für jeden Einzelfall als ggf. temporärer Kompromiss unterschiedlicher und z. T. gegensätzlicher Behandlungsanforderungen begriffen und im Fall von Änderungen des Zustands jeweils neu festgelegt werden.**

Die nahtlose Fortführung rehabilitativer Maßnahmen nach Entlassung von der Intensivstation und insofern die übergreifende Anwendung eines einheitlichen Therapiekonzeptes stellt eine weitere Herausforderung dar, die in Weaning- und Behandlungszentren mit rehabilitativem Schwerpunkt optimal erfüllt werden kann.

In Deutschland werden chronisch kritisch kranke Patienten heute nach Abschluss der Primärversorgung überwiegend in Zentren der neurologisch-neurochirurgischen Frührehabilitation/Phase-B-Rehabilitation behandelt (Bertram u. Brandt 2013; Oehmichen u. Ragaller 2012; Oehmichen et al. 2013; Rollnik et al. 2010). Die Strukturen der neurologisch-neurochirurgischen Frührehabilitation/Phase-B-Rehabilitation sind geeignet, nahezu alle Folgen der kritischen Erkrankung weiter zu behandeln (z. B. Weaning von Beatmungsgerät und Trachealkanüle) und die notwendigen, mitunter aufwendigen Rehabilitationsmaßnahmen durchzuführen (Oehmichen et al. 2012a).

28.8 Weiterversorgung und Nachsorge nach Weaning und stationärer Rehabilitation

Die Bewertung der Art und der Schwere der Grund- und Folgeerkrankungen spielt auch für die weitere Versorgung eine nicht unerhebliche Rolle. Die stationäre Rehabilitation kann in einer internistischen, neurologischen oder orthopädischen Fachabteilung erfolgen. Auch im ambulanten Bereich ist die Fortführung entsprechender medizinischer und rehabilitativer Maßnahmen möglich.

Für das Vorgehen nach Entlassung von der Intensivstation bzw. von der Normalstation sind die bisher vorliegenden Daten und Empfehlungen nicht eindeutig. So gibt es einerseits Hinweise zur effektiven ambulanten Fortführung des Weanings bis hin zu einer Fallbeschreibung einer telemedizinischen Steuerung (Vitacca et al. 2009), andererseits wird in den Leitlinien zur außerklinischen Beatmung das Weaning als stationäre (Krankenhaus-) Behandlungsaufgabe definiert (Randerath et al. 2011).

Ein intensiviertes physiotherapeutisches und diätetisches Programm auf Normalstation führte im Vergleich zur Standardbehandlung nicht zu statistischen Unterschieden (Salisbury et al. 2010).

Ein spezialisiertes häusliches Programm war nicht effektiver als das übliche Vorgehen (Elliott et al. 2011), wohingegen in einer anderen Studie die außerklinische, durch Physiotherapeuten geführte Rehabilitation bezüglich der Übungskapazität und der Angst- und Depressionsverminderung bessere Ergebnisse brachte (McWilliams et al. 2009). Auch eine 6-wöchige Intervention unter Anwendung eines Manuals zur Selbsthilfe erwies sich in einer weiteren Studie ebenfalls erfolgreicher als das Vorgehen in der Kontrollgruppe. Die körperliche Verfassung konnte durch die vom Patienten unter Anleitung selbst durchgeführte Intervention gebessert und die Depressionen reduziert werden (Jones et al. 2003). Dagegen war in einer anderen Studie ein manualgeführtes Physiotherapieprogramm nicht wirksamer (Cuthbertson et al. 2009).

> **Auf jeden Fall ist in Zusammenarbeit verschiedener Fachgruppen (Medizin, Pflege, Physiotherapie, Ergotherapie, Logopädie, Neuropsychologie, Psychologie, Sozialdienst) eine optimale Überleitung in die außerklinische Versorgung zu organisieren (Oehmichen et al. 2011; Randerath et al. 2011).**

Dabei können zum gegenwärtigen Zeitpunkt zwar keine eindeutigen therapeutischen Empfehlungen gegeben werden, allerdings kann auf mögliche medizinische Probleme hingewiesen und damit ein entsprechendes Screening initiiert werden. Auch sollte bei Entlassung aus dem stationären Bereich eine entsprechende Information des nachbehandelnden Arztes und des Patienten bzw. seiner Angehörigen erfolgen. Diese Information muss neben der Beschreibung der Chancen und der potenziellen Probleme der Weiterversorgung auch die aktive Analyse wahrscheinlicher Komplikationen und die Klärung des Vorgehens bei deren Eintreten sowie bei Notfällen beinhalten. Darüber hinaus sollte die Informationen über entsprechende Selbsthilfegruppen erfolgen (Oehmichen et al. 2011).

Literatur

Aldrich TK, Karpel JP (1985) Inspiratory muscle resistive training in respiratory failure. Am Rev Respir Dis 131: 461–2

Aldrich TK, Karpel JP, Uhrlass RM et al. (1989) Weaning from mechanical ventilation: adjunctive use of inspiratory muscle resistive training. Crit Care Med 17: 143–7

Bailey P, Thomsen GE, Spuhler VJ et al. (2007) Early activity is feasible and safe in respiratory failure patients. Crit Care Med 35: 139–45

Baum P, Bercker S, Villmann T et al. (2011) Critical-illness-Myopathy und -Neuropathy (CRIMYN) : Elektroneurographische Klassifikation. Nervenarzt 82: 468–474

Bertram M, Brandt T (2013) Neurologische Frührehabilitation bei beatmeten Patienten mit ZNS-Störungen. Intensivmedizin Up2date 9: 53–71 *[Eine aktuelle Übersicht zu diesem wichtigen Thema.]* ←

Brill-Kurzweg D (2012) Ich war chronisch-kritisch-krank – Die Krankengeschichte einer 52-jährigen Patientin. Intensiv Notfallbehandl 37 (3): 109–112 *[Lesenswert: Die Sicht einer Patientin!]* ←

Brunello AG, Haenggi M, Wigger O et al. (2010) Usefulness of a clinical diagnosis of ICU-acquired paresis to predict outcome in patients with SIRS and acute respiratory failure. Intensive Care Med 36: 66–74

Burtin C, Clerckx B, Robbeets C et al. (2009) Early exercise in critically ill patients enhances short-term functional recovery. Crit Care Med 37: 2499–505

Chiang LL, Wang LY, Wu CP et al. (2006) Effects of physical training on functional status in patients with prolonged mechanical ventilation. Phys Ther 86: 1271–81

Coakley JH, Nagendran K, Yarwood GD et al. (1998) Patterns of neurophysiological abnormality in prolonged critical illness. Intensive Care Med 24: 801–7

Cox CE, Carson SS, Holmes GM et al. (2004) Increase in tracheostomy for prolonged mechanical ventilation in North Carolina, 1993–2002. Crit Care Med 32: 2219–26

Cuthbertson BH, Rattray J, Campbell MK et al. (2009) The PRaCTICaL study of nurse led, intensive care follow-up programmes for improving long term outcomes from critical illness: a pragmatic randomised controlled trial. BMJ 339: b3723

Daly BJ, Douglas SL, Gordon NH et al. (2009) Composite outcomes of chronically critically ill patients 4 months after hospital discharge. Am J Crit Care 18: 456–64; quiz 465

Davydow DS, Gifford JM, Desai SV et al. (2009) Depression in general intensive care unit survivors: a systematic review. Intensive Care Med 35: 796–809

De Jonghe B, Bastuji-Garin S, , Sharshar T et al. (2004) Does ICU-acquired paresis lengthen weaning from mechanical ventilation? Intensive Care Med 30: 1117–21

Desai SV, Law TJ, Needham DM (2011) Long-term complications of critical care. Crit Care Med 39: 371–9

Dinges S, Oehmichen F (2012) Lebenserhaltung um jeden Preis: Plädoyer für verantwortbare Therapieentscheidungen bei chronisch kritisch kranken Menschen. Intensiv Notfallbehandl 37: 146–151

Doherty N, Steen CD (2010) Critical illness polyneuromyopathy (CIPNM); rehabilitation during critical illness. Therapeutic options in nursing to promote recovery: a review of the literature. Intensive Crit Care Nurs 26: 353–62

Elliott D, McKinley S, Alison J et al. (2011) Health-related quality of life and physical recovery after a critical illness: a multi-centre randomised controlled trial of a home-based physical rehabilitation program. Crit Care 15: R142

Engoren M, Arslanian-Engoren C (2005) Hospital and long-term outcome of trauma patients with tracheostomy for respiratory failure. Am Surg 71: 123–7

Estenssoro E, Reina R, Canales HS et al. (2006) The distinct clinical profile of chronically critically ill patients: a cohort study. Crit Care 10: R89

Fletcher SN, Kennedy DD, Ghosh IR et al. (2003) Persistent neuromuscular and neurophysiologic abnormalities in long-term survivors of prolonged critical illness. Crit Care Med 31: 1012–6

Frommelt P, Lösslein H (2010) Neuro-Rehabilitation. Springer-Verlag: Berlin Heidelberg

Garnacho-Montero J, Amaya-Villar R, Garcia-Garmendia JL et al. (2005) Effect of critical illness polyneuropathy on the withdrawal from mechanical ventilation and the length of stay in septic patients. Crit Care Med 33: 349–54

Gerovasili V, Stefanidis K, Vitzilaios K et al. (2009) Electrical muscle stimulation preserves the muscle mass of critically ill patients: a randomized study. Crit Care 13: R161

Girard K, Raffin TA (1985) The chronically critically ill: to save or let die? Respir Care 30: 339–47

Gosselink R, Bott J, Johnson M et al. (2008) Physiotherapy for adult patients with critical illness: recommendations of the European Respiratory Society and European Society of Intensive Care Medicine Task Force on Physiotherapy for Critically Ill Patients. Intensive Care Med 34: 1188–99

Graf J, Janssens U, Roeb E (2009) Langzeitfolgen der Sepsis. Intensivmed 46: 557–62

Granja C, Dias C, Costa-Pereira A et al. (2004) Quality of life of survivors from severe sepsis and septic shock may be similar to that of others who survive critical illness. Crit Care 8: R91–8

Griffiths RD, Jones C (2007) Delirium, cognitive dysfunction and posttraumatic stress disorder. Curr Opin Anaesthesiol 20: 124–9

Griffiths RD, Palmer TE, Helliwell T et al. (1995) Effect of passive stretching on the wasting of muscle in the critically ill. Nutrition 11: 428–32

Grotz M, Pape HC, Stalp M et al. (2001) Langzeitverlauf nach Multiorganversagen bei Polytrauma. Anaesthesist 50: 262–70

Guentner K, Hoffman LA, Happ MB et al. (2006) Preferences for mechanical ventilation among survivors of prolonged mechanical ventilation and tracheostomy. Am J Crit Care 15: 65–77

Herridge MS, Cheung AM, Tansey CM et al. (2003) One-year outcomes in survivors of the acute respiratory distress syndrome. N Engl J Med 348: 683–93

Herridge MS (2007) Long-term outcomes after critical illness: past, present, future. Curr Opin Crit Care 13: 473–5

Herridge MS, Tansey CM, Matte A et al. (2011) Functional disability 5 years after acute respiratory distress syndrome. N Engl J Med 364: 1293–304

Heyland DK, Hopman W, Coo H et al. (2000) Long-term health-related quality of life in survivors of sepsis. Short Form 36: a valid and reliable measure of health-related quality of life. Crit Care Med 28: 3599–605

Hudson LD, Lee CM (2003) Neuromuscular sequelae of critical illness. N Engl J Med 348: 745–7

Iwashyna TJ, Ely EW, Smith DM et al. (2010) Long-term cognitive impairment and functional disability among survivors of severe sepsis. JAMA 304: 1787–94

Jones C, Skirrow P, Griffiths RD et al. (2003) Rehabilitation after critical illness: a randomized, controlled trial. Crit Care Med 31: 2456–61

Kahn JM, Carson S, Angus D et al. (2009) Develpoment and validation of an algorithm for identifying prolonged mechanical ventilation in administrative data. Health Serv Outcomes Res Methodol 9: 117–132

Kahn JM, Benson NM, Appleby D et al. (2011) Long-term acute care hospital utilization after critical illness. JAMA 303: 2253–9

Kahn JM, Werner RM, Carson SS et al. (2012) Variation in Long-Term Acute Care Hospital Use After Intensive Care. Med Care Res Rev 69: 339–50

Knutsson S, Bergbom I (2007) Nurses' and physicians' viewpoints regarding children visiting/not visiting adult ICUs. Nurs Crit Care 12: 64–73

Koch S, Spuler S, Deja M et al. (2010) Critical illness myopathy is frequent: accompanying neuropathy protracts ICU discharge. J Neurol Neurosurg Psychiatry 15(2): 78–81

Korosec-Jagodic H, Jagodic K, Podbregar M (2006) Long-term outcome and quality of life of patients treated in surgical intensive care: a comparison between sepsis and trauma. Crit Care 10: R134

LeClaire MM, Oakes JM, Weinert CR (2005) Communication of prognostic information for critically ill patients. Chest 128: 1728–35

Lee CM, Hudson LD (2001) Long-term outcomes after ARDS. Semin Respir Crit Care Med 22: 327–36

Levine S, Nguyen T, Taylor N et al. (2008) Rapid disuse atrophy of diaphragm fibers in mechanically ventilated humans. N Engl J Med 358: 1327–35

MacIntyre NR, Epstein SK, Carson S et al. (2005) Management of patients requiring prolonged mechanical ventilation: report of a NAMDRC consensus conference. Chest 128: 3937–54

Martin AD, Davenport PD, Franceschi AC et al. (2002) Use of inspiratory muscle strength training to facilitate ventilator weaning: a series of 10 consecutive patients. Chest 122: 192–6

Martin AD, Smith BK, Davenport PD et al. (2011) Inspiratory muscle strength training improves weaning outcome in failure to wean patients: a randomized trial. Crit Care 15: R84

Martin UJ (2002) Whole-body rehabilitation in long-term ventilation. Respir Care Clin N Am 8: 593–609

McWilliams DJ, Atkinson D, Carter A et al. (2009) Feasibility and impact of a structured, exercise-based rehabilitation programme for intensive care survivors. Physiother Theory Pract 25: 566–71

Mehrholz J (2011) Neuroreha nach Schlaganfall. Thieme, Stuttgart

Mehrholz J, Hädrich A, Platz T, Kugler J, Pohl M (2012) Electromechanical and robot-assisted arm training for improving generic activities of daily living, arm function, and arm muscle strength after stroke. Cochrane Database Syst Rev: CD006876 *[Evidenz zu einem wichtigen* Kapitel *der Frührehabilitation.]* ←

Mendelsohn AB, Belle SH, Fischhoff B et al. (2002) How patients feel about prolonged mechanical ventilation 1 year later. Crit Care Med 30: 1439–45

Misak C (2009) Cognitive dysfunction after critical illness: measurement, rehabilitation, and disclosure. Crit Care 13: 312

Morris PE, Griffin L, Berry M et al. (2011) Receiving early mobility during an intensive care unit admission is a predictor of improved outcomes in acute respiratory failure. Am J Med Sci 341: 373–7

Nates JL, Cooper DJ, Day B et al. (1997) Acute weakness syndromes in critically ill patients–a reappraisal. Anaesth Intensive Care 25: 502–13

National Institute for Health and Clinical Excellence (NICE) (2009) Rehabilitation after critical illness. ► http://nice.org.uk/CG83

Nationales Referenzzentrum für Surveillance von nosokomialen Infektionen – NRZ (2014) KISS Krankenhaus-Infektions-Surveillance-System: Modul ITS-KISS: Berechnungszeitraum: Januar 2009 bis Dezember 2013 [► http://www.nrz-hygiene.de/fileadmin/nrz/module/its/200901_201312_ALLE_ITSRef.pdf]

Needham DM, Truong AD, Fan E (2009) Technology to enhance physical rehabilitation of critically ill patients. Crit Care Med 37: S436–41

Nelson JE, Meier DE, Litke A et al. (2004) The symptom burden of chronic critical illness. Crit Care Med 2004; 32: 1527–34

Nelson JE, Kinjo K, Meier DE et al. (2005) When critical illness becomes chronic: informational needs of patients and families. J Crit Care 20: 79–89

Nelson JE, Mercado AF, Camhi SL et al. (2007) Communication about chronic critical illness. Arch Intern Med 167: 2509–15

Nelson JE, Cox CE, Hope AA et al. (2010) Chronic critical illness. Am J Respir Crit Care Med 182: 446–454 *[Sehr guter Übersichtsartikel!]* ←

Nierman DM, Mechanick JI (2000) Biochemical response to treatment of bone hyperresorption in chronically critically ill patients. Chest 118: 761–6

Niskanen M, Kari A, Halonen P (1996) Five-year survival after intensive care–comparison of 12,180 patients with the general population. Finnish ICU Study Group. Crit Care Med 24: 1962–7

Oehmichen F, Holtappels P (2011) Therapieentscheidungen bei Langzeitbeatmeten. Angewandte Schmerztherapie und Palliativmedizin 4: 14–17

Oehmichen F, Ragaller M (2012) Beatmungsentwöhnung bei Chronisch-Kritisch-Kranken. Intensiv- und Notfallbehandlung 37: 118–126

Oehmichen F, Pohl M, Koschel D (2011) Außerklinische Intensivpflege: Ein Leitfaden. W. Zuckschwerdt Verlag GmbH: Germering München

Oehmichen F, Ketter G, Mertl-Rötzer M et al. (2012a) Beatmungsentwöhnung in neurologischen Weaningzentren: Eine Bestandsaufnahme der Arbeitsgemeinschaft Neurologisch-neurochirurgische Frührehabilitation. Nervenarzt 83: 1300–1307

Oehmichen F, Pohl M, Schlosser R et al. (2012b) Critical-illness-Polyneuropathie und -Polymyopathie: Wie sicher ist die klinische Diagnose bei Patienten mit Weaning-Versagen? Nervenarzt 83: 220–225

Oehmichen F, Zäumer K, Ragaller M, Mehrholz J, Pohl M (2013) Anwendung eines standardisierten Spontanatmungsprotokolls – Erfahrungen in einem Weaning-Zentrum mit neurologischem Schwerpunkt. Nervenarzt 84: 962–972

Orwelius L, Nordlund A, Nordlund P et al. (2010) Pre-existing disease: the most important factor for health related quality of life long-term after critical illness: a prospective, longitudinal, multicentre trial. Crit Care 14: R67

Orwelius L, Backman C, Fredrikson M et al. (2011) Social integration: an important factor for health-related quality of life after critical illness. Intensive Care Med 37: 831–838

Pohl M, Mehrholz K (2013) Auf einer Intensivstation erworbenes Schwächesyndrom – Langzeitkomplikationen. Neuroreha 1: 17–20

Pohl M, Mehrholz J, Ritschel C et al. (2002) Speed-dependent treadmill training in ambulatory hemiparetic stroke patients: a randomized controlled trial. Stroke 33: 553–8

Pohl M, Mehrholz K, Mehrholz J (2012) Rehabilitation bei Chronisch-Kritisch- Kranken. Intensiv Notfallbehand 37: 127–132

Pohlman MC, Schweickert WD, Pohlman AS et al. (2010) Feasibility of physical and occupational therapy beginning from initiation of mechanical ventilation. Crit Care Med 38: 2089–94

Ponfick M, Bösl K, Lüdemann-Podubecka J, Neumann G, Pohl M, Nowak DA et al. (2014) Erworbene Muskelschwäche des kritisch Kranken: Pathogenese, Behandlung, Rehabilitation, Outcome. Nervenarzt 85: 195–204

Porta R, Vitacca M, Gile LS et al. (2005) Supported arm training in patients recently weaned from mechanical ventilation. Chest 128: 2511–20

Prange H (2004) Akute Schwächesyndrome bei Intensivpatienten (Acute Weakness Syndromes in Critically Ill Patients). In: Prange H, Bitsch A (eds) Neurologische Intensivmedizin. Thieme: Stuttgart, 193–196

Randerath WJ, Kamps N, Brambring J et al. (2011) Durchführungsempfehlungen zur invasiven außerklinischen Beatmung. Pneumologie 65: 72–88

Reinhart K, Brunkhorst F, Bone HG et al. (2010) Prävention, Diagnose, Therapie und Nachsorge der Sepsis. - Erste Revision der S2k-Leitlinie der Deutschen SepsisGesellschaft e.V. (DSG) und der Deutschen Interdisziplinären Vereinigung für Intensiv- und Notfallmedizin (DIVI). Anästhesist 59:347–370. *AWMF-Leitlinie Nr. 079/001*

Rollnik J, Berlinghof K, Lenz O et al. (2010) Beatmung in der neurologischen Frührehabilitation. Akt Neurol 37: 316–8

Salisbury LG, Merriweather JL, Walsh TS (2010) Rehabilitation after critical illness: could a ward-based generic rehabilitation assistant promote recovery? Nurs Crit Care 15: 57–65

Schild K, Neusch C, Schönhofer B (2008) Ventilator-induzierter Zwerchfellschaden. Pneumologie 62: 33–9

Schönhofer B, Berndt C, Achtzehn U et al. (2008) Entwöhnung von der Beatmungstherapie - Eine Erhebung zur Situation pneumologischer Beatmungszentren in Deutschland. Dtsch Med Wochenschr 133: 700–4

Schweickert WD, Pohlman MC, Pohlman AS et al. (2009) Early physical and occupational therapy in mechanically ventilated, critically ill patients: a randomised controlled trial. Lancet 373: 1874–82

Sprague SS, Hopkins PD (2003) Use of inspiratory strength training to wean six patients who were ventilator-dependent. Phys Ther 83: 171–81

Stiller K (2000) Physiotherapy in intensive care: towards an evidence-based practice. Chest 118: 1801–13

Studdert DM, Mello MM, Burns JP et al. (2003) Conflict in the care of patients with prolonged stay in the ICU: types, sources, and predictors. Intensive Care Med 29: 1489–97

Tan T, Brett SJ, Stokes T (2009) Rehabilitation after critical illness: summary of NICE guidance. BMJ 338: b822

Tepper M, Rakic S, Haas JA et al. (2000) Incidence and onset of critical illness polyneuropathy in patients with septic shock. Neth J Med 56: 211–214

Thomsen GE, Snow GL, Rodriguez L et al. (2008) Patients with respiratory failure increase ambulation after transfer to an intensive care unit where early activity is a priority. Crit Care Med 36: 1119–24

Truong AD, Fan E, Brower RG et al. (2009) Bench-to-bedside review: mobilizing patients in the intensive care unit–from pathophysiology to clinical trials. Crit Care 13: 216

Unroe M, Kahn JM, Carson SS et al. (2010) One-year trajectories of care and resource utilization for recipients of prolonged mechanical ventilation: a cohort study. Ann Intern Med 153: 167–75

Vassilakopoulos T, Petrof BJ (2004) Ventilator-induced diaphragmatic dysfunction. Am J Respir Crit Care Med 169: 336–41

Vassilakopoulos T, Zakynthinos S, Roussos C (2006) Bench-to-bedside review: weaning failure–should we rest the respiratory muscles with controlled mechanical ventilation? Crit Care 10: 204

Vitacca M, Bianchi L, Guerra A et al. (2009) Tele-assistance in chronic respiratory failure patients: a randomised clinical trial. Eur Respir J 33: 411–8

Weitzel LR, Sandoval PA, Mayles WJ et al. (2009) Performance-enhancing sports supplements: role in critical care. Crit Care Med 37: S400–9

Winters BD, Eberlein M, Leung J et al. (2010) Long-term mortality and quality of life in sepsis: a systematic review. Crit Care Med 38: 1276–1283 *[Systematische Übersicht über einen quantitativ schwer fassbaren, aber für den Patienten sehr wichtigen Aspekt: die Lebensqualität nach überlebter Sepsis.]* ←

Zeppos L, Patman S, Berney S et al. (2007) Physiotherapy in intensive care is safe: an observational study. Aust J Physiother 53: 279–83

Langzeitmorbidität, -letalität und Lebensqualität

U. Janssens

K. Werdan et al. (Hrsg.), *Sepsis und MODS*,
DOI 10.1007/978-3-662-45148-9_29,

29.1 Einleitung

Die Sepsis ist ein häufiger Aufnahmegrund auf die Intensivstation und tritt auch bei Patienten auf, die aus anderen Gründen intensivmedizinisch betreut werden müssen (Winters et al. 2010). Trotz oder gerade wegen des medizinischen Fortschritts nimmt die Inzidenz der Sepsis weiterhin zu.

Im Jahr 2011 wurden in deutschen Krankenhäusern insgesamt 175.051 Patienten mit septischen Erkrankungen behandelt. Die Inzidenz der Sepsis liegt somit bei 106/100.000 Einwohner, bei 84/100.000 Einwohnern liegt eine schwere Sepsis und bei 23/100.000 Einwohnern ein septischer Schock vor (Heublein et al. 2013) (s. auch ▶ Kap. 1). Die Überalterung unserer Gesellschaft, Zunahme von Chemotherapien und eine höhere Zahl von Organempfängern tragen sicherlich zu dieser Entwicklung bei (Kumar et al. 2011).

Die Sterblichkeit bei der Sepsis übertrifft die vieler häufig auftretender Erkrankungen wie Myokardinfarkt und Insult deutlich. Immer ältere Patienten mit schweren chronischen Begleiterkrankungen erkranken an einer Sepsis und haben konsequenterweise ein erhöhtes Risiko für Multiorganversagen und Tod.

Im Jahr 2007 wurden deutlich mehr Patienten aus dem Krankenhaus in eine Pflegeeinrichtung entlassen (27,5% im Jahr 2000 vs. 35,3% im Jahr 2007) (Kumar et al. 2011). Diese Ergebnisse deuten auf ein zunehmendes Problem in der Langzeitversorgung schwer erkrankter Patienten – nicht nur nach Sepsis – hin. Die meisten klinischen Sepsisstudien der vergangenen Jahrzehnte betrachten als primären Endpunkt jedoch ausschließlich die 28-Tages-Sterblichkeit.

Die Langzeitsterblichkeit wird in Abhängigkeit vom Schweregrad der Erkrankung nach 1 Jahr mit 43% und nach 5 Jahren mit bis zu 53% angegeben (Jaenichen et al. 2012; Winters et al. 2010).

Überleben Patienten mit schwerer Sepsis oder gar septischem Schock die Intensiv- und Krankenhausbehandlung, können krankheitsbedingte Komplikationen wie Critical-illness-Polyneuropathie oder -Myopathie (Griffiths u. Hall 2010; Müllges u. Stoll 2011), Delir (Iwashyna et al. 2010), akutes Lungenversagen (Herridge et al. 2011) oder akutes Nierenversagen (Lopes et al. 2010) die weitere Prognose erheblich beeinflussen (siehe auch ▶ Kap. 19).

Zusätzlich können kognitive und funktionelle Einschränkungen, chronische Schmerzen, Gewichtsverlust, Schluckstörungen, Müdigkeit sowie psychische Störungen wie Angst, Depression und posttraumatische Belastungsstörung (PTBS) den Langzeitverlauf nach überlebter Sepsis deutlich beeinträchtigen (Jaenichen et al. 2012) (siehe auch ▶ Kap. 20).

Praxistipp

Daher ist die 28-Tages-Sterblichkeit nur wenig geeignet, eine erfolgreiche Therapie einer Sepsis nach intensivmedizinischer Behandlung zu beurteilen. Sie ist zwar ein relevanter und objektiver Endpunkt, lässt aber keinen Rückschluss auf die Dauer des Überlebens, das funktionelle Ergebnis und die individuelle Wertschätzung von Leben und Gesundheit nach der Intensivtherapie für den einzelnen Patienten zu.

Nicht jedes Ergebnis der Intensivtherapie wird von Patienten und Angehörigen gleichermaßen als lebenswert beachtet. In den letzten Jahren wird diesen Aspekten daher zu Recht eine zunehmende Beachtung geschenkt.

29.2 Langzeitüberleben nach Intensivtherapie

Das Langzeitüberleben von Patienten nach Intensivtherapie hängt von verschiedenen Faktoren ab (◘ Abb. 29.1). Viele Determinanten des kurzfristigen Überlebens auf der Intensivstation oder im Krankenhaus sind ausführlich beschrieben, die entscheidenden Faktoren der langfristigen Prognose aber weniger eindeutig charakterisiert (Wehler 2011). Der Abbau der physiologischen Reserve durch die akute, schwere Erkrankung und der natürliche Progress von Alter und vorbestehenden Begleiterkrankungen bestimmt im Wesentlichen die Langzeitprognose (Graf u. Janssens 2003).

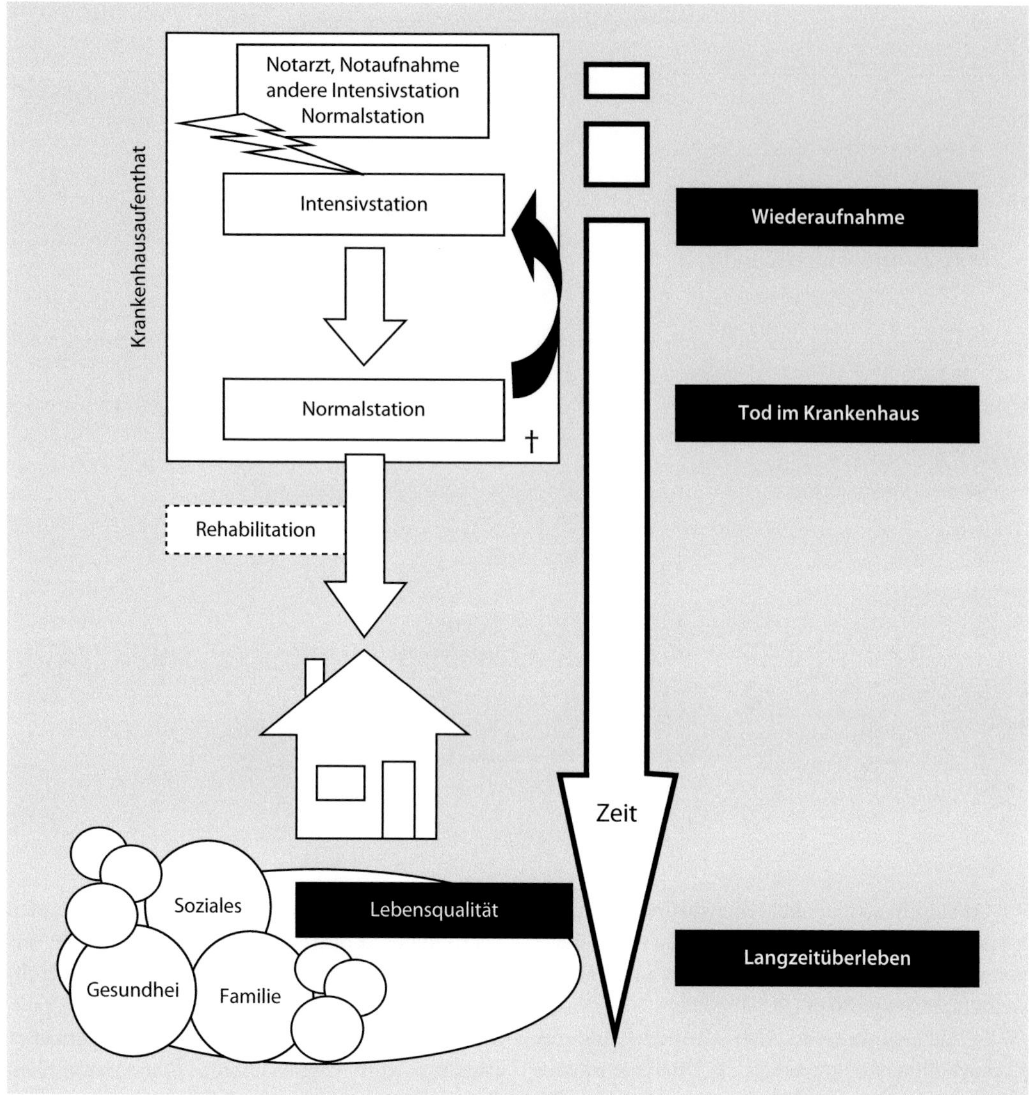

■ **Abb. 29.1** Mögliche Szenarien des Krankheits- bzw. Genesungsverlaufs nach intensivmedizinischer Therapie mit den Aspekten, Wiederaufnahme, Tod auf Normalstation, Langzeitüberleben und Lebensqualität (nach Janssens u. Graf 2003).

Erschwert wird die Interpretation der Literatur durch die Heterogenität der Patientenkollektive (»case mix«), verschiedene Aufnahme- und Entlassungsprozeduren (»lead-time«, »transfer bias«), unterschiedliche Behandlungsstandards und fehlende Angaben über die Vollständigkeit der Nachverfolgung (»lost to follow-up«).

Ein Großteil dieser Faktoren ist nur schwer zu kontrollieren. Hierdurch gestaltet sich die Interpretation des Langzeitüberlebens kritisch kranker Patienten, neben der notwendigerweise umfangreichen Nachverfolgung der Patienten und der aufwendigen Datenerfassung, äußerst komplex (Graf u. Janssens 2003).

■ Tab. 29.1 Variablen mit möglichem Einfluss auf die Langzeitprognose nach Intensivbehandlung. (Nach Angus u. Carlet 2003).

Variable	Beispiel
Vor Intensivtherapie	
Zugrundeliegende Erkrankung	Chronisch obstruktive Lungenerkrankung Lebensqualität vor akuter Erkrankung
Grund der Intensivaufnahme	Atemversagen Trauma
Behandlung vor Intensivtherapie	Wiederbelebung Antibiotika
Verfügbarkeit Intensivtherapie	Bettenverfügbarkeit Zuweiserverhalten der Ärzte Triage
Während Intensivtherapie	
Verlauf der Erkrankung, Zwischenfälle	Organversagen Sepsis
Behandlung	Sedierung Ernährung Transfusionen
Organisation	Personalausstattung Behandlungsprotokolle
Iatrogene Fehler, Umgebung	Pneumothorax Lärmbelästigung Schlafstörung

Der Einfluss einer akut lebensbedrohlichen Erkrankung auf das weitere Überleben ist in der Regel vor, während und direkt im Anschluss an die Intensivtherapie am größten (■ Tab. 29.1).

In Abhängigkeit von Alter, Grunderkrankung, Komorbiditäten u. a. verläuft die Überlebenskurve der Intensivpatienten früher oder später parallel zum gewählten Kontrollkollektiv (Graf u. Janssens 2003). Die Episode einer akuten, schweren Erkrankung bezieht sich nicht nur auf die Zeitdauer der Intensivtherapie, sondern beginnt mit der akuten Verschlechterung und endet, wenn das individuelle Risiko (z. B. Sterblichkeit) idealerweise dem Ausgangsniveau vor der akuten Erkrankung entspricht (■ Abb. 29.2).

Intensivpatienten weisen im Vergleich mit einer alters- und geschlechtsentsprechenden Kontrollgruppe oftmals mehr chronische Erkrankungen und vorbestehende Organdysfunktionen auf, weshalb der alleinige Vergleich des Langzeitüberlebens mit einer alters- und geschlechtsentsprechenden »gesunden« Kontrollpopulation ungeeignet erscheint (Graf et al. 2009). Ein optimales Kontrollkollektiv wäre demnach eine Population hospitalisierter, nicht intensivmedizinisch behandelter Patienten mit vergleichbaren demographischen Daten, Diagnosen und Begleiterkrankungen (Graf u. Janssens 2003).

Die größte Untersuchung zum Langzeitüberleben von Intensivpatienten stammt von einer finnischen Arbeitsgruppe, die insgesamt 12.180 erwachsene Intensivpatienten über 5 Jahre nachverfolgte (Niskanen et al. 1996). Die 5-Jahres-Überlebensrate betrug in diesem Kollektiv 66,7%, und die Überlebenskurve glich sich dem Verlauf der Normalpopulation nach etwa 2 Jahren an. Der Verlauf der Überlebenskurven und auch die absolute Sterblichkeit variierten im Beobachtungszeitraum deutlich in Abhängigkeit von der Grundkrankheit der Patienten (Niskanen et al. 1996).

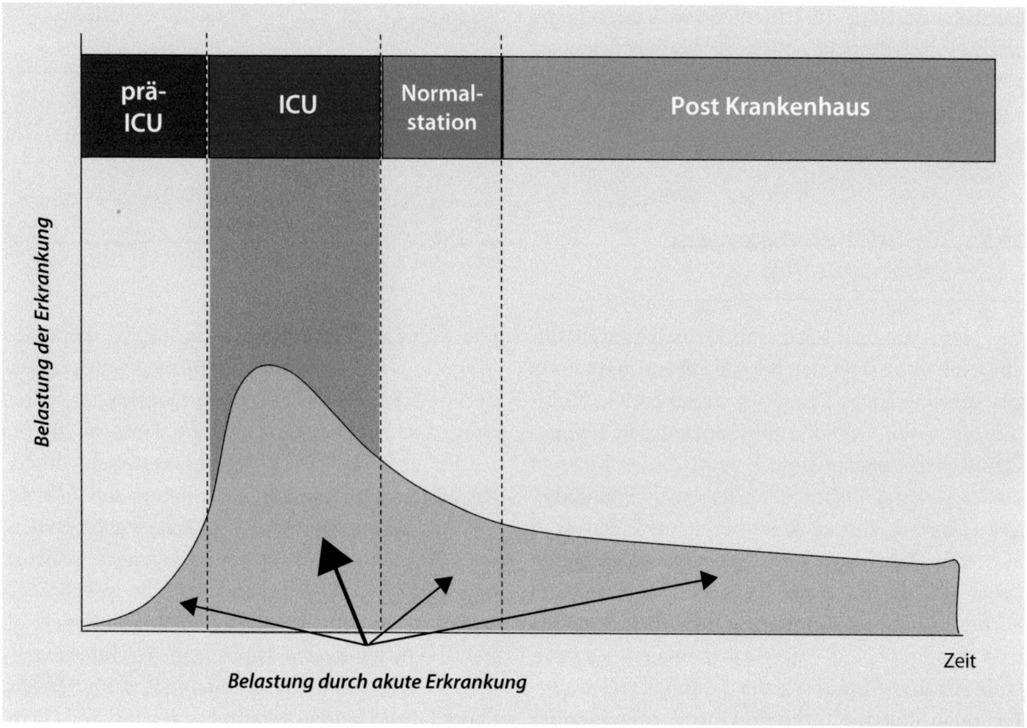

Abb. 29.2 Die Episode einer akuten kritischen Erkrankung bezieht sich nicht nur auf den Aufenthalt auf der Intensivstation (ICU = »intensive care unit«), sondern auf den Beginn der akuten Erkrankung. Erst nach Rückbildung des patientenbezogenen Risikos auf das Ausgangsniveau ist die Akuterkrankung beendet. Dabei sollte das Risiko mit dem eines Patienten mit ähnlichen demographischen Daten sowie Begleiterkrankungen ohne intensivmedizinische Behandlung vergleichbar sein. (Nach Angus u. Carlet 2003)

Daten aus Thailand weisen ebenfalls auf eine deutlich höhere Langzeitsterblichkeit von überlebenden Patienten nach Intensivtherapie hin (Luangasanatip et al. 2013). Zwischen 2004 und 2005 wurden 10.321 Intensivpatienten retrospektiv untersucht. 31,5% verstarben während der Intensivtherapie. Von 7.070 überlebenden Patienten starben im Laufe der nachfolgenden 5 Jahre weitere 35,7%. Somit war die Sterblichkeit nach Korrektur an Alter und Geschlecht um das 2,7-Fache im Vergleich zur normalen Population erhöht.

29.3 Lebensqualität

Die Weltgesundheitsorganisation definiert Gesundheit als »Zustand des vollständigen körperlichen, geistigen und sozialen Wohlbefindens und nicht allein als das Freisein von Krankheit und Gebrechen« (World Health Organization 1947).

Die Anforderungen an die Medizin zur Wiederherstellung der Gesundheit gehen hierbei wesentlich über eine rein kausal-somatisch orientierte Behandlung hinaus. Das Erreichen des Ausgangszustandes oder der Gesundheit eines von Alter und Grunderkrankung vergleichbaren Individuums nehmen als Therapieziele eine zentrale Stellung ein. Überleben und Versterben als Folge einer schweren oder lebensbedrohlichen Erkrankung ist nur so lange ein relevanter Endpunkt, bis der Patient die Intensivstation verlässt.

Danach stellen die Verhinderung möglicher Langzeitauswirkungen sowohl der Grunderkrankung als auch der eingetretenen Komplikationen und Komorbiditäten sowie das Wiedererlangen einer ausreichenden Lebensqualität die anzustrebenden Ziele dar.

Die Lebensqualität der Patienten vor, während oder nach Intensivtherapie ist jedoch deutlich schwieriger zu beurteilen als der objektive, dichotome Therapieendpunkt Überleben bzw. Versterben (Graf u. Janssens 2003).

29.3.1 Gesundheitsbezogene Lebensqualität

In der medizinisch-gesundheitswissenschaftlichen Literatur stellt der Begriff Lebensqualität ein aus verschiedenen Domänen bestehendes, multidimensionales Organisationskonzept dar. Im medizinischen Sprachgebrauch wird dieses Konzept oft als gesundheitsbezogene Lebensqualität (»health-related quality of life«) bezeichnet (Guyatt et al. 1993). Dabei liegen der gesundheitsbezogenen Lebensqualität die persönliche Beschreibung der körperlichen (z. B. Schmerzen, Mobilität, funktionale Ausdauer und Energie), mentalen, sozialen (z. B. Art und Anzahl sozialer Kontakte zu Familie, Freunden und Bekannten inklusive gemeinsamer Aktivitäten), psychischen (u. a. Ausgeglichenheit, Abwesenheit von Depression, Ängstlichkeit, Reizbarkeit etc.) und funktionalen Aspekte des Befindens und der Funktionsfähigkeit (Konzentration, Leistungsfähigkeit etc.) der Patienten zugrunde (Graf u. Janssens 2003). Die einzelnen Domänen werden wesentlich durch Erfahrungen, Glaube, Erwartungen und Vorstellungen des Einzelnen, die sog. Gesundheitswahrnehmung (»perception of health«) beeinflusst.

Patienten mit dem objektiv gleichen Gesundheitszustand können durchaus eine sehr unterschiedliche gesundheitsbezogene Lebensqualität aufweisen.

29.3.2 Konzeptionalisierung der Lebensqualität

Die Konzeptionalisierung des Begriffs mit der Aufteilung in Domänen und Komponenten ist die Voraussetzung zur strukturierten Erfassung der Lebensqualität.

Praxistipp

Viele Komponenten der Lebensqualität können nicht direkt erfasst werden, daher erfolgt die Evaluation im Wesentlichen indirekt, d. h. mehrere Fragen (sog. Items) werden den Antworten entsprechend in einen Punktwert umgesetzt.

Die Summe dieser Punktwerte ergibt dann den Wert der jeweiligen Komponente, aus welchen wiederum der Wert der einzelnen Domäne berechnet werden kann (◘ Abb. 29.3; Graf u. Janssens 2003).

Es existiert eine Vielzahl unterschiedlichster Testinstrumente zur Beurteilung der Lebensqualität. Methodisch wird zwischen allgemeinen, sog. generischen Instrumenten (»generic scales«), krankheitsspezifischen und primär psychologischen Instrumenten unterschieden (Sanders et al. 1998). Am häufigsten wurden in der Intensivmedizin bislang das Medical Outcomes Study 36-item Short Form General Health Survey (SF-36) (Ware et al. 1993), der Euro Quality of life-5D (EQ-5D) (The EuroQol Group 1990), das Sickness Impact/Functional Limitation Profile, die Perceived Quality of Life Scale (SIP) (Bergner et al. 1981) sowie das Nottingham Health Profile (NHP) (Hunt et al. 1981) angewendet (Dowdy et al. 2012).

Praxistipp

Der SF-36 ist im Gegensatz zu den anderen Instrumenten in aufwendigen Vor- und Rückübersetzungen aus dem Englischen sowohl sprachlich als auch kulturell anderen Ländern angepasst (Graf u. Janssens 2003).

Da die reine Überlebenszeit nicht die Lebensqualität der Patienten berücksichtigt, werden lebensqualitätsgewichtete Lebensjahre (»quality adjusted life years«, QALY) berechnet.

Quality adjusted life years (QALY)

Als QALY werden die Überlebensjahre bezeichnet, in denen der Patient eine mit der Normalpopulation vergleichbare gesundheitsbezogene Lebensqualität hat.

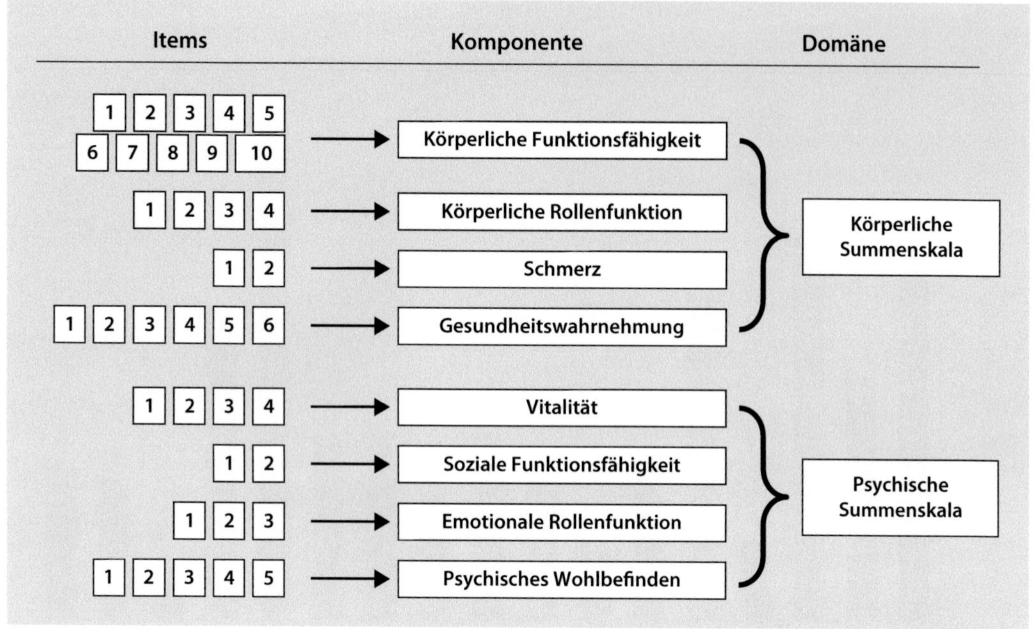

Abb. 29.3 Aufbau von Testinstrumenten zur Erfassung der Lebensqualität, hier am Beispiel des Medical Outcome Survey Short Form-36. (Nach Bullinger 1995; Graf u. Janssens 2003).

Zur Berechnung wird der »health status index« mit den Überlebensjahren multipliziert. 5 Überlebensjahre mit einem »health status index« von 0,8 (d. h. 80% der Lebensqualität der Normalbevölkerung) entsprechen demnach 4 QALY (Graf u. Janssens 2003).

29.4 Langzeitüberleben septischer Patienten

Verschiedene Studien analysieren das Langzeitüberleben septischer Patienten. Die Ergebnisse dieser Studien werden in einem systematischen Review zusammengefasst (Winters et al. 2010; Abb. 29.4).

Insgesamt wurden 11.733 Literaturstellen im Rahmen einer Suchstrategie analysiert. In der finalen Übersicht wurden dann 30 Studien eingeschlossen (Angus et al. 2004; Baudouin et al. 2005; Braun et al. 2004; Casalino et al. 1998; Chen et al. 2008; Cook et al. 2007; Fatkenheuer et al. 2004; Granja et al. 2004; Haraldsen u. Andersson 2003; Heyland et al. 2000; Hofhuis et al. 2008; Jagodic et al. 2006; Karlsson et al. 2009; Laterre et al. 2007; Laupland et al. 2005; Lee et al. 2004; Longo et al. 2007; McLauchlan et al. 1995; Perl et al. 1995; Quartin et al. 1997; Regazzoni et al. 2008; Rublee et al. 2002; Sands et al. 1997; Sasse et al. 1995; Schelling et al. 2001; Shapiro et al. 2007; Varty et al. 1994; Weycker et al. 2003; Yang et al. 2008; Yende et al. 2008). 26 Studien verfügten über Daten zur Langzeitsterblichkeit nach Sepsis; wobei der Nachbeobachtungszeitraum von 3 Monaten bis 10 Jahre reichte (Winters et al. 2010). Die gesamte 1-Jahres-Sterblichkeit zeigte eine hohe Variabilität zwischen 21,5% und 71,9%. 23 Studien erlaubten die Beurteilung der Sterblichkeit nach Krankenhausentlassung, nach 1 Jahr starben zwischen 7% und 43% der Patienten (Abb. 29.4).

439 Patienten einer schottischen multizentrischen Longitudinalstudie mit schwerer Sepsis wurden bis zu 5 Jahre lang nachbeobachtet. Die Sterblichkeit nach 3,5 Jahren lag bei 58% und nach 5 Jahren bei 61% (Cuthbertson et al. 2013). Eine französische monozentrische Studie untersuchte 93 Patienten mit septischem Schock, von denen 32% während der Krankenhausbehandlung starben. Nach insgesamt 6 Monaten lag die Sterb-

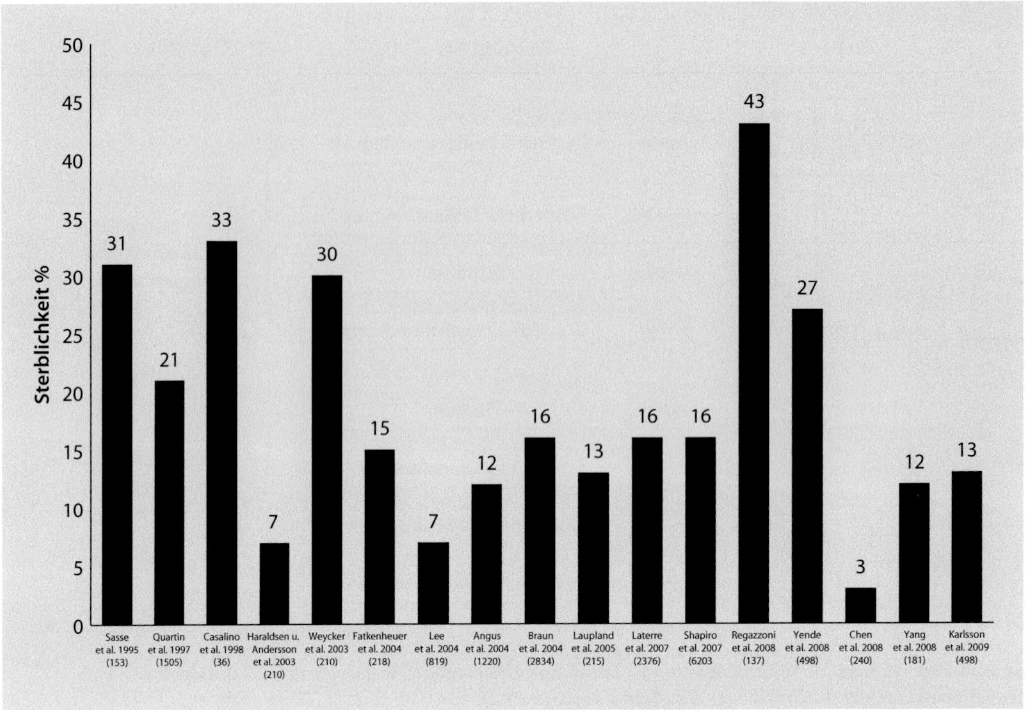

Abb. 29.4 12-Monats-Sterblichkeit von Patienten, die zum Zeitpunkt der Krankenhausentlassung bzw. am Tag 28 noch lebten. (Nach Winters et al. 2010; aufgeführte Studien: Angus et al. 2004; Braun et al. 2004; Casalino et al. 1998; Chen et al. 2008; Fatkenheuer et al. 2004; Haraldsen u. Andersson 2003; Karlsson et al. 2009; Laterre et al. 2007; Laupland et al. 2005; Lee et al. 2004; Quartin et al. 1997; Regazzoni et al. 2008; Sasse et al. 1995; Shapiro et al. 2007; Weycker et al. 2003; Yang et al. 2008; Yende et al. 2008)

lichkeit in diesem Kollektiv bei 45% (Nesseler et al. 2013).

29.5 Lebensqualität septischer Patienten

12 Studien evaluierten auch die Lebensqualität mit dem EQ-5D sowie dem SF-36. Beide Bewertungssysteme der Lebensqualität zeigten eine fortgesetzte Verminderung in allen Domänen bei überlebenden septischen Patienten im Vergleich zu den Kontrollpopulationen (Winters et al. 2010). Dabei ist die verminderte Lebensqualität nach Intensivaufenthalt vergleichbar mit anderen schweren Krankheitsbildern.

95 Patienten mit schwerer Sepsis konnten 6 Monate nach dem Intensivaufenthalt mit dem SF-36 evaluiert werden (Hofhuis et al. 2008). Die soziale Funktionsfähigkeit, Vitalität, die emotionale Rollenfunktion und das psychische Wohlbefinden zeigten eine graduelle Verbesserung, wohingegen die körperliche Funktionsfähigkeit, die körperliche Rollenfunktion und die Gesundheitswahrnehmung weiterhin deutlich reduziert waren.

Bei 439 schottischen Patienten war die körperliche Summenskala 3,5 Jahre sowie 5 Jahre nach Intensivtherapie im Vergleich zu einer Normalpopulation deutlich herabgesetzt (41,8 ± 11,8 bzw. 44,8 ± 12,7) (Cuthbertson et al. 2013). Die psychische Summenskala zeigte nach 5 Jahren keinen Unterschied zu den Werten der Normalpopulation. Nach 5 Jahren gaben alle befragten Patienten an, dass sie sich für den Fall einer erneuten schweren Erkrankung nochmals intensivmedizinisch behandeln lassen würden. 19% der Befragten hatten unangenehme Erinnerungen an die Intensivtherapie, 80% waren mit ihrer derzeitigen Lebensqualität zufrieden. Nur

25% befanden sich noch in einer vollen Beschäftigung (Cuthbertson et al. 2013). Auch in einem chinesischen Patientenkollektiv findet sich bis zu 6 Jahre nach Intensivtherapie einer schweren Sepsis eine Einschränkung der gesundheitsbezogenen Lebensqualität im Vergleich zu einer Normalpopulation (Zhang et al. 2013).

Die Lebensqualität von Patienten mit einer akuten Sepsis ist häufig schon vor der Intensivtherapie herabgesetzt (Hofhuis et al. 2008, Karlsson et al. 2009).

Auch bei französischen Intensivpatienten mit septischem Schock war die Lebensqualität vor Intensivtherapie erniedrigt im Vergleich zu einer Normalpopulation. Obwohl die körperliche Summenskala sich sechs Monate nach Intensivtherapie verbesserte, lag sie immer noch unterhalb der Normalpopulation (Nesseler et al. 2013).

Dieser Befund verweist indirekt auf eine möglicherweise erhöhte Anfälligkeit bestimmter Patienten für septische Krankheitsbilder, welche genetisch determiniert sein kann (Brouwer et al. 2009).

Die mittlere lebensqualitätsgewichteten Lebensjahre (QALYs) bei 470 Intensivpatienten mit schwerer Sepsis betrugen 10,9 Jahre und die kalkulierten Kosten für eine QALY betrugen nur 2.139 Euro für überlebende und nicht überlebende Patienten (Karlsson et al. 2009).

29.6 Bewertung Langzeitüberleben und Lebensqualität

Sowohl Langzeitüberleben als auch Lebensqualität sind bei überlebenden Sepsispatienten deutlich beeinträchtigt. Diese Ergebnisse sind konsistent unabhängig vom Krankheitsschweregrad, von der untersuchten Krankheitspopulation und von geographischen Faktoren.

Bei Sepsispatienten finden sich gehäuft Komorbiditäten wie Diabetes mellitus, Immunmangelsyndrome oder hämatologische Systemerkrankungen. Diese Komorbiditäten können natürlich sowohl das Langzeitüberleben, aber auch die Lebensqualität der Patienten nachhaltig beeinträchtigen.

Auch wenn die Ergebnisse eine deutliche Variabilität aufweisen, haben sie erhebliche Implikationen für zukünftige Studien.

Kurzfristig gesetzte Endpunkte wie die 28-Tages-Sterblichkeit und auch die Intensiv- sowie Krankenhaussterblichkeit, ja sogar Daten zum Überleben nach 90 Tagen reflektieren kaum die Ergebnisse ein Jahr oder später nach einer Intensivtherapie.

Mehr noch, die Lebensqualität und andere patientenrelevante Faktoren wie posttraumatische Belastungsreaktionen, kognitive Dysfunktionen, Schwäche als Folge einer Critical-illness-Neuropathie/-Myopathie werden durch die üblichen, eng gefassten Endpunkte kaum bzw. gar nicht erfasst.

Der Heilungsverlauf kritisch Kranker nach der Verlegung von der Intensivstation oder der Entlassung aus dem Krankenhaus ist sehr individuell. Entsprechend variiert die ermittelte Lebensqualität nach Intensivtherapie in Abhängigkeit des gewählten Erhebungszeitpunktes erheblich (Graf u. Janssens 2003).

Dementsprechend ist der Zeitpunkt der Befragung wesentlich für das Ergebnis: Verschiedene Autoren gehen von 2 bis teilweise sogar 4 Jahren aus, die es – je nach Alter, Grund- und Begleiterkrankung und Schwere der Indexerkrankung – dauert, bis sich eine vollständige Restitutio eingestellt hat (Graf u. Janssens 2003)

Darüber hinaus nehmen die sozioökonomischen Verhältnisse einen nachhaltigen Einfluss auf die von den Patienten geschilderte Lebensqualität im Sinne einer positiven Assoziation und sind extern weder beeinflussbar noch korrigierbar.

29.7 Komorbiditäten

Sepsis, schwere Sepsis und septischer Schock gehen häufig mit einem Multiorgandysfunktions-Syndrom (MODS) bzw. Multiorganversagen einher (◘ Abb. 29.5). Es liegen keine Studien vor, die gezielt die Langzeitfolgen eines Multiorganversagens nach Sepsis evaluieren und dabei den (persistierenden) Grad der Funktionseinschränkung über die Zeit und den Einfluss auf die Sterblichkeit bzw. die Le-

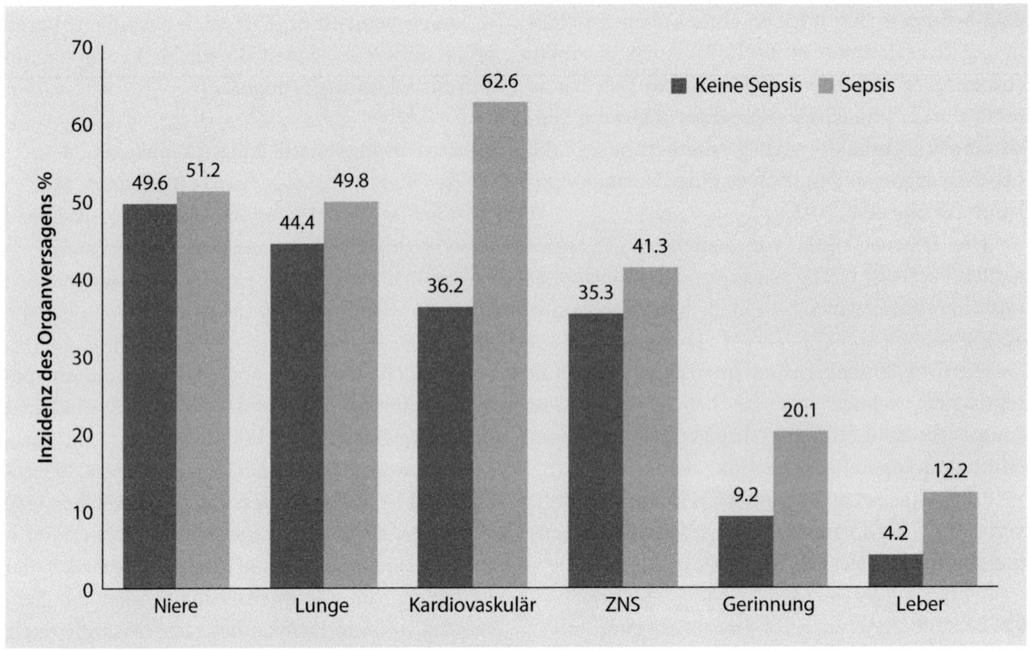

Abb. 29.5 Inzidenz des Organversagens bei 3.417 Intensivpatienten mit und ohne Sepsis (Vincent et al. 2006)

bensqualität messen. Der Grad der Organdysfunktion während einer Sepsis ist nachweislich mit der Langzeitprognose assoziiert (Hynninen et al. 2008). Beispielhaft sollen an dieser Stelle die Nierenschädigung und das Lungenversagen dargestellt werden.

29.7.1 Langzeitfolgen eines akuten Nierenschadens/Nierenversagens

Sepsis ist mit 50% weiterhin eine Hauptursache des akuten Nierenschadens (»acute kidney injury«) (Murugan u. Kellum 2011). Eine große multinationale Studie untersuchte 29.269 Intensivpatienten über 14 Monate (Uchino et al. 2005). 1.738 (5,7%) der Patienten entwickelten ein akutes Nierenversagen, wobei der septische Schock (47,5%) die Hauptursache darstellte. 30% der Patienten hatten bereits vor der stationären Aufnahme eine eingeschränkte Nierenfunktion. Die Krankenhaussterblichkeit betrug 60,3%, zum Zeitpunkt der Entlassung benötigten noch 13,8% der Patienten eine Nierenersatztherapie.

Obwohl in den letzten Jahren durch verbesserte Technologien die Sterblichkeit der Patienten mit einer Nierenersatztherapie während der Intensivbehandlung deutlich reduziert werden konnte, ist die Langzeitsterblichkeit unverändert mit 20–70% hoch. Eine retrospektive Analyse von 301 Intensivpatienten mit Nierenversagen zeigte eine 5-Jahres-Sterblichkeit von 50% der entlassenen Patienten (Morgera et al. 2002). Patienten mit einer Nierenersatztherapie während der Intensivbehandlung wiesen eine 5-Jahres-Sterblichkeit von 50–70% auf.

Offensichtlich ist eine bestehende Niereninsuffizienz vor der Krankenhausbehandlung für die Langzeitprognose septischer Patienten von erheblicher Bedeutung, wie eine Langzeituntersuchung von 234 septischen Patienten zeigte (Lopes et al. 2010). Überlebende Patienten mit vorbestehender Nierenfunktionseinschränkung hatten eine 2-Jahres-Sterblichkeit von 34,2%, Patienten ohne Nierenfunktionseinschränkung eine Sterblichkeit von 8,9%.

In Analogie zu Untersuchungen bei Intensivpatienten, die während der Intensivbehandlung eine Nierenersatztherapie benötigen und eine vorbestehende Nierenfunktionseinschränkung haben (Triverio et al. 2009), kann man davon ausgehen, dass sich bei Patienten mit stattgehabter Sepsis nach Krankenhausentlassung überproportional häufig eine persistierende Einschränkung der Nierenfunktion bis hin zu einer terminalen, dialysepflichtigen Niereninsuffizienz ausbildet. Komorbiditäten und auch das Alter der Patienten tragen zu der eher ungünstigen Langzeitprognose in diesem Kollektiv bei.

29.7.2 Langzeitfolgen eines ARDS

Sepsis ist die häufigste Ursache eines akuten Atemnotsyndroms (ARDS). Das ARDS kann die Lebensqualität und das Langzeitüberleben ebenfalls beeinträchtigen. Es bleibt daher unklar, ob die Langzeitfolgen nach einer überlebten Sepsis der Sepsis allein zuzurechnen sind und in welchem Umfang das ARDS daran beteiligt ist.

Eine longitudinale Langzeituntersuchung von ARDS-Patienten über 5 Jahre (Sepsisanteil 40%) zeigt persistierende funktionelle Limitationen wie eine eingeschränkte Belastbarkeit sowie eine reduzierte körperliche Funktionsfähigkeit/Rollenfunktion im SF-36 (Herridge et al. 2011). Dabei spielt der Verlust an Muskelmasse und die damit verbundene Schwäche schon nach einem Jahr eine herausragende Rolle (Herridge et al. 2003), während die Lungenfunktion allenfalls leicht eingeschränkt war (Herridge et al. 2011). 77% der Patienten konnten nach 5 Jahren wieder einer bezahlten Tätigkeit nachgehen, davon 94% an ihrem ursprünglichen Arbeitsplatz. Allerdings benötigten viele der betroffenen Patienten eine langsame Wiedereingliederung mit einer entsprechenden psychosozialen Unterstützung. Hier deutet sich an, wie wichtig zukünftig eine frühe, aber auch nachhaltige Rehabilitation in der Therapie überlebender Intensivpatienten sein wird (s. auch ▶ Kap. 28).

29.7.3 Neurologische Einschränkungen, Neuropathie, Myopathie, neuropsychiatrische Störungen

Neben den im Rahmen validierter Testinstrumente erfassten Aspekten der gesundheitsbezogenen Lebensqualität leidet auch eine Vielzahl von ehemaligen Intensivpatienten unter funktionellen Einschränkungen, die unter den Begriffen »critical illness polyneuropathy« (CIP) bzw. »critical illness myopathy« (CIM) seit mehr als 2 Jahrzehnten bekannt sind (Graf et al. 2009) (siehe auch ▶ Kap. 19).

Die erworbene Schwäche nach intensivmedizinischer Therapie (»ICU aquired weakness«) führt dabei zu einer deutlichen funktionellen Einschränkung der betroffenen Patienten (Kress u. Hall 2014). 3/4 der Patienten mit septischem Schock und mehr als 60% der mechanisch beatmeten Patienten sowie der Patienten mit einer schweren Sepsis zeigen signifikante elektrophysiologische Veränderungen bereits 3 Tage nach Aufnahme auf die Intensivstation (Tepper et al. 2000). Assoziationen mit myopathischen oder neuropathischen Veränderungen zeigen neben der Sepsis und der Beatmung auch das Multiorganversagen, ARDS, systemische Inflammation, Kortikosteroide, Störungen des Glukosemetabolismus und die Liegedauer auf der Intensivstation (Dos Santos u. Batt 2012). In der Summe werden bei Patienten mit »critical illness polyneuropathy« bzw. »critical illness myopathy« häufiger Schwierigkeiten bei der Entwöhnung vom Ventilator (»weaning failure«) und prolongierte Phasen der posthospitalen Rehabilitation beobachtet (Tepper et al. 2000).

Genaue Daten zur Erholung bei CIP und CIM liegen nicht vor. Beide Krankheitsbilder sind nach Überstehen der kritischen Krankheit nicht weiter progredient. Sie hinterlassen allerdings häufig bleibende Ausfallerscheinungen durch Fallfüße, Kontrakturen, schmerzhafte Parästhesien, Fatigue mit verminderter Lebensqualität, kognitive Störungen, Delirium, posttraumatische Stressstörung, posttraumatische Belastungsstörung PTBS und Depression (Müllges u. Stoll 2011) (siehe auch ▶ Kap. 19, 20).

Die neuromuskuläre Schwäche als Langzeitfolge der Sepsis kann zu einer signifikanten Einschränkung der physikalischen Leistungsfähigkeit bis über 5 Jahre nach überstandener schwerer Erkrankung führen (Axer et al. 2014; Herridge et al. 2011; Hough u. Herridge 2012). Sensible Beschwerden mit z. T. chronisch neuropathischen Schmerzsyndromen und relevanten Schluckstörungen können ebenfalls im Langzeitverlauf auftreten (Zielske et al. 2014).

Zunehmend in den Blickpunkt geraten im Zusammenhang mit der perihospitalen funktionellen Entwicklung auch das Delirium während und nach der Intensivtherapie sowie anhaltende neurokognitive Einschränkungen, PTBS und Depressionen ehemaliger Intensivpatienten (Graf et al. 2009).

Mehr als die Hälfte aller Intensivpatienten beklagen Erinnerungen an Schmerzen, Absaugen und Lärm während der Intensivtherapie und sind geplagt von Schlaflosigkeit. Störungen des Gedächtnisses, der Aufmerksamkeit, des kognitiven Tempos und der visuell-räumlichen Fähigkeiten sind ebenfalls betroffen (Axer et al. 2014). Bei 821 Patienten mit respiratorischem Versagen und Schock fanden sich nach 12 Monaten bei 34% der Patienten kognitive Defekte, die mit entsprechenden Symptomen bei Patienten mit leichtem Schädel-Hirn-Trauma vergleichbar sind (Pandharipande et al. 2013).

Eine klinisch relevante PTBS findet sich bei bis zu 69% der Patienten im Langzeitverlauf bis 10 Jahre nach Entlassung von der Intensivstation (Axer et al. 2014; Rosendahl et al. 2013). Als Komplikation der PTBS entwickeln die Betroffenen häufig weitere sekundäre psychische Störungen. Dazu zählen Missbrauch von Drogen, Alkohol, Medikamenten, Nikotin und Koffein bis hin zur Abhängigkeit. Auch Depressionen bis hin zur Suizidalität und andere Angststörungen (Panikstörungen) werden beschrieben (Axer et al. 2014) (siehe auch ► Kap. 20).

Angehörige

Angehörige kritisch kranker Intensivpatienten erleben während der Phase der Intensivtherapie, aber auch danach eine existenzielle Krise. Diese kann auch bei den Angehörigen Auswirkungen auf die psychische Gesundheit und Lebensqualität haben. Als häufige Folgen werden hier ebenfalls Angst, Depression und PTBS beschrieben. Diese können unabhängig vom Überleben des verwandten Intensivpatienten auftreten (Jaenichen et al. 2012).

Bei Angehörigen von Intensivpatienten wurde in einer kürzlich durchgeführten Befragung in 63% der Fälle (n = 57) ein PTBS 54 Monate nach Intensivtherapie nachgewiesen. 1/3 der Angehörigen zeigte auffällige Angstwerte, bei 1/5 der Befragten fanden sich Hinweise für eine Depression (Jaenichen et al. 2012). Ähnlich sah es bei den Patienten selber aus: 68% wiesen eine auffällige PTBS-Symptomatik auf und jeweils 37% auffällige Angst- und Depressionswerte (Jaenichen et al. 2012). Auffällig waren in der Studie auch die signifikanten Zusammenhänge zwischen Patienten und ihren Partnern hinsichtlich körperlicher und psychischer Beschwerden sowie der gesundheitsbezogenen Lebensqualität (siehe auch ► Kap. 20).

> **Diese dyadischen Interdependenzen können u. a. durch eine interpersonale Übertragung von Emotionen verursacht werden (Jaenichen et al. 2012).**

29.7.4 Rehabilitation nach überlebter Intensivtherapie

Wenig ist bekannt zu den Effekten einer frühen intensivierten Rehabilitation nach überlebter Intensivtherapie von Patienten mit Sepsis bzw. septischem Schock. Dabei sind die Folgen dieser schweren Erkrankung durchaus mit anderen intensivmedizinisch relevanten Krankheiten (z. B. kardiogener Schock, ARDS, Polytrauma) zu vergleichen. Allen Krankheitsverläufen ist ein substanzielles Defizit körperlicher und psychosozialer Funktionen gemeinsam.

Das Postintensive-Care-Syndrom (PICS) gewinnt mittlerweile zunehmende Beachtung (Needham et al. 2012). Um die Behandlung dieser Langzeitschäden zu verbessern, ist eine Koordination fragmentierter Prozesse durch eine strukturierte Intervention dringend erforderlich (Bodenheimer et al. 2002; Schmidt et al. 2014). Bedauerlicherweise ist die Datenlage bezüglich effektiver Interventionen sehr dürftig. Die IMPOSE-Studie (Paratz et al. 2014) und die SMOOTH-Studie (Schmidt et al. 2014) untersuchen in einem prospektiv randomisierten Ansatz den möglicherweise positiven Einfluss einer frühen Rehabilitation bei Patienten nach intensivmedizinisch behandelter Sepsis. In den Interventionsgruppen werden diese Patienten im ambulanten Bereich einer strukturierten und multidisziplinär ausgerichteten Intervention zur Optimierung der Rehabilitation zugeordnet.

29.8 Fazit

Überlebende Intensivpatienten mit einem septischen Krankheitsbild haben eine substanzielle

Langzeitsterblichkeit. Die Lebensqualität ist ebenfalls nachhaltig eingeschränkt. Persistierende Organfunktionsstörungen, aber v. a. anhaltende sensomotorische Störungen als Folge einer CIP (Critical-illness-Polyneuropathie) bzw. CIM (Critical-illness-Myopathie) sowie posttraumatische Belastungsstörungen und Depressionen tragen hierzu wesentlich bei.

Literatur

Angus DC, Carlet J (2003) Surviving intensive care: a report from the 2002 Brussels Roundtable. Intensive Care Med 29: 368–377

Angus DC, Laterre PF, Helterbrand J, Ely EW, Ball DE, Garg R, Weissfeld LA, Bernard GR (2004) The effect of drotrecogin alfa (activated) on long-term survival after severe sepsis. Crit Care Med 32: 2199–2206

Axer H et al. (2014) Neurologische und psychische Langzeitfolgen der Sepsis. Med Klin Intensivmed Notfmed 109: 596–603 *[Sehr gute Übersicht zur Bedeutung der Langzeitfolgen einer Sepsis.]* ←

Baudouin SV, Saunders D, Tiangyou W, Elson JL, Poynter J, Pyle A, Keers S, Turnbull DM, Howell N, Chinnery PF (2005) Mitochondrial DNA and survival after sepsis: a prospective study. Lancet 366: 2118–2121

Bergner M, Bobbitt RA, Carter WB, Gilson BS (1981) The Sickness Impact Profile: development and final revision of a health status measure. Med Care 19: 787–805

Bodenheimer T et al. (2002) Improving primary care for patients with chronic illness. JAMA 288: 1775–1779

Braun L, Riedel AA, Cooper LM (2004) Severe sepsis in managed care: analysis of incidence, one-year mortality, and associated costs of care. J Manag Care Pharm 10: 521–530

Brouwer MC, de GJ, Heckenberg SG, Zwinderman AH, van der Poll T, van de Beek D (2009) Host genetic susceptibility to pneumococcal and meningococcal disease: a systematic review and meta-analysis. Lancet Infect Dis 9: 31–44

Bullinger M (1995) German translation and psychometric testing of the SF-36 Health Survey: preliminary results from the IQOLA Project. International Quality of Life Assessment. Soc Sci Med 41: 1359–1366

Casalino E, Mendoza-Sassi G, Wolff M, Bedos JP, Gaudebout C, Regnier B, Vachon F (1998) Predictors of short- and long-term survival in HIV-infected patients admitted to the ICU. Chest 113: 421–429

Chen MJ, Tseng HM, Huang YL, Hsu WN, Yeh KW, Wu TL, See LC, Huang JL (2008) Long-term outcome and short-term survival of patients with systemic lupus erythematosus after bacteraemia episodes: 6-yr follow-up. Rheumatology (Oxford) 47: 1352–1357

Cook WT, Eddleston JM, Conway D, Streets J (2007) Quality of life in ICU survivors with severe sepsis who received activated protein C. Crit Care 7 (Suppl 2): P023

Cuthbertson BH et al. (2013) Mortality and quality of life in the five years after severe sepsis. Crit Care 17: R70

Dos Santos CC, Batt J (2012) ICU-acquired weakness: mechanisms of disability. Curr Opin Crit Care 18: 509–517 *[Sehr gute Übersichtsarbeit zur erworbenen Muskelschwäche nach Intensivtherapie.]* ←

Dowdy DW et al. (2005) Quality of life in adult survivors of critical illness: a systematic review of the literature. Intensive Care Med 31: 611–620

Fatkenheuer G, Preuss M, Salzberger B, Schmeisser N, Cornely OA, Wisplinghoff H, Seifert H (2004) Long-term outcome and quality of care of patients with Staphylococcus aureus bacteremia. Eur J Clin Microbiol Infect Dis 23: 157–162

Graf J, Janssens U (2003) Der Post-Intensivpatient: Lang-zeit-über-leben und Lebensqualität nach Intensivtherapie. Intensivmed 40: 184–194

Graf J, Janssens U, Roeb E (2009) Langzeitfolgen der Sepsis. Intensivmed 46: 557–562

Granja C, Dias C, Costa-Pereira A, Sarmento A (2004) Quality of life of survivors from severe sepsis and septic shock may be similar to that of others who survive critical illness. Crit Care 8: R91–R98

Griffiths RD, Hall JB (2010) Intensive care unit-acquired weakness. Crit Care Med 38: 779–787

Guyatt GH, Feeny DH, Patrick DL (1993) Measuring health-related quality of life. Ann Intern Med 118: 622–629

Haraldsen P, Andersson R (2003) Quality of life, morbidity, and mortality after surgical intensive care: a follow-up study of patients treated for abdominal sepsis in the surgical intensive care unit. Eur J Surg Suppl 588:23–27

Herridge MS, Cheung AM, Tansey CM, Matte-Martyn A, Diaz-Granados N, Al-Saidi F, Cooper AB, Guest CB, Mazer CD, Mehta S, Stewart TE, Barr A, Cook D, Slutsky AS (2003) One-year outcomes in survivors of the acute respiratory distress syndrome. N Engl J Med 348: 683–693

Herridge MS, Tansey CM, Matte A, Tomlinson G, Diaz-Granados N, Cooper A, Guest CB, Mazer CD, Mehta S, Stewart TE, Kudlow P, Cook D, Slutsky AS, Cheung AM (2011) Functional disability 5 years after acute respiratory distress syndrome. N Engl J Med 364: 1293–1304 *[Hervorragende Studie zur funktionellen Einschränkung von Patienten nach überlebtem ARDS.]* ←

Heublein S et al. (2013) Epidemiology of sepsis in German hospitals derived from administration databases. 6th International Congress on Sepsis and Multiorgan Dysfunction, September 4–6, 2013, Weimar. Infection 41 (Suppl 1):S71 Poster 175

Heyland DK, Hopman W, Coo H, Tranmer J, McColl MA (2000) Long-term health-related quality of life in survivors of sepsis. Short Form 36: a valid and reliable measure of health-related quality of life. Crit Care Med 28: 3599–3605

Hofhuis JG, Spronk PE, van Stel HF, Schrijvers AJ, Rommes JH, Bakker J (2008) The impact of severe sepsis on health-related quality of life: a long-term follow-up study. Anesth Analg 107: 1957–1964

Hough CL, Herridge MS (2012) Long-term outcome after acute lung injury. Curr Opin Crit Care 18: 8–15

Hunt SM, McKenna SP, McEwen J, Williams J, Papp E (1981) The Nottingham Health Profile: subjective health status and medical consultations. Soc Sci Med A 15: 221–229

Hynninen M, Wennervirta J, Leppaniemi A, Pettila V (2008) Organ dysfunction and long term outcome in secondary peritonitis. Langenbecks Arch Surg 393: 81–86

Iwashyna TJ, Ely EW, Smith DM, Langa KM (2010) Long-term cognitive impairment and functional disability among survivors of severe sepsis. JAMA 304: 1787–1794

Jaenichen D et al. (2012) Körperliche und psychische Langzeitfolgen nach intensivmedizinischer Behandlung einer schweren Sepsis bei Patienten und Angehörigen. Psychother Psychosom Med Psychol 62: 335–343 *[Diese Arbeit setzt sich mit den körperlichen/psychischen Folgen einer intensivmedizinischen Behandlung bei Patienten mit Sepsis auseinander. Dabei wird auch auf die Folgen für die Angehörigen eingegangen.]* ←

Jagodic HK, Jagodic H, Jagodic K, Podbregar M (2006) Long-term outcome and quality of life of patients treated in surgical intensive care: a comparison between sepsis and trauma. Crit Care 10: R134

Janssens U, Graf J (2003) Der Post-Intensivpatient: Wiederaufnahme auf die Intensivstation und Tod auf Normalstation. Intensivmed 40: 92–99

Karlsson S, Ruokonen E, Varpula T, Ala-Kokko TI, Pettila V (2009) Long-term outcome and quality-adjusted life years after severe sepsis. Crit Care Med 37: 1268–1274

Kress JP, Hall JB (2014) ICU-acquired weakness and recovery from critical illness. N Engl J Med 370: 1626–1635. Correspondence (2014) 371: 287–288 *[Wichtige Übersichtsarbeit zur Beschreibung neuromuskulärer Störungen nach Intensivtherapie.]* ←

Kumar G, Kumar N, Taneja A, Kaleekal T, Tarima S, McGinley E, Jimenez E, Mohan A, Khan RA, Whittle J, Jacobs E, Nanchal R (2011) Nationwide trends of severe sepsis in the 21st century (2000–2007). Chest 140: 1223–1231

Laterre PF, Abraham E, Janes JM, Trzaskoma BL, Correll NL, Booth FV (2007) ADDRESS (ADministration of DRotrecogin alfa [activated] in Early stage Severe Sepsis) long-term follow-up: one-year safety and efficacy evaluation. Crit Care Med 35: 1457–1463

Laupland KB, Zygun DA, Doig CJ, Bagshaw SM, Svenson LW, Fick GH (2005) One-year mortality of bloodstream infection-associated sepsis and septic shock among patients presenting to a regional critical care system. Intensive Care Med 31: 213–219

Lee H, Doig CJ, Ghali WA, Donaldson C, Johnson D, Manns B (2004) Detailed cost analysis of care for survivors of severe sepsis. Crit Care Med 32: 981–985

Longo CJ, Heyland DK, Fisher HN, Fowler RA, Martin CM, Day AG (2007) A long-term follow-up study investigating health-related quality of life and resource use in survivors of severe sepsis: comparison of recombinant human activated protein C with standard care. Crit Care 11: R128. Erratum Crit Care 2008; 12(5): 429

Lopes JA, Fernandes P, Jorge S, Resina C, Santos C, Pereira A, Neves J, Antunes F, Gomes da CA (2010) Long-term risk of mortality after acute kidney injury in patients with sepsis: a contemporary analysis. BMC Nephrol 11: 9

Luangasanatip N et al. (2013) Long-term survival after intensive care unit discharge in Thailand: a retrospective study. Crit Care 17: R219

McLauchlan GJ, Anderson ID, Grant IS, Fearon KC (1995) Outcome of patients with abdominal sepsis treated in an intensive care unit. Br J Surg 82: 524–529

Morgera S, Kraft AK, Siebert G, Luft FC, Neumayer HH: 2002) Long-term outcomes in acute renal failure patients treated with continuous renal replacement therapies. Am J Kidney Dis 40: 275–279

Müllges W, Stoll G (2011) Critical-illness-Polyneuropathie und -Myopathie. Dtsch Med Wochenschr 136: 769–774

Murugan R, Kellum JA (2011) Acute kidney injury: what's the prognosis? Nat Rev Nephrol 7: 209–217

Needham DM et al. (2012) Improving long-term outcomes after discharge from intensive care unit: report from a stakeholders' conference. Crit Care Med 40: 502–509 *[Hier werden die Ergebnisse einer Konferenz zusammengefasst, die sich mit den Folgen intensivmedizinischer Behandlung, den daraus abzuleitenden Konsequenzen und möglichen Lösungsansätzen beschäftigt.]* ←

Nesseler N et al. (2013) Long-term mortality and quality of life after septic shock: a follow-up observational study. Intensive Care Med 39: 881–888

Niskanen M, Kari A, Halonen P (1996) Five-year survival after intensive care–comparison of 12,180 patients with the general population. Finnish ICU Study Group. Crit Care Med 24: 1962–1967

Pandharipande PP et al. (2013) Long-term cognitive impairment after critical illness. N Engl J Med 369: 1306–1316 *[Hervorragende Übersichtsarbeit zur Bedeutung kognitiver Einschränkungen nach Intensivtherapie.]* ←

Paratz JD et al. (2014) IMPOSE (IMProving Outcomes after Sepsis)-the effect of a multidisciplinary follow-up service on health-related quality of life in patients postsepsis syndromes-a double-blinded randomised controlled trial: protocol. BMJ Open 4: e004966–e004966

Perl TM, Dvorak L, Hwang T, Wenzel RP (1995) Long-term survival and function after suspected gram-negative sepsis. JAMA 274: 338–345

Quartin AA, Schein RM, Kett DH, Peduzzi PN (1997) Magnitude and duration of the effect of sepsis on survival. Department of Veterans Affairs Systemic Sepsis Cooperative Studies Group. JAMA 277: 1058–1063

Regazzoni CJ, Zamora RJ, Petrucci E, Pisarevsky AA, Saad AK, De MD, Luna CM, Poderoso JJ (2008) Hospital and 1-year outcomes of septic syndromes in older people: a cohort study. J Gerontol A Biol Sci Med Sci 63: 210–212

Rosendahl J et al. (2013) Physical and mental health in patients and spouses after intensive care of severe sepsis: a dyadic perspective on long-term sequelae testing the Actor-Partner Interdependence Model. Crit Care Med 41: 69–75

Rublee D, Opal SM, Schramm W, Keinecke HO, Knaub S (2002) Quality of life effects of antithrombin III in sepsis survivors: results from the KyberSept trial [ISRCTN22931023]. Crit Care 6: 349–356

Sanders C, Egger M, Donovan J, Tallon D, Frankel S (1998) Reporting on quality of life in randomised controlled trials: bibliographic study. BMJ 317: 1191–1194

Sands KE, Bates DW, Lanken PN, Graman PS, Hibberd PL, Kahn KL, Parsonnet J, Panzer R, Orav EJ, Snydman DR, Black E, Schwartz JS, Moore R, Johnson BL Jr, Platt R (1997) Epidemiology of sepsis syndrome in 8 academic medical centers. JAMA 278: 234–240

Sasse KC, Nauenberg E, Long A, Anton B, Tucker HJ, Hu TW (1995) Long-term survival after intensive care unit admission with sepsis. Crit Care Med 23: 1040–1047

Schelling G, Briegel J, Roozendaal B, Stoll C, Rothenhausler HB, Kapfhammer HP (2001) The effect of stress doses of hydrocortisone during septic shock on posttraumatic stress disorder in survivors. Biol Psychiatry 50: 978–985

Schmidt K et al. (2014) Sepsis survivors monitoring and coordination in outpatient health care (SMOOTH): study protocol for a randomized controlled trial. Trials 15: 283. doi: 10.1186/1745–6215–15–283.: 283–15

Shapiro NI, Howell MD, Talmor D, Donnino M, Ngo L, Bates DW (2007) Mortality in Emergency Department Sepsis (MEDS) score predicts 1-year mortality. Crit Care Med 35: 192–198

Tepper M, Rakic S, Haas JA, Woittiez AJ (2000) Incidence and onset of critical illness polyneuropathy in patients with septic shock. Neth J Med 56: 211–214

The EuroQol Group (1990) EuroQol–a new facility for the measurement of health-related quality of life. Health Policy 16: 199–208

Triverio PA, Martin PY, Romand J, Pugin J, Perneger T, Saudan P (2009) Long-term prognosis after acute kidney injury requiring renal replacement therapy. Nephrol Dial Transplant 24: 2186–2189

Uchino S, Kellum JA, Bellomo R, Doig GS, Morimatsu H, Morgera S, Schetz M, Tan I, Bouman C, Macedo E, Gibney N, Tolwani A, Ronco C (2005) Acute renal failure in critically ill patients: a multinational, multicenter study. JAMA 294: 813–818

Varty PP, Linehan IP, Boulos PB (1994) Intra-abdominal sepsis and survival after surgery for colorectal cancer. Br J Surg 81: 915–918

Vincent JL, Sakr Y, Sprung CL, Ranieri VM, Reinhart K, Gerlach H, Moreno R, Carlet J, Le Gall JR, Payen D (2006) Sepsis in European intensive care units: results of the SOAP study. Crit Care Med 34: 344–353

Ware JE, Snow KK, Kosinski M, Gandek B (1993) SF-36 health survey: Manual and interpretation guide. The Health Institute, Boston

Wehler M (2011) Langzeitprognose alter Patienten nach intensivmedizinischer Behandlung. Med Klin Intensivmed 106: 29–33

Weycker D, Akhras KS, Edelsberg J, Angus DC, Oster G (2003) Long-term mortality and medical care charges in patients with severe sepsis. Crit Care Med 31: 2316–2323

Winters BD, Eberlein M, Leung J, Needham DM, Pronovost PJ, Sevransky JE (2010) Long-term mortality and quality of life in sepsis: a systematic review. Crit Care Med 38: 1276–1283 *[Sehr wichtiges systematisches Review zur Langzeitsterblichkeit und Lebensqualität nach Sepsis.]* ←

World Health Organization (1947) The constitution of the World Health Organization. WHO Chron 1: 2–129

Yang Y, Shou Z, Zhang P, He Q, Xiao H, Xu Y, Li C, Chen J (2008) Mitochondrial DNA haplogroup R predicts survival advantage in severe sepsis in the Han population. Genet Med 10: 187–192

Yende S, D'Angelo G, Kellum JA, Weissfeld L, Fine J, Welch RD, Kong L, Carter M, Angus DC (2008) Inflammatory markers at hospital discharge predict subsequent mortality after pneumonia and sepsis. Am J Respir Crit Care Med 177: 1242–1247

Zhang K et al. (2013) Impaired long-term quality of life in survivors of severe sepsis: Chinese multicenter study over 6 years. Anaesthesist 62: 995–1002

Zielske J et al. (2014) Acute and long-term dysphagia in critically ill patients with severe sepsis: results of a prospective controlled observational study. Eur Arch Otorhinolaryngol 271: 3085–3093

Serviceteil

K. Werdan et al. (Hrsg.), *Sepsis und MODS*,
DOI 10.1007/978-3-662-45148-9,

Leitlinienempfehlungen zur Sepsistherapie

K. Werdan, Frank M. Brunkhorst

Die Etablierung von Sepsisleitlinien war in der Behandlung der Patienten mit schwerer Sepsis und septischem Schock ein großer Fortschritt. Zwei Institutionen haben die Sepsistherapie in den deutschsprachigen Ländern entscheidend geprägt: Die Deutsche Sepsis-Gesellschaft (DSG) und die Survival Sepsis Campaign (SSC).

- Die Erstpublikation der Sepsisleitlinie der Deutschen Sepsis-Gesellschaft erfolgte 2004 und die erste Revision (AWMF-Leitlinien-register-Register Nr. 079-001) im Jahre 2010. Zum Zeitpunkt des Erscheinens dieses Buches erfährt diese Leitlinie ihre zweite Revision.
- Die Internationale Sepsisleitlinie der Surviving Sepsis Campaign (Dellinger et al. 2013) ist die derzeit aktuellste Leitlinie zur Behandlung des Patienten mit schwerer Sepsis oder septischem Schock, eine Revision der zuletzt 2008 publizierten Leitlinien. Die Evidenzeinschätzung der Datenlage erfolgt bei dieser Leitlinie nach dem GRADE-System (»Grading of Recommendations Assessment, Development and Evaluation«) und besteht aus 4 Evidenzgraden (◘ Tab. A.1). Die Empfehlungen werden als Grad 1 (starke Empfehlung) oder als Grad 2 (schwache Empfehlung) ausgewiesen (◘ Tab. A.2).

Die wesentlichen Empfehlungen dieser Leitlinie sind im Folgenden auszugsweise wiedergegeben.

Auszüge aus den Empfehlungen der Internationalen Sepsisleitlinien der Surviving Sepsis Campaign

In den folgenden Übersichten sind Auszüge aus den den Empfehlungen der Internationalen Sepsisleitlinien der Surviving Sepsis Campaign (SSC; Dellinger et al. 2013) wiedergegeben. Die Empfehlungsgrade und Evidenzgrade sind in ◘ Tab. A.1 und ◘ Tab. A.2 dargestellt.

◘ **Tab. A.1** Die 4 Evidenzgrade des GRADE-Systems (»Grading of Recommendations Assessment, Development and Evaluation«)

Grad	Beschreibung
A	hoch (»high«)
B	mäßig (»moderate«)
C	gering (»low«)
D	sehr gering (»very low«).
UG	ohne Evidenzgrad (»ungraded«)

◘ **Tab. A.2** Empfehlungsgrade

Grad	Empfehlung
1	stark (»strong«)
2	schwach (»weak«)

Recommendations: Initial Resuscitation and Infection Issues*

A. Initial Resuscitation

1. Protocolized, quantitative resuscitation of patients with sepsis-induced tissue hypoperfusion (defined in this document as hypotension persisting after initial fluid challenge or blood lactate concentration ≥4 mmol/L). Goals during the first 6 hrs of resuscitation:
a) Central venous pressure 8–12 mm Hg.
b) Mean arterial pressure (MAP) ≥65 mm Hg.
c) Urine output ≥ 0.5 mL/kg/hr.
d) Central venous (superior vena cava) or mixed venous oxygen saturation 70% or 65%, respectively (grade 1C).
2. In patients with elevated lactate levels targeting resuscitation to normalize lactate (grade 2C).

B. Screening for Sepsis and Performance Improvement
1. Routine screening of potentially infected seriously ill patients for severe sepsis to allow earlier implementation of therapy (grade 1C).
2. Hospital-based performance improvement efforts in severe sepsis (UG).
C. Diagnosis
1. Cultures as clinically appropriate before antimicrobial therapy if no significant delay (> 45 mins) in the start of antimicrobial(s) (grade 1C). At least 2 sets of blood cultures (both aerobic and anaerobic bottles) be obtained before antimicrobial therapy with at least 1 drawn percutaneously and 1 drawn through each vascular access device, unless the device was recently (<48 hrs) inserted (grade 1C).
2. Use of the 1,3 beta-D-glucan assay (grade 2B), mannan and anti-mannan antibody assays (2C), if available and invasive candidiasis is in differential diagnosis of cause of infection.
3. Imaging studies performed promptly to confirm a potential source of infection (UG).
D. Antimicrobial Therapy
1. Administration of effective intravenous antimicrobials within the first hour of recognition of septic shock (grade 1B) and severe sepsis without septic shock (grade 1C) as the goal of therapy.
2a. Initial empiric anti-infective therapy of one or more drugs that have activity against all likely pathogens (bacterial and/or fungal or viral) and that penetrate in adequate concentrations into tissues presumed to be the source of sepsis (grade 1B).
2b. Antimicrobial regimen should be reassessed daily for potential deescalation (grade 1B).
3. Use of low procalcitonin levels or similar biomarkers to assist the clinician in the discontinuation of empiric antibiotics in patients who initially appeared septic, but have no subsequent evidence of infection (grade 2C).
4a. Combination empirical therapy for neutropenic patients with severe sepsis (grade 2B) and for patients with difficult-to-treat, multidrugresistant bacterial pathogens such as Acinetobacter and Pseudomonas spp. (grade 2B). For patients with severe infections associated with respiratory failure and septic shock, combination therapy with an extended spectrum beta-lactam and either an aminoglycoside or a fluoroquinolone is for P. aeruginosa bacteremia (grade 2B). A combination of beta-lactam and macrolide for patients with septic shock from bacteremic Streptococcus pneumoniae infections (grade 2B).
4b. Empiric combination therapy should not be administered for more than 3–5 days. Deescalation to the most appropriate single therapy should be performed as soon as the susceptibility profile is known (grade 2B).
5. Duration of therapy typically 7–10 days; longer courses may be appropriate in patients who have a slow clinical response, undrainable foci of infection, bacteremia with *S. aureus;* some fungal and viral infections or immunologic deficiencies, including neutropenia (grade 2C).
6. Antiviral therapy initiated as early as possible in patients with severe sepsis or septic shock of viral origin (grade 2C).
7. Antimicrobial agents should not be used in patients with severe inflammatory states determined to be of noninfectious cause (UG).
E. Source Control
1. A specific anatomical diagnosis of infection requiring consideration for emergent source control be sought and diagnosed or excluded as rapidly as possible, and intervention be undertaken for source control within the first 12 hr after the diagnosis is made, if feasible (grade 1C).
2. When infected peripancreatic necrosis is identified as a potential source of infection, definitive intervention is best delayed until adequate demarcation of viable and nonviable tissues has occurred (grade 2B).
3. When source control in a severely septic patient is required, the effective intervention associated with the least physiologic insult should be used (e.g., percutaneous rather than surgical drainage of an abscess) (UG).
4. If intravascular access devices are a possible source of severe sepsis or septic shock, they should be removed promptly after other vascular access has been established (UG).

F. Infection Prevention

1a. Selective oral decontamination and selective digestive decontamination should be introduced and investigated as a method to reduce the incidence of ventilator-associated pneumonia; This infection control measure can then be instituted in health care settings and regions where this methodology is found to be effective (grade 2B).

1b. Oral chlorhexidine gluconate be used as a form of oropharyngeal decontamination to reduce the risk of ventilator-associated pneumonia in ICU patients with severe sepsis (grade 2B).

(reproduziert mit Genehmigung von Dellinger RP, Levy MM, Rhodes A et al.; Surviving Sepsis Campaign: International Guidelines for Management of Severe Sepsis and Septic Shock: 2012. Crit Care Med 41 (2): 580–637. Copyright © 2013 the Society of Critical Care Medicine and Lippincott Williams & Wilkins)*

Recommendations: Hemodynamic Support and Adjunctive Therapy*

G. Fluid Therapy of Severe Sepsis

1. Crystalloids as the initial fluid of choice in the resuscitation of severe sepsis and septic shock (grade 1B).
2. Against the use of hydroxyethyl starches for fluid resuscitation of severe sepsis and septic shock (grade 1B).
3. Albumin in the fluid resuscitation of severe sepsis and septic shock when patients require substantial amounts of crystalloids (grade 2C).
4. Initial fluid challenge in patients with sepsis-induced tissue hypoperfusion with suspicion of hypovolemia to achieve a minimum of 30 mL/kg of crystalloids (a portion of this may be albumin equivalent). More rapid administration and greater amounts of fluid may be needed in some patients (grade 1C).
5. Fluid challenge technique be applied wherein fluid administration is continued as long as there is hemodynamic improvement either based on dynamic (e.g., change in pulse pressure, stroke volume variation) or static (e.g., arterial pressure, heart rate) variables (UG).

H. Vasopressors

1. Vasopressor therapy initially to target a mean arterial pressure (MAP) of 65 mm Hg (grade 1C).
2. Norepinephrine as the first choice vasopressor (grade 1B).
3. Epinephrine (added to and potentially substituted for norepinephrine) when an additional agent is needed to maintain adequate blood pressure (grade 2B).
4. Vasopressin 0.03 units/minute can be added to norepinephrine (NE) with intent of either raising MAP or decreasing NE dosage (UG).
5. Low dose vasopressin is not recommended as the single initial vasopressor for treatment of sepsis-induced hypotension and vasopressin doses higher than 0.03-0.04 units/minute should be reserved for salvage therapy (failure to achieve adequate MAP with other vasopressor agents) (UG).
6. Dopamine as an alternative vasopressor agent to norepinephrine only in highly selected patients (e.g., patients with low risk of tachyarrhythmias and absolute or relative bradycardia) (grade 2C).
7. Phenylephrine is not recommended in the treatment of septic shock except in circumstances where (a) norepinephrine is associated with serious arrhythmias, (b) cardiac output is known to be high and blood pressure persistently low or (c) as salvage therapy when combined inotrope/vasopressor drugs and low dose vasopressin have failed to achieve MAP target (grade 1C).
8. Low-dose dopamine should not be used for renal protection (grade 1A).
9. All patients requiring vasopressors have an arterial catheter placed as soon as practical if resources are available (UG).

I. Inotropic Therapy

1. A trial of dobutamine infusion up to 20 micrograms/kg/min be administered or added to vasopressor (if in use) in the presence of (a) myocardial dysfunction as suggested by elevated cardiac filling pressures and low cardiac output, or (b) ongoing signs of hypoperfusion,

despite achieving adequate intravascular volume and adequate MAP (grade 1C).
2. Not using a strategy to increase cardiac index to predetermined supranormal levels (grade 1B).

J. Corticosteroids

1. Not using intravenous hydrocortisone to treat adult septic shock patients if adequate fluid resuscitation and vasopressor therapy are able to restore hemodynamic stability (see goals for Initial Resuscitation). In case this is not achievable, we suggest intravenous hydrocortisone alone at a dose of 200 mg per day (grade 2C).
2. Not using the ACTH stimulation test to identify adults with septic shock who should receive hydrocortisone (grade 2B).
3. In treated patients hydrocortisone tapered when vasopressors are no longer required (grade 2D).
4. Corticosteroids not be administered for the treatment of sepsis in the absence of shock (grade 1D).
5. When hydrocortisone is given, use continuous flow (grade 2D).

(reproduziert mit Genehmigung von Dellinger RP, Levy MM, Rhodes A et al.; Surviving Sepsis Campaign: International Guidelines for Management of Severe Sepsis and Septic Shock: 2012. Crit Care Med 41 (2): 580–637. Copyright © 2013 the Society of Critical Care Medicine and Lippincott Williams & Wilkins)*

Recommendations: Other Supportive Therapy of Severe Sepsis*

K. Blood product administration

1. Once tissue hypoperfusion has resolved and in the absence of extenuating circumstances, such as myocardial ischemia, severe hypoxemia, acute hemorrhage, or ischemic heart disease, we recommend that red blood cell transfusion occur only when hemoglobin concentration decreases to <7.0 g/dL to target a hemoglobin concentration of 7.0–9.0 g/dL in adults (grade 1B).
2. Not using erythropoietin as a specific treatment of anemia associated with severe sepsis (grade 1B).
3. Fresh frozen plasma not be used to correct laboratory clotting abnormalities in the absence of bleeding or planned invasive procedures (grade 2D).
4. Not using antithrombin for the treatment of severe sepsis and septic shock (grade 1B).
5. In patients with severe sepsis, administer platelets prophylactically when counts are ≤10,000/mm^3 (10 × 10^9/L) in the absence of apparent bleeding. We suggest prophylactic platelet transfusion when counts ≤20,000/ mm^3 (20 × 10^9/L) if the patient has a significant risk of bleeding. Higher platelet counts (≥50,000/mm^3 [50 × 10^9/L]) are advised for active bleeding, surgery, or invasive procedures (grade 2D).

L. Immunoglobulins

1. Not using intravenous immunoglobulins in adult patients with severe sepsis or septic shock (grade 2B).

M. Selenium

1. Not using intravenous selenium for the treatment of severe sepsis (grade 2C).

N. History of Recommendations Regarding Use of Recombinant Activated Protein C (rhAPC)

A history of the evolution of SSC recommendations as to rhAPC (no longer available) is provided.

O. Mechanical ventilation of sepsis-induced acute respiratory distress syndrome (ARDS)

1. Target a tidal volume of 6 mL/kg predicted body weight in patients with sepsis-induced ARDS (grade 1A vs. 12 mL/kg).
2. Plateau pressures be measured in patients with ARDS and initial upper limit goal for plateau pressures in a passively inflated lung be ≤30 cm H2O (grade 1B).
3. Positive end-expiratory pressure (PEEP) be applied to avoid alveolar collapse at end expiration (atelectotrauma) (grade 1B).
4. Strategies based on higher rather than lower levels of PEEP be used for patients with sepsis-induced moderate or severe ARDS (grade 2C).

5. Recruitment maneuvers be used in sepsis patients with severe refractory hypoxemia (grade 2C).
6. Prone positioning be used in sepsis-induced ARDS patients with a PaO_2/FIO_2 ratio ≤100 mm Hg in facilities that have experience with such practices (grade 2B).
7. That mechanically ventilated sepsis patients be maintained with the head of the bed elevated to 30–45 degrees to limit aspiration risk and to prevent the development of ventilator-associated pneumonia (grade 1B).
8. That noninvasive mask ventilation (NIV) be used in that minority of sepsis-induced ARDS patients in whom the benefits of NIV have been carefully considered and are thought to outweigh the risks (grade 2B).
9. That a weaning protocol be in place and that mechanically ventilated patients with severe sepsis undergo spontaneous breathing trials regularly to evaluate the ability to discontinue mechanical ventilation when they satisfy the following criteria: a) arousable; b) hemodynamically stable (without vasopressor agents); c) no new potentially serious conditions; d) low ventilatory and end-expiratory pressure requirements; and e) low FIO_2 requirements which can be met safely delivered with a face mask or nasal cannula. If the spontaneous breathing trial is successful, consideration should be given for extubation (grade 1A).
10. Against the routine use of the pulmonary artery catheter for patients with sepsis-induced ARDS (grade 1A).
11. A conservative rather than liberal fluid strategy for patients with established sepsis-induced ARDS who do not have evidence of tissue hypoperfusion (grade 1C).
12. In the absence of specific indications such as bronchospasm, not using beta 2-agonists for treatment of sepsis-induced ARDS. (Grade 1B).

P. Sedation, analgesia, and neuromuscular blockade in sepsis

1. Continuous or intermittent sedation be minimized in mechanically ventilated sepsis patients, targeting specific titration endpoints (grade 1B).
2. Neuromuscular blocking agents (NMBAs) be avoided if possible in the septic patient without ARDS due to the risk of prolonged neuromuscular blockade following discontinuation. If NMBAs must be maintained, either intermittent bolus as required or continuous infusion with train-of-four monitoring of the depth of blockade should be used (grade 1C).
3. A short course of NMBA of not greater than 48 hours for patients with early sepsis-induced ARDS and a $PaO_2/FIO_2 < 150$ mm Hg (grade 2C).

Q. Glucose Control

1. A protocolized approach to blood glucose management in ICU patients with severe sepsis commencing insulin dosing when 2 consecutive blood glucose levels are >180 mg/dL. This protocolized approach should target an upper blood glucose ≤180 mg/dL rather than an upper target blood glucose ≤ 110 mg/dL (grade 1A).
2. Blood glucose values be monitored every 1–2 hrs until glucose values and insulin infusion rates are stable and then every 4 hrs thereafter (grade 1C).
3. Glucose levels obtained with point-of-care testing of capillary blood be interpreted with caution, as such measurements may not accurately estimate arterial blood or plasma glucose values (UG).

R. Renal Replacement Therapy

1. Continuous renal replacement therapies and intermittent hemodialysis are equivalent in patients with severe sepsis and acute renal failure (grade 2B).
2. Use continuous therapies to facilitate management of fluid balance in hemodynamically unstable septic patients (grade 2D).

S. Bicarbonate Therapy

1. Not using sodium bicarbonate therapy for the purpose of improving hemodynamics or reducing vasopressor requirements in patients with hypoperfusion-induced lactic acidemia with pH ≥7.15 (grade 2B).

T. Deep Vein Thrombosis Prophylaxis

1. Patients with severe sepsis receive daily pharmacoprophylaxis against venous thromboembolism (VTE) (grade 1B). This should be

accomplished with daily subcutaneous low-molecular weight heparin (LMWH) (grade 1B versus twice daily UFH, grade 2C versus three times daily UFH). If creatinine clearance is <30 mL/min, use dalteparin (grade 1A) or another form of LMWH that has a low degree of renal metabolism (grade 2C) or UFH (grade 1A).
2. Patients with severe sepsis be treated with a combination of pharmacologic therapy and intermittent pneumatic compression devices whenever possible (grade 2C).
3. Septic patients who have a contraindication for heparin use (e.g., thrombocytopenia, severe coagulopathy, active bleeding, recent intracerebral hemorrhage) not receive pharmacoprophylaxis (grade 1B), but receive mechanical prophylactic treatment, such as graduated compression stockings or intermittent compression devices (grade 2C), unless contraindicated. When the risk decreases start pharmacoprophylaxis (grade 2C).

U. Stress Ulcer Prophylaxis

1. Stress ulcer prophylaxis using H2 blocker or proton pump inhibitor be given to patients with severe sepsis/septic shock who have bleeding risk factors (grade 1B).
2. When stress ulcer prophylaxis is used, proton pump inhibitors rather than H2RA (grade 2D).
3. Patients without risk factors do not receive prophylaxis (grade 2B).

V. Nutrition

1. Administer oral or enteral (if necessary) feedings, as tolerated, rather than either complete fasting or provision of only intravenous glucose within the first 48 hours after a diagnosis of severe sepsis/septic shock (grade 2C).
2. Avoid mandatory full caloric feeding in the first week but rather suggest low dose feeding (e.g., up to 500 calories per day), advancing only as tolerated (grade 2B).
3. Use intravenous glucose and enteral nutrition rather than total parenteral nutrition (TPN) alone or parenteral nutrition in conjunction with enteral feeding in the first 7 days after a diagnosis of severe sepsis/septic shock (grade 2B).
4. Use nutrition with no specific immunomodulating supplementation rather than nutrition providing specific immunomodulating supplementation in patients with severe sepsis (grade 2C).

W. Setting Goals of Care

1. Discuss goals of care and prognosis with patients and families (grade 1B).
2. Incorporate goals of care into treatment and end-of-life care planning, utilizing palliative care principles where appropriate (grade 1B).
3. Address goals of care as early as feasible, but no later than within 72 hours of ICU admission (grade 2C).

(reproduziert mit Genehmigung von Dellinger RP, Levy MM, Rhodes A et al.; Surviving Sepsis Campaign: International Guidelines for Management of Severe Sepsis and Septic Shock: 2012. Crit Care Med 41 (2): 580–637. Copyright © 2013 the Society of Critical Care Medicine and Lippincott Williams & Wilkins)*

Literatur

AWMF-Leitlinien-Register Nr. 079/001: Leitlinien der Deutschen Sepsis-Gesellschaft und der Deutschen Interdisziplinären Vereinigung für Intensiv- und Notfallmedizin, unter Beteiligung zahlreicher Fachgesellschaften: Prävention, Diagnose, Therapie und Nachsorge der Sepsis (Koordination: Prof. Dr. med. K. Reinhart; Koordination und Schriftführung: Prof. Dr. med. F.M. Brunkhorst)

Reinhart K, Brunkhorst FM, Bone H-G, Bardutzky J, Dempfle C-E, Forst H, Gastmeier P, Gerlach H, Gründling M, John S, Kern W, Kreymann G, Krüger W, Kujath P, Marggraf G, Martin J, Mayer K, Meier-Hellmann A Oppert M, Putensen C, Quintel M, Ragaller M, Rossaint R, Seifert H, Spies C, Stüber F, Weiler N, Weimann A, Werdan K, Welte T (2010) Prävention, Diagnose, Therapie und Nachsorger der Sepsis – Erste Revision der S2k-Leitlinie der Deutschen Sepsis-Gesellschaft e.V (DSG) und der Deutschen Interdisziplinären Vereinigung für Intensiv- und Notfallmedizin (DIVI). Anaesthesist 59: 347–370/Intensivmedizin 47:185-207/Intensiv Notfallbehandl 35 (2): 56–105/ Intensiv-News 14 Sonderausgabe, S 1–45

Dellinger RP, Levy MM, Rhodes A, Annane D, Gerlach H, Opal SM, Sevransky JE, Sprung CL, Douglas IS, Jaeschke R, Osborn TM, Nunnally ME, Townsend SR, Reinhart K, Kleinpell RM, Angus DC, Deutschman CS, Machado FR, Rubenfeld GD, Webb SA, Beale RJ, Vincent J-L, Moreno R; and the Surviving Sepsis Campaign (2013) Guidelines Committee including the Pediatric Subgroup: Surviving Sepsis Campaign: International Guidelines for Management of Severe Sepsis and Septic Shock: 2012. Intensive Care Med 39 (2): 165–228/Crit Care Med 41 (2): 580–637 [▶ http://www.idsociety.org/uploadedfiles/idsa/guidelines-patient_care/idsa_practice_guidelines/fever_and_infections/2013%20sepsis%20guidelines.pdf]

Stichwortverzeichnis

C

D

E

F

G

H

I

K

L

M

R

S

T

U

V